医学免疫学

（第二版）

主　编　朱彤波

副主编　胡丽娟　李成文

编　者（以姓氏笔画为序）

王　栩（西南医科大学）

王　霞（四川大学华西基础医学与法医学院）

左凤琼（四川大学华西基础医学与法医学院）

朱　江（成都学院医学院）

朱彤波（四川大学华西基础医学与法医学院）

吕梅励（四川大学华西基础医学与法医学院）

陈　玮（成都医学院）

李成文（西南医科大学）

李　楠（四川大学华西基础医学与法医学院）

何斯荣（重庆医科大学）

周云刚（西南医科大学）

郑　静（遵义医学院）

胡为民（川北医学院）

胡丽娟（四川大学华西基础医学与法医学院）

高　放（四川大学华西基础医学与法医学院）

高　燕（西南医科大学）

黄　黎（西南医科大学）

彭晓东（四川大学华西临床医学院）

董　薇（四川大学华西基础医学与法医学院）

黎　光（四川大学华西基础医学与法医学院）

四川大学出版社

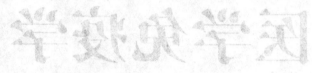

责任编辑:许　奕
责任校对:张伊伊
封面设计:墨创文化
责任印制:王　炜

图书在版编目(CIP)数据

医学免疫学 / 朱彤波主编. —2 版. —成都：四
川大学出版社，2017.1
ISBN 978-7-5690-0346-8

Ⅰ.①医…　Ⅱ.①朱…　Ⅲ.①医学—免疫学
Ⅳ.①R392

中国版本图书馆 CIP 数据核字（2017）第 012283 号

书　名	医学免疫学（第二版）	
主　　编	朱彤波	
出　　版	四川大学出版社	
地　　址	成都市一环路南一段24号 (610065)	
发　　行	四川大学出版社	
书　　号	ISBN 978-7-5690-0346-8	
印　　刷	四川永先数码印刷有限公司	
成品尺寸	185 mm×260 mm	
印　　张	23.5	
字　　数	609 千字	
版　　次	2017 年 2 月第 2 版	
印　　次	2021 年 1 月第 4 次印刷	
定　　价	68.00 元	

◆读者邮购本书,请与本社发行科联系。
电话:(028)85408408/(028)85401670/
(028)85408023　邮政编码:610065
◆本社图书如有印装质量问题,请
寄回出版社调换。
◆网址:http://press.scu.edu.cn

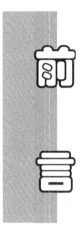

前言

　　距离我们上次出版《医学免疫学》，已经过去了七年。在这七年里，免疫学仍是医学生物学领域中最受关注、发展最迅速的学科之一：已有的理论不断深化，新的学说层出不穷，免疫学在临床应用上的发展更是一日千里，引领着临床诊断与治疗的变革。我们在关注免疫学进展的同时，也在教学中不断总结经验，收集、整理历届医学院学生对第一版教材的意见、问题和建议，以便能在再版时去粗存精，编写出一本教师易授、学生好懂的医学免疫学教材。

　　在这次新版教材的编写中，我们邀请了多位编写第一版教材的中坚力量。他们不但教学经验丰富，而且通过实际的课堂应用熟悉、掌握了第一版教材的优势与不足，对教材的结构和教材中知识点更新的见解都极具针对性。同时我们也延请了几位富有活力、对教学充满热情的年轻教师，聆听他们对新生代学子学习与思维方式的独到见解。在本版教材里，我们力求在保留第一版教材概念明晰、重点突出等特点的基础上，将过去阐述过于概略的一些知识点加以充实，并适度引入了一些近期已被证实的免疫学新发现。在章节上，我们对第一版的章节顺序

1

稍作调整，渐次由免疫分子、免疫细胞进入免疫应答，并加入了第十五章《黏膜免疫》的内容，使本书对免疫系统的介绍更为完整。我们还将第一版的《免疫学应用》一章扩展为第二十二章《免疫学检测技术》和第二十三章《免疫防治》，以便教师根据学生的专业、基础量体裁衣，选取适合的教学内容。

在本书的编写过程中，众编委群策群力，认真编写，反复核对，体现了科学严谨的工作态度。四川大学华西基础医学与法医学院的硕士研究生王佩佩、李雪与吴苗为本书的统稿、编辑、校对付出了大量的精力与辛勤的劳动，在此我们一并致谢！

限于我们的时间、经验与水平，本书中错误难免，恳请读者与同行不吝匡正，帮助我们更上一层楼！

编　者

2016 年 12 月

目 录

第一章　免疫学概论

人类的健康时时受到生存环境中大量病原体的威胁。病毒、细菌、真菌、寄生虫等病原体侵入人体后，人体如何抵御呢？哪些组织、器官、细胞、分子、基因等承担至关重要的防御功能？具体又是如何进行防御的？

"免疫"（immunity）源于拉丁文"immunitas"，原意为"免除赋税或徭役"，借用、引申为"免除瘟疫"，即抵御传染病的能力。免疫学（immunology）是研究机体免疫系统的组成、功能，免疫应答机制及免疫相关疾病的学科。随着分子与细胞生物学、遗传学、生物化学等学科的进步，免疫学在过去几十年间迅猛发展。现代免疫学从基因、分子、细胞、器官乃至整体等多层面，深入研究免疫应答、免疫耐受、免疫调节、自身免疫、感染免疫、移植免疫以及肿瘤免疫等，几乎渗透生命科学的各个领域。执行免疫功能的器官、组织、细胞、分子和基因等构成了免疫系统（immune system）。免疫系统对致病物质等产生的反应称为免疫应答（immune response）。医学免疫学（medical immunology）是一门研究人体免疫系统结构、功能，以及免疫相关疾病的发生机制、诊断及防治手段的学科。

第一节　免疫功能

免疫功能建立在识别"自我"（self）与"非我"（non-self）（即免疫识别）的基础之上。"自我"的物质通常不会引发免疫应答，而是导致免疫耐受（immunological tolerance），即机体的免疫系统通常不会攻击"自我"，可以避免因破坏自身物质而导致的自身免疫性疾病（自身免疫病，autoimmune disease）。而"非我"的物质则会引发免疫系统的攻击，导致免疫应答。免疫系统具有三大基本功能，即免疫防御（immunological defense）、免疫监视（immunological surveillance）和免疫自稳（immunological homeostasis）。

一、免疫防御

免疫防御指机体防御疾病、清除病原体的功能。外源的致病微生物，包括细菌、病毒、真菌和寄生虫等，进入机体后，机体的免疫系统被诱导产生免疫应答。首先，固有免疫系统被激活，产生免疫应答。如果固有免疫应答无法完全清除病原体，后续特异性的适应性免疫应答将清除病原体，保护机体，并形成免疫记忆，当下次遇到相同病原体时，产生更快、更强的免疫应答。免疫防御功能的丧失，可能导致慢性感染等，甚至机体的死亡。免疫防御功能异常则可能使机体出现超敏反应或免疫缺陷病等。

二、免疫监视

免疫监视指免疫系统识别、监视并清除体内出现的突变细胞的功能。该功能的对象主要为体内突变的肿瘤细胞。许多原因都可能导致机体产生突变的肿瘤细胞。肿瘤细胞可能由于表面的组织相容性复合体（major histocompatibility complex，MHC）Ⅰ类分子表达下调、过度表达某些自身抗原或表达肿瘤特异性抗原等被机体的免疫系统识别并清除。免疫监视功能异常可导致肿瘤的发生或持续性的病毒感染等。

三、免疫自稳

免疫自稳指免疫系统清除体内衰老、凋亡、损伤、坏死的细胞或其他成分，调节免疫应答平衡的功能。例如，外周血中衰老的红细胞在脾被吞噬清除。临床上，脾功能亢进可能使红细胞被病理性过度吞噬而导致贫血。细胞免疫自稳功能异常可导致自身免疫性疾病等。

第二节　免疫系统简介

免疫系统是执行免疫功能的组织系统，主要由免疫组织和器官、免疫细胞、免疫分子及相关基因、淋巴循环网络等组成（图1-1）。

一、免疫组织与器官

免疫组织（immune tissue）广泛分布在机体各个部位，又称淋巴组织（lymphoid tissue）。在消化道、呼吸道、泌尿生殖道等黏膜下有大量淋巴组织和淋巴小结，构成了黏膜相关淋巴组织（mucosa-associated lymphoid tissue，MALT），主要抵御微生物经黏膜侵袭机体。皮肤免疫系统主要抵御微生物经皮肤入侵机体，产生局部免疫。淋巴组织是构成胸腺、脾、淋巴结等淋巴器官（lymphoid organ）的主要成分。淋巴器官也称为免疫器官（immune organ），通常分为：①中枢免疫器官（central immune organ），又称初级淋巴器官（primary lymphoid organ）；②外周免疫器官（peripheral immune organ），又称次级淋巴器官（secondary lymphoid organ）。人类的中枢免疫器官由骨髓和胸腺组成，主要是免疫细胞分化发育的场所。外周免疫器官由脾、淋巴结等组成。由于血液和淋巴循环相连通，在中枢免疫器官内发育成熟的免疫细胞可以迁移到外周免疫组织行使免疫功能。外周免疫器官间免疫细胞的迁移也通过血液和淋巴循环得以实现。

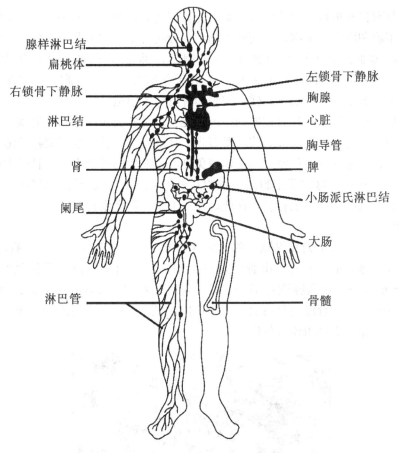

图 1-1 人体免疫组织与器官

注：骨髓和胸腺为中枢免疫器官，是免疫细胞分化、发育、成熟的场所；
外周免疫器官包括淋巴结、脾和黏膜免疫系统等，是成熟 T、B 细胞等免疫
细胞定居的场所及产生免疫应答的部位。

（一）中枢免疫器官

人体中枢免疫器官包括骨髓（bone marrow）和胸腺（thymus），主要是免疫细胞分化、发育、成熟的场所。由于血液和淋巴循环相通，在中枢免疫器官内发育成熟的淋巴细胞，能够迁移到外周免疫组织内，行使免疫功能，也使外周免疫器官之间免疫细胞能进行循环和迁移。例如，抗原接触部位的免疫细胞发生募集，抗原提呈细胞携带抗原至淋巴组织，从而参与特异性免疫应答的产生与发展。

1. 骨髓

骨髓含有造血干细胞（hemotopoietic stem cell，HSC），是各种血细胞和几乎所有免疫细胞的发源地，也是 B 细胞分化、发育和成熟的场所。骨髓位于骨髓腔中，包括红骨髓和黄骨髓。红骨髓具有造血功能。骨髓是由骨髓基质细胞（stromal cell）、造血干细胞和毛细血管网络等构成的海绵状组织。骨髓基质细胞包括网状细胞、成纤维细胞、血窦内皮细胞、巨噬细胞和脂肪细胞。基质细胞及其所分泌的细胞因子构成了造血干细胞赖以增殖、分化、发育和成熟的造血诱导微环境（hemotopoietic inductive microenvironment）。

造血干细胞具有自我更新和分化两种重要潜能。在造血诱导微环境中，造血干细胞可以分化为髓样干细胞和淋巴样干细胞。髓样干细胞可分化为中性粒细胞、嗜酸性粒细胞、嗜碱性粒细胞、红细胞、血小板和单核/巨噬细胞等；淋巴样干细胞可分化为祖T细胞（Pro-T）以及成熟的B细胞和NK细胞等。祖T细胞经血流进入胸腺，发育分化为成熟T细胞。树突状细胞可分别来自髓样干细胞和淋巴样干细胞。

骨髓是中枢免疫器官，具有重要的生理功能：①是各类血细胞和免疫细胞分化、发育和成熟的场所；②是B细胞分化、发育的场所，B细胞在骨髓中发育成熟后随血液循环进入外周免疫器官，介导体液免疫；③是体液免疫应答发生的场所之一。骨髓中存在大量的浆细胞（plasma cell）。这些浆细胞由B细胞在外周免疫器官接受抗原刺激后活化而产生，经淋巴循环和血液循环迁徙至骨髓，在此居住并继续长期产生抗体。

2. 胸腺

胸腺（图1-2）位于胸腔纵隔上部、胸骨后方，由皮质和髓质组成。胸腺是T细胞分化、发育和成熟的主要器官。由骨髓造血干细胞分化而来的淋巴样祖细胞（common lymphoid progenitor）在胸腺微环境中，经过阳性选择（positive selection）和阴性选择（negative selection）发育成为具有自身MHC限制性的CD4$^+$T细胞和CD8$^+$T细胞，介导机体产生细胞免疫应答和体液免疫应答。

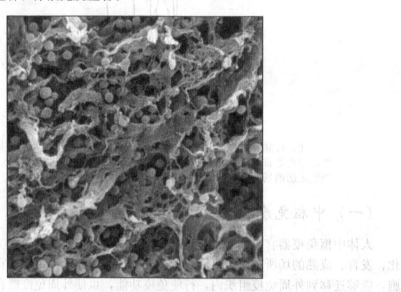

图1-2 胸腺

注：发育中的T细胞（球状细胞）被胸腺上皮细胞形成的网络所包围（电镜扫描照片）。

人类胸腺在胚胎20周左右发育成熟，新生期为15~20g，幼年期后逐渐增大，青春期达到高峰30~40g，此后随年龄增加而逐渐萎缩退化，老年期大部分胸腺被脂肪组织所取代，明显缩小。人类的胸腺分为左右两叶，小叶的外层为皮质（cortex）区，内部为髓质（medulla）区。祖T细胞由皮质-髓质交界处进入胸腺，迁移到胸腺皮质，再由皮质向髓质迁移。在迁移过程中，祖T细胞在胸腺微环境中，经增殖、分化，最终变为成熟的T细胞离开胸腺。

胸腺的细胞组成主要为胸腺基质细胞（thymic stromal cell，TSC）和胸腺细胞（thymocyte）。胸腺皮质分为浅皮质（outer cortex）和深皮质（inter cortex），由密集的胸腺细胞组成，其中85%～90%为未成熟的处于增殖状态的T细胞。髓质区有稀疏的胸腺细胞分布，多为成熟的T细胞。胸腺基质细胞主要为上皮细胞（epithelial cell）、少量骨髓来源的巨噬细胞（macrophage，MΦ）和树突状细胞（dendritic cell，DC），构成胸腺细胞发育的微环境。胸腺基质细胞表面表达MHC（Major Histocompatibility Complex，MHC）Ⅱ类分子。胸腺上皮细胞分泌的细胞因子对胸腺细胞的发育很重要，其中白细胞介素−7（interleukin-7，IL−7）是重要的促胸腺细胞增殖的细胞因子。胸腺上皮细胞与胸腺细胞之间受体、配体的相互作用，可促进胸腺细胞的增殖与发育。胸腺的细胞外基质也可促进胸腺上皮细胞与胸腺细胞的接触，以及胸腺细胞由皮质向髓质的迁移。

发育的T细胞在胸腺内经历阳性选择和阴性选择。成熟的T细胞只识别由抗原呈递细胞（antigen presenting cell，APC）表面的MHC分子所提呈的抗原肽（antigenic peptide），因此，T细胞的抗原识别具有MHC限制性（MHC restriction），即T细胞识别抗原时为双重识别：①T细胞受体（T cell receptor，TCR）需要同时识别自身MHC分子和特异性的抗原表位；②APC与T细胞的结合为MHC Ⅰ类分子与CD8（cluster differentiation 8，CD8）、MHCⅡ类分子与CD4的结合。阳性选择由胸腺上皮细胞介导，表达与自身抗原−MHC分子具有中等亲和力的T细胞受体的胸腺细胞才能进一步发育。TCR对自身抗原−MHC分子具有或高或低亲和力的胸腺细胞则发生细胞凋亡（apoptosis）。通过阳性选择的T细胞，如果表达识别自身抗原肽−MHC的TCR，在深皮质、皮质−髓质交界处和髓质，会进一步经历阴性选择。其中，能识别自身抗原的胸腺细胞会发生凋亡，为巨噬细胞所吞噬清除；不能识别自身抗原的胸腺细胞才能进一步发育为成熟的T细胞。阴性选择是清除胸腺内能识别自身抗原胸腺细胞克隆的过程，其生物学意义在于使T细胞获得自身免疫耐受和对外源性抗原的应答能力。因此，胸腺发育障碍可导致机体缺乏功能性T细胞。人类胸腺上皮细胞的缺失导致DiGeorge综合征：患儿先天性胸腺发育不全，缺乏T细胞，易反复感染，甚至死亡。

（二）外周免疫器官

外周免疫器官包括脾（spleen）、淋巴结（lymph node）、扁桃体（tonsil）等，是成熟T、B细胞等免疫细胞居住的部位，也是产生免疫应答的主要场所。

1. 脾

脾是人体最大的外周免疫器官，是对血源抗原产生免疫应答的主要场所和B细胞的主要定居地。脾位于左上腹，胃后方，近邻隔膜。成人脾的大小约为13cm ×8cm，重量为180～250g，包含白髓（white pulp）和红髓（red pulp）。白髓由动脉周围淋巴鞘、淋巴滤泡和边缘区组成，为T、B细胞及巨噬细胞的定居场所；红髓由脾索（splenic cord）和脾血窦（splenic sinus）组成，主要含B细胞、巨噬细胞和树突状细胞等。脾边缘区内有一类功能特殊的B细胞，称为边缘区B细胞（marginal zone B cell，MZB）。边缘区内也含有T细胞和巨噬细胞。白髓包括动脉周围淋巴鞘和淋巴滤泡，由致密淋巴组织组成。脾由小梁动脉维持血液供应，其分支进入脾实质，即中央动脉，周围被厚层淋巴组织所围绕，称为中央动脉周围淋巴鞘（periarteriolar lymphoid sheath，PALS）。T细胞围绕在中央动脉周围，形成T细胞区，内含少量树突状细胞和巨噬细胞。PAIS旁边为淋巴滤泡（lymphoid follicle），又称脾小结（splenic nodule），内含大量B细胞及少量巨噬细胞和滤泡树突状细胞（follicular dendritic cell，FDC）。淋巴滤泡可分为初级滤泡（primary follicle）和次级滤泡（secondary follicle）。未受抗原刺激时为初级滤泡，受抗原刺激后发展为次级滤泡，内含生发中心（germinal center），由抗原活化处于增殖状态的B细胞、记忆性B细胞、FDC和巨噬细胞组成。红髓分布于白髓周围。脾血窦内为循环的血液；脾索主要由大量的红细胞、巨噬细胞、树突状细胞、血小板、粒细胞、少量的淋巴细胞及浆细胞等构成。

脾是淋巴细胞的定居地，B细胞约占脾淋巴细胞总数的60%，T细胞占40%左右。脾的主要生理功能包括：①是成熟T细胞和B细胞居住的主要场所之一。②是免疫应答发生的场所之一。在免疫系统中，脾负责对血源抗原（blood-borne antigen）产生免疫应答。微生物一旦进入血液循环，流经脾，其抗原可激活脾内的T细胞和B细胞，产生效应性T细胞和抗体，清除微生物。③过滤作用：血液流经脾，通过脾内的巨噬细胞和网状内皮细胞的吞噬作用，清除血液中的病原体和衰老的血细胞等，净化血液。

2. 淋巴结

淋巴结是重要的外周免疫器官（图1-3）。人类淋巴结直径为2～10mm，呈圆形或肾形，沿淋巴管道遍布全身，位于淋巴管道的分支处，成群分布在浅表的颈部、腋窝、腹股沟、深部的纵隔及腹腔内。人体有500～600个淋巴结，其中T细胞约占75%，B细胞约占25%。与脾相比，淋巴结为T细胞的主要定居地。淋巴结是淋巴系统的主要组成部分，可截获来自组织液和淋巴液中的抗原。

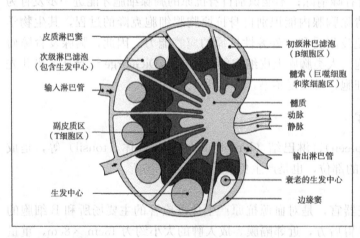
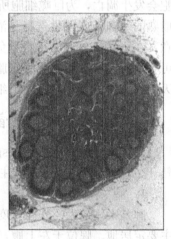

图1-3 淋巴结的组织结构

注：a为淋巴结的剖面图；b为淋巴结横断面的光显微照片（球状区为生发中心，7倍放大）。

淋巴结的实质分为皮质和髓质。外层区域为皮质。最外层皮质区是B细胞定居部位，又称为B细胞区（B cell area）或非胸腺依赖区（thymus-independent area）。该区的淋巴滤泡含有大量B细胞、FDC和少量巨噬细胞。与脾相似，淋巴滤泡分为初级滤泡和次级滤泡。初级滤泡处于未被抗原激活的状态，内含成熟的、初始 B 细胞；次级滤泡中有生发中心，含大量活化增殖的 B 细胞，其中，部分 B 细胞可进一步分化为浆细胞，少量分化为记忆性 B 细胞。B 细胞区与髓质之间的部分为副皮质区（paracortex），主要由 T 细胞（80% 为 CD4[+] T 细胞）组成，又称为 T 细胞区（T cell area）或胸腺依赖区（thymus-dependent area）。髓质（medulla）位于中心，包含髓索和髓窦。髓索包含 B 细胞、浆细胞、T 细胞、肥大细胞和大量巨噬细胞等。髓窦主要含巨噬细胞，有较强的过滤作用。

淋巴结副皮质区内的毛细血管后微静脉（post-capillary venule，PCV），也称高内皮小静脉（high endothelial venule，HEV）。T、B 细胞随血流穿过高内皮小静脉或其间隙，分别进入副皮质区和皮质区，再迁移至髓窦，经输出淋巴管返回血流的过程，称为淋巴细胞再循环（lymphocyte recirculation）。淋巴细胞再循环使体内淋巴细胞合理分布，淋巴组织内的淋巴细胞可能得到相应的补充，有利于淋巴细胞与抗原的接触与活化，使活化的淋巴细胞及时迁移到炎症部位，产生有效的免疫应答。记忆性免疫细胞参与再循环，有利于再次免疫应答。淋巴细胞再循环使某些淋巴细胞可选择性迁移并定居在外周淋巴组织和器官的特定区域，称为淋巴细胞归巢（lymphocyte homing）。淋巴细胞归巢是淋巴细胞表面的归巢受体（homing receptor）与相应配体分子相互作用的结果。如初始 T 淋巴细胞表面表达 L－选择素（L-selectin），HEV 中的内皮细胞表面表达 L－选择素的配体 CD34 和 GlyCAM－1（glycosylation-dependent cell adhesion molecule-1，GlyCAM－1）。两者相互作用可使 T 细胞黏附于 HEV，进入淋巴结内的 T 细胞区。趋化因子在淋巴细胞归巢中也起到重要作用，如初始 T 淋巴细胞表面表达 CCR7（C-C chemokine receptor type 7，CCR7），可识别仅在 T 细胞区产生的趋化因子，而该趋化因子则吸引 T 细胞进入 T 细胞区。

总之，淋巴结具有多种重要功能：①是成熟 T 细胞和 B 细胞的重要定居部位；②参与淋巴再循环；③具有过滤作用；④是发生免疫应答的主要场所。

3. 黏膜免疫系统

黏膜免疫系统（mucosal immune system）包括黏膜相关淋巴组织（mucosa-associated lymphoid tissue，MALT），由呼吸道、消化道、泌尿生殖道黏膜上皮中的淋巴细胞、黏膜固有层中弥散淋巴组织以及扁桃体、肠道的派氏集合淋巴结（Peyer's patch）及阑尾（appendices vermicula）等淋巴组织所组成（图 15－1）。人体的黏膜表面是一块需要保护的巨大面积。例如，人体小肠的黏膜面积约为 $400m^2$，大约是皮肤总面积的 200 倍。黏膜免疫系统在黏膜抗感染免疫防御中发挥重要作用。黏膜免疫系统抵御病原微生物的主要机制之一是产生分泌型 IgA（secreted IgA，SIgA）。

4. 皮肤免疫系统

皮肤免疫系统由淋巴细胞和抗原提呈细胞组成。在皮肤表皮中，包括角质形成细胞（keratinocyte）、黑色素细胞（melanocyte）、郎罕细胞（Langerhan cell）和表皮间淋巴细胞（intraepidermal lymphocyte）。位于表皮浅层的郎罕细胞，是未成熟的树突状细胞，能有效捕获侵入皮肤的外源性抗原。在细胞因子的作用下，郎罕细胞可回缩其细胞突触，失去对表皮细胞的黏附特性，迁移至真皮，经淋巴管归巢到淋巴结。皮肤相关淋巴细胞（skin-associated lymphocyte）约 2% 在表皮间，其余在真皮。皮肤相关淋巴细胞中大多为

CD8⁺ T 细胞，表达有限多样性的 TCR。真皮中为 CD4⁺ T 细胞和 CD8⁺ T 细胞，主要分布在血管周围，通常表达活化或记忆的标志。许多皮肤 T 细胞表达皮肤淋巴细胞抗原-1（cutaneous lymphocyte antigen-1，CLA-1），该分子在其归巢至皮肤过程起重要作用。真皮中还含有巨噬细胞。

5. 肝脏

肝脏（liver）是特殊的免疫器官，也是典型的免疫耐受器官。肝脏与口服免疫耐受（oral immune tolerance）密切相关。通常情况下，肝脏对机体消化道吸收的食物成分（"非我"）通常会产生免疫耐受，避免对机体自身造成免疫损伤。肝脏是人体内 NK（natural killer cell）细胞和 NKT（natural killer T cell）细胞最大的储存场所。肝脏内还有一类特殊的巨噬细胞，称为库弗细胞（Kupffer cell）。此外，肝脏内很多非造血干细胞源性的细胞都具有抗原提呈功能，包括肝血窦内皮细胞（sinusoidal endothelial cell）、肝星形细胞（stellate cell）和肝实质细胞（liver parenchymal cell）。它们提呈抗原给肝脏内的 T 细胞，并表达免疫抑制性表面分子或者分泌免疫抑制性细胞因子，与肝脏诱导的免疫耐受密切相关。一些重要的嗜肝性病原微生物，如乙型肝炎病毒（Hepatitis B Virus，HBV）、丙型肝炎病毒（HCV）和疟原虫，能利用肝脏特殊的微环境，逃避机体免疫防御，导致慢性感染。

二、免疫细胞和免疫分子

免疫细胞具体执行免疫功能，包括树突状细胞、巨噬细胞、NK 细胞、T 细胞、B 细胞、肥大细胞等，均来源于造血干细胞。造血干细胞可分为两个谱系（lineage）：①髓样祖细胞（myeloid progenitor），可以进一步分化为单核细胞、巨噬细胞、中性粒细胞等；②淋巴样祖细胞（lymphoid progenitor），可以进一步分化为 T、B 细胞、NK 细胞等。根据功能，免疫细胞可以分为固有免疫细胞和特异性免疫细胞。固有免疫细胞包括嗜酸性粒细胞、嗜碱性粒细胞、中性粒细胞、单核/巨噬细胞、肥大细胞、树突状细胞、NK 细胞、NKT 细胞、γδT 细胞、B1 细胞和固有淋巴细胞等；特异性免疫细胞包括 T 细胞和 B 细胞。树突状细胞、巨噬细胞和 B 细胞是专职抗原提呈细胞。

免疫分子也是免疫系统的重要组成部分，主要包括由活化的免疫细胞产生的效应分子，如抗体、补体、细胞因子等，以及免疫细胞表面表达的各类膜分子，如 TCR、白细胞分化抗原（cluster differentiation，CD）、MHC、黏附分子、模式识别受体、Fc 受体、死亡受体、细胞因子受体、补体受体以及存在于血清中的其他分子等。

第三节　免疫应答概述

免疫应答指机体对抗原的反应过程，是多种免疫细胞及免疫分子之间相互作用的结果。

一、免疫应答的特点

（一）免疫识别

通常免疫系统能够识别"自我"与"非我"，对自身抗原产生免疫耐受，对外来抗原性异物产生有效的免疫应答。免疫系统对"非我"抗原成分的识别通过 T、B 细胞表面的抗原识别受体完成。例如，T 细胞受体识别抗原，首先经过抗原提呈细胞加工处理，然后与自身 MHC 分子结合表达在 APC 表面，继而使相应的 T 细胞克隆活化、增殖、分化。上述识别过程具有高度特异性，即特定的抗原分子只能被相应的抗原受体识别，产生针对该抗原分子的特异性免疫应答。

（二）免疫效应

免疫应答可产生特异性抗体和效应细胞等效应物，它们与固有免疫细胞（如巨噬细胞、NK 细胞等）及免疫分子（如补体、细胞因子等）共同作用，对抗原物质进行清除和破坏。

（三）免疫调节

体内多种因素可以对免疫应答过程进行正负调节，使免疫应答适度，维持机体内环境的相对稳定。免疫调节涉及整体（如神经−内分泌网络）、细胞（如 Treg 细胞、树突状细胞等）、分子（如抗原肽−MHC 复合体、CD 分子、黏附分子、补体、免疫球蛋白等）及基因（如免疫应答基因）等不同水平的调控作用，在体内构成复杂的调节网络，调节局部及全身的免疫应答。

（四）免疫记忆

被抗原活化的 T、B 细胞除可分化为效应细胞外，其中少数可分化为记忆细胞，长期在体内存在。当免疫系统再次接触相同抗原时，这些记忆细胞将迅速活化、增殖、分化为效应细胞，产生更快、更强、更有效的再次免疫应答。

二、免疫应答的分类

（一）根据免疫应答特性分类

1. 固有免疫应答

固有免疫应答（innate immune response）也叫天然免疫应答，是人体免疫防御的第一道防线。固有免疫是人体在长期进化过程中形成的一系列防御机制，其依赖遗传的、有限的受体和分泌的蛋白质等，识别许多致病菌所具有的共同特征，产生快速、高效的固有免疫反应。固有免疫应答的参与者包括屏障结构、固有免疫细胞和固有免疫分子。

2. 适应性免疫应答

适应性免疫应答（adaptive immune response）也称为获得性免疫应答，分为特异性细胞免疫应答（T细胞介导）和体液免疫应答（B细胞介导）。参与适应性免疫应答的主要有T、B细胞、APC、细胞因子等。与固有免疫不同，适应性免疫通过体细胞高频突变，可以产生多样性的抗原受体，甚至可以区分相似抗原之间的细微差异，介导特异性免疫反应。

固有免疫应答与适应性免疫应答紧密合作。当抗原物质侵入机体后，往往需要这两种免疫应答的共同参与，才能清除抗原。例如：吞噬细胞是参与固有免疫应答非常重要的一类细胞，同时也作为专职抗原呈递细胞加工提呈抗原，在适应性免疫应答中也发挥重要作用。

（二）根据免疫应答是否产生效应分类

1. 正免疫应答

正免疫应答指T细胞或B细胞接受抗原刺激后，发生活化、增殖、分化，形成效应细胞和记忆细胞，产生效应分子，清除抗原的过程。典型例子是机体对病原微生物的抗感染免疫。

2. 负免疫应答

负免疫应答指受到抗原刺激的T细胞或B细胞停止在活化阶段，不发生增殖、分化，不产生效应细胞、记忆细胞或效应分子的过程，也称为外周耐受。典型例子是机体正常生理情况下对自身成分的自身耐受。

（三）根据应答对机体的影响分类

1. 正常免疫应答

正常免疫应答即生理性免疫应答，指免疫系统接受抗原刺激后，对非己抗原进行清除和排斥，对自身成分产生免疫耐受的过程。例如，抗感染免疫、抗肿瘤免疫和自身耐受等。

2. 异常免疫应答

异常免疫应答即病理性免疫应答。机体正常免疫应答过强、过弱或对自身成分产生正应答往往导致免疫损伤。如正应答过强，可能导致超敏反应；过弱可引起免疫功能低下或免疫缺陷，导致严重的病毒感染或肿瘤发生；而对自身成分的正应答可导致自身免疫甚至自身免疫性疾病的发生。

第四节 免疫学的发展

回顾免疫学的发展，我国传统中医对免疫学的发展做出了重要贡献。葛洪的《肘后备急方》（大约公元303年）和孙思邈的《备急千金要方》（公元648年左右）都有用疯狗的脑治疗狂犬病患者的文字记载，即"取狂犬脑傅上，后不复发"；公元11世纪的宋朝，有记载用吸入天花痂粉，以预防天花病的方法；公元16世纪明朝隆庆年间，当时的中医采用人痘法接种造成轻度感染以预防天花病，或给正常人穿粘有疱浆的患者衣服，或将天花愈合者的局部痂皮磨成粉，经鼻腔让正常人吸入，从而有效预防天花，这些方法很快传入朝鲜、日本等邻国。1796 年，Edward Jenner（英国）发现接种牛痘可以预防人类天花，并把该技术命名为疫苗接种（vaccination），该称谓至今仍然被用于描述健康机体接受活性降低或数量减少的致病原注射以预防疾病。然而，200 年后，牛痘疫苗才被普遍应用。1979 年，世界卫生组织（WHO）正式宣布人类彻底消灭天花病。

1796 年，当 Edward Jenner 发现疫苗接种可以有效预防天花时，对致病原还一无所知。直到 19 世纪末，Robert Koch（德国）才证明感染性疾病由致病原（pathogens）导致，而且每一种感染性疾病的致病原不同。Koch 和其他微生物学家的发现，将 Jenner 用于预防天花的方法延伸到其他疾病的预防和治疗。19 世纪 80 年代，法国科学家 Louis Pasteur 成功制备出霍乱减毒疫苗和狂犬病减毒疫苗，并提出疫苗（vaccine）的概念。19 世纪 90 年代早期，Emil von Behring（德国）和 Shibasaburo Kitasato（日本）发现了免疫白喉或破伤风细菌的动物血清具有特异性的"抗毒活性"，并对人体产生短效保护作用。现在我们知道该"抗毒"物质就是抗体（antibody），Emil von Behring 就此建立了白喉的血清治疗方法。

20 世纪是免疫学发展的重要时期。随着细胞与分子生物学、遗传学等学科的发展，免疫学取得了一系列突破性进展，在此仅就最突出的进展进行简介。

一、ABO 血型抗原

Karl Landsteiner（奥地利）在 20 世纪初发现 ABO 血型抗原，并认识到抗原分子上的特定化学基团决定了抗原特异性，开拓了免疫化学领域。

二、抗体的结构

1959—1962 年，Rodney R. Porter（英国）和 Gerald M. Edelman（美国）采用晶体衍射技术阐明了抗体由四条肽链组成，与二硫键连接形成"Y"字结构。抗体氨基端结合抗原分子，决定抗原结合特异性；羧基端不能结合抗原，但与抗体的重要生物学功能有关，如激活补体、抗体依赖的细胞介导的细胞毒作用（antibody-dependent cell-mediated cytotoxicity，ADCC）、免疫调理（opsonization）等。Porter 和 Edelman 因该研究成果获 1972 年诺贝尔奖。

三、免疫耐受

1945 年，Ray D. Owen（美国）首次报道了天然免疫耐受现象。他观察到异卵双生小牛胎盘血管融合，血液交流而呈自然的联体共生。这种小牛不但允许抗原不同的血细胞在体内长期存在，不产生相应抗体，而且，异卵双生小牛相互的皮肤移植可以不排斥，而对无关小牛的皮肤移植则产生排斥。这是因为异卵双生小牛在胚胎期相互接触同种异型抗原，出生后形成了不同血型的嵌合体（chimerism），对胚胎期接触过的同种异型抗原产生了特异性免疫耐受。免疫耐受的发现导致克隆选择学说（clonal selection theory）的形成。

四、克隆选择学说

1953 年，Frank Macfarlane Burnet（澳大利亚）研究了人工耐受的形成和胚胎期耐受的理论，在总结其他研究成果的基础上提出了克隆选择学说：体内存在具有各种受体的免疫细胞克隆，每一细胞克隆表达同一特异性受体。当抗原进入体内后与相应受体结合，致该细胞克隆活化、增殖、分化，形成产生抗体的细胞或致敏 T 细胞。胚胎期若某一细胞克隆接触相应抗原，包括外来或自身的抗原物质，即被清除或抑制，称为禁忌克隆（forbidden clone），机体对这些抗原产生免疫耐受。在一定条件下，禁忌克隆可复活或突变，成为自身反应性克隆，导致自身免疫性疾病的产生。这些研究成果极大地推动了现代免疫学的发展，Burnet 因此获 1960 年诺贝尔奖。

五、单克隆抗体技术

1975 年，Georges F. Köhler（德国）和 Cesar Milstein（美国）通过体外细胞融合方法获取杂交瘤细胞，长期传代保存并定向分泌针对某一抗原表位的抗体，即单克隆抗体（monoclonal antibody）。该技术是对 Burnet 克隆选择学说的证实。单克隆抗体技术的应用，使人们得以鉴定各种免疫细胞表面的特征性蛋白分子，并据此识别免疫细胞不同的功能亚群，如细胞毒性 T 细胞（CD8$^+$ T cell）、辅助性 T 细胞（CD4$^+$ T cell）等，极大地推动了免疫学乃至整个生物学的发展。鉴于此，Köhler 和 Milstein 获 1984 年诺贝尔奖。现代分子生物学技术在单克隆抗体制备中的应用，如抗体人源化、单链抗体、单域抗体等，使抗体技术进入基因工程抗体时代，有力地促进了抗体在人类疾病诊断、预防和治疗中的广泛应用。

六、抗原识别受体基因重排现象

1978 年，Susumu Tonegawa（日本）首次发现了免疫球蛋白编码基因 C、V、J、D 的重排而致抗体的多样性，抗体的膜结合形式即为 B 细胞受体（B Cell Receptor，BCR）。Tonegawa 因此获 1987 年诺贝尔奖。Mark M. Davis（美国）和 Tak W. Mak（加拿大）于 1984 年分别发现了老鼠和人的 T 细胞抗原识别受体的基因重排现象。上述研究成果的重要生物学意义在于：数量有限的抗原识别受体基因，经重排后可产生数量巨大、特异性不同的抗原识别受体，保证了免疫系统对多种抗原的识别。

七、MHC 限制性

1975 年，Rolf M. Zinkernagel（瑞士）和 Peter C. Doherty（澳大利亚）在研究小鼠淋巴细胞脉络丛脑膜炎病毒（LCMV）感染时发现，LCMV 感染的小鼠 T 细胞只杀伤具有相同等位基因的 MHC Ⅰ 类抗原的靶细胞，而不能杀伤其他等位基因编码的 MHC Ⅰ 类抗原的细胞，即小鼠 T 细胞在识别病毒抗原的同时还要识别自身的 MHC 分子，即"双识别"，才能启动特异性免疫反应。该发现获 1996 年诺贝尔奖。

经过人类长期的探索与实践，现代免疫学无论是研究方法、手段还是对生命的认识早已今非昔比，为生命科学和医学做出了重大贡献。人类已经进入基因的时代，但是，我们对免疫系统的了解、对人体的认知依然非常有限，还有待于进一步的研究与发现。未来，随着科技的进一步发展和人类智慧的提升，我们对免疫系统、人体和生命一定还会有更深入的认识与领悟。

（高放）

第二章 抗 原

抗原（antigen，Ag）指能刺激机体免疫系统产生免疫应答，并能与免疫应答产物在体内外发生特异性结合的物质，即能与 TCR 及 BCR 结合，促使淋巴细胞增殖、分化，产生抗体或致敏淋巴细胞，并与之结合，发挥免疫效应的物质。

抗原是机体产生免疫应答的前提条件。正常生理情况下，无抗原侵入时，机体免疫系统处于静止状态，淋巴细胞不发生活化，无免疫应答发生；抗原侵入时，相应淋巴细胞识别抗原，发生免疫应答。

第一节　抗原的基本特性

抗原具有下列两种基本特性。

一、免疫原性

免疫原性（immunogenicity）指抗原能刺激机体产生免疫应答，诱导产生抗体或致敏淋巴细胞的能力。

二、抗原性

抗原性（antigenicity）又称免疫反应性（immunoreactivity）或反应原性，指抗原能与其所诱生的抗体或致敏淋巴细胞特异性结合的能力。

一般而言，具有免疫原性的物质均同时具有抗原性，但反之却不然。人们将同时具有上述两种特性的物质称为完全抗原（complete antigen），在习惯上简称为抗原或免疫原；将仅具有抗原性而不具有免疫原性的物质称为半抗原（hapten），又称为不完全抗原（incomplete antigen）。完全抗原多为分子量较大的蛋白质，如各类病原微生物及动物血清等。半抗原多为小分子化合物，如化学药物。小分子化合物一旦与大分子偶联，即成为完全抗原，被偶联的大分子物质称为载体（carrier）。因此载体是与半抗原结合而赋予其免疫原性的物质。例如多种属于半抗原的小分子化合物与血清蛋白结合后，可成为完全抗原，诱导产生针对半抗原的抗体。

在某些情况下，抗原又有特殊的名称。人们将能诱导机体产生变态反应的抗原称为变应原（allergen），将能诱导机体产生免疫耐受的抗原称为耐受原（tolerogen）。

第二节　抗原的特异性

抗原的特异性是指抗原刺激机体产生免疫应答及其与应答产物发生反应所显示的专一性，即某一特定抗原只能刺激机体产生特异性的抗体或致敏淋巴细胞，且仅能与该抗体或致敏淋巴细胞发生特异性结合。抗原的特异性是免疫应答的重要特点之一，也是免疫学诊断和防治的理论依据。决定抗原特异性的物质基础是存在于抗原分子中的抗原表位。

一、抗原表位

研究结果显示，抗原分子中能与BCR/TCR结合的化学基团只是抗原分子中的一小部分，而不是整个抗原分子。这种能被BCR/TCR识别的，决定抗原特异性的特殊化学基团，称为抗原表位（epitope），又称抗原决定基（antigenic determinant）。抗原表位的形成取决于抗原的一级结构和空间构象。不同化学组成和构象的肽链，可形成特异性各异的表位。通常蛋白质类表位含5～15个氨基酸残基，多糖类表位含5～7个单糖残基，核酸类表位含5～7个核苷酸残基。抗原表位是抗原分子中能被BCR/TCR识别的最小靶结构，其性质、数目、空间构象决定抗原的特异性（表2-1）。

表2-1　不同空间构象的抗原与其特异性的关系

不同空间结构的半抗原 / 抗下列半抗原的免疫血清	苯　胺	邻位氨基苯甲酸	间位氨基苯甲酸	对位氨基苯甲酸
苯胺	+++	-	-	-
邻位氨基苯甲酸	-	+++	-	-
间位氨基苯甲酸	-	-	+++	-
对位氨基苯甲酸	-	-	-	+++

（一）根据抗原表位的结构分类

1. 线性表位

线性表位（linear epitope）是由连续线性排列的氨基酸残基所形成的表位，又称为顺序表位（sequential epitope）。一般蛋白质类抗原分子经抗原提呈细胞（antigen presenting cell，APC）加工处理，成为含多个氨基酸残基的线性表位。线性表位主要是TCR识别的表位，BCR亦可识别（图2-1）。

2. 构象表位

构象表位（conformational epitope）由序列上不连续排列但在空间上彼此邻近形成特定构象的氨基酸残基组成，又称为非线性表位（non-linear epitope）。它可分布在肽链不同部位，也可存在由二硫键连接的两条多肽链上，依靠多肽链的盘曲、折叠而形成空间位置相邻但序列不连续的决定基，故又称为不连续表位（discontinuous epitope）。构象表位一般位于抗原分子的表面，被 BCR 识别（图 2-1）。

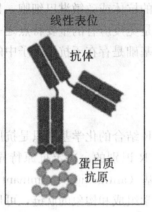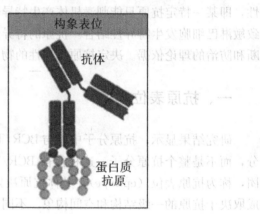

图 2-1　线性表位和构象表位

蛋白质类物质的抗原表位既有线性表位又有构象表位，而糖类和磷脂类物质的抗原表位通常是通过共价结构形成的线性表位。

（二）根据抗原表位的结合对象分类

在免疫应答中，TCR 和 BCR 所识别的抗原表位不同，根据抗原表位是由 BCR 还是 TCR 识别，分为 B 细胞表位和 T 细胞表位。两种表位的特性比较见表 2-2。

1. B 细胞表位

B 细胞表位即被 BCR 识别和与特异性抗体分子结合的表位。B 细胞表位多位于抗原分子表面，以构象表位为主，与 BCR 具有易接近性，不需要 APC 对抗原进行加工处理和提呈即可直接激活 B 细胞。

2. T 细胞表位

T 细胞表位即被 T 细胞的 TCR 识别的表位。T 细胞表位可以位于抗原分子的任意部位，主要位于抗原分子内部，由连续排列的氨基酸残基组成，属于线性表位。T 细胞表位不能直接被 T 细胞识别，而是必须先被 APC 摄取，经其加工处理后与 MHC 分子形成复合体，表达在 APC 表面，才能提呈给相应 T 细胞识别。

表 2-2　T 细胞表位与 B 细胞表位的特性比较

表位类型	T 细胞表位	B 细胞表位
表位结构	线性表位	构象表位/线性表位
表位性质	经 APC 加工处理的线性短肽片段	天然蛋白质、多糖、核酸片段

表位类型	T细胞表位	B细胞表位
表位大小	8~12个氨基酸（CD8⁺T） 13~17个氨基酸（CD4⁺T）	5~15个氨基酸、5~7个单糖、5~7个核苷酸
表位受体	TCR	BCR
APC对抗原的提呈	必需	无需
MHC分子的参与	必需	无需
表位位置	抗原分子的任意部位（主要在内部）	主要在抗原分子表面，与BCR具有易接近性

（三）根据抗原表位在抗原分子中所处部位分类

1. 功能性表位

功能性表位即位于抗原分子表面的易与BCR或抗体结合的抗原表位。其中起关键作用的个别化学基团称为免疫优势基团。

2. 隐蔽性表位

位于抗原分子内部的不能被BCR或抗体直接结合的抗原表位，称为隐蔽性表位（图2-2）。在某些生物、理化因素的作用下，隐蔽性表位可暴露于抗原分子表面，成为功能性表位，从而诱导免疫应答。这在自身抗原的形成中较常见（见第十八章）。

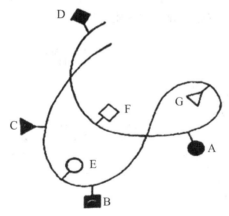

图2-2 功能性表位和隐蔽性表位

注：功能性表位（A、B、C、D），隐蔽性表位（E、F、G）。

二、抗原结合价

抗原与抗体发生特异性反应时，一个抗原分子上能与抗体分子特异性结合的抗原表位的总数称为该抗原的抗原结合价（antigenic valence）（图2-3）。半抗原只有一个B细胞表位，只能与一个特异性抗体分子结合，为一价抗原。大多数天然抗原表面具有多个相同或不同的抗原表位，能与多个相应的抗体分子结合，因此为多价抗原。

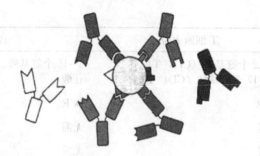

图 2-3 抗原结合价

三、共同抗原表位与交叉反应

半抗原只含有一个 B 细胞表位，只能与一种 BCR 或抗体结合。而天然抗原大多含有多种抗原表位，可诱导产生多种不同特异性的抗体。每种抗体能与相应抗原表位特异性结合［图 2-4（1）］。因此如果两种抗原含有相同或相似的抗原表位，这两种抗原就不仅可与自身诱导生成的抗体或致敏淋巴细胞反应，还能与另一种抗原诱导生成的抗体或致敏淋巴细胞反应。不同抗原间含有的相同或相似的抗原表位，称为共同抗原表位（common epitope）。抗体或致敏淋巴细胞对具有相同或相似表位的不同抗原的反应，称为交叉反应（cross reaction）［图 2-4（2）］。共同抗原表位的存在和交叉反应的发生并非否定抗原的特异性，而正说明表位才是抗原特异性的物质基础。

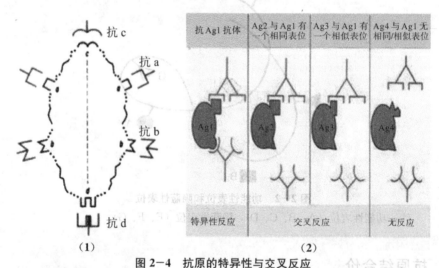

图 2-4 抗原的特异性与交叉反应

第三节 决定抗原免疫原性的因素

抗原是否能刺激机体免疫系统产生免疫应答受到多种因素的影响。这些因素包括抗原自身因素、宿主因素、免疫方式。

一、抗原自身因素

（一）异物性

抗原免疫原性的本质是异物性（foreignness）。异物性即非己性，是指一种物质被机体免疫系统识别为非己的抗原异物的特性。正常情况下，机体免疫系统具有识别"自己"和"非己"的能力，对自身成分呈免疫耐受状态（自身耐受），对非己物质产生正免疫应答，清除异物。凡是在胚胎期未与淋巴细胞接触过的物质，都会被机体免疫系统视为异物。

一般来说，抗原与机体间的种系亲缘关系越远，组织结构差异越大，异物性越强，其免疫原性就越强。因此，各类病原微生物、各种动物蛋白对人类而言均具有很强的免疫原性，同种异体移植物也具有较强的免疫原性。另外，若自身成分发生改变，也可能被机体视为非己物质，成为免疫原。即使自身成分未发生改变，但在胚胎期未与淋巴细胞充分接触，也会被机体识别为异物，如免疫豁免部位的精子、脑组织、眼晶状体蛋白等。当这些成分因外伤、感染等原因从免疫豁免部位逸出，与淋巴细胞接触后，也能引发免疫应答，产生自身免疫，甚至导致自身免疫性疾病的发生（详见第十八章）。

（二）理化性质

1. 化学性质

蛋白质的化学结构比较复杂，尤其是具有芳香族氨基酸（如酪氨酸、苯丙氨酸等）的蛋白质，它们在体内不易降解，能长时间刺激免疫活性细胞，有利于产生较强的免疫应答。因此，蛋白质一般具有良好的免疫原性。复杂的多糖、核酸等物质也可具有免疫原性，它们可形成枝状结构并形成抗原表位。例如，血细胞表面的多糖抗原以及存在于微生物表面的抗原常为多糖或低聚糖抗原。

2. 分子质量

一般而言，抗原的分子质量越大，其免疫原性越强。通常相对分子质量大于 1×10^4 有免疫原性；大于 1×10^5 有强免疫原性；小于 1×10^4 有弱免疫原性，甚至无免疫原性。其原因可能为：①大分子物质相对结构复杂，表面抗原表位数目多，能有效激活淋巴细胞；②大分子物质化学结构稳定，不易被降解或清除，体内存留时间长，能持续刺激淋巴细胞。

3. 结构复杂性

分子量大小并非决定免疫原性的绝对因素，结构的复杂性也非常重要。有些抗原虽然分子量大，但因组成单一、结构简单重复，免疫原性则弱或无。例如，明胶分子量高达100kD，但其由直链氨基酸组成，缺乏苯环氨基酸，稳定性差，因此无免疫原性。若在明胶分子中接上少量酪氨酸后，其免疫原性则大大增强。胰岛素虽然分子量只有5.7kD，但由于含芳香族氨基酸，结构复杂，具有较强的免疫原性。因此结构的复杂性也是影响抗原免疫原性的关键因素。

4. 抗原分子的空间构象

抗原分子的空间构象会在很大程度上影响其免疫原性。有些抗原在天然状态下具有强的免疫原性，能诱导产生相应抗体，但经过变性后，却失去了免疫原性。这是因为 B 细胞表位主要是构象表位，变性导致其天然构象破坏，B 细胞表位丢失（图 2-5）。

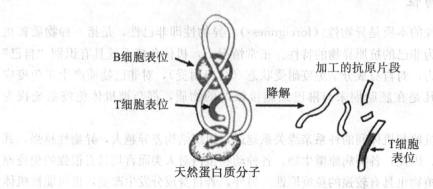

图 2-5　空间构象对抗原免疫原性的影响

5. 易接近性

易接近性（accessibility）是指抗原表位被淋巴细胞抗原受体所能接近的程度，即抗原分子表面的 B 细胞表位与 B 细胞上 BCR 接近的程度。易接近性越好，免疫原性相对越强。因此，易接近性也是决定抗原免疫原性的重要因素。如图 2-6 所示，A、B、C 三种抗原的化学组成完全相同，但因构象不同，免疫原性就不尽相同。A 与 B 相比，氨基酸残基（B 细胞表位）在侧链的位置不同，与 BCR 易接近性不同，因此免疫原性不同。A 的氨基酸残基位于抗原分子表面，与 BCR 具有良好的易接近性，因此免疫原性较强；而 B 的氨基酸残基位于抗原分子内部，与 BCR 不具有易接近性，因此免疫原性很弱或几乎无免疫原性；C 虽然其氨基酸残基仍然位于抗原分子内部，但由于其侧链间距比 B 大，因此 BCR 能通过侧链间隙与其接近，仍具有较好的易接近性，因此免疫原性也较强。

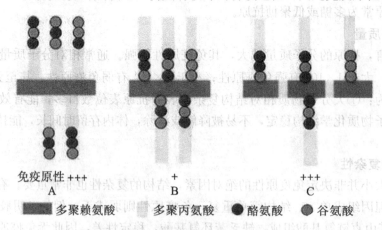

图 2-6　易接近性对抗原免疫原性的影响

6. 物理状态

一般聚合状态的蛋白质比单体分子有更强的免疫原性，颗粒性抗原比可溶性抗原免疫原性强。因此，常将免疫原性弱的物质吸附在某些大颗粒表面，可增强其免疫原性。

二、宿主因素

（一）遗传因素

机体对抗原的免疫应答受到遗传控制。同一抗原刺激不同种属、不同个体后产生免疫应答的强弱不同。如多糖抗原对人和鼠有免疫原性，对豚鼠却无免疫原性。此类研究结果显示：个体遗传基因不同，对同一抗原是否产生免疫应答及应答强弱也不同。在诸多遗传因素中，MHC 是控制免疫应答的关键因素。

（二）年龄、性别、健康状态

一般来说，青壮年比幼年和老年动物对抗原的免疫应答强；新生动物或婴儿由于 B 细胞尚未成熟，对多糖类抗原不应答，因此易发生细菌感染；雌性动物比雄性动物抗体生成量高，但怀孕动物的免疫应答受到显著抑制；感染或免疫抑制剂都能干扰或抑制免疫系统对抗原的应答。

三、免疫方式

免疫方式是指采用的抗原剂量、免疫途径、免疫次数、间隔时间以及免疫佐剂类型等因素。此类因素均可明显影响机体对抗原的免疫应答能力。抗原剂量应适中，剂量太高或太低则诱导免疫耐受（高带耐受或低带耐受）。同一抗原采用相同剂量，若经不同途径进行免疫，其免疫原性也不同。免疫途径以皮内免疫效果最佳，皮下免疫次之，腹腔注射和静脉注射免疫效果相对较差，口服易诱导免疫耐受。免疫的间隔时间也须适当，次数不能太频繁。佐剂能增强抗原的免疫原性，不同类型的佐剂，效应不同。例如，弗氏佐剂主要诱导产生 IgG 类抗体，明矾佐剂易诱导产生 IgE 类抗体。

因此，抗原免疫原性的强弱并非一成不变，而是由抗原、宿主和免疫方式三方面综合决定的。

第四节 抗原的分类

抗原的种类繁多，可以根据不同的分类依据进行分类。

一、根据抗原与机体的亲缘关系分类

（一）异嗜性抗原

异嗜性抗原（heterophilic antigen）指存在于人、动物及微生物等不同种属之间的共同抗原。最初由 Forssman 发现，故又名 Forssman 抗原。医学上常见的异嗜性抗原是人体某些组织和病原微生物特定成分之间所具有的共同抗原，可导致交叉反应的发生。如溶血性链球菌菌体的某些成分与人肾小球基底膜和心肌组织具有共同抗原表位，此类链球菌感染后刺激机体产生的抗体不仅能与链球菌特异性结合，也能与肾小球基底膜和心肌组织中的共同抗原表位结合，即通过交叉反应引起肾小球肾炎或心肌炎。另外，大肠埃希菌（大肠杆菌）O14 型脂多糖与人结肠黏膜有共同抗原，与溃疡性结肠炎的发生有关。

（二）异种抗原

异种抗原（xenogenic antigen）指来源于另一物种的抗原。例如，各类病原微生物及其代谢产物、植物蛋白、治疗用动物抗血清（含抗体）以及异种器官移植物等，对人而言都是异种抗原。微生物虽然结构简单，但其化学组成却相当复杂，对于人均有较强的免疫原性。临床治疗所用动物免疫血清（如马血清抗毒素）具有双重属性：一方面，它含有特异性抗毒素抗体，可中和毒素；另一方面，它同时又是异种抗原，可刺激机体产生抗马血清抗体，反复使用可致超敏反应。

（三）同种异型抗原

同种异型抗原（allogenic antigen）指来自同一物种不同个体间的抗原，也称为同种抗原。典型的人类同种异型抗原有血型抗原（ABO 血型、Rh 血型）和主要组织相容性抗原。

（四）自身抗原

在正常情况下，机体免疫系统将自身成分视为"自己"，不产生免疫应答，即自身耐受。在某些病理情况下，例如感染、外伤、服用某些药物等，使免疫豁免部位的抗原释放，接触免疫系统，或通过改变、修饰自身组织细胞，从而被免疫系统识别，诱发对自身成分的免疫应答。这些能被机体免疫系统识别为"非己"，诱导产生免疫应答的自身成分称为自身抗原（autoantigen）。

（五）独特型抗原

TCR、BCR 或 Ig 的 V 区所具有的独特的氨基酸序列和空间构象，可诱导自身产生相应的抗体。这些独特的氨基酸序列所组成的抗原表位称为独特型抗原（idiotypic antigen），简称独特型（idiotype，Id）。Id 所诱生的抗体称为抗独特型抗体（anti-idiotype antibody，AId）。AId 的 V 区也具有独特型，又可诱导机体产生相应的抗独特型抗体。因此，体内形成独特型－抗独特型网络，调节免疫应答（参见第十四章）。

二、根据抗原诱导抗体产生是否需要 Th 细胞的辅助分类

（一）胸腺依赖性抗原

胸腺依赖性抗原（thymus dependent antigen，TD－Ag）指刺激 B 细胞产生抗体必须

依赖 T 细胞辅助的一类抗原，又称为 T 细胞依赖性抗原。绝大多数蛋白质类抗原属于 TD−Ag，如各种病原微生物蛋白、组织细胞蛋白及血清蛋白。

（二）胸腺非依赖性抗原

胸腺非依赖性抗原（thymus independent antigen，TI−Ag）指刺激 B 细胞产生抗体无需 T 细胞辅助的一类抗原，又称为 T 细胞非依赖性抗原。仅有少数抗原物质属 TI−Ag，常见的 TI−Ag 有细菌脂多糖、荚膜多糖及聚合鞭毛素等。根据 TI−Ag 的结构特点可将其分为两类：TI−1 Ag 和 TI−2 Ag。TI−1 Ag 含有丝分裂原和 B 细胞表位；TI−2 Ag 含有相同的、重复的 B 细胞表位。两类 TI−Ag 引起的体液免疫应答不尽相同，具体差别见第十一章。

TD−Ag 与 TI−Ag 在抗原特性、诱导免疫应答的条件、免疫应答特点等方面都有差别，详见表 2−3。

表 2−3　TD−Ag 与 TI−Ag 的特性比较

类型	TD−Ag	TI−Ag
抗原特性		
化学特性	主要为蛋白质类抗原	主要为多糖类抗原
结构特点	结构复杂，具有多种不同表位，无重复性	结构简单，具有相同表位，常重复出现同一表位
表位组成	T 细胞表位和 B 细胞表位	B 细胞表位
诱导免疫应答的条件		
T 细胞依赖性	是	否
APC 的参与	是	否
免疫应答特点		
应答类型	体液免疫和细胞免疫	体液免疫
诱生的抗体类型	IgG 为主的各类 Ig	IgM
免疫记忆	形成	不形成
再次免疫应答	产生	不产生
诱导免疫耐受	难	易
常见的抗原种类	BSA、OVA、毒素、类毒素、SRBC 等	LPS、荚膜多糖、多聚多糖、聚合鞭毛素等

三、根据抗原是否在抗原提呈细胞内合成分类

（一）内源性抗原

内源性抗原（endogenous antigen）指在 APC 内合成的抗原，如病毒感染靶细胞合成

的病毒蛋白、肿瘤细胞合成的肿瘤抗原等。此类抗原在 APC（病毒感染靶细胞或肿瘤细胞）内加工处理为抗原肽片段，与 MHC I 类分子结合成复合物，表达在 APC 细胞表面，提呈给 CD8[+] T 细胞识别。

（二）外源性抗原

外源性抗原（exogenous antigen）指并非由 APC 合成，而是来源于 APC 外的抗原，如细菌、异种动物血清等。APC 通过吞噬、胞饮、受体介导的内吞等方式摄取外源性抗原，在细胞内将抗原加工处理为抗原肽片段后，与 MHC II 类分子结合成复合物，表达在 APC 细胞表面，提呈给 CD4[+] T 细胞识别。

四、其他分类方法

根据抗原的化学性质，可分为蛋白质抗原、脂蛋白抗原、糖蛋白抗原、多糖抗原、脂多糖抗原、核酸抗原等；根据抗原的产生方式，可分为天然抗原和人工抗原；根据抗原的物理性状，可分为颗粒性抗原和可溶性抗原；根据抗原诱导不同的免疫应答，可分为移植抗原、肿瘤抗原、变应原和耐受原等。

第五节　非特异性免疫刺激剂

一、佐剂

佐剂（adjuvant）是指预先或与抗原同时注入体内，可增强机体对该抗原的免疫应答或改变免疫应答类型的非特异性免疫增强性物质。佐剂本身无免疫原性，但具有辅佐抗原、增强机体对抗原的免疫应答的能力。免疫佐剂常用于制备免疫血清和预防接种，以增强某些抗原的免疫原性，尤其对于免疫原性较弱的抗原以及免疫原剂量较少不足以引起有效免疫应答时尤为重要。

（一）佐剂的种类

佐剂的种类很多，包括：①无机佐剂，如氢氧化铝、明矾等；②有机佐剂，最常用的为卡介苗以及其他微生物及其代谢产物，如短小棒状杆菌、百日咳杆菌、细菌内毒素（脂多糖）、从细菌提取的胞壁酰二肽、细胞因子等；③合成佐剂，包括人工合成的双链多聚肌苷酸：胞苷酸（PolyI：C）、双链多聚腺苷酸：尿苷酸（PolyA：U），以及近年来应用较为广泛的脂质体、免疫刺激复合物（ISCOMs）等；④油性佐剂，如羊毛脂、植物油、矿物油等。

实验研究常用于动物免疫的佐剂为弗氏佐剂，其可分为弗氏完全佐剂（Freund's complete adjuvant，FCA）和弗氏不完全佐剂（Freund's incomplete adjuvant，FIA）。FIA 是将油剂（如羊毛脂、石蜡油）和乳化剂（如吐温 80）按一定比例混合，再与水溶性抗原一起乳化，经足够时间形成油包水的乳剂，用于免疫动物。在 FIA 中加入卡介苗（用于预防结核病的疫苗）即形成 FCA，其作用更强。但该制剂易在注射局部形成硬结或溃疡，故不适用于人体。在人类免疫预防中常应用氢氧化铝作为佐剂。

（二）佐剂的作用机制

有关佐剂的作用机制尚不十分清楚。可能的机制有：改变抗原的物理状态，延缓抗原降解和排除，延长抗原在体内潴留的时间；刺激抗原提呈细胞，增强其对抗原的处理和提呈能力；刺激淋巴细胞的增殖分化，从而增强和扩大免疫应答；作为运送工具，将抗原带到有效部位，提高免疫应答效果。

（三）佐剂的应用

由于佐剂具有增强免疫应答的作用，故其应用广泛。佐剂主要的用途包括：①增强适应性免疫应答，用于预防接种及制备动物抗血清；②作为非特异性免疫增强剂，用于抗肿瘤与抗感染的辅助治疗。例如，免疫动物时加用弗氏佐剂可获得高效价抗体，预防接种时加佐剂（氢氧化铝等）可增强疫苗的免疫效果。临床上将佐剂作为免疫增强剂，可用于肿瘤或慢性感染的辅助治疗。

二、丝裂原

丝裂原（mitogen）也称为有丝分裂原，因可导致细胞发生有丝分裂而得名。丝裂原与淋巴细胞表面相应受体结合，刺激静止淋巴细胞转化为淋巴母细胞，表现为 DNA 合成增加，出现有丝分裂等现象。由于其能激活某一类淋巴细胞的多个克隆，因此被认为是一种非特异性的淋巴细胞多克隆激活剂。

T、B 细胞表面表达多种丝裂原受体，可对多种丝裂原刺激产生增殖反应，被广泛用于体外免疫学功能检测（表 2-4）。

表 2-4 作用于人和小鼠 T、B 细胞的丝裂原

有丝分裂原	人		小鼠	
	T 细胞	B 细胞	T 细胞	B 细胞
刀豆蛋白 A（Concanavalin，ConA）	+	−	+	−
植物血凝素（Phytohemagglutinin，PHA）	+	−	+	−
美洲商陆（Pokweed mitoglu，PWM）	+	+	+	−
脂多糖（Lipopolysaccharide，LPS）	−	−	−	+
葡萄球菌蛋白 A（Staphylococcal protein，SPA）	−	+	−	−

三、超抗原

超抗原（superantigen，SAg）是一类特殊的抗原物质，在极低浓度下（1～10ng/

mL）即可激活 2%～20% 的 T 细胞克隆，产生极强的免疫效应。这与普通抗原只能激活机体总 T 细胞库中 $1/10^6 \sim 1/10^4$ T 细胞克隆截然不同。因此，超抗原不同于普通抗原，其具有极强的免疫活化功能，是一种多克隆激活剂。超抗原与普通抗原的详细比较见表 2-5。

表 2-5　超抗原与普通抗原的比较

	超抗原	普通抗原
化学性质	细菌外毒素、逆转录病毒蛋白等	普通蛋白质、多糖等
T 细胞反应频率	2%～20%	$1/10^6 \sim 1/10^4$
APC 存在	需要	需要
抗原提呈	无	有
MHC 限制性	无	有
TCR 结合部位	TCRβ 链的 CDR3 外侧邻近保守区	TCRα、β 链的 CDR3
MHCⅡ类分子结合部位	非多态区（α 螺旋）外侧	肽结合槽

（一）超抗原的作用特点

超抗原的作用特点包括：①超抗原无需 APC 加工处理，以完整抗原形式刺激 T 淋巴细胞的活化，其作用无 MHC 限制性；②超抗原以完整抗原分子的形式发挥作用，其一端直接与 APC 表面 MHCⅡ类分子抗原结合凹槽外侧结合，另一端与 TCR 的 Vβ 区结合，刺激 T 细胞活化增殖（图 2-7）；③超抗原所诱导的 T 细胞应答，其效应并非针对超抗原本身，而是通过分泌大量细胞因子，参与某些病理生理过程的发生和发展。

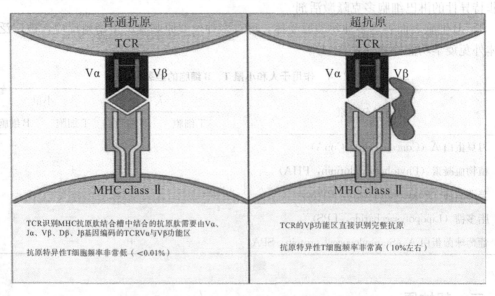

图 2-7　超抗原作用示意及与普通抗原的区别

（二）超抗原的类型

目前对超抗原的分类尚无定论，已提出的分类有以下几种。

1. 按作用的靶细胞可分为 T 细胞超抗原和 B 细胞超抗原

T 细胞超抗原包括热休克蛋白、小鼠乳腺肿瘤病毒蛋白等。B 细胞超抗原包括金黄色葡萄球菌 A 蛋白和 HIV 的 gp120 等。

2. 按来源可分为外源性超抗原和内源性超抗原

外源性超抗原包括金黄色葡萄球菌毒素 A～E 及 A 群溶血性链球菌 M 蛋白。内源性超抗原多为逆转录病毒，如小鼠乳腺肿瘤病毒等。

（三）超抗原与临床医学的关系

1. SAg 参与某些中毒综合征

细菌性超抗原参与临床上多种严重的中毒综合征的发生，如毒性休克综合征、婴儿突然死亡综合征、川崎综合征、食物中毒等。其机制：机体感染细菌后产生外毒素，使淋巴细胞被过度激活，分泌大量细胞因子，导致毒性损害。

2. SAg 与自身免疫性疾病

由于超抗原具有强大的免疫激活功能，也可能激活体内自身反应性 T 细胞和 B 细胞克隆，引发或加剧某些自身免疫性疾病，如类风湿性关节炎、多发性硬化等。

3. SAg 与免疫抑制

SAg 能激活大量 T 细胞，导致 T 细胞因过度激活而被耗竭，从而使机体继发免疫抑制状态。

4. SAg 与抗肿瘤效应

SAg 能激活大量 CTL，对肿瘤发挥强大的杀伤作用。

（黄黎）

第三章 免疫球蛋白

19 世纪后期，德国学者 von Behring 及其同事 Kitasato 发现用白喉或破伤风毒素免疫动物后其体内可产生中和毒素的物质，称之为抗毒素（antitoxin）。后来人们陆续发现一大类可与病原体结合并引起凝集、沉淀或中和反应的体液因子，随后将此类物质统称为抗体。

抗体（antibody，Ab）是介导体液免疫的重要效应分子，是由 B 淋巴细胞在抗原刺激下增殖分化为浆细胞所产生的能特异性识别、结合和清除相应抗原的具有免疫活性的球蛋白。1937 年，Tielius 用电泳方法将血清蛋白分为白蛋白、α1 球蛋白、α2 球蛋白、β 球蛋白和 γ 球蛋白等组分，后来发现抗体活性主要存在于 γ 球蛋白区，因此，抗体也称作 γ 球蛋白或丙种球蛋白（图 3-1）。

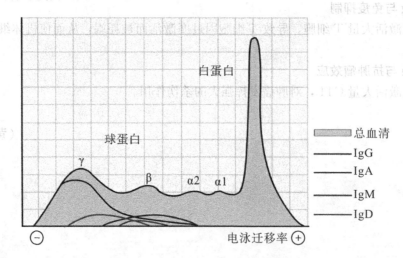

图 3-1 正常人血清蛋白电泳分离

注：IgE 量极少，不能定量表示。

血清蛋白不同组分所带电荷不同，自由电泳时迁移速度各异，据此可分为白蛋白、α 球蛋白、β 球蛋白、γ 球蛋白。抗体活性存在于 α、β、γ 区（主要在 γ 区）。

后来人们又发现一些化学结构与抗体相似而无抗体活性的球蛋白，以及天然产生的 Ig 亚基。因此，1968 年和 1972 年，世界卫生组织和国际免疫学会联合会的专门委员会先后决定，将具抗体活性或化学结构与抗体相似的球蛋白统称为免疫球蛋白（immunoglobulin，Ig）。

免疫球蛋白有两种存在形式：①分泌型（secreted Ig，sIg），主要存在于血液、组织液及各种外分泌液中，在机体的免疫防御中发挥重要作用；②膜型（membrane Ig，mIg），以膜蛋白形式存在于B淋巴细胞膜上，作为B细胞受体，负责识别环境中的各种抗原从而启动体液免疫应答。

第一节　免疫球蛋白的结构

一、免疫球蛋白的基本结构

X线晶体结构分析证实，所有天然Ig分子的基本结构都是四肽链的对称结构，包括两条完全相同的相对分子质量较大的重链（heavy chain，H链）和两条完全相同的相对分子质量较小的轻链（light chain，L链），彼此以二硫键连接而成"Y"字型。免疫球蛋白单体中四条肽链两端游离的氨基或羧基的方向是一致的，分别命名为氨基端（N端）和羧基端（C端）。免疫球蛋白的基本结构如图3-2所示。

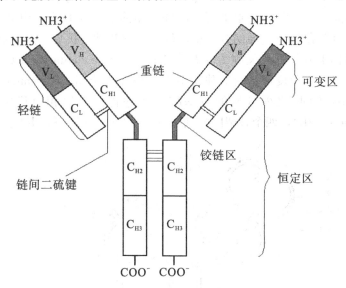

图3-2　免疫球蛋白的基本结构

（一）四肽链结构

免疫球蛋白重链由450～550个氨基酸组成，相对分子质量为$5×10^4～7×10^4$。根据重链恒定区结构组成和免疫原性的差异，将Ig重链分为五大类（class），分别称为γ链、α链、μ链、δ链和ε链。据此，Ig按重链的希腊字母对应的英文字母命名，分别称为IgG、IgA、IgM、IgD和IgE。每类Ig根据重链恒定区氨基酸组成的较小差异，以及二硫键位置、数目的不同，又分为不同亚类（subclass）。人IgG有IgG1、IgG2、IgG3、IgG4四个亚类；人IgA有IgA1和IgA2两个亚类；IgM、IgD和IgE目前尚未发现亚类。

免疫球蛋白轻链大小约为重链的 1/2，约含 214 个氨基酸，相对分子质量约为 25kDa。轻链可分为两型（type）：κ 型和 λ 型，两型轻链的功能无差异。两种轻链可以和任意一种重链相结合，同一个生物体内可以存在分别带有 κ 链或 λ 链的抗体分子，但一个天然 Ig 分子两条轻链的型别总是相同的。不同种属生物体内两型轻链的比例不同。正常人血清免疫球蛋白 κ : λ 约为 2 : 1，而小鼠则为 20 : 1。κ : λ 比例的异常可能反映免疫系统的异常，例如人类免疫球蛋白 λ 链过多，提示可能有产生 λ 链的 B 细胞肿瘤。λ 链根据其恒定区氨基端个别氨基酸的差异，又可分为 λ1、λ2、λ3 和 λ4 四个亚型（subtype）。

（二）可变区和恒定区

1. 可变区

通过分析不同免疫球蛋白的重链和轻链氨基酸序列，发现在轻链靠近 N 端的 1/2 和重链靠近 N 端的 1/5 或 1/4 区域内，其氨基酸的种类、排列顺序与构型变化较大，称为可变区（variable region，V 区）。重链和轻链的 V 区分别称为 V_H 和 V_L。V_H 和 V_L 各有三个区域的氨基酸组成和排列顺序高度可变，称为高变区（hypervariable region，HVR）。V_H 和 V_L 的这三个 HVR 分别称为 HVR1、HVR2 和 HVR3，一般 HVR3 变化程度更高 [图 3-3 (1)]。高变区是免疫球蛋白与抗原表位特异性结合的部位。三个高变区的氨基酸残基在一级结构上不是连续排列的，但经过肽链的折叠，形成空间构象后，在空间位置上相互靠近，共同组成 Ig 的抗原结合部位，负责识别和结合抗原。这些高变区序列与抗原表位在空间结构上互补，故又称为互补决定区（complementarity-determining region，CDR）[图 3-3 (2)]。免疫球蛋白的独特型决定基（idiotypic determinant）主要也在该区域。在 V 区中，CDR 之外区域的氨基酸组成和排列顺序相对稳定，称为骨架区（framework region，FR），四个骨架区分别用 FR1、FR2、FR3 和 FR4 表示。

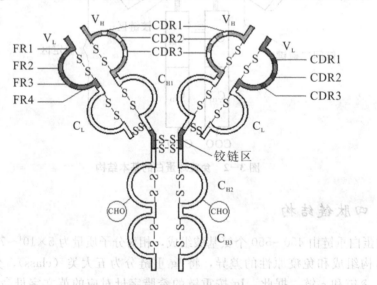

图 3-3（1）　免疫球蛋白的高变区

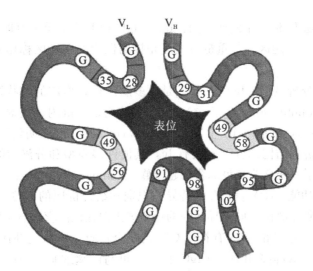

图 3-3（2）　抗体的互补决定区与抗原表位结合

2. 恒定区

位于免疫球蛋白重链靠近 C 端 3/4 或 4/5 区域和轻链靠近 C 端 1/2 区域的氨基酸种类、排列顺序比较恒定，称为恒定区（constant region，C 区）。重链和轻链的恒定区分别称为 C_H 和 C_L。不同型别免疫球蛋白其 C_L 的长度基本一致，但不同类别免疫球蛋白的 C_H 长度不一。IgG、IgA 和 IgD 的重链恒定区包括 C_H1、C_H2 和 C_H3；IgM 和 IgE 的重链恒定区包括 C_H1、C_H2、C_H3 和 C_H4。同一种属个体所产生的针对不同抗原的同一类别免疫球蛋白，其恒定区氨基酸组成和排列顺序比较恒定，其免疫原性相同，但 V 区各异。例如，人抗白喉外毒素 IgG 与人抗破伤风外毒素 IgG，它们的 V 区不相同，只能与相应的抗原发生特异性的结合，但其 C 区的结构是相同的，抗人 IgG 抗体（或称抗抗体）均能与这两种抗体（IgG）发生结合反应。

（三）功能区

Ig 的重链、轻链均可折叠为数个球形结构，称为结构域（domain），又称为 Ig 功能区。每个功能区大小相似，约含 110 个氨基酸（图 3-4）。Ig 轻链只有 V_L 和 C_L 两个功能

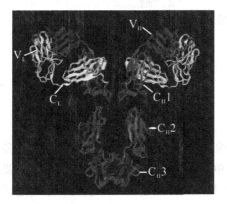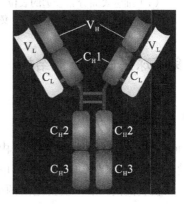

图 3-4　免疫球蛋白的功能区

区。重链的功能区随 Ig 种类不同而不同：IgA、IgD 和 IgG 的重链有四个功能区，而 IgE 和 IgM 的重链有五个功能区。与重链可变区相接的恒定区功能区称作 C_H1，然后依次为 C_H2、C_H3 和 C_H4。

Ig 的晶体结构分析显示，Ig 的功能区是由多肽链折叠形成的球状结构，即免疫球蛋白折叠（immunoglobulin fold，Ig 折叠），其二级结构是由链内二硫键连接的两个反向平行的 β 片层（β sheet），形成一个"β 桶状"（β barrel）或"β 三明治"（β sandwich）结构。具有这类独特折叠结构的分子不仅有 Ig，其他许多膜型和分泌型的分子也含有类似结构，因此这类分子被统称为免疫球蛋白超家族（immunoglobulin superfamily，IgSF）。

Ig 各功能区的功能：①V_H 和 V_L 是特异性识别和结合抗原的部位。②C_H1 和 C_L 是免疫球蛋白遗传标志所在部位，同种异体间的免疫球蛋白在该区存在着个别氨基酸排列的差异。③IgG 的 C_H2 和 IgM 的 C_H3 有补体 C1q 的结合位点，可启动补体活化的经典途径；IgG 的 C_H2 与穿过胎盘屏障相关。④IgG 的 C_H3 可与巨噬细胞、中性粒细胞、B 细胞和 NK 细胞表面的 IgG Fc 受体（FcγR）结合。⑤IgE 的 C_H2 和 C_H3 可与肥大细胞和嗜碱性粒细胞 IgE Fc 受体（FcεR）结合。

（四）铰链区

Ig 的"Y"型两臂是柔性的，IgA、IgG 和 IgD 重链的 C_H1 和 C_H2 两个结构域之间有铰链区（hinge region）相连（图 3-5）。铰链区富含脯氨酸，易伸展弯曲，有利于两臂同时结合两个相同的抗原表位。铰链区的两条重链之间一般由一个或数个二硫键连接。铰链区容易被木瓜蛋白酶、胃蛋白酶等水解，产生不同的水解片段。IgM 和 IgE 没有铰链区。

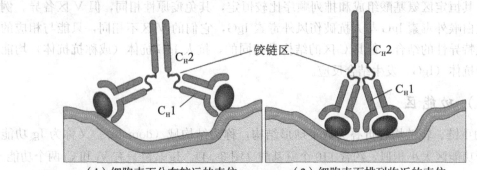

（1）细胞表面分布较远的表位　　（2）细胞表面排列临近的表位

图 3-5　免疫球蛋白的铰链区

二、免疫球蛋白的其他结构

（一）J 链

J 链（joining chain）即连接链，是由浆细胞合成的一条富含半胱氨酸的多肽链，相对分子质量约为 1.5×10^4，可连接多个 Ig 单体形成多聚体。血清中的 IgA 主要以单体形式存在，在黏膜表面的 SIgA 主要是由两个 IgA 单体通过链间二硫键和 J 链连接形成二聚体，血浆中的 IgM 则可形成五聚体 [图 3-6（1）]。IgG、IgD 和 IgE 常为单体，无 J 链。

（二）分泌片

分泌片（secretory piece，SP）又称为分泌成分（secretory component，SC），是相对分子质量为 60~70 kDa 的多肽链，由黏膜上皮细胞合成和分泌，是分泌型 IgA（SIgA）的辅助成分［图 3-6（2）］。单体 IgA 与 J 链在浆细胞内合成并连接为二聚体，在穿越黏膜上皮细胞过程中，上皮细胞所合成的分泌片以非共价键形式与 IgA 二聚体结合，使其成为 SIgA。分泌片可介导 IgA 二聚体从黏膜下转运至黏膜表面，并保护 SIgA 免受蛋白酶水解。

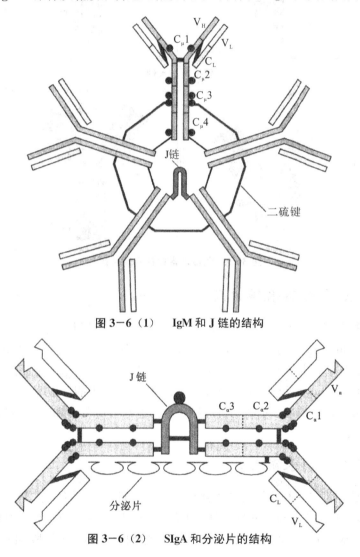

图 3-6（1）　IgM 和 J 链的结构

图 3-6（2）　SIgA 和分泌片的结构

三、免疫球蛋白的水解片段

在一定条件下，免疫球蛋白可被蛋白酶水解为若干片段。木瓜蛋白酶（papain）和胃蛋白酶（pepsin）是最常用的 Ig 水解酶（图 3-7）。

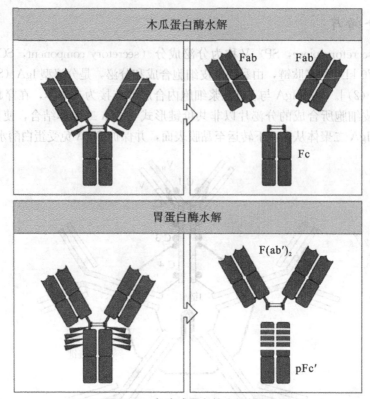

图 3-7　免疫球蛋白的水解片段

（一）木瓜蛋白酶水解片段

木瓜蛋白酶水解 IgG 的部位在铰链区连接两条重链二硫键的近 N 端，水解后得到三个大小基本相等的片段：两个完全相同的抗原结合片段（fragment of antigen binding，Fab）和一个可结晶片段（fragment crystallizable，Fc）。每个 Fab 由一条完整的轻链和重链的 V_H 和 C_H1 区组成，能与一个抗原表位结合（单价），不能形成凝集反应或沉淀反应。Fc 含 IgG 的 C_H2 和 C_H3 区，不能与抗原结合，但能与效应分子和效应细胞相互作用，包括结合补体与 FcR 结合等。

（二）胃蛋白酶水解片段

胃蛋白酶水解部位在 IgG 铰链区连接两条重链二硫键的近 C 端，水解后得到一个由二硫键连接的 $F(ab')_2$，能与不同抗原分子上的两个相同抗原表位结合（双价），可发生凝集反应或沉淀反应。其 Fc 被胃蛋白酶裂解为无活性的数个小分子片段 pFc'。

第二节　免疫球蛋白的异质性

免疫球蛋白具有抗体和抗原的双重特性。作为抗体，Ig 可与抗原特异性结合，其本身又可作为抗原刺激不同个体甚至同一个体的 B 细胞分泌抗 Ig 抗体。Ig 分子具有三类不同的抗原表位，即同种型、同种异型和独特型（图3-8），可引起相应的异种、同种异体和自体的免疫应答。

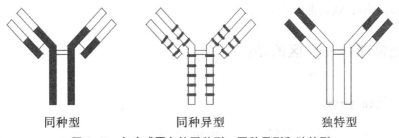

同种型　　　　　　同种异型　　　　　　独特型

图3-8　免疫球蛋白的同种型、同种异型和独特型

一、同种型

同种型（isotype）是指同一种属所有个体的 Ig 分子共有的抗原特异性标志，为种属型标志。同种型抗原表位存在于 Ig C 区，表现在全部 Ig 的类、亚类、型和亚型分子上。

二、同种异型

同种异型（allotype）是指同一种属不同个体间 Ig 分子所具有的不同抗原特异性标志，为个体型标志。同种异型抗原表位广泛存在于 Ig C 区和 V 区，由同一基因座的不同等位基因所编码，均为共显性，如 IgG 的 Gm 因子、IgA 的 Am 因子、IgE 的 Em 因子和 κ 链的 Km 因子。同种型和同种异型都是由遗传因素决定的。

三、独特型

独特型（idiotype，Id）是每个免疫球蛋白 V 区所特有的抗原特异性标志，抗体分子每一 Fab 段均存在 5～6 个独特型表位。独特型在异种、同种异体甚至同一个体内均可刺激产生相应的抗体（见第十二章）。体内 Id-AId 组成的独特型网络在免疫调节中起重要作用。

第三节　免疫球蛋白的功能

一、免疫球蛋白 V 区的功能

免疫球蛋白 V 区的功能主要是特异性识别、结合抗原。抗体与抗原的结合具有特异性和可逆性。免疫球蛋白 V 区在体内可结合病原微生物及其产物，直接发挥中和抗原的毒性或致病性的作用。如抗毒素可中和外毒素，保护细胞免受毒素的影响；病毒的中和抗体可阻止病毒吸附和穿入细胞；SIgA 可抑制细菌黏附宿主细胞，从而阻止病毒和细菌感染。成熟 B 细胞表面的 mIgM 和 mIgD 与相应抗原特异性结合后，启动体液免疫应答。在体外一定条件下，抗原与抗体结合可产生凝集反应、沉淀反应等各种抗原抗体反应，可用于相关疾病的诊断、病情监测和疗效评价等。

二、免疫球蛋白 C 区的功能

（一）激活补体

IgG1～3 和 IgM 与相应抗原结合后，可因构型改变而使位于 C_H2/C_H3 功能区的补体结合点暴露，从而激活补体经典途径。激活能力以 IgM 最强（高于 IgG500 倍以上），激活补体能力顺序依次是 IgM＞IgG3＞IgG1＞IgG2。另外，IgG4、IgA1 的凝聚物可激活补体旁路途径。

（二）调理作用

IgG 与细菌等颗粒性抗原结合后，可通过其 Fc 段与中性粒细胞和巨噬细胞表面相应 IgGFc 受体（FcγR）结合，增强吞噬细胞的吞噬杀伤抗原的能力，即抗体的调理作用（opsonization）[图 3-9（1）]。

（三）抗体依赖的细胞介导的细胞毒作用

IgG 与肿瘤或病毒感染的细胞结合后，其 Fc 段与自然杀伤细胞、巨噬细胞和中性粒细胞表面相应 FcγR 结合，促使细胞释放细胞毒颗粒，杀伤靶细胞，称为抗体依赖的细胞介导的细胞毒作用（antibody dependent cell-mediated cytotoxicity，ADCC）效应 [图 3-9（2）]。

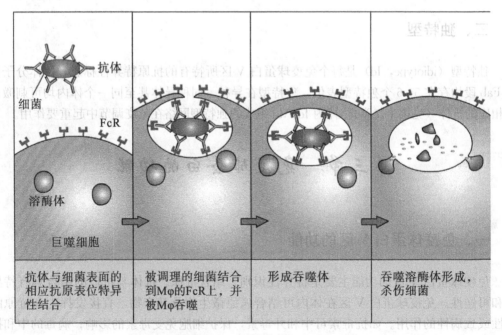

| 抗体与细菌表面的相应抗原表位特异性结合 | 被调理的细菌结合到Mφ的FcR上，并被Mφ吞噬 | 形成吞噬体 | 吞噬溶酶体形成，杀伤细菌 |

图 3-9（1）　抗体介导的调理作用

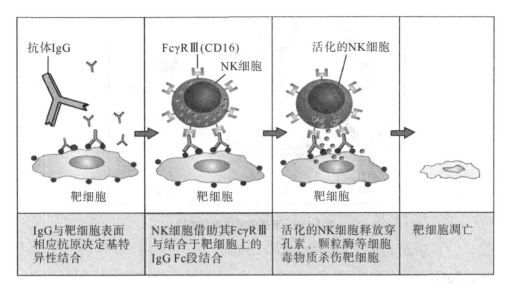

图3－9（2）　抗体依赖的细胞介导的细胞毒作用

（四）介导Ⅰ型超敏反应

IgE的Fc段可与肥大细胞和嗜碱粒细胞表面相应IgE Fc受体（FcεRⅠ）结合，而使上述细胞致敏。若相同变应原再次进入机体与致敏靶细胞表面特异性IgE结合，即可促使其脱颗粒，释放组胺等生物活性介质，引起Ⅰ型超敏反应。

（五）穿过胎盘

胎盘母体一侧的滋养层细胞表达一种特异性IgG运输蛋白，称为新生Fc受体（neonatal FcR，FcRn）。母体内的IgG可选择性与其结合，从而转移到滋养层细胞内，主动进入胎儿血液循环中。这是一种重要的自然被动免疫，对于新生儿抗感染具有重要意义。

（六）参与黏膜免疫

SIgA可穿越黏膜上皮细胞，转运到呼吸道和消化道黏膜表面，是机体黏膜局部免疫的最主要因素。

第四节　各类免疫球蛋白的特性

不同类别的免疫球蛋白的合成部位、合成时间、体内分布、血清含量、半衰期及生物活性均有不同。五类免疫球蛋白结构如图3－10所示。

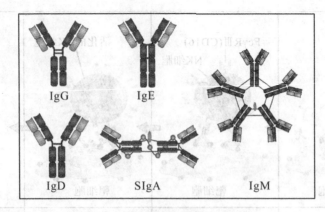

图 3－10　五类免疫球蛋白结构

一、IgG

IgG 为单体，主要由脾和淋巴结的浆细胞合成，是血清和细胞外液中含量最高的免疫球蛋白，约占血清免疫球蛋白总量的 80%。根据其铰链区大小、链内二硫键数目和位置，可将人 IgG 分为 4 个亚类，依其在血清中浓度高低，分别为 IgG1、IgG2、IgG3、IgG4。IgG 合成晚于 IgM，自出生后 3 个月开始合成，3~5 岁接近成人水平。IgG 的半衰期为20~30 天，是再次体液免疫应答产生的主要抗体，其亲和力高，在体内分布广泛，具有重要的免疫效应，多数抗菌抗体、抗病毒抗体、抗毒素抗体均为 IgG 类，是机体抗感染的主要抗体。IgG1、IgG3、IgG4 可穿过胎盘屏障，对新生儿抗感染有重要意义。人的IgG1、IgG2、IgG4 可通过其 Fc 段与葡萄球菌 A 蛋白（SPA）结合，借此可纯化 IgG 抗体，或将结合于 SPA 上的已知抗体用于免疫诊断。IgG1、IgG2、IgG3 可通过经典途径激活补体，并可与巨噬细胞、NK 细胞表面 Fc 受体结合，发挥调理作用、ADCC 等。某些自身抗体（如抗核抗体）为 IgG，引起Ⅱ型、Ⅲ型超敏反应，导致免疫损伤。

二、IgM

IgM 占血清免疫球蛋白总量的 5%~10%，血清浓度约为 1mg/mL。单体 IgM 以膜结合型（mIgM）表达于 B 细胞表面，构成 B 细胞抗原受体（BCR）；分泌型 IgM 为五聚体，不能通过血管壁，主要存在于血清中。五聚体 IgM 分子量最大，称为巨球蛋白，含 10 个Fab 段，具有很强的抗原结合能力，含 5 个 Fc 段，比 IgG 更易激活补体。天然血型抗体为 IgM，血型不符的输血可致严重溶血反应。IgM 是个体发育中最早产生的抗体，胚胎后期的胎儿即可合成，故脐带血 IgM 升高提示胎儿宫内感染。IgM 也是初次体液免疫应答中最早出现的抗体，是机体抗感染的"先头部队"，其半衰期短，血清中特异性 IgM 增高，提示有近期感染和急性期感染，该指标有助于疾病的早期诊断。

三、IgA

IgA 分为血清型和分泌型。健康成人 IgA 日合成量约占免疫球蛋白总量的 2/3。其中，血清型仅占血清免疫球蛋白总量的 $10\%\sim15\%$，而分泌型合成量较大，是外分泌液中的主要抗体类别。血清型为单体，由脾和淋巴结的浆细胞合成，主要存在于血清中，有抗菌、抗病毒、抗毒素的作用。分泌型 IgA（SIgA）由 J 链连接的二聚体和分泌片（SP）组成，可穿越黏膜上皮细胞，转运至局部腔道的外分泌液中。SIgA 主要存在于乳汁、唾液、泪液和呼吸道、消化道、生殖道黏膜表面，参与局部黏膜的抗感染免疫，SIgA 与进入黏膜局部的病原微生物结合，阻止病原体吸附到易感细胞表面，或通过中和病毒和毒素来发挥其重要的抗感染作用。人出生后 4～6 个月才开始合成 IgA，新生儿易患呼吸道、消化道感染，可能与其 SIgA 合成不足有关。慢性支气管炎发作也与 SIgA 的减少有一定关系。婴儿可从母乳中获得 SIgA，抵抗呼吸道、消化道感染，属重要的自然被动免疫。

四、IgD

IgD 为单体，血清中含量很低，仅占血清免疫球蛋白总量的 0.2%，血清浓度约为 $30\mu g/mL$。IgD 分为两型：血清型 IgD 的生物学功能尚不清楚；膜结合型 IgD（mIgD）构成 BCR，是 B 细胞分化成熟的标志。未成熟 B 细胞仅表达 mIgM，成熟 B 细胞同时表达 mIgM 和 mIgD，活化的 B 细胞或记忆性 B 细胞其表面的 mIgD 逐渐消失。

五、IgE

IgE 为单体，是正常人血清中含量最少的免疫球蛋白，血清浓度仅为 $0.3\mu g/mL$，主要由鼻咽部、扁桃体、支气管、胃肠黏膜等黏膜下淋巴组织中的浆细胞分泌，这些部位也是变应原入侵和过敏反应易发生的场所。IgE 分子量为 188kDa，其重要特征为糖含量高达 12%。IgE 为亲细胞型抗体，其 C_H2 和 C_H3 可与肥大细胞、嗜碱粒细胞表面高亲和力 $Fc\varepsilon R I$ 结合，促使这些细胞脱颗粒并释放生物活性介质，引起 I 型超敏反应。此外，IgE 可能与机体抗寄生虫免疫有关。

人免疫球蛋白的主要理化性质和生物学功能见表 3-1。

表 3-1　人免疫球蛋白的主要理化性质和生物学功能

	IgG	IgA/SIgA	IgM	IgD	IgE
分子量（kDa）	150	160/400	950	184	190
重链	γ	α	μ	δ	ε
重链功能区数目	4	4	5	4	5
辅助成分	无	J，SP	J	无	无
主要存在形式	单体	单体/二聚	五聚体	单体	单体

	IgG	IgA/SIgA	IgM	IgD	IgE
平均含碳水化合物	4%	10%	12%	18%	12%
血清含量（mg/mL）	9.5~12.5	1.5~2.6	0.7~1.7	0.03	0.0003
占血清 Ig 比例	75%~85%	10%~15%	5%~10%	0.3%	0.02%
半衰期（天）	23	6	10	3	2.5
结合抗原价	2	2/4	5	2	2
经典途径活化补体	+	−	+	−	−
旁路途径活化补体	+（IgG4）	+（IgA1）	−	?	−
结合吞噬细胞	+	−	−	−	+
结合肥大细胞和嗜碱性粒细胞	−	−	−	−	+
结合 SPA	+	−	−	−	−
开始合成时间	出生后 3 个月	4~6 个月	胚胎后期	较晚	较晚
达成人水平时间	3~5 岁	4~12 岁	6 个月~1 岁	较晚	较晚
通过胎盘	+	−	−	−	−
免疫作用	再次应答 抗感染	黏膜免疫	初次应答 早期防御	B 细胞 成熟标志	抗寄生虫感染 Ⅰ型超敏反应

第五节　人工制备抗体

根据制备方法、原理及所获抗体特性，可将人工制备的抗体分为多克隆抗体、单克隆抗体和基因工程抗体三类。单克隆抗体和多克隆抗体主要用于实验室研究和体外诊断试剂，基因工程抗体常作为治疗药物或体内诊断试剂。

一、多克隆抗体

早期制备抗体的传统方法是用已知的天然抗原免疫动物，过一段时间，获取这些动物的血液，分离血清（免疫血清），即可获得所需抗体。由于大多数天然抗原具有多种不同抗原表位，其中每一种 B 细胞表位均可刺激机体的一个特异性 B 细胞克隆产生一种特异性抗体，因此获得的免疫血清实际上是体内多个 B 细胞克隆针对抗原物质上不同抗原表位产生的多种抗体的混合物，称为多克隆抗体（polyclonal antibody，PcAb），即第一代抗体（图 3—11）。多克隆抗体是人类有目的地利用抗体的第一步，作用全面，具有中和抗原、免疫调理、ADCC 等作用。但这种抗体针对多种抗原表位，特异性不高，易出现交叉反应，而且动物来源的抗体注入人体会产生严重的超敏反应等，这些特性限制了其在疾病诊断和治疗中的应用。

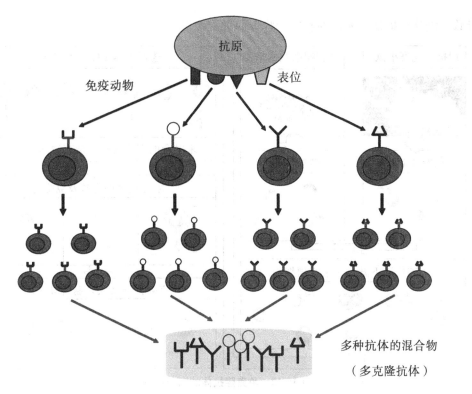

图 3-11　多克隆抗体的制备流程

二、单克隆抗体

单克隆抗体（monoclonal antibody，McAb）是指由一个 B 细胞克隆所产生，仅能特异性识别和结合一种抗原表位的同源、均一性抗体，即第二代抗体。

1975 年，德国人 Kohler 和英国人 Milstein 首创了小鼠杂交瘤单克隆抗体技术，开创了抗体制备与应用的新时代。该技术主要包含动物免疫、细胞融合以及杂交瘤细胞筛选三个环节。其主要程序：首先用抗原免疫 BALB/C 小鼠，再取其免疫脾细胞与 BALB/C 小鼠骨髓瘤细胞融合，然后培养于含次黄嘌呤（H）、氨基蝶呤（A）和胸腺嘧啶（T）的 HAT 培养基中进行杂交瘤细胞的筛选。由两种细胞融合形成的杂交瘤细胞由于具备了 B 细胞和骨髓瘤细胞的双重特性，可在 HAT 培养基中长期存活与增殖，最后用有限稀释法反复克隆和筛选，即可得到只能产生一种特异性抗体的杂交瘤细胞克隆。这种杂交瘤细胞克隆既具有 B 细胞合成和分泌特异性抗体的能力，又有骨髓瘤细胞体外无限增殖的特性，可在小鼠体内或体外产生大量单克隆抗体（图 3-12）。

单克隆抗体因其结构高度均一、纯度高、特异性强、效价高、少或无血清交叉反应、易于大量制备等特点，在实验研究和临床检测中得到了广泛应用。McAb 可用于分析抗原的细微结构及检验抗原、抗体未知的结构关系，可用于分离纯化抗原，其试剂可用于临床诊断和治疗，或用于制备以单克隆抗体为弹头的"生物导弹"药物等。但因大多数单克隆抗体是鼠源性，对人具有较强的免疫原性，应用于人体治疗时可诱导人抗鼠免疫应答，甚至导致免疫病理损伤，所以在临床治疗方面进展缓慢。

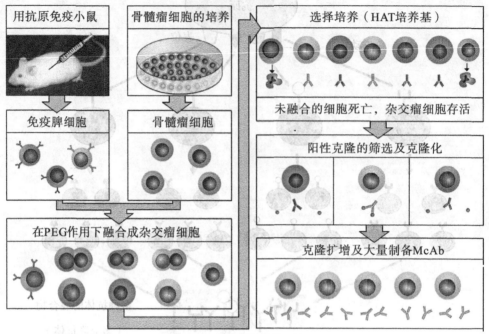

图 3-12　单克隆抗体的制备流程

三、基因工程抗体

20 世纪 80 年代，随着人们对抗体结构与功能关系的认识逐渐深入和现代分子生物学技术的发展，基因工程抗体技术应运而生。基因工程抗体（genetic engineering antibody，GeAb）又称重组抗体，是指在最大限度保留抗体亲和性、降低其异源性的原则下，利用重组 DNA 及蛋白质工程技术对编码抗体的基因按需要进行加工改造而来的并重新组装成抗体基因，经转染适当的受体细胞表达的抗体，即第三代抗体。目前基因工程抗体技术主要用于两方面：一是将鼠源抗体人源化或者直接制备人抗体；二是对抗体功能加以改进，使之更好地用于临床治疗。其特点是低或无免疫原性，并可规模化生产。该技术克服了鼠源性抗体在人体内易产生免疫排斥反应以及人源性抗体在制备上的困难，广泛应用于基础医学研究和临床领域，特别是肿瘤等疾病的治疗。

基因工程抗体如图 3-13 所示。常见的基因工程抗体如下。

（一）人—鼠嵌合抗体

人—鼠嵌合抗体（chimeric antibody）指从鼠杂交瘤细胞克隆 Ig 可变区基因，与人 Ig 恒定区基因拼接，并在表达系统中表达产生的抗体。它既保留了小鼠单克隆抗体与抗原结合的能力，又降低了鼠源 Ig 的免疫原性，从而增强疗效并减少对人体的免疫损伤。

（二）改型抗体

改型抗体（reshaped antibody）指将小鼠单克隆抗体中与抗原表位特异性结合的互补

性决定区（CDR）移植到人源抗体可变区，替代人源抗体的 CDR 而获得的抗体。与嵌合抗体相比，其免疫原性大大降低，但在操作中，可因抗原结合区中骨架区的个别氨基酸改变而影响其与抗原的亲和力。

（三）双特异性抗体

双特异性抗体（bispecific antibody，BsAb）指将两套轻链、重链基因导入骨髓瘤细胞，选择合适抗体恒定区及 Ig 类型所获得的抗体。一个抗体分子的两个抗原结合位点可分别与两种不同的抗原表位结合。例如，一个抗原结合部位与靶细胞（肿瘤细胞、病毒感染细胞等）结合，另一个抗原结合部位则与效应物质（如药物、毒素）或效应细胞（如 NK 细胞、巨噬细胞等）结合，以便将效应物质和效应细胞导向靶细胞，从而更好地发挥特异性杀伤作用。

（四）小分子抗体

将抗原结合片段保留，去掉抗体其余部分而制备的抗体，称为小分子抗体，包括 Fab 抗体、单链抗体（single chain antibody，ScFV，用适当的寡核苷酸接头连接轻链和重链 V 区基因而表达的单一多肽链）、单域抗体（single domain antibody，仅含重链 V 区片段的抗体）和最小识别单位（minimal recognition units，MRU，仅含可变区中单一 CDR 的结构）。小分子抗体免疫原性低，可通过血管壁进入细胞，有助于免疫治疗。

（五）全人源抗体

1. 利用噬菌体抗体库技术获得全人源抗体

噬菌体抗体库技术是抗体工程领域的最重要进展，使抗体工程进入了一个全新的时期。其基本原理是用基因工程技术克隆人抗体可变区的全套基因，然后将克隆的基因插入噬菌体编码衣壳蛋白的基因中，建立全人源噬菌体抗体库，从而使该异源分子呈现于噬菌体表面。通过"吸附—洗脱—扩增"的富集过程，可有效地从全人源噬菌体抗体库中筛选出特异性全人源抗体的可变区基因。

2. 转基因小鼠生产全人源抗体

转基因小鼠的免疫球蛋白基因是用人的相应基因替代，产生对人免疫系统非异种抗体，其策略是改造小鼠的体液免疫系统，将人免疫球蛋白基因转入小鼠，产生能分泌人免疫球蛋白的转基因小鼠。这种转基因小鼠的不足之处在于基因片段较小，仅 30kb 左右。另一种方法是利用基因打靶技术将编码人抗体轻链和重链的基因片段大约 18Mb 的 DNA 全部转到自身抗体基因位点已被灭活的小鼠基因组中，再经过繁育筛选，建立稳定的转基因小鼠品系。这样得到的转基因小鼠对特异的抗原能产生高亲和力的人源抗体。再用传统的杂交瘤技术，将表达特异抗体的转基因小鼠 B 细胞和骨髓瘤细胞融合，获得杂交瘤细胞系，产生全人源抗体。

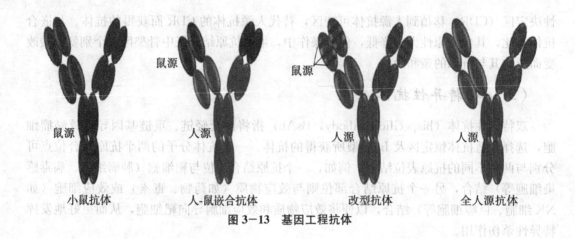

鼠源

鼠源

人源

鼠源

人源

人源

人源

小鼠抗体　　　　人-鼠嵌合抗体　　　　改型抗体　　　　全人源抗体

图3-13　基因工程抗体

（王栅）

第四章　补体系统

补体（complement，C）系统是一个高度复杂的生物反应系统，包括 30 余种组分，广泛存在于人和动物的血清、组织液和细胞膜表面。补体系统是具有精密调控机制的蛋白质反应系统，正常情况下，多数补体成分以非活化形式存在，经活化后具有生物活性，其活化过程表现为一系列丝氨酸蛋白酶的级联酶解反应。抗原－抗体复合物和多种病原体可通过三条既独立又交叉的途径激活补体，所形成的活化产物可介导细胞溶解作用、调理作用和清除免疫复合物等一系列的生物学效应。补体系统是机体固有免疫防御的重要组成部分，也是机体发挥体液免疫效应的主要机制之一，并对免疫系统的功能具有调节作用。同时，补体也可介导炎症反应，造成组织损伤。补体缺陷、功能障碍或过度活化与多种疾病的发生和发展密切相关。

第一节　概　述

19 世纪末，Bordet 通过实验发现，新鲜免疫血清中存在一种不耐热的成分，这种成分能辅助特异性抗体介导溶菌作用。Ehrilich 认为这种因子是抗体发挥溶细胞作用的必要补充条件，故称其为补体。

一、补体系统的组成

根据补体系统各组分的功能，将其分为三类，即补体固有成分、补体调节蛋白和补体受体。

（一）补体固有成分

补体固有成分是指直接参与补体激活途径的成分。

（1）参与经典途径的 C1、C2 和 C4，参与三条途径的共同组分 C3、C5、C6、C7、C8 和 C9。

（2）参与旁路途径的 B 因子、D 因子和 P 因子等。

（3）参与凝集素途径（MBL 途径）的 MBL 和 MBL 相关丝氨酸蛋白酶（MASP）等。

（二）补体调节蛋白

补体调节蛋白是以可溶性或膜结合形式存在，通过调节补体激活途径中的关键酶而控制补体活化强度和范围的蛋白质分子，包括血浆中的 H 因子、I 因子、C1 抑制物（C1INH）、C4 结合蛋白（C4bp）、S 蛋白等，存在于细胞膜表面的衰变加速因子（DAF）、膜辅助蛋白（CD46）、同源限制因子（HRF）和膜反应溶解抑制因子（CD59）等。

（三）补体受体

补体受体（complement receptor，CR）是存在于不同细胞膜表面、能与补体激活过程中形成的活性片段结合、介导多种生物效应的受体分子。其包括 CR1～CR4 及 C3aR、C5aR 和 C1qR 等。

二、补体系统的命名

补体系统的命名一般遵循如下规则。

（一）补体固有成分的命名

参与补体激活经典途径的固有成分按照其被发现的先后顺序，依次命名为 C1～C9。补体激活旁路途径成分和某些调节蛋白命名为"因子"，如 B 因子、D 因子、H 因子、I 因子和 P 因子等。

（二）补体片段的命名

补体在活化过程中被裂解成多个片段，以该成分后附加小写字母表示，如 C3a 和 C3b。通常较小的裂解片段为 a，较大者为 b（C2 除外，C2a 是较大片段，而 C2b 是较小片段）。另外，失活的 C3b 和 C4b 还可继续被裂解为较小片段，如 C3c 和 C3d。

（三）其他命名原则

组成某一补体成分的肽链用希腊字母表示，如 C3α 链和 β 链；补体调节蛋白多以其功能命名，如 C1 抑制物、C4 结合蛋白、衰变加速因子和膜辅助蛋白等；补体受体多以其结合对象命名，如 C3aR；灭活的补体片段在其前加英文字母 i 表示，如 iC3b。

三、补体成分的理化特性

补体固有成分都是糖蛋白，且大多数为 β 球蛋白，少数为 α 或 γ 球蛋白。各组分的相对分子量变化范围很大，最低者 D 因子仅为 25kDa，最高者 C1q 为 400 kDa。正常人血清中各补体成分的含量相对稳定，约为 4g/L，其中 C3 含量最高，高达 1.2g/L，约为补体总量的 1/3，而 D 因子含量最低，仅为 1～2mg/L。不同种属动物血清中补体含量各不相同，豚鼠血清中含有丰富的补体，因此实验室多采用豚鼠血作为补体来源。

补体性质很不稳定,某些补体的固有成分对热不稳定,56℃加热30分钟即被灭活,故应将补体保存在-20℃以下。许多理化因素如机械震荡、紫外线照射、强酸、强碱和乙醇等均可导致补体灭活。

人类胚胎发育早期即可合成各种补体成分,出生后3～6个月达到成人水平。机体多种组织细胞均能合成补体,如肝细胞、单核/巨噬细胞、内皮细胞和上皮细胞等。其中,肝细胞和巨噬细胞是补体产生的主要细胞,约90％的血浆补体成分由肝脏合成。感染部位浸润的单核/巨噬细胞可产生全部补体成分,从而及时补充和提高局部的补体水平。补体生物合成受局部组织的特异性细胞因子调节,如应激所产生的IL-1和TNF-α等可刺激补体基因的转录和表达。因此,在感染、组织损伤急性期以及炎症状态下,补体产生增多,水平升高。补体的代谢率极快,每天约有一半血浆补体被更新。在疾病状态下,补体代谢变化更为复杂。

第二节 补体系统的激活

在正常生理条件下,血清中的绝大多数补体固有成分以无活性的酶原形式存在,无生物学功能,仅当补体级联酶促反应启动后,才产生具有生物学活性的产物。多种外源性或内源性物质可通过三条途径激活补体:由抗原-抗体复合物结合C1q启动的经典途径、由病原微生物等提供接触表面从C3开始的旁路途径、由MBL结合细菌多糖启动的凝集素途径。上述三条途径在补体系统中是同时存在的,有共同的终末反应过程。在进化和抗感染的免疫形成过程中,最先出现或最早发挥作用的是旁路途径和凝集素途径,最后才是抗体介导的经典途径。

一、补体激活的经典途径

经典途径(classical pathway)是最早阐明的激活途径,主要从免疫复合物(immune complex,IC)结合C1q开始的,依次活化C1r、C1s、C2、C4、C3,形成C3转化酶(C4b2a)和C5转化酶(C4b2a3b),继而依次激活C5～C9的级联酶促反应过程。

(一)经典途径的激活物

免疫复合物(IC)是经典途径的主要激活物。此外,C-反应蛋白、变性DNA、某些RNA病毒包膜蛋白和细菌脂多糖(LPS)等也可作为激活物。但是游离或可溶性抗体不能激活补体,仅当抗体与抗原结合后,抗体发生构象改变,使得C1q能够与抗体Fc段的补体结合点结合,从而触发补体的激活过程。C1q仅与IgM的CH3区或某些IgG亚类(IgG1、IgG2和IgG3)的CH2区结合后才能活化。每一个C1q分子须同时与两个以上Ig分子的Fc段结合才能被激活。由于IgM分子为五聚体,含五个Fc段,故单个IgM分子即可结合C1q并有效地启动激活途径。因IgG是单体,需要两个或两个以上IgG分子与多价抗原结合后,才能被C1q结合,启动激活途径。

（二）参与经典途径的补体成分

参与经典途径的补体成分依次为 C1（C1q、C1r、C1s）、C4、C2 和 C3。

（1）C1q：是补体成分中最大的分子，为六聚体蛋白，由六个相同亚单位组成，每个亚单位由胶原样三螺旋纤维相互缠绕，形成六个独立的茎。C1q 氨基端呈束状，构成该分子的中心部分，羧基端由异源三聚体组成球形结构呈放射状排列，构成 C1q 的头部，为 C1q 与 Ig 结合的部位。一个 C1q 可与六个 IgG 分子结合。

（2）C1s 和 C1r：均为单链蛋白质，两者结构相同，茎部均含一个丝氨酸蛋白酶结构域。在 Ca^{2+} 存在时，C1s—C1r—C1s—C1r 连接形成四聚体，缠绕在 C1q 头部，构成紧密连接的 C1q (C1r)$_2$ (C1s)$_2$ 大分子复合物。

C1 分子结构模式如图 4-1 所示。

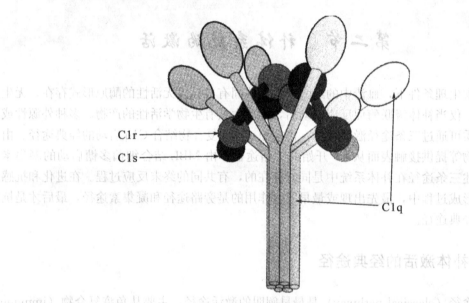

图 4-1　C1 分子结构模式

（3）C2：为单链多肽的丝氨酸蛋白酶原，是补体活化级联酶促反应的限速酶。激活的 C2 极不稳定，易衰变，形成补体系统中的一种自身调节机制，以此来控制补体激活的程度。

（4）C3：是血清中浓度最高的补体成分，在补体激活中起中心和枢纽作用，是三条补体激活途径的共同组分。C3 是由 α、β 两条多肽链组成的异二聚体，两条链间以氢键、疏水键及二硫键相连，相互平行。α 链的第 77 位精氨酸和第 78 位丝氨酸之间的肽链是 C3 裂解酶的作用部位。

（三）经典途径激活过程

两个以上 C1q 头部与免疫复合物中的 IgFc 段结合后，C1q 的六个亚单位的构象发生改变，使与 C1q 非共价结合的两分子 C1r 相互裂解而活化成两个片段，小片段即活化的 C1r，依次裂解 C1s 成为两个片段。小片段 C1s 具有丝氨酸蛋白酶活性，依次裂解 C4

和 C2。

活化的 C1s 的第一个底物是 C4。在 Mg^{2+} 存在下，C1s 使 C4 裂解为 C4a 小片段和 C4b 大片段，C4b 的 α 链断端所暴露的硫酯键高度不稳定，可与 IC 或抗体所结合的细胞表面成分形成共价酰胺键或酯键。大部分新生的 C4b 与水分子反应而失活，仅 5% 的 C4b 附着于 IC 或抗体结合的细胞表面，从而稳定有效地激活补体。小分子 C4a 释放至体液中，具有过敏毒素作用。

活化的 C1s 的第二个底物是 C2。C2 与 C4b 形成 Mg^{2+} 依赖性复合物，被 C1s 裂解后产生 C2a 和 C2b。若 C2a 与结合在细胞膜表面的 C4b 形成 C4b2a 复合物，即形成 C3 转化酶（C3 convertase）。丝氨酸蛋白酶活性存在于 C2a 片段，其活性仅在与 C4b 结合时显示，C4b2a 中的 C4b 可与 C3 结合，C2a 可水解 C3。C2b 释放于液相，具有激肽样作用，能增加血管通透性，引起炎症性充血，故被称为补体激肽。

裂解 C3 是补体活化级联反应中的枢纽性步骤。C4b2a 将 C3 分子 α 链裂解，生成 C3a 和 C3b。C3a 释放至液相，只有 10% 左右的 C3b 可与细胞表面的 C4b2a 中的 C4b 结合，形成 C4b2a3b，即 C5 转化酶（C5 convertase），可进而裂解 C5，进入补体活化的终末途径（图 4-2）。C3b 也可通过 N 端与邻近细胞或抗原抗体复合物结合，再通过 C 端结合具有 C3b 受体的吞噬细胞，发挥补体介导的调理作用和免疫黏附作用。另外，C3b 还可进一步被降解为 C3c、C3dg 和 C3d 等小片段，其中 C3d 可以参与适应性免疫应答。

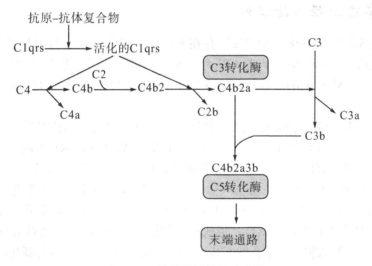

图 4-2 补体激活的经典途径

二、补体激活的旁路途径

旁路途径（alternative pathway）又称替代途径，指不经过 C1、C4 和 C2，而由 B 因子、D 因子和 P 因子等参与，直接由微生物或外源异物激活 C3，形成 C3 转化酶和 C5 转化酶，激活补体级联酶促反应的活化途径。在种系发生上，旁路途径是最早出现的补体活化途径，不依赖于特异性抗体的形成，在感染早期即为机体提供强大的防御功能。

（一）旁路途径的主要激活物

旁路途径的激活物是为补体激活提供保护性环境和接触表面的成分，如某些细菌、酵母多糖、葡聚糖和其他哺乳动物细胞等异物颗粒。

（二）参与旁路途径的补体成分

参与旁路途径的补体成分依次为 C3、B 因子、D 因子和 P 因子等。

（1）C3：正常情况下，C3 可被血清中某些蛋白酶连续地低速裂解并产生 C3b，C3 被裂解后，分子内部的硫脂键非常不稳定，可与细胞表面蛋白或多糖的氨基或羟基反应，形成酰胺或酯。若 C3b 未与固相结合，仍然存在于液相，则其硫脂键很快被水解灭活。一旦出现使补体激活级联反应得以进行的接触表面，旁路途径便继续进行下去。

（2）B 因子：在结构和功能上类似于经典激活途径中的 C2。它是单链多肽，同 C3b 结合后容易被 D 因子裂解，裂解之后产生小片段 Ba 和大片段 Bb，其中 Bb 含有类似于丝氨酸蛋白酶催化链的功能域。

（3）D 因子：为单链的丝氨酸蛋白酶，在血清中含量极低。

（4）P 因子：即血清备解素（properdin，P 因子），它的功能是稳定旁路途径中的 C3 转化酶和 C5 转化酶。

（三）旁路途径激活过程

旁路途径活化从 C3 开始。在 Mg^{2+} 存在下，自发产生的 C3b 与 B 因子结合。B 因子可被 D 因子裂解为 Ba 和 Bb，Bb 与 C3b 结合成 C3bBb，此即旁路途径的 C3 转化酶。C3 转化酶极不稳定，易被血清中 H 因子和 I 因子灭活，但其酶活性仍足以活化若干 C3 生成 C3b。

绝大多数 C3b 在液相中快速失活，少数可与附近的膜表面结构共价结合。结合于自身组织细胞表面的 C3b 可被 H 因子、I 因子、DAF、MCP 和 CR1 等调节蛋白降解、灭活；黏附在激活物表面的 C3b 不能被有效灭活，而与 B 因子结合，结合的 B 因子可被 D 因子裂解，释放 Ba，而 Bb 仍与 C3b 结合，从而形成新的旁路途径 C3 转化酶（C3bBb）。在此激活途径中，P 因子与 C3bBb 结合，稳定转化酶，防止其被降解。少量 C3b 与 C3bBb 复合物中的 C3b 结合，形成 C5 转化酶（C3bBb3b），能够裂解 C5，进入相同的终末过程。与激活物表面结合的 C3bBb 可裂解更多 C3，其中部分新生的 C3b 又可与 Bb 结合，此即旁路激活的正反馈放大效应（图 4-3）。

旁路途径的激活与调节具有如下两个重要特点：

（1）旁路途径可识别"自己"与"非己"。正常情况下，体内不断产生低水平 C3b，少数 C3b 可以随机方式与颗粒表面形成共价键。若沉积在自身细胞表面，C3b 可被调节蛋白迅速灭活，并中止级联反应。反之，若与缺乏调节蛋白的微生物表面结合，则 C3b 可与 B 因子形成稳定的 C3bB，进而可形成具有酶活性的 C3bBb。

（2）旁路途径是补体系统重要的放大机制。稳定的 C3bBb 复合物可催化产生更多 C3b，后者再参与旁路途径，形成更多 C3 转化酶。C3b 既是 C3 转化酶作用所生成的产物，又是 C3 转化酶的组成部分。上述过程构成了旁路途径的反馈性放大效应。

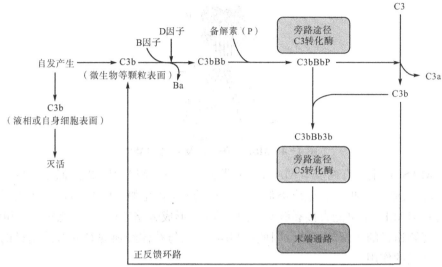

图4-3 补体激活的旁路途径及C3b正反馈环路

三、补体激活的凝集素途径

凝集素途径（lectin pathway）又称MBL途径，其活化过程无需抗体参与，血浆中甘露糖结合凝集素（mannose-binding lectin，MBL）或纤维胶原素（ficolin，FCN）可直接识别多种病原微生物表面的大范围重复的糖结构（如甘露糖、岩藻糖及N-乙酰葡糖胺等），进而依次活化MBL相关的丝氨酸蛋白酶（MBL-associated serine protease，MASP）、C4、C2和C3，形成与经典途径相同的C3转化酶和C5转化酶，激活补体级联酶促反应。

（一）凝集素途径的激活物

MBL和FCN可选择性识别多种病原体表面以甘露糖、甘露糖胺、葡糖胺和岩藻糖等为末端糖基的糖结构。含这些末端糖基的糖结构常见于细菌、真菌和寄生虫细胞表面，在哺乳动物体内罕见（因其被唾液酸等覆盖）。

（二）参与凝集素途径的补体成分

（1）MBL：在病原微生物感染的早期，体内巨噬细胞和中性粒细胞可产生TNF-α、IL-1和IL-6，从而导致机体发生急性期反应，并诱导肝细胞合成和分泌急性期蛋白，包括参与补体激活的MBL和C-反应蛋白。正常血清中的MBL水平极低，急性期反应时其水平明显升高。MBL属于胶原凝集素家族，是一种钙依赖性糖结合蛋白，分子结构类似于C1q。成熟的MBL的多肽链从N端到C端依次为信号肽区、胶原样区、颈区和糖识别区，三条相同的多肽链组成一个胶原螺旋，2~6个亚单位相连，形成寡聚体。血清中MBL即以寡聚体形式存在，多肽链间及亚单位间的胶原样区相连形成束状结构，而糖识别区形成的球状结构则参与识别和结合糖结构。MBL可识别和结合多种病原微生物表面的糖结构，并发生构型改变，导致MASP活化（图4-4）。

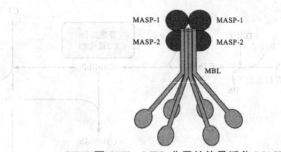

图 4-4　MBL 分子结构及活化 MASP

（2）MASP：主要有两类，MASP-1 类似于 C1r，MASP-2 类似于 C1s。活化的 MASP-2 能裂解 C4 和 C2，生成类似经典途径的 C3 转化酶（C4b2a），进而激活后续的补体成分；MASP-1 也能直接裂解 C3 生成 C3b，形成旁路途径 C3 转化酶（C3bBb），参与并加强旁路途径的正反馈环路。因此，MBL 途径与补体经典途径和旁路途径的活化具有交叉和促进的作用。

（三）凝集素途径激活过程

MBL 或 FCN 首先与病原体表面糖结构结合后，MBL 或 FCN 发生构象改变，使与之结合的 MASP-1 和 MASP-2 分别被激活。MASP2 水解 C4 和 C2，其后续的反应过程与经典途径相同（图 4-5）。

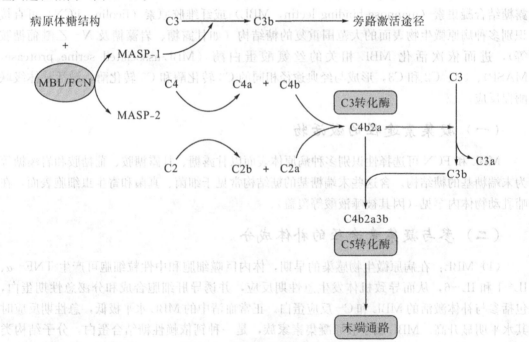

图 4-5　补体激活的凝集素途径

四、补体激活的终末途径

补体激活的终末途径是 C5b、C6、C7、C8 和 C9 的序列反应，进而形成攻膜复合体

（membrane attack complex，MAC）来发挥效应。

（一）参与终末途径的补体成分

（1）C5：结构类似于C3和C4，是由α、β两条多肽链组成的异二聚体。C5与C5转化酶中的C3b结合，并被裂解。α链被裂解后产生游离于液相、具有特殊生物活性的小片段C5a和大片段C5b，C5b参与后续的补体活化过程。

（2）C6：为单链蛋白，C5b6形成复合物与细胞表面松散地联结在一起。

（3）C7：为单链蛋白，可与C5b6形成复合物，使该复合物具有疏水性，可插入细胞膜脂质双层，并与C8具有高亲合力。

（4）C8：为三聚体，其中一条链可结合C5b67，另一条链插入细胞膜脂质双层，C5b678可牢固地附着于细胞表面，但其溶细胞能力有限。

（5）C9：为单链蛋白，能够自我聚合。聚合作用发生在MAC形成之时，并有Zn^{2+}的参与。多聚C9通常含有12~18个C9单体，并形成中空的圆柱状结构。

（二）终末途径的过程

三条补体激活途径的终末成分及活化过程相同，其主要机制：三条补体活化途径所形成的C5转化酶（C3bBb3b或C4b2a3b）将C5裂解为C5a和C5b；C5b可与C6稳定结合为C5b6；C5b6自发与C7结合成C5b67，暴露膜结合位点，与附近的细胞膜非特异性结合；结合在膜上的C5b67可与C8结合，所形成的C5b678可促进C9聚合，形成C5b6789n复合物，即攻膜复合体（MAC）。

插入膜上的MAC通过破坏靶细胞脂质双分子层而形成"渗漏斑"，或形成穿膜的亲水性孔道，使得小的可溶性分子、离子以及水分子可自由透过胞膜，但蛋白质之类的大分子却难以从胞浆中逸出，最终导致胞内渗透压降低，细胞溶解。此外，MAC可能使致死量钙离子被动向胞内弥散，并最终导致细胞死亡（图4-6）。

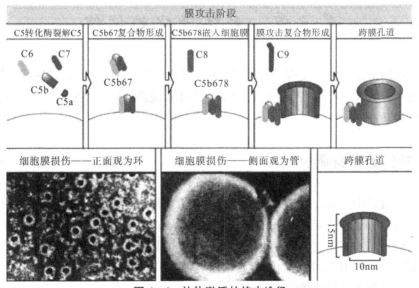

图4-6　补体激活的终末途径

补体激活的三条途径全过程及比较总结如图4-7所示和见表4-1。

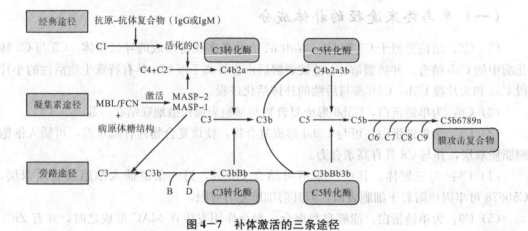

图4-7 补体激活的三条途径

表4-1 补体激活的三条途径的比较

	经典途径	旁路途径	凝集素途径
激活物	抗原-抗体复合物等	微生物颗粒或外源性异物颗粒	病原体表面特殊糖结构
参与成分	C1～C9	C2～C9、B因子、P因子、D因子等	C1～C9
C3转化酶	C4b2a	C3bBb	C4b2a
C5转化酶	C4b2a3b	C3bBb3b	C4b2a3b
作用	适应性体液免疫的效应机制	固有免疫	固有免疫
意义	后期或者再次感染防御	早期抗感染	早期抗感染

第三节　补体活化的调控

补体系统激活是一种高度有序的级联反应。不受控制的补体激活会过度消耗补体成分甚至对自身组织细胞造成损伤。正常情况下，补体系统激活受到严密调控，从而有效地维持机体的自稳功能。

一、补体的自身调控

补体激活过程中生成的某些中间产物极不稳定，易发生衰变，成为级联反应的重要自限因素。例如，C4b自行衰变，影响C3转化酶（C4b2a）的形成，从而限制C3裂解及后续的酶促反应；与细胞膜结合的C4b、C3b和C5b也易衰变，可阻断补体级联反应。而旁路途径的C3转化酶则仅在特定的细胞或颗粒表面才具有稳定性，故人体血液循环中一般不会发生过强的补体自发性激活。

二、补体调节因子的作用

体内补体调节因子可与不同补体成分相互作用，使补体的激活与抑制处于精细的平衡状态，既防止对自身组织造成损害，又能有效杀灭外来病原微生物。目前已发现的可溶性或膜结合性补体调节蛋白有 10 余种，按其作用特点可分为三类：防止或限制补体在液相中自发激活的抑制剂、抑制或增强补体对底物正常作用的调节剂、保护机体组织细胞免遭补体破坏作用的抑制剂。现将主要的调节因子简介如下：

（1）C1 抑制物（C1 inhibitor，C1INH）：C1INH 可与活化的 C1r 和 C1s 以共价键结合成稳定的复合物，使 C1r 和 C1s 失去酯酶活性，不能裂解 C4 和 C2，故不能形成 C3 转化酶。C1INH 还可有效地将与 IC 结合的 C1 大分子解聚，并可明显缩短 C1 的半衰期。

（2）C4 结合蛋白（C4 binding protein，C4bp）与补体受体 l（CR1）：C4bp 是可溶性蛋白，CR1 是膜蛋白，二者均可与 C4b 结合，从而竞争性抑制 C4b 与 C2 结合，阻止经典途径 C3 转化酶的形成。C4bp 还可以从 C4b2a 中解离并置换 C2a，加速 C3 转化酶的分解。此外，C4bp 和 CR1 还可作为辅助因子，促进 I 因子对液相中 C4b 的裂解作用。

（3）H 因子：H 因子能与 C3b 结合，辅助 I 因子裂解液相中的 C3b。可与 B 因子或 Bb 竞争性结合 C3b，抑制旁路途径 C3 转化酶的形成。H 因子还可从 C3bBb 中解离并置换 Bb，促进旁路途径 C3 转化酶的衰变。

（4）I 因子：I 因子具有丝氨酸蛋白酶活性，在 C4bp 和 H 因子等成分协同下，可将 C4b 裂解为 C4c 与 C4d，前者释放入液相，后者仍结合于细胞表面，但无 C3 转化酶活性。I 因子亦可裂解 C3b。

（5）S 蛋白：可阻碍 C5b67 复合物与细胞膜结合，阻止 MAC 的形成，从而保护正常细胞免遭补体的溶细胞作用。

（6）膜辅助蛋白（membrane cofactor protein，MCP）：MCP 表达于白细胞、上皮细胞和成纤维细胞表面，可作为辅助因子，促进 I 因子介导的 C4b 裂解，但其并不直接促进 C4b2a 分解。

（7）衰变加速因子（decay-accelerating factor，DAF）：为单链跨膜糖蛋白，表达于所有外周血细胞、内皮细胞和各种黏膜上皮细胞表面，可同 C2 竞争与 C4b 结合，从而抑制 C3 转化酶（C4b2a）的形成，并促进其分解。竞争性抑制 B 因子与 C3b 结合，协助 I 因子将自身组织细胞表面结合的 C4b/C3b 裂解失活，抑制 C4b2a 和 C3bBb 的形成。

（8）同源限制因子（homologous restriction factor，HRF）：又称为 C8 结合蛋白（C8-binding protein，C8bp），主要分布于血细胞表面，可干扰 C9 与 C8 结合，阻止攻膜复合体的形成，保护周围正常自身组织细胞在补体激活时不被溶解破坏。C8bp 与 C8 的结合具有种属特异性，故称其为同源限制因子。

第四节　补体受体

补体系统激活过程中产生多种活性片段，它们可与相应受体结合而发挥生物学效应。

一、补体受体 I 型（CR1）

CR1（CD35）与 C3b 和 C4b 有高亲和性，表达于红细胞、中性粒细胞、巨噬细胞和树突状细胞等表面。血液中约 85% CR1 表达于红细胞表面。CR1 的主要免疫学功能：①调理作用，黏附在细菌或病毒表面的 C3b 可与吞噬细胞表面 CR1 结合，发挥调理作用；②调节补体活化，CR1 与配体结合可抑制经典途径或旁路途径的 C3 转化酶的形成，还可作为 I 因子的辅助因子，促进 C3b 或 C4b 裂解；③清除免疫复合物，免疫复合物上吸附的 C3b 借助 CR1 与红细胞结合，被转运至肝和脾，使之被巨噬细胞清除；④CR1 在 B 细胞发育的早期阶段即表达，可能促进 B 细胞分化。

二、补体受体 II 型（CR2）

CR2（CD21）主要表达在 B 细胞、鼻咽部上皮细胞和滤泡树突状细胞（FDC）表面，其配体是 iC3b、C3d 和 C3dg 等。其功能：①CR2 可与 CD19 和 CD81 在 B 细胞膜表面形成复合物，从而参与 B 细胞的增殖与活化；②FDC 表面的 CR2 可参与 B 细胞记忆和抗体的产生；③CR2 是 EB 病毒特异性受体，是该病毒进入 B 细胞或其他 CR2 阳性细胞的门户，从而参与某些疾病的发生和发展。

三、补体受体 III 型（CR3）

CR3（CD11b）主要表达于中性粒细胞、单核吞噬细胞、肥大细胞和 NK 细胞表面，属于黏附分子整合素家族成员，其配体主要是 iC3b。CR3 可促进吞噬细胞吞噬 iC3b 包被的微生物颗粒。另外，即使不发生补体激活，中性粒细胞和单核细胞表面的 CR3 也促使这些细胞与内皮细胞黏附，导致炎性细胞在组织损伤部位积聚。

四、补体受体 IV 型（CR4）

CR4（CD11c）是 iC3b 和 C3dg 的受体，其组织分布和功能均与 CR3 相似。

五、C3aR 和 C5aR

C3aR 和 C5aR 广泛表达于肥大细胞、嗜碱性粒细胞、中性粒细胞、单核细胞和巨噬细胞等表面。C3a 和 C5a 通过与相应受体结合而发挥过敏毒素作用和趋化作用。

六、C1q 受体

C1q 受体可增强吞噬细胞对 C1q 调理的免疫复合物和 MBL 调理的细菌的吞噬作用，还可促进氧自由基产生，增强细胞介导的细胞毒作用等。

第五节 补体的生物学功能

补体系统既是固有免疫防御的一部分，又是适应性体液免疫应答的重要效应机制，同时可调节适应性免疫应答，并与体内其他蛋白系统相互联系。补体系统的功能可分为两大方面：一是补体在细胞膜表面激活并形成攻膜复合体，导致细胞溶解；二是补体激活过程中产生的多种裂解片段，介导生物学效应。

一、溶解细胞、溶解细菌和溶解病毒的作用

补体系统激活后，可在靶细胞表面形成攻膜复合体，从而导致靶细胞溶解。MAC 的生物学效应：溶解红细胞、血小板和有核细胞；参与宿主抗细菌（革兰阴性菌）和抗病毒（有包膜病毒）及抗寄生虫感染的重要防御机制。在无抗体存在的情况下，某些微生物可激活补体旁路途径和凝集素途径而被溶解，该机制对防止奈瑟菌属感染具有重要意义。在某些病理情况下，补体系统可引起宿主细胞被破坏，并导致组织损伤与疾病（如自身免疫性疾病）。在补体缺陷时，机体易受病原微生物的感染。

二、调理作用

补体激活过程中产生的 C3b、C4b 和 iC3b 均是重要的调理素，它们可与中性粒细胞或巨噬细胞表面相应受体如 CR1、CR3 或 CR4 结合而促进其吞噬作用（图 4-8）。因此，在细胞表面发生的补体激活，可促进微生物与吞噬细胞黏附，并被吞噬及杀伤，这种依赖 C3b、C4b 和 iC3b 的吞噬作用，可能是机体抵御全身性细菌或真菌感染的主要防御机制之一。

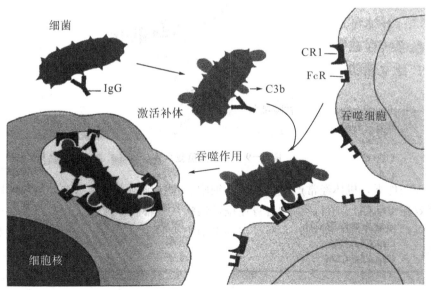

图 4-8 C3b/CR1 的调理作用

三、清除免疫复合物和凋亡细胞

体内中等分子量的循环免疫复合物（IC）可沉积于血管壁，通过激活补体而造成周围组织损伤。补体成分可参与清除循环免疫复合物，其机制：①补体与IgFc段结合，一方面可改变Ig的空间构象，抑制其结合新的抗原表位，继而抑制新的IC形成；另一方面，补体可借此插入免疫复合物的网格结构，在空间上干扰Fc段之间的相互作用，从而溶解已沉积的IC。②循环IC可激活补体，C3b与IC中的抗体结合，IC借助C3b与表达CR1的红细胞、血小板黏附，将免疫复合物转运至肝、脾内，被巨噬细胞清除（图4-9），此作用被称为免疫黏附（immune adherence）。由于表达CR1的红细胞数量巨大，因此是清除IC的主要参与者。

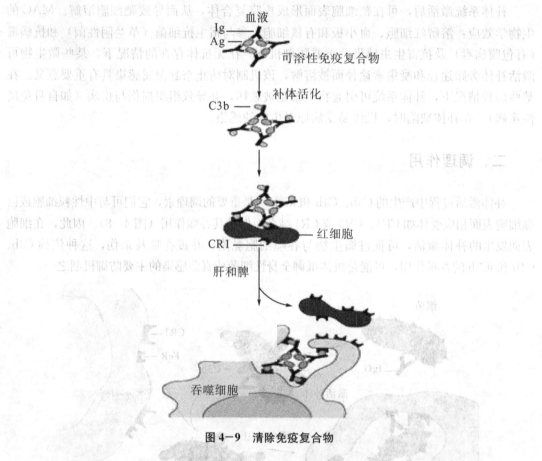

图4-9　清除免疫复合物

在生理条件下，机体经常产生大量凋亡细胞。这些细胞表面表达多种自身抗原，若不能及时有效地被清除，则可能引发自身免疫性疾病。多种补体成分（如C1q、C3b和iC3b等）均可识别和结合凋亡细胞，并通过与吞噬细胞表面相应受体相互作用而参与对这些细胞的清除。

四、炎性介质作用

补体活化过程中可产生多种具有炎性介质作用的活性片段，如 C3a、C4a 和 C5a 等，被称为过敏毒素（anaphylatoxin），其中以 C5a 的作用最强。它们可与肥大细胞或嗜碱粒细胞等细胞表面的 C3aR 和 C5aR 结合，触发细胞脱颗粒，释放组胺和其他生物活性介质，从而增强血管通透性并刺激平滑肌收缩，引起局部炎症反应。此外，C5a 对中性粒细胞等有很强的趋化活性，还可诱导中性粒细胞表达黏附分子，刺激中性粒细胞产生氧自由基、前列腺素和花生四烯酸等。上述由补体介导的急性炎症反应在正常情况下仅发生于外来抗原侵入的局部，在某些情况下，也可能对自身组织成分造成损害而引起超敏反应。

五、在抗感染防御机制中作为连接固有免疫和适应性免疫的桥梁

无脊椎动物和低等脊椎动物体内已能检出补体活性。在进化过程中，补体作为相对独立的固有免疫防御机制，其出现远早于适应性免疫防御机制。在种系发生学上，旁路途径是最早出现的。凝集素途径则将原始的、凝集素介导的防御功能与补体相联系，进一步体现了补体作为固有免疫防御机制的重要性。补体经典途径在种系发生中出现最晚，它将补体与适应性免疫相联系，成为体液免疫的一种重要效应机制。

病原微生物侵入机体后，在特异性抗体出现前的数天内，补体旁路途径或凝集素途径通过识别微生物表面或其糖链组分而触发级联反应，所产生的裂解片段与复合物通过调理吞噬、炎症反应和溶解细菌而发挥抗感染作用。在特异性抗体产生之后，可通过经典途径触发 C3 活化，与旁路途径中 C3 正反馈环路协同作用，形成更为有效的抗感染防御机制。

补体活化产物、补体受体和补体调节蛋白可通过不同机制调节适应性免疫应答。例如：①补体介导的调理作用可促进抗原提呈细胞摄取和提呈抗原，启动适应性免疫应答；②与抗原结合的 C3d 可使 BCR 与 CR2/CD19/CD81 复合物交联，促进 B 细胞活化；③补体调节蛋白 CD55，CD46 和 CD59 能参与 T 细胞活化；④FDC 表面的 CR1 和 CR2 可将免疫复合物固定于生发中心，从而诱导和维持记忆性 B 细胞；⑤感染灶的过敏毒素可募集炎性细胞，促进抗原的清除；⑥补体可抑制大分子免疫复合物的形成，并促进已沉淀的复合物溶解，从而在免疫复合物的清除中发挥重要作用。

六、补体系统与凝血系统、纤溶系统和激肽系统的相互作用

补体系统与体内凝血系统、纤溶系统和激肽系统存在十分密切的关系，它们相互影响、相互调节。①四个系统的活化均依赖多种成分级联的蛋白酶裂解作用，且均借助丝氨酸蛋白酶结构域发挥效应。②一个系统的活化成分可对另一系统发挥作用，如抗原-抗体复合物既可分别激活补体经典途径和旁路途径，也可通过激活凝血因子 XII 而激活凝血系统、纤溶系统、激肽系统。C1INH 不仅调节 C1r 和 C1s，也可抑制激肽释放酶、血浆纤溶酶、凝血因子 XII。③补体活化产物 C3a 和 C5a 可促使血管内皮细胞释放组织因子，启动并加速凝血过程，也可能激发纤溶过程。另外，补体系统和凝血系统、纤溶系统、激肽系

统所产生的活化产物，均具有相似的致炎效应。因此，上述系统相关作用的综合效应是介导炎症、超敏反应、休克和弥漫性血管内凝血（disseminated intravascular coagulation, DIC）等病理过程发生发展的重要机制之一。

（吕梅励）

第五章　细胞因子

细胞因子（cytokine，CK）是由多种组织细胞（主要为免疫细胞）所合成和分泌的小分子多肽或糖蛋白。细胞因子能介导细胞间的相互作用，具有多种生物学功能，如调节细胞生长、分化成熟、功能维持、调节免疫应答、参与炎症反应、创伤愈合和肿瘤消长等。最初，人们不清楚细胞因子的本质，便根据其生物学活性进行命名，结果导致同一细胞因子有多种名称。后来，人们认识到细胞因子主要由白细胞合成，主要介导白细胞间的相互作用，于是将这些因子统一命名为白细胞介素（interleukin，IL），并按发现的先后顺序冠以阿拉伯数字进行命名，如 IL-1、IL-2、IL-3 等。自 1957 年 Lssac 发现干扰素以来，迄今已经发现了 200 多种细胞因子。目前，人们将所有白细胞介素、干扰素、肿瘤坏死因子、造血因子、生长因子、趋化因子等统称为细胞因子。现代基因工程和细胞工程技术的快速发展，为发现更多的细胞因子和研究其结构与功能提供了技术条件，细胞因子的研究成果为临床上预防、诊断、治疗疾病提供了科学基础，特别是利用细胞因子治疗肿瘤、感染、造血功能障碍、自身免疫性疾病等，具有非常广阔的应用前景。

第一节　细胞因子分类

对于细胞因子，目前尚未有统一的分类方法。比较公认的分类方法是按照其结构和功能进行分类，分为白细胞介素、干扰素、肿瘤坏死因子、集落刺激因子、趋化因子和生长因子等六大类。

一、白细胞介素

最初，人们发现白细胞介素主要由白细胞产生并在白细胞之间发挥生物学作用，故而将其命名为白细胞介素。后来，人们发现其他细胞（如基质细胞和内皮细胞）也能产生白细胞介素，而且白细胞介素对其他的靶细胞（如内皮细胞、成纤维细胞和神经细胞等）也能产生作用。尽管白细胞介素的成员在不断扩大，其更多的生物学作用也不断得到发现和证实，但是目前还在沿用传统的命名方法，按照发现的先后顺序进行命名。至今已经发现了 38 种白细胞介素，分别为 IL-1~IL-38。

白细胞介素-2（IL-2）的作用如图 5-1 所示。

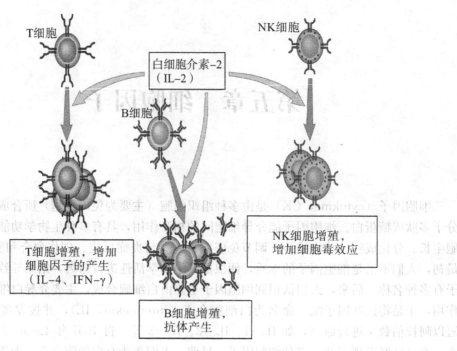

图5-1 白细胞介素-2（IL-2）的作用

二、干扰素

干扰素（interferon，IFN）是最先被发现的细胞因子，具有干扰病毒感染和复制的作用，故而将其命名为干扰素。根据干扰素的来源和结构，可分为Ⅰ型干扰素和Ⅱ型干扰素。Ⅰ型干扰素包括 IFN-α1~IFN-α23、IFN-β、IFN-ω、IFN-τ 等 20 余种，Ⅱ型干扰素仅有 IFN-γ 一种。IFN-α 和 IFN-β 主要由白细胞、成纤维细胞和病毒感染的组织细胞产生，IFN-γ 主要由活化的 Th1 细胞、CTL 细胞和 NK 细胞产生。Ⅰ型干扰素和Ⅱ型干扰素均具有抗病毒和免疫调节功能，但两型干扰素的生物学功能侧重点有所不同。

（一）Ⅰ型干扰素（IFN-α、IFN-β）

Ⅰ型干扰素的生物学功能以抗病毒为主，能诱导体内组织细胞产生抗病毒蛋白，抗病毒蛋白能干扰病毒复制，从而抑制病毒感染和扩散。Ⅰ型干扰素还能激活 NK 细胞，以此增强机体的抗病毒和抗肿瘤功能。Ⅰ型干扰素也可提高靶细胞表面 MHCⅠ类分子的表达水平，从而增强 CTL 细胞对病毒感染细胞的杀伤作用。

（二）Ⅱ型干扰素（IFN-γ）

Ⅱ型干扰素的生物学功能以免疫调节为主，诱导初始 T 细胞分化为 Th1 细胞，增强细胞免疫功能；能促进抗原提呈细胞表达 MHCⅠ/Ⅱ类分子，提高其抗原提呈能力；还可以激活巨噬细胞和 NK 细胞，增强机体的抗感染和抗肿瘤功能；此外，还可抑制 Th2 细胞增殖分化，对体液免疫应答具有负向调节作用。

干扰素的产生细胞与主要生物学作用见表 5-1，干扰素（IFN-γ）的作用如图 5-2 所示。

表 5-1　干扰素的产生细胞与主要生物学作用

名称	主要产生细胞	主要生物学作用
IFN-α	淋巴细胞、单核/巨噬细胞	抗病毒、免疫调节、促进 MHC Ⅰ类分子的表达
IFN-β	成纤维细胞	抗病毒、抑制细胞增殖、促进 MHC Ⅰ/Ⅱ类分子的表达
IFN-γ	活化 T 细胞、NK 细胞	抗病毒、抗肿瘤、促进 MHC 分子表达和抗原提呈、诱导 Th1 细胞分化、抑制 Th2 细胞增殖分化

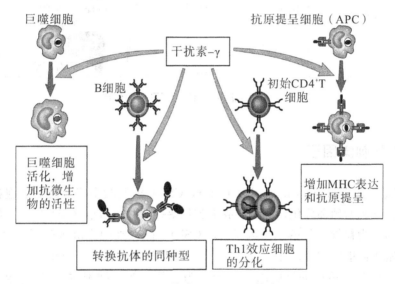

图 5-2　干扰素（**IFN-γ**）的作用

三、肿瘤坏死因子

1975 年，Carswell 等人发现了一种能使肿瘤组织发生出血、坏死的细胞因子，故将其命名为肿瘤坏死因子（tumor necrosis factor，TNF）。目前发现的肿瘤坏死因子超家族成员已高达 19 个。根据肿瘤坏死因子的来源和结构，分为 TNF-α 和 TNF-β 两型。TNF-α 主要由单核/巨噬细胞产生；TNF-β 又名淋巴毒素（lymphotoxin，LT），主要由活化的 T 细胞产生。TNF-α 和 TNF-β 均为同源三聚体分子，两者识别结合的受体相同，其生物学活性也很相似，除具有杀伤肿瘤细胞的功能外，还有免疫调节、参与发热和炎症的发生等作用（图 5-3）。大剂量 TNF-α 可引起恶液质，机体呈进行性消瘦，因而TNF-α 又被称为恶液质素（cachectin）。

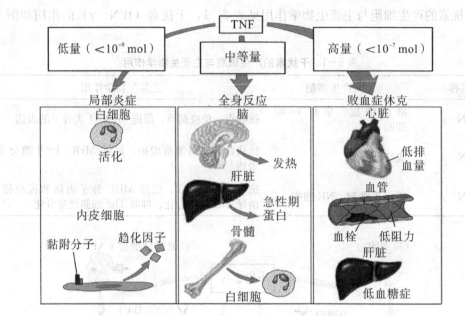

图 5-3　肿瘤坏死因子（TNF）的作用

四、集落刺激因子

集落刺激因子（colony stimulating factor，CSF）能刺激多能造血干细胞和不同分化阶段的造血祖细胞增殖和分化，从而形成细胞集落，故此得名集落刺激因子。根据它们的作用，分别命名为粒细胞集落刺激因子（G-CSF）、巨噬细胞集落刺激因子（M-CSF）、粒细胞-巨噬细胞集落刺激因子（GM-CSF）和多集落刺激因子（multi-CSF/IL-3）。广义上讲，凡能刺激造血的细胞因子均统称为 CSF，如红细胞生成素（erythropoictin，EPO）、干细胞因子（stem cell factor，SCF）、血小板生成素（thrombopoietin，TPO）等。集落刺激因子除了能刺激细胞增殖、分化，还可促进成熟细胞发挥生物学功能。

五、趋化因子家族

趋化因子家族（chemokine family）是一类对靶细胞具有激活和趋化作用的同源细胞因子，同源性较高，分子质量为 $0.8 \times 10^4 \sim 1.2 \times 10^4$。目前，已经发现了几十种趋化因子。根据其分子 N 端半胱氨酸的数目及其间隔，可将其分为以下四个亚族。

（一）C-X-C/α 亚族

C-X-C/α 亚族主要趋化中性粒细胞（图 5-4），包括 IL-8、GRO/MGSA、PF-4、血小板碱性蛋白、蛋白水解来源的产物 CTAP 和 β-thromboglobulin、IP-10、ENA-78。

（二）C-C/β亚族

C-C/β亚族主要趋化单核细胞，包括 MIP-1α、MIP-1β、RANTES、MCP-1/MCAF、MCP-2、MCP-3 和 I-309。

（三）C/γ亚族

C/γ亚族主要趋化淋巴细胞，以 lymphotactin 为代表。

（四）CX3C/δ亚族

CX3C/δ亚族主要促进白细胞与内皮细胞间的黏附，以 fractalkine 为代表。

绝大多数组织细胞都能产生一种或几种趋化因子，趋化因子的具体生物活性取决于其分泌条件、受体类型和细胞类型。单个趋化因子不仅具有化学趋化活性，而且在细胞黏附、脱颗粒与生物活性介质释放、血管生成、造血细胞和免疫细胞发育、淋巴器官起源等方面发挥生物学作用。若趋化因子产生过多，则可造成正常组织的损伤。

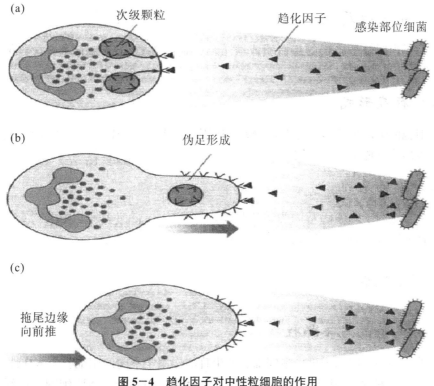

图 5-4　趋化因子对中性粒细胞的作用

六、生长因子

生长因子（growth factor，GF）在促进细胞生长和分化过程中具有极为重要的作用。功能和作用的靶细胞不同，命名不同，如转化生长因子-β（transforming growth factor β，TGF-β）、成纤维细胞生长因子（fibroblast growth factor，FGF）、表皮生长因子（epidermal growth factor，EGF）、血小板衍生的生长因子（platelet derived growth factor，PDGF）、神经生长因子（nerve growth factor，NGF）以及血管内皮细胞生长因子（vascular endothelial cell growth factor，VEGF）等。转化生长因子-β家族由多种细胞产生，主要包括 TGF-β1、TGF-β2、TGF-β3 以及骨形成蛋白（BMP）等。TGF-β 对免疫细胞具有双向调节作用，能调节多种免疫细胞的增殖、分化和生物学效应。

第二节 细胞因子的共同特性

细胞因子数量众多，每种细胞因子的生物学作用也是多样的。尽管如此，不同细胞因子间却呈现出诸多的共同特性。

一、理化特性

（一）化学性质

细胞因子为低分子质量的蛋白质或糖蛋白，绝大多数细胞因子分子质量介于 $0.8 \times 10^4 \sim 3 \times 10^4$。

（二）存在形式

多数细胞因子以单体形式存在，少数细胞因子如 IL-5、IL-12、M-CSF 和 TGF-β 等则以双体形式发挥生物学作用。

（三）编码基因

大多数细胞因子的编码基因为单拷贝基因（IFN-α 除外），其编码基因通常由 4～5 个外显子和 3~4 个内含子组成。

二、产生特点

（一）多源性与多样性

多源性指同一细胞因子可由不同细胞产生且能作用于不同的靶细胞。多样性指同一种细胞可以产生多种细胞因子。例如，单核/巨噬细胞、B 细胞、NK 细胞、成纤维细胞、内皮细胞、表皮细胞等均可合成和分泌 IL-1；活化 T 细胞可产生 IL-2、IL-6、IL-9、IL-10、IL-13、IFN-γ、TGF-β 等多种细胞因子。

（二）分泌的瞬时性

细胞因子的合成和分泌过程是一种自我调控的过程。通常细胞因子没有预先储存，经过适当信号刺激后才迅速合成，一旦合成便分泌至细胞外并发挥生物学作用，刺激消失后其合成迅速停止，并很快降解。

（三）主要由活化细胞产生

通常正常的静息或休止（resting）状态的细胞必须经过激活后才能合成和分泌细胞因子。被抗原、丝裂原或其他刺激物激活后，免疫细胞和其他细胞在 6～8 小时后便能合成细胞因子，于 24～72 小时合成水平达到最高。此外，有些细胞不需外源刺激也可以自发地分泌某些细胞因子。

三、作用特点

（一）作用方式

细胞因子的作用方式包括旁分泌（paracrine）、自分泌（autocrine）和内分泌（endocrine）。旁分泌是指细胞产生的细胞因子作用于附近细胞；而自分泌是指细胞产生的细胞因子作用于自身（如 T 细胞产生的 IL-2 作用于自身）；内分泌指少数细胞因子如 TNF、IL-1 等可以作用于远处的靶细胞，表现出内分泌效应。在生理状态下，绝大多数细胞因子只在其产生的局部起作用。

（二）作用特点

细胞因子的作用具有高效性、非特异性、多效性、重叠性、协同性、拮抗性和网络性等特点（图 5-5）。

1. 高效性和非特异性

细胞因子和细胞因子受体间呈现高亲和力结合（解离常数为 $10^{-10}\sim10^{-12}$），是抗原抗体亲和力的 100～1000 倍，比 MHC 与抗原多肽间的亲和力大 10000 倍以上。其生物学作用呈现高效性，一般在 pM（10^{-12}M）水平就能产生明显的生物学作用。细胞因子的作用极为高效，其作用是非特异性的（细胞因子可作用于多种靶细胞）。

2. 多效性和重叠性

细胞因子的生物学作用具有多效性，一种细胞因子可作用于不同类型的靶细胞，并产生多种生物学效应。如 LIF 和 IL-6 均可诱导小鼠骨髓瘤细胞株 M1 分化成巨噬细胞，诱导肝细胞产生急性期蛋白，也可诱导巨核细胞成熟和血小板产生，还可活化破骨细胞和增强骨吸收以及促进浆细胞瘤的生长。几种细胞因子可对同一靶细胞产生相同或相似的生物学效应，如 IL-2、IL-4 和 IL-7 都能维持和促进 T 淋巴细胞的增殖。

3. 协同性和拮抗性

协同性是指一种细胞因子增强另一种细胞因子的生物学功能，如 IL-3 可协同 CSF 刺激造血干细胞的分化和成熟。拮抗性则是指一种细胞因子抑制其他细胞因子的生物学功能，如 IFN-γ 与 IL-4。

4. 网络性

众多细胞因子在体内构成一个十分复杂的细胞因子调节网络，通过四种方式维持体内细胞因子的平衡和功能。

（1）一种细胞因子诱导或抑制另一种细胞因子的产生，如 IL-1、TGF-β 分别促进、抑制 T 细胞 IL-2 的产生。

（2）调节同一种细胞因子受体的表达，如高剂量 IL-2 可诱导 NK 细胞表达高亲和力 IL-2 受体。

（3）诱导或抑制其他细胞因子受体的表达，如 TGF-β 可降低 T 细胞 IL-2 受体的数量，而 IL-6 和 IFN-γ 可促进 T 细胞 IL-2 受体的表达。

（4）与激素、神经肽、神经递质共同组成了细胞间信号分子系统。

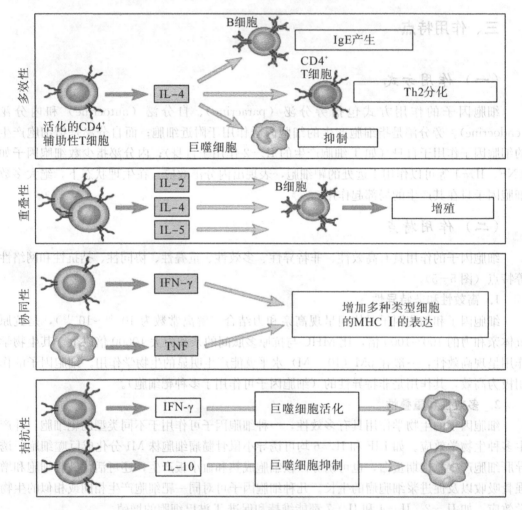

图 5-5　细胞因子的作用特点

第三节　细胞因子的生物学功能

细胞因子的生物学功能很广泛，在调节固有免疫应答和适应性免疫应答、刺激造血、诱导细胞凋亡、直接杀伤靶细胞以及促进损伤组织修复等诸多方面发挥着重要作用。

一、参与免疫应答

（一）参与和调节免疫应答

细胞因子调节免疫应答如图 5-6 所示。

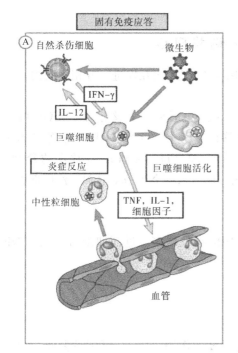
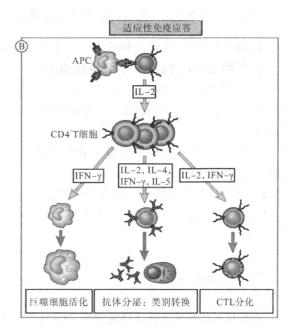

图 5-6 细胞因子调节免疫应答

注：A，细胞因子调节固有免疫应答；B，细胞因子调节适应性免疫
应答。

1. 抗病毒感染

IFNα/β 可诱导靶细胞产生抗病毒蛋白，从而抑制病毒复制或扩散。IFN-γ 和 IL-12 可激活 NK 细胞，NK 细胞激活后可有效杀伤被病毒感染的靶细胞。TNF-α/β 可直接杀伤某些被病毒感染的靶细胞，使病毒失去生存环境。

2. 抗病原体感染

IL-8、MCP-1 和 MIP-1α 等趋化因子募集活化的中性粒细胞和单核/巨噬细胞，通过这些细胞提高机体抗感染的能力，如 IFN-γ、TNF-α 和 GM-CSF 等因子激活单核/巨噬细胞，增强其吞噬杀菌能力。

3. 介导炎症反应

IL-1、IL-6 和 TNF-α/β 等促炎细胞因子，作用于下丘脑体温调节中枢，引起发热，抑制病原体生长，促进适应性免疫应答的启动，增强免疫防御功能。不仅如此，这些细胞因子还能刺激骨髓干细胞增殖分化，产生大量中性粒细胞，诱导血管内中性粒细胞和单核细胞进入病原体感染部位，发挥抗感染作用。此外，它们还可刺激肝细胞合成分泌

C-反应蛋白（CRP）和甘露糖结合凝集素（MBL）等急性期蛋白，并通过激活补体经典途径或 MBL 途径，借助补体的生物学功能，以增强机体抗感染能力。

4. 抗肿瘤作用

细胞因子具有抗肿瘤作用。比如 TNF-α 和 TNF-β（LT）可诱导肿瘤细胞凋亡；IL-2、IL-12 和 IFN-γ 等细胞因子通过激活 NK 细胞和促进 CTL 生成等方式，增强机体抗肿瘤免疫功能；IFN-α 可上调肿瘤细胞表面 MHC II/I 类分子表达水平，提高效应性 T 细胞对肿瘤细胞的杀伤能力。

（二） 与神经-内分泌系统构成机体调节网络

众多的细胞因子在体内构成十分复杂的调节网络，它们或相互促进，或相互制约。

1. 细胞因子对神经-内分泌系统的调节

多种细胞因子（如 IL-1、IL-6、TNF 等）可促进星形细胞有丝分裂。bFGF 可参与神经元的分化、存活和再生，刺激神经胶质细胞移行。IL-1、TNF、IFN-γ 等可诱导下丘脑合成和释放促皮质释放因子，诱导垂体释放 ACTH，促进皮质激素的释放。IL-1、IL-6 可直接作用于体温调节中枢引起发热。IL-1、TNF-α、IFN-γ 可抑制甲状腺合成和释放甲状腺素。

2. 神经-内分泌系统对细胞因子的影响

应激时交感神经兴奋，使儿茶酚胺和糖皮质内固醇释放增多，进而抑制 IL-1、TNF 的合成和分泌。

二、刺激造血功能

细胞因子在骨髓和胸腺造血过程中发挥着极为重要的作用。IL-3 可刺激多能干细胞和祖细胞的增殖分化，GM-CSF、G-CSF、M-CSF 可促进粒细胞和巨噬细胞增殖分化，红细胞生成素（EPO）则可促进红细胞生成，IL-7 是 T、B 细胞发育过程中的早期促分化因子，血小板生成素（TPO）和 IL-11 则能促进巨核细胞分化和血小板生成。

三、其他作用

细胞因子还有其他的生物学作用，比如促进细胞凋亡和促进创伤组织修复。肿瘤坏死因子超家族中的一些细胞因子可以直接杀伤或者诱导靶细胞的凋亡，比如 TNF-α 和 LT-α 可以杀伤被病毒感染的靶细胞或肿瘤细胞。转化生长因子-β（TGF-β）可以刺激成纤维细胞和成骨细胞而促进损伤组织的修复，表皮生长因子可促进上皮细胞、成纤维细胞以及内皮细胞的增殖，促进皮肤创口的愈合。

第四节 细胞因子受体

细胞因子受体（cytokine receptor，CKR）主要以跨膜蛋白形式表达在靶细胞的表面，部分细胞因子受体也能以游离形式存在于体液中。跨膜蛋白形式的细胞因子受体，其胞膜外区与相应细胞因子结合，胞浆区启动受体激活后的信号转导，进而发挥生物学作用。游离形式的细胞因子受体（如 IL－1R、IL－2R、IL－4R～IL－8R、G－CSFR、GM－CSFR、IFN－γR 和 TNF－R 等）与相关的细胞因子结合后，通过与相应膜型受体竞争阻断相关细胞因子对靶细胞的激活作用。

按照结构特征，细胞因子受体可分为五种，包括免疫球蛋白超家族受体、Ⅰ型细胞因子受体家族、Ⅱ型细胞因子受体家族、肿瘤坏死因子受体家族和趋化因子受体家族。

细胞因子受体如图 5－7 所示。

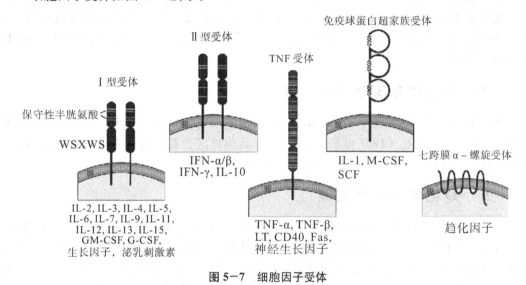

图 5－7　细胞因子受体

一、细胞因子受体的结构和分类

（一）免疫球蛋白超家族受体

免疫球蛋白超家族受体（Ig superfamily receptor，IgSFR）（如 IL－1R、IL－18R、M－CSFR 和 SCFR 等），在分子结构上与免疫球蛋白 V 区或 C 区相似，具有数个 IgSF 结构域。免疫球蛋白超家族受体中的 IL－1R、IL－18R 由两条肽链组成，其余 IgSFR 由一条肽链组成。

（二）Ⅰ型细胞因子受体家族

Ⅰ型细胞因子受体家族（class Ⅰ cytokine receptor family）多数为白细胞介素和集落刺激因子的相应受体（如 IL－2～IL－7、IL－9、IL－13、IL－15、GM－SCF 和 EPO 等的受体），胞外区由细胞因子受体结构域和Ⅲ型纤连蛋白结构域组成，该家族成员都具有数个保守的半胱氨酸残基（C）和一个 WSXWS 基序（W 代表色氨酸，S 代表丝氨酸，X 代表其他任一氨基酸）。该家族多数成员由 2～3 个受体亚单位组成，一种亚单位与细胞因子结合，另一种亚单位则转导信号。IL－2R、IL－4R、IL－7R、IL－9R、IL－15R 以及

IL-21R 等受体具有相同的信号转导亚单位，即 γc（common γchain），这就是这些细胞因子有相似的生物学功能的原因之一。γc 的编码基因位于 X-染色体上，如果 γc 基因缺陷，个体则会出现 X-性连锁重症联合免疫缺陷病。如 IL-2R、IL-4R、IL-7R、IL-9R、IL-15R 以及 IL-21R 等多种受体的信号转导出现障碍，结果导致个体出现严重的体液和细胞免疫缺陷。

（三）Ⅱ型细胞因子受体家族

Ⅱ型细胞因子受体家族（class Ⅱ cytokine receptor family）又被称为干扰素受体家族，其主要成员包括 IFN-α/βR、IFN-γR 和 IL-10R 等。该类受体由两条肽链组成，其胞外区为 200 个氨基酸残基，近 N 端和近膜端各有两个保守的半胱氨酸残基，而无 WSXWS 基序。

（四）肿瘤坏死因子受体家族

肿瘤坏死因子受体家族（tumor necrosis factor receptor family）有 20 多个成员（如 TNF-αR、TNF-βR、CD40 和 Fas 分子等），其胞外区含数个富含半胱氨酸的结构域。此类受体家族成员多数以同源三聚体形式发挥生物学作用。

（五）趋化因子受体家族

趋化因子受体家族（chemokine receptor family）：趋化因子亚家族名称后加 R（receptor）予以命名，同时用阿拉伯数字标明其发现顺序，如 CXCR1~7、CCR1~10、XCR1、CX3CR1。该类受体为七次跨膜 G 蛋白偶联受体。其 N 端胞外区和 C 端胞内区短小，跨膜区较长；C 端胞内区氨基酸残基与 GTP 结合蛋白偶联，可启动信号转导。

二、细胞因子受体中的共有链

多数细胞因子受体由异源的二聚体或三聚体组成。有一些细胞因子受体的亚基可以参与其他细胞因子受体的组成，也就是说，这些细胞因子受体间存在共有链，其功能主要与信号转导有关。比如 IL-3R、IL-5R、GM-CSFR 等有一条相同的共有链（β 链），IL-6R、IL-11R、LIFR、OSMR（肿瘤抑制素）以及 CNTFR（睫状神经营养因子受体）间具有共有链，gp130、IL-2R、IL-4R、IL-7R、IL-9R、IL-15R、IL-21R 间则具有共有的 γ 链。

细胞因子受体的共有链如图 5-8 所示。

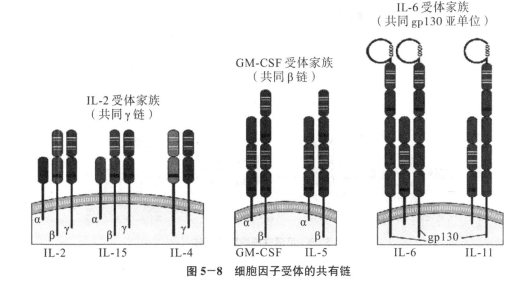

图 5-8 细胞因子受体的共有链

三、可溶性细胞因子受体

可溶性细胞因子受体（soluble CKR，sCKR）游离存在于体液中，与膜型细胞因子受体相比，仅仅缺乏跨膜区和胞浆区。可溶性细胞因子受体与相应的细胞因子特异性结合，但亲和力通常比膜型受体要低。

sCKR 主要来自膜受体的裂解、脱落，如 PMA 可以促进 sIL-6R（可溶型）从 mIL-6R（膜结合型）脱落。一些 sCKR 也可以通过 mRNA 的不同剪接或阅读框后移，使 sCKR 如同分泌型细胞因子一样直接分泌到胞外。

sCKR 具有多种免疫学功能，如作为细胞因子的转运蛋白，将细胞因子运至机体相应部位，提高细胞因子在局部的浓度，稳定细胞因子并减缓其衰变，以此维持和延长低水平细胞因子的生物学作用。同时，sCKR 可作为膜受体的清除形式之一，降低细胞对细胞因子的反应性，或者通过竞争性结合细胞因子，缓冲过量细胞因子的作用。当然，有些 sCKR 则能上调细胞因子效应，甚至有些 sCKR 还能与膜型细胞因子受体结合后，通过逆向分泌启动反向信号来发挥生物学作用。

sCKR 与临床疾病的诊断和预后判断存在密切联系，可以用于某些疾病的早期辅助性诊断和疾病的转归评价等。比如，类风湿性关节炎患者的滑膜液 sIL-2R 水平会升高。很多 sCKR 与细胞因子结合后，能阻断细胞因子与膜型受体的结合，从而用于治疗某些疾病，如在体外 sIL-1R 可明显抑制急性髓样白血病患者骨髓细胞的增殖。

可溶性细胞因子受体如图 5-9 所示。

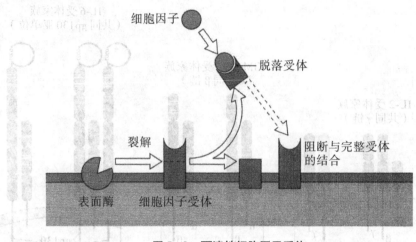

图 5-9　可溶性细胞因子受体

第五节　细胞因子与临床疾病

临床上，某些疾病伴有细胞因子异常，细胞因子的异常也会引发某些疾病。

一、细胞因子与炎症

感染可诱生多种细胞因子，细胞因子直接或间接参与急性和慢性炎症反应。

（一）促进炎性细胞的渗出与趋化

CK 可上调血管内皮细胞和白细胞表达黏附分子。如 IL-1、TNF、IFN-γ 等可促进内皮细胞表达 ICAM-1、VCAM-1 等，促使中性粒细胞表达 CD11b/CD18、CD11c/CD18 等，从而促进白细胞与血管内皮细胞的黏附作用，有助于白细胞的炎性渗出；IL-8 等趋化因子可吸引中性粒细胞、单核/巨噬细胞等炎性细胞移动到炎症病灶。

（二）激活炎性细胞

IL-1、TNF-α、IFN-γ、GM-CSF、趋化因子等可激活单核/巨噬细胞、中性粒细胞等，增强它们的吞噬杀伤功能，促进它们释放炎性蛋白和炎性介质，直接参与炎症过程。此外，IL-1、TNF-α 和 IL-6 还可促进肝细胞合成急性期反应蛋白，如 C-反应蛋白、血清淀粉样 A 蛋白、α 酸性糖蛋白和某些补体成分，有利于机体抵御病原微生物。

（三）引起发热，参与炎症病理性损害

IL-1、TNF-α 和 IL-6 均为内源性致热原，可作用于体温调节中枢，引起发热；TNF-α 和 IL-1 等可刺激内皮细胞和白细胞释放一系列炎性介质（如一氧化氮、氧自由基等），改变凝血功能，导致组织损伤和弥散性血管内出血，从而在感染性休克中起重要

作用。此外，上述 CK 可促进成纤维细胞增殖，与慢性炎症的纤维性病变有关。

二、细胞因子与肿瘤

细胞因子对肿瘤的作用具有双重性。某些 CK 可杀伤肿瘤；某些 CK 可促进肿瘤生长；而某些 CK 在不同条件下可发挥抑瘤或促瘤的不同效应。

（一）抗肿瘤作用

多种 CK 具有抗瘤活性。例如：TNF-α 和淋巴毒素直接杀伤肿瘤细胞（坏死或凋亡）；IFN、IL-4、OSM 可抑制多种肿瘤细胞的生长；LIF 可抑制造血系统肿瘤细胞增殖；IL-2、IL-1、IFN 等可诱导 CTL、NK 和 LAK 细胞的杀瘤活性；IFN 可诱导肿瘤细胞表达 MHC I 类抗原，增强机体对瘤细胞的免疫应答。

（二）促进肿瘤生长

某些肿瘤可高表达 IL-6、M-CSF、EGF，这些 CK 可使细胞增殖失控，对肿瘤的发生和发展起重要作用。如 IL-6 合成增加与多发性骨髓瘤的发生有关，IL-6 在体外可促进浆细胞瘤和骨髓瘤细胞的生长。此外，IL-6 还与 Hodgkin 淋巴瘤、慢性淋巴细胞白血病和急性髓样白血病的发病有关。M-CFS 可能参与了白血病、骨髓及骨髓外增殖性疾病、卵巢癌、子宫内膜癌等疾病的发生。EGF 也与多种肿瘤的发生发展有一定关系。

CK 参与肿瘤发生的机制可能是：①某些肿瘤细胞可高分泌 EGF 或 IL-6，从而出现自分泌性生长，并成为维持这些肿瘤细胞在体内长期生存的关键因素。此外，EGF 能促使周围正常细胞表现转化细胞的生长特性，并促使某些瘤细胞释放基质金属蛋白酶，该酶具有破坏组织细胞间质的作用，从而促进肿瘤向远处转移。②肿瘤细胞高表达 IL-6R 或 EGFR，使其对相应 CK 呈高反应性。③EGFR 与某些癌基因（如 src 家族）产物的氨基酸排列和组成具有高度同源性，后者可直接与 EGFR 结合，使受体持续激活并导致细胞不断生长和恶变。

三、细胞因子与移植排斥反应

移植排斥反应的本质是宿主对移植物产生免疫应答。已证实 CK 参与排斥反应的发生和发展。急性排斥反应时，血清中 IL-2、IL-1、TNF-α、IFN-γ、IL-6 等 CK 的水平升高，但须与感染、创伤等因素引起的 CK 变化相鉴别。移植排斥反应主要针对移植物，故移植物局部 CK 的变化更有意义。已发现，移植物局部以 IL-1、TNF 和 M-CSF 升高最为明显；骨髓移植后 IFN-γ 水平升高预示发生感染或 GVHD，而高水平 IL-1、IL-2、IL-12 则具有防止 GVHD 的作用。

四、细胞因子与免疫性疾病

CK 异常参与免疫性疾病的发生；反之，免疫性疾病也会导致 CK 的表达或功能异常。

（一）免疫缺陷病

IL-2 是参与淋巴细胞激活、增殖的重要因子，IL-2 生成缺陷引起的重症联合免疫缺陷症（severe combined immunodeficiency，SCID）已有病例报道。IL-2R 的 γ 链基因突变可使 IL-2R 丧失功能，见于 X-性连锁重症联合免疫缺陷病。TNF 使 HIV 感染的 CD4$^+$ 细胞中 NF-κB 活化，后者与 HIV 的长末端重复序列增强子位点结合，活化 HIV 基因，从而参与 AIDS 发病。艾滋病患者血清中 TNF-α、IL-1 水平升高，可引起患者长期发热，且 TNF-α 还可导致恶液质。

（二）变态反应

IgE 是参与 I 型超敏反应的主要抗体，IL-4、IL-5 和 IL-6 可正向调节 IgE 的生成与活性，而 IFN 则可抑制 IL-4 对 IgE 的诱生作用。IL-4 分泌过度和/或 IFN-γ 产生不足可能是诱导变态反应的重要因素。变态反应时，黏膜和皮肤处肥大细胞的增生依赖于 IL-3。此外，PAF 也参与过敏性休克、过敏性鼻炎、支气管哮喘等的发生。

（三）自身免疫性疾病

IFN-γ 等 CK 可促进某些自身组织细胞表达 MHC II 类分子，使这些细胞将自身抗原提呈给自身反应性 T 细胞，导致自身组织的损害（如 Grave 病、胰岛素依赖型糖尿病等）；全身性红斑狼疮、硬皮病、类风湿性关节炎等自身免疫性疾病患者血清中 IL-2 水平升高；应用 IL-2 者有 10%~20% 可发生自身免疫性甲状腺功能减退；心脏黏液瘤、类风湿性关节炎、全身性红斑狼疮、Castleman 病、硬皮病患者血清中 IL-6 明显增加，这些疾病往往伴随多克隆 B 细胞激活。

研制重组细胞因子、细胞因子拮抗剂和细胞因子抗体，能为临床治疗疾病带来新的契机。如 IFN 用于病毒性肝炎、角膜炎和感染性生殖器疣的治疗；IL-2 体外诱导自体淋巴细胞，形成淋巴因子激活的杀伤细胞（lymphokine activated killer cells，LAK）后，将其回输肿瘤患者获得一定疗效；IL-10 可通过对 Th1 细胞和吞噬细胞的抑制作用，使类风湿性关节炎滑膜内 TNF-α、IL-1 和其他炎性介质分泌减少，获得较好疗效；IL-2 与生物毒素形成的融合蛋白，能定向杀伤表达 IL-2R 的靶细胞，可用于移植物抗宿主反应或宿主抗移植物反应的防治。

（周云刚）

第六章　白细胞分化抗原和黏附分子

　　免疫应答依赖于各种免疫细胞间的相互作用，这种相互作用需要借助细胞间直接接触和通过细胞因子或其他活性分子的介导作用。免疫细胞间相互识别需要借助细胞表面的多种抗原、受体和其他活性分子。某些细胞表面的活性分子称为细胞表面标记（cell surface marker），其中白细胞分化抗原和黏附分子是最为重要的两类细胞膜分子，它们在细胞的识别、细胞的活化与信号转导、细胞的增殖与分化、细胞的迁移、细胞效应功能的发挥以及不同细胞的鉴定等方面都发挥着十分重要的作用。

第一节　人白细胞分化抗原

一、白细胞分化抗原的概念、结构与分布

　　白细胞分化抗原（leukocyte differentiation antigen，LDA）是指细胞在分化成熟为不同谱系、不同分化阶段和细胞活化的过程中，出现或消失的细胞表面分子。白细胞分化抗原不仅可表达于白细胞表面，还可表达于红系和巨核细胞/血小板谱系，而且还广泛分布于血管内皮细胞、成纤维细胞、上皮细胞和神经内分泌细胞等非造血细胞。

　　大多数白细胞分化抗原是跨膜的蛋白或糖蛋白，少数为碳水化合物。跨膜的白细胞分化抗原可分为胞外区、跨膜区和胞内区，有些白细胞分化抗原以磷脂酰肌醇（inositol phospholipids，IP）连接方式锚定在细胞膜上。根据白细胞分化抗原胞外区的结构特点，可将其分为不同家族或者超家族，如免疫球蛋白超家族（IgSF）、肿瘤坏死因子受体超家族（TNFRSF）、肿瘤坏死因子超家族（TNFSF）整合素家族、细胞因子家族、C 型凝集素超家族等。

　　白细胞分化抗原不仅在免疫应答的各阶段发挥重要作用，还参与细胞的生长、成熟、分化、发育、迁移、激活等。

二、人白细胞分化抗原的鉴定、分类与命名

　　自 20 世纪 80 年代以来，单克隆抗体（monoclonal antibody，McAb）制备技术的诞生，促进了白细胞分化抗原的发现、鉴定及临床应用。

由于不同国家的不同实验室制备出数以千计的、可识别和鉴定白细胞分化抗原的McAb，为了便于学术交流和名称的统一，人们将来自不同实验室的单克隆抗体所识别的同一类分化抗原归为一个分化群（cluster of differentiation，CD）。简言之，CD分子是指细胞膜表面一类分化抗原的总称，CD后的序号代表一个或一类分化抗原分子。

根据其性质、功能及所表达的细胞，可将目前已确认的370余种CD分子分为T细胞、B细胞、髓样细胞、NK细胞、非谱系、血小板、内皮细胞、黏附分子、细胞因子受体、树突状细胞、干/祖细胞、红细胞和基质细胞共14个组。然而，由于许多CD分子表达广泛，同一种CD分子可表达于多种不同细胞，因此这种分类也存在不足。CD分子的主要特性参见本书附录二。

三、CD分子的主要功能

CD分子参与了机体诸多生理和病理过程，如CD4、CD8、CD19、CD21、CD79和CD80以及CD81等参与了免疫细胞间的相互识别，免疫细胞对抗原的识别，自身的活化、增殖、分化及免疫效应等；CD90、CD114、CD115、CD123、CD135、CD164等参与了造血细胞的分化和造血过程；CD11、CD62、CD87、CD162等参与了炎症反应；CD44等与淋巴细胞的归巢和肿瘤细胞的转移密切相关。由此可见，CD分子是免疫细胞不可缺少的重要膜分子，也是当前免疫学的研究热点。

第二节　黏附分子

细胞黏附分子（cell-adhesion molecules，CAM）是能介导细胞间或细胞与细胞外基质（extracellular matrix，ECM）间相互接触和结合的一类糖蛋白或糖脂，简称黏附分子。黏附分子作为跨膜蛋白，以受体-配体结合的方式发挥作用，在细胞的识别活化、增殖分化、信号转导及生长、分化、移动等过程中发挥极为重要的作用。黏附分子不仅在正常生理过程中发挥重要作用，还参与一些病理过程，比如炎症发生、血栓形成、肿瘤转移等过程。

一、黏附分子的种类与特性

依据黏附分子的结构特点，可将其分为免疫球蛋白超家族、整合素家族、选择素家族、钙依赖黏附素及其他黏附分子（图6-1）。CAM与CD是从不同角度的命名，所以有些黏附分子也可能被称为CD分子，其配体有膜分子、细胞外基质及血清和体液中的可溶性因子和补体C3片段等。

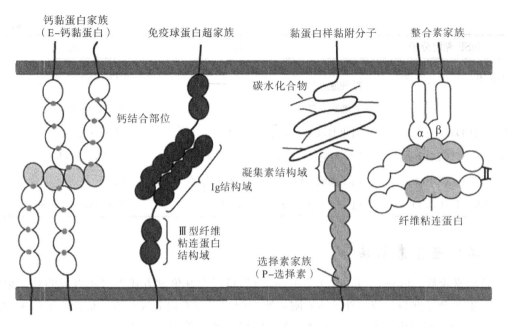

图 6-1　黏附分子家族及其配体

（一）免疫球蛋白超家族

免疫球蛋白超家族（immunoglobulin superfamily，IgSF）是一类结构和氨基酸组成与免疫球蛋白 V 区或 C 区相类似的同源蛋白。它们的编码基因和 Ig 的编码基因可能由同一祖先基因进化而来。

IgSF 在免疫细胞膜分子中所占的比例最大，其种类繁多、分布广泛、生物功能多样，其识别的配体多为 IgSF 分子和整合素家族分子（表 6-1）。IgSF 的主要功能为介导细胞对抗原的识别，介导免疫系统、神经系统及其他生物学系统中不同细胞间的相互作用。表 6-1 简要介绍了 IgSF 的主要种类、分布与识别配体。

表 6-1　**IgSF** 的主要种类、分布与识别配体

IgSF 黏附分子	分　　布	配　　体
LFA-2（CD2）	T 细胞、胸腺细胞、NK 细胞	LFA-3（IgSF）
LFA-3（CD58）	分布广泛	LFA-2（IgSF）
ICAM-1（CD54）	分布广泛	LFA-1（整合素家族）
ICAM-2（CD102）	内皮细胞、T、B 细胞、髓样细胞	LFA-1（整合素家族）
ICAM-3（CD50）	白细胞	LFA-1（整合素家族）
CD4	辅助性 T 细胞亚群	MHC Ⅱ（IgSF）
CD8	杀伤性 T 细胞亚群	MHC Ⅰ（IgSF）
MHC Ⅰ	分布广泛	CD8（IgSF）

IgSF 黏附分子	分 布	配 体
MHC II	B细胞、活化T细胞、活化内皮细胞、巨噬细胞、树突状细胞	CD4（IgSF）
CD28	T细胞、活化B细胞	B7-1（IgSF）
B7-1（CD80）	活化B细胞、活化单核细胞	CD28（IgSF）
NCAM-1（CD56）	NK细胞、神经元	NCAM-1（IgSF）
VCAM-1（CD106）	内皮细胞、树突状细胞、巨噬细胞	VLA-4（整合素家族）
PECAM-1（CD31）	白细胞、血小板、内皮细胞	PECAM-1（IgSF）

（二）整合素家族

整合素家族（integrin family）是由 α、β 肽链以非共价键方式连接而组成的异二聚体分子，主要介导细胞与细胞外基质黏附，使细胞得以附着而形成整体。整合素家族至少有 18 种 α 链和 8 种 β 链，有 24 种组合方式。根据 β 链的差异，可将整合素家族分为 $\beta_1 \sim \beta_8$ 8个组。整合素分子在体内分布非常广泛，同一种细胞可表达多种整合素分子，多种细胞可表达同种整合素。整合素家族的配体繁多，包括纤维黏连蛋白（fibronectin，FN）、纤维蛋白原（fibrinogen，FB）、胶原蛋白（collagen，CA）、体外黏连蛋白（vitronectin，N）、层粘蛋白（laminin，LM）、血栓海绵蛋白（thrombospondin，TSP）和 Von wiuebrand 因子（VWF）等细胞外基质成分。

（三）选择素家族

选择素家族（selectin family）为跨膜糖蛋白，包括 L-选择素（CD62L）、P-选择素（CD62P）和 E-选择素（CD62E）三个成员，三个成员均包含胞膜外区、跨膜区和胞浆区。选择素家族各成员的胞膜外区具较高的同源性和类似结构，胞外区由 C 型凝集素样（CL）结构域、表皮生长因子（EGF）样结构域和补体调节蛋白（CCP）结构域三个功能区构成，胞外区的 CL 结构域与相应的配体结合。跨膜区和胞浆区无同源性，其胞浆区与细胞内骨架相连。

选择素识别的配体主要为表达于白细胞、血管内皮细胞和某些肿瘤细胞表面的寡糖基团和糖蛋白，如唾液酸化的路易斯寡糖（sialyl-Lewis[x]、sle[x] 即 CD15s）或类似结构的分子。选择素与配体结合后可参与淋巴细胞归巢、炎症反应、凝血以及肿瘤转移等（表6-2）。

表6-2　各类选择素的基本特性

选择素	表达细胞	靶细胞	配 体	分 布	功 能
L-选择素（CD62L）	PMO、Mo、Lc	aEC、HEV	CD15s（sLe[x]）、外周淋巴结 HEV（PNAd）、PSGL-1	白细胞（活化后下调）	白细胞与内皮细胞黏附，参与炎症，淋巴细胞归巢到外周淋巴结

选择素	表达细胞	靶细胞	配 体	分 布	功 能
P－选择素 (CD62P, PADGEM)	aEC、 血小板	PMO、 Lc、Mo	CD15s（sLe^x）、CD15 PSGL－1	血小板、巨核 细胞、aEC	白细胞与内皮细胞和 血小板黏附
E－选择素 (CD62E)	细胞因子活化的内皮细胞	PMO、 Lc、Mo	PMN CD15s（sLe^x）、 Lc － CLA、白 细 胞 PSGL － 1、髓 样 细 胞、 ESL－1	aEC	白细胞与内皮细胞黏 附，向炎症部位游走， 肿瘤细胞转移

注：CLA为皮肤淋巴细胞相关抗原，ESL－1为E选择素配体－1蛋白，PADGEM为血小板活化依赖的颗粒外膜蛋白，PNAd为外周淋巴结地址素，PSGL－1为P选择素糖蛋白配体－1，sLe^{x}为唾液酸化的路易斯寡糖^x，PMN为中性粒细胞，Lc为淋巴细胞，Mo为单核细胞，PMO为外周血单个核细胞，aEC为活化的内皮细胞，HEV为高内皮小静脉。

（四）钙依赖黏蛋白家族

钙依赖黏附素家族（Ca^{2+} dependent cell adhesion molecule family，Cadherin家族）简称钙黏蛋白家族。钙黏蛋白家族介导细胞间的相互聚集，能在Ca^{2+}存在时，抵抗蛋白酶的水解作用，它们对生长发育中的细胞选择性聚集具有重要意义。

Cadherin为单链糖蛋白的Ⅰ型膜蛋白，其胞膜外区有Ca^{2+}结合位点，其配体是与自身相同的钙黏蛋白分子，主要介导相同分子黏附和同型细胞间的相互聚集，故称同型黏附作用。其胞浆区与细胞骨架蛋白相连。人钙黏蛋白家族有10余种成员，如表达于上皮细胞的E－Cadherin、表达于神经和肌肉细胞的N－Cadherin、表达于胎盘组织的P－Cadherin等（表6-3）。肿瘤细胞钙黏蛋白的改变与其浸润和转移有关。

表6-3 Cadherin家族的组成、分布及其配体

Cadherin家族成员	相对分子质量（kDa）	分 布	配 体
E－Cadherin	124	上皮组织	E－Cadherin
N－Cadherin	127	神经组织、横纹肌、心肌	N－Cadherin
P－Cadherin	128	胎盘、间皮组织、上皮组织	P－Cadherin

（五）其他黏附分子

除了上述黏附分子，目前还有一些黏附分子尚未归类，如分布于粒细胞表面的CD15；分布于血小板、单核细胞、红系前体细胞、内皮细胞和某些肿瘤细胞上，介导血小板和单核细胞间黏附的CD36；分布于外周淋巴结高内皮小静脉以L－selectin为配体的外周淋巴结地址素（PNAd）等。

二、黏附分子的功能

黏附分子参与机体多种生理与病理过程，以下简述其主要功能。

（一）参与免疫细胞的发育、分化，免疫应答和免疫调节

T 细胞在胸腺内发育、成熟及移行过程中，须通过其表面的黏附分子与胸腺基质（TSC）直接接触（如 CD2/LFA—1 和 LFA—3/ICAM—1 间的相互作用），方能完成分化发育过程。在免疫应答中，T 细胞对抗原的识别不仅需 TCR/CD3 复合物对抗原肽—MHC 分子复合物的识别及活化信号的传递，而且还需要辅助受体（Co—receptor）CD4 分子与 MHC Ⅱ类分子结合、CD8 与 MHC Ⅰ类分子结合。T、B 细胞在接受抗原刺激的同时，必须由 CD28/CD80 或 CD86、CD2/CD58、LFA—1/ICAM—1、CD40/CD40L（CD154）等黏附分子相互作用，并提供协同刺激信号才能发生活化，否则 T、B 细胞将处于无能状态。

（二）炎症过程中介导白细胞与血管内皮细胞黏附

诱导炎症反应，募集更多的吞噬细胞到达有抗原存在的部位，是机体固有免疫应答最重要的功能之一。白细胞黏附到血管壁上，再穿越血管内皮细胞，向炎症部位移行是炎症过程的特征之一。而特定黏附分子及其相应配体的表达水平和结合的亲和力，是不同类型炎症发生的重要分子基础。如在炎症初期，中性粒细胞表面的 CD15s 与血管内皮细胞表面的 E—selectin 相互作用，介导中性粒细胞沿血管壁滚动，并发生最初的结合。然后在IL—8、PAF、TNF 等细胞因子或趋化因子的作用下，使黏附于内皮细胞表面的细胞活化，并通过 LFA—1/ICAM—1、LFA—1/ICAM—2、Mac/ICAM—1、VLA—4/VCAM—1等黏附分子的黏附作用，介导中性粒细胞与血管内皮细胞的稳定黏附。最后致白细胞穿越内皮细胞，移行到炎症部位，以发挥吞噬、杀伤和清除抗原的效应作用（图 6—2）。

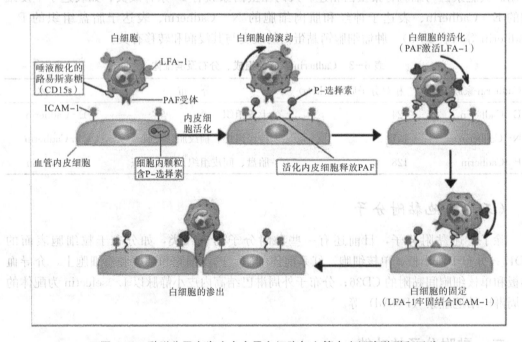

图 6—2 黏附分子在炎症中介导白细胞与血管内皮细胞黏附和迁移

（三）促使淋巴细胞归巢

淋巴细胞归巢（Lymphocyte homing）是淋巴细胞定向迁移的一种特殊形式，包括淋巴干细胞向中枢淋巴器官归巢、淋巴细胞向外周淋巴器官归巢、淋巴细胞再循环及淋巴细胞向炎症部位的渗出。被称为淋巴细胞归巢受体（Lymphocyte homing receptor，LHR）和内皮细胞上的地址素等的黏附分子，是介导淋巴细胞归巢的分子基础。不同群或亚群的淋巴细胞具有选择性归巢特性，L-选择素决定淋巴细胞向外周淋巴结归巢，Integrinα4β7是淋巴细胞向派氏淋巴结定向归巢的特异性受体；L-选择素和CD44分别与某些外周淋巴结标志素和黏膜标志素结合，介导淋巴细胞与HEV相互作用，参与淋巴细胞再循环；E选择素介导CLA$^+$记忆性T细胞归巢至皮肤炎症部位；VLA-4/VCAM-1也可介导皮肤特异性淋巴细胞的归巢；LFA-1/ICAM-1、VLA-4/VCAM和CD44/Mad均可介导淋巴细胞向滑膜及黏膜相关淋巴组织归巢，参与炎症反应（图6-3）。总之，淋巴细胞归巢是多种黏附分子参与并受多种因素调控的复杂过程，对其深入研究，将有助于某些疾病的诊治和预防。

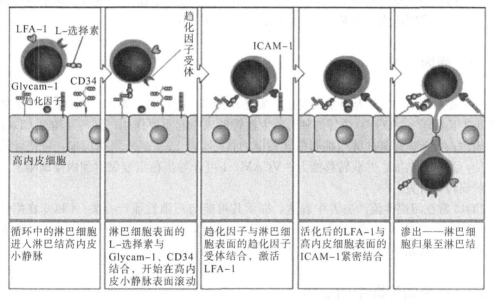

图6-3　黏附分子在淋巴细胞归巢中的作用

（四）黏附分子与肿瘤

黏附分子在肿瘤进展及转移过程中起重要作用。E-选择素可与大多数结肠癌细胞大量表达的sLe^{x}和sLe^{a}结合，参与肿瘤细胞的血道转移；P-选择素参与血小板与肿瘤细胞的相互作用，影响肿瘤转移；CD44表达增加，整合素表达异常或结构改变，均与肿瘤转移有关；E-Cadherin表达异常与某些肿瘤的发生或其恶化程度有关。不同肿瘤表达的黏附分子种类亦可不同。因此深入研究肿瘤与黏附分子表达的关系，亦有助于肿瘤的病因及诊治、研究。

（五）参与伤口愈合和血栓形成

血小板通过 β1 和 β3 整合素与组织损伤后暴露的基质结合，激活凝血级联反应，产生凝血酶，活化血小板 GpⅡb/Ⅲa，进一步促进血小板凝聚和颗粒释放，形成含血小板、FN、FB 和纤维蛋白的伤口基质。随后血小板颗粒内容物（如 TGF−β）、凝血酶和组织因子的暴露开始诱发炎症反应，使白细胞穿越血管壁进入伤口部位。同时活化的白细胞释放细胞因子，使血小板在损伤部位聚集，从而促进伤口愈合和血栓形成。

第三节　CD 分子、黏附分子及其单克隆抗体的临床应用

CD 分子和黏附分子既是介导免疫细胞间、细胞因子与细胞间、免疫细胞与细胞外基质间及抗原与免疫细胞间相互识别、相互作用的重要膜分子，又是识别不同谱系、不同分化阶段和活化的免疫细胞的重要分子标记。因此 CD 分子、黏附分子及其相应单克隆抗体在临床疾病的病因研究、诊断、防治中已得到较广泛的应用。

一、病因研究

许多黏附分子的表达与肿瘤的发生、发展和转移密切相关。如 E−选择素在经血管内皮细胞生长因子（VEGF）诱导的肿瘤新生血管形成中起重要作用；某些异构型 CD44 分子的表达，可能提高某些肿瘤细胞的转移能力；VLA−2、α7/β1 表达增加，可使肿瘤发生恶变，致瘤性增加，并获转移能力；VCAM−1 可介导黑色素瘤黏附到内皮细胞上，可能与肿瘤转移有关。

CD46 常在习惯性流产患者中表达，提示其可能与习惯性流产有关；CD36 在疟疾发生过程中具有重要的病理生理作用；含 CPG 的 DNA 片段可诱导血管内皮细胞表达 ICAM−1，可能是系统性红斑狼疮血管炎发生的原因。

二、在疾病诊断中的应用

CD 分子是白细胞分化过程中出现或消失的细胞膜分子，而白血病、淋巴瘤等疾病往往是白细胞停止于某一分化阶段，呈克隆性增殖所致。因此，抗 CD 单克隆抗体为这些疾病的诊断和免疫学分型提供了较精确的手段。

三、在疾病预防和治疗中的作用

选择性杀伤异常组织细胞，而使正常细胞不受或少受损伤的靶向治疗，是急待建立的、理想的治疗方法。由于不同组织、不同细胞可表达不同的 CD 分子或黏附分子，为靶向治疗提供了分子标记。目前正在研究直接利用针对这些分子的单抗或相应的配受体，携

带药物选择性地到达异常组织，以治疗炎症、自身免疫性疾病、肿瘤、心血管疾病或控制移植排斥反应、肿瘤转移等。

（周云刚）

干细胞与组织工程医学 第六章

想和无机磷酸盐形成磷酸肌酸，以利于能量储存。在另一方面，磷酸肌酸被认为是细胞内的主要生物能量。因此，肌酸激酶代谢途径...

第七章　主要组织相容性抗原

早在 20 世纪初人们就发现，在同种异体动物间进行细胞、组织或器官移植一般会发生排斥反应，后来的研究结果证实，排斥反应本质上是受者对供者细胞上的抗原产生的免疫应答。这种能在受者体内诱导免疫应答的抗原是代表个体特异性的同种抗原（同种异型抗原），决定了供受者间的组织相容性，因此称为组织相容性抗原（histocompatibility antigen）或移植抗原（transplantation antigen）。凡能引起快而强的排斥反应的抗原称为主要组织相容性抗原（major histocompatibility antigen，MHA），引起慢而弱的排斥反应的抗原称为次要组织相容性抗原（minor histocompatibility antigen，mHA）。

编码主要组织相容性抗原的基因是一组紧密连锁的基因群，称为主要组织相容性复合体（major histocompatibility complex，MHC）。不同种属的哺乳类动物，其 MHC 及编码的抗原系统有不同的命名。小鼠的主要组织相容性抗原系统称为 H－2（histocompatibility−2，H−2）系统。而人类的主要组织相容性抗原首先在白细胞上发现，故称为人白细胞抗原（human leucocyte antigen，HLA），编码 HLA 的基因群称为HLA 复合体，即人类的 MHC。随着研究的深入，发现 HLA 和 HLA 复合体的功能和生物学意义远远超越移植免疫范畴，也广泛参与免疫细胞的发育、抗原提呈及 T 细胞激活，并在免疫应答的遗传调节中发挥重要作用，在比较生物学、人种学、法医学、基础医学、临床医学、预防医学、社会医学诸方面均具有十分重要的意义。

次要组织相容性抗原首先在小鼠中被检出。它们造成比较弱的排斥反应。至今已检测出 80 多个编码次要组织相容性抗原的基因座位，分布在几乎所有的染色体上。在 HLA完全相同的同胞间进行肾移植或骨髓移植仍然存在排斥反应，提示在人类中也存在次要组织相容性抗原。虽然被描述为"次要抗原"，但是在同种组织器官移植中，特别是在造血干细胞移植中，这些抗原也扮演一定的角色。与主要组织相容性抗原相比，次要组织相容性抗原不是一个完整的蛋白质分子，而是一些与 MHC Ⅰ 类或 MHC Ⅱ 类分子结合的肽。它们是来自于细胞内的蛋白质，如线粒体蛋白、病毒蛋白等。因此，次要组织相容性抗原不一定表达在细胞表面上，故没有同种抗血清或可靠的单克隆抗体来检测它们，一般使用特异性的 T 细胞反应检测次要组织相容性抗原。

人类主要组织相容性复合体和抗原是本章讨论的重点，以下几个相关概念容易混淆，需要澄清：MHC 和 MHC 分子（抗原）分别指基因及编码产物（分子），HLA 复合体和HLA 分子（抗原）分别指人的 MHC 和人的 MHC 分子（抗原）。

第一节　主要组织相容性复合体

一、小鼠 MHC 基因

小鼠 MHC 基因称为 H−2 基因复合体，目前对 H−2 基因复合体研究得较为清楚，其位于第 17 号染色体内，由 Ⅰ 类基因（包括 K、D、L）、Ⅱ 类基因（包括 $I-A$ 和 $I-E$）和 Ⅲ 类基因组成，其中 Ⅰ 类和 Ⅱ 类基因参与免疫应答的遗传调控。

二、人类 MHC 基因

人类 MHC 基因称为 HLA 复合体，是迄今为止所知的人类最复杂的基因群。HLA 复合体位于人第 6 号染色体的短臂，约长 4000kb，已鉴定出 100 多个功能性基因座位（locus），按照 HLA 基因座位的定位和编码产物的特点，可将 HLA 基因群分为三类基因（图 7−1）。

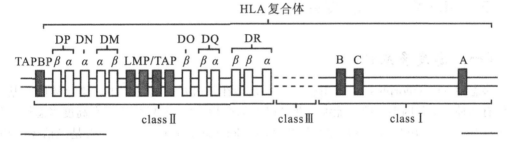

图 7−1　HLA 基因复合体

注：HLA 复合体位于人第 6 号染色体短臂 6P21.31，有 100 多个功能性基因座位，根据编码分子的分布与功能，HLA 复合体分为 Ⅰ 类、Ⅱ 类和 Ⅲ 类基因。

（一）HLA Ⅰ 类基因

HLA Ⅰ 类基因包括经典的 HLA Ⅰ 类基因和非经典的 HLA Ⅰ 类基因。经典的 HLA Ⅰ 类基因包括 $HLA-A$、$HLA-B$ 和 $HLA-C$ 三个基因，分别编码 HLA−A、HLA−B、HLA−C 分子 α 链，主要参与内源性抗原的提呈。

非经典的 HLA Ⅰ 类基因包括 $HLA-E$、$HLA-F$、$HLA-G$ 等基因，编码 HLA−E、HLA−F、HLA−G 分子等，与免疫调控有关。

（二）HLA Ⅱ 类基因

HLA Ⅱ 类基因包括经典的 Ⅱ 类基因及非经典的 Ⅱ 类基因（也叫抗原加工相关基因）。经典的 HLA Ⅱ 类基因包括 $HLA-DP$、$HLA-DQ$ 和 $HLA-DR$ 三个基因亚区，每个基因亚区含有 A、B 两个基因座位，分别编码 HLA−DP、HLA−DQ 和 HLA−DR 分子

α、β链，主要参与外源性抗原的提呈。

抗原加工相关基因编码的产物主要参与蛋白质抗原加工、提呈的过程。①编码β型蛋白酶体亚单位（proteasome subunit beta type，PSMB）的基因，编码 PSMB9 和 PSMB8 分子，它们是组成蛋白酶体的成分，参与内源性抗原的加工过程；②编码抗原加工相关转运体（transporter associated with antigen processing，TAP）的基因，编码 TAP1 和 TAP2 分子，它们以异源二聚体的方式结合形成抗原加工相关转运体，可选择性将被蛋白酶体处理降解好的抗原肽从胞质转运至内质网腔内；③ *HLA-DM* 基因包括 *A、B* 两个基因座位（*HLA-DMA* 和 *HLA-DMB*），分别编码 HLA-DM 分子的 α、β 链，参与外源性抗原的加工、提呈过程；④ *HLA-DO* 基因包括 *A、B* 两个基因座位（*HLA-DOA* 和 *HLA-DOB*），分别编码 HLA-DO 分子的 α、β 链，HLA-DO 分子通过抑制 HLA-DM 分子的功能，在外源性抗原的加工、提呈过程中发挥负调控作用。

（三）HLA Ⅲ 类基因

HLA Ⅲ 类基因区位于 HLA Ⅰ 类和 Ⅱ 类基因之间，主要编码一些与炎症相关的分子，包括编码补体成分 C2、C4、B 因子及 TNF、热休克蛋白等的基因。

三、HLA 复合体的遗传特点

（一）高度多态性

多态性（polymorphism）乃群体概念，是指在随机婚配的群体中，染色体同一基因座位有两种以上基因型，即可能编码两种以上的产物。HLA 复合体具有高度多态性，与复等位基因（multiple alleles）和共显性（co-dominance）遗传有关。人是二倍体生物，拥有分别来自父亲和母亲的两个同源染色体组，在一对同源染色体的相同位置上控制某一性状的基因称为等位基因（allele）。由于群体中出现基因突变，同一座位上可能出现的基因系列称为复等位基因。HLA 复合体的每一座位均存在为数众多的复等位基因，截至 2016 年年底，已确定的 HLA 等位基因总数已达 15635 个，使 HLA 复合体成为多态性程度最高的人类基因复合体。另外，由于 HLA 复合体中每一对等位基因具有共显性遗传的特点，即两条同源染色体对应 HLA 基因座位上的每一对等位基因均为显性基因，均可编码和表达各自的产物，它们产生不同的蛋白质分子，进一步增加了人群 HLA 表型（phenotype）多样性。HLA 复合体的多态性有利于群体适应复杂多变的环境及应付各种病原体的侵袭，从而维持种群的生存，实现对免疫应答的遗传控制。

（二）单体型遗传

HLA 复合体是一组紧密连锁的基因群。在遗传学上，将紧密连锁在同一条染色体上的基因组合称为单体型（haplotype）。单体型作为一个完整的遗传单位由亲代传给子代，很少发生同源染色体互换。HLA 具有单体型遗传规律，即子代所携带的两个 HLA 单体型分别来自父方和母方，子女和父母之间的 HLA 总是有一个单体型相同，也只能有一个单体型相同，因此可作为法医学上亲子鉴定的依据。而同胞间单体型的异同，只会出现下列三种可能性：①两个 HLA 单体型全相同的概率为 25%；②两个 HLA 单体型全不相同的概率为 25%；③仅一个 HLA 单体型相同的概率为 50%。由于 HLA 复合体具有高度多态性，人群中可能存在的 HLA 单体型型别超过 $5×10^8$，因此，在随机人群中找到两个 HLA 单体型完全相同的个体的概率极低。显而易见，在临床同种器官移植选择合适的供者、受者时，从有血缘关系的亲属中寻找供者，与受者 HLA 抗原型别匹配的概率比无血缘关系的供者要高得多。另外，在法医学上，由于 HLA 复合体终身不变，可视为个体独特的遗传标志。

（三）连锁不平衡

连锁不平衡（linkage disequilibrium）是 HLA 系统的一个重要遗传特点。HLA 多基因座位组成单体型时，不同基因座位的两个等位基因在同一染色体上出现（连锁）的频率与预期值间存在显著差异，即连锁的基因不是随机组合在一起，某些基因总是较经常在一起出现，而另一些又较少地在一起。例如，在北欧白种人中 $HLA-A1$ 的基因频率为 0.17，$HLA-B8$ 的基因频率为 0.11，A1 和 B8 基因出现在同一条单倍体上的预期频率为 $0.17×0.11=0.019$，但实际观察的频率为 0.088，远高于理论值。连锁不平衡的发生可能与人类在长期进化过程中的选择压力有关，有利于群体生存的连锁基因群被高频率选择。不同种族中的连锁不平衡格局不尽相同，而连锁不平衡与某些疾病的易感性有关。

第二节　主要组织相容性抗原的结构和分布

人类主要组织相容性抗原即 HLA 分子，是 HLA 复合体编码的蛋白质抗原，可分为 HLA Ⅰ 类和 HLA Ⅱ 类分子。它们的结构、组织分布不同，功能也有差异。

一、HLA 分子的结构

（一）HLA Ⅰ 类分子的结构

HLA Ⅰ 类分子由 HLA Ⅰ 类基因编码，是由非共价键连接的两条肽链组成的糖蛋白。其中一条称为重链或 α 链，由 HLA Ⅰ 类基因编码；另一条为轻链，由于其相对分子质量较小，且区带电泳时位于 β2 区，故也称为 β2 微球蛋白（β2 microglobulin，β2m），由人第 15 号染色体的 $β2m$ 基因编码（图 7-2）。

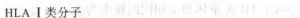

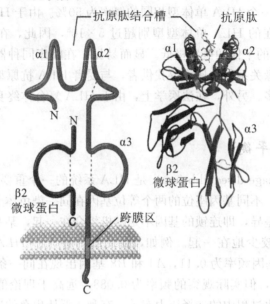

图 7-2　HLA Ⅰ 类分子的结构

注：HLA Ⅰ 类分子由 α 链和 β2 微球蛋白（β2m）组成，α1 和 α2 结构域
构成抗原肽结合槽，抗原肽结合槽两端呈封闭状态，仅可容纳较短抗原肽。

1. α 链（重链）

成熟的 HLA Ⅰ 类分子 α 链为糖蛋白，结合有一个 N-连接的寡糖，分子质量约为
44kD，为跨膜糖蛋白，可分为胞外区、跨膜区和膜浆区。胞外区含有 α1、α2 和 α3 结构
域，α1 和 α2 结构域组成 HLA Ⅰ 类分子抗原肽结合区（peptide binding region），也称抗
原肽结合槽（binding cleft）。α3 结构域为免疫球蛋白样区（immunoglobulin-like region），
可与 T 细胞表面 CD8 分子结合。

（1）肽结合区：该区由 α1 和 α2 结构域组成，通过 X 线衍射技术已阐明 HLA Ⅰ 类分
子肽结合区的三维结构。该区呈凹槽形，由两条 α 螺旋构成的两个侧壁和八条互相平行的
β 片层所构成的底部组成，其中 α1 和 α2 结构域各提供一条 α 螺旋和四条 β 片层。抗原结
合槽两端呈封闭状，仅可容纳含 8～11 个（最常见为 9 个）氨基酸残基的短肽。不同型别
HLA Ⅰ 类分子结构的差异（即其多态性）主要存在于抗原肽结合槽，因此也称为多态样
区。抗原肽结合槽的多态性决定了与多肽结合以及 T 细胞识别的特异性和亲和力。

（2）免疫球蛋白样区：该区由 α3 结构域组成，氨基酸组成十分保守，在不同的 HLA
Ⅰ 类分子间不具有多态性。该区与免疫球蛋白的恒定区同源，二级结构为免疫球蛋白样折
叠（Ig fold），即多个 β 折叠形成两个平面（β 片层），由二硫键相连，属于免疫球蛋白超
家族 C1 结构。α3 结构域是 HLA Ⅰ 类分子与 T 细胞表面 CD8 分子结合的部位。

（3）跨膜区：该区约由 25 个疏水性氨基酸残基组成，氨基酸残基形成 α 螺旋穿过细
胞膜的双层脂质，将 HLA Ⅰ 类抗原分子锚定在细胞膜上。

（4）膜浆区：该区含约 30 个氨基酸残基，位于胞浆中，具有数个 cAMP 依赖的蛋白
激酶（蛋白激酶 A，PKA）和 PP60 Src 酪氨酸激酶的磷酸化位点，在羧基端还含有一个

谷氨酰胺残基，作为转谷氨酰胺酶转肽作用的底物。这些结构可能在 HLA I 类分子与其他膜蛋白或细胞骨架成分相互作用中起作用。

2. β2 微球蛋白（轻链）

HLA I 类分子的轻链，即 β_2 微球蛋白，含有 99 个氨基酸残基，HLA-A、HLA-B、HLA-C 分子所含的轻链均一致，不具有多态性。β2 微球蛋白的二级结构与 α3 结构域类似，也为免疫球蛋白样折叠。β_2m 链不插入细胞膜而游离于细胞外，以非共价键附着于 α3 结构域上，对维持 HLA I 类分子天然构型的稳定性及其分子表达有重要作用。

（二）HLA II 类分子的结构

HLA II 类分子由经典的 HLA II 类基因即 *HLA-DP*、*DQ* 和 *DR* 基因编码，由两条基本结构相似的多肽链（即 α 链和 β 链）以非共价键连接组成，与 HLA I 类分子不同，HLA II 类分子的两条链均由 HLA II 类基因编码。HLA II 类分子的两条多肽链也可分为四个区（图 7-3）。

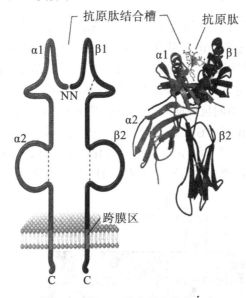

图 7-3　HLA II 类分子的结构

注：HLA II 类分子由 α 链和 β 链组成，α1 和 β1 结构域构成抗原肽结合槽，抗原肽结合槽两端呈开放状态，可容纳较长抗原肽。

1. 肽结合区

α 链和 β 链的胞外部位均可再分为两个各含 90 个氨基酸残基的结构域，分别称为 α1、α2 和 β1、β2。α1 和 β1 结构域组成 HLA II 类分子的槽型结构多肽结合区，即抗原结合槽，可容纳 13~17 个氨基酸残基。X 线衍射技术证实，HLA II 类分子的肽结合区与 HLA I 类分子相似，α1 和 β1 各有一个 α 螺旋，形成槽的两侧壁，其余部分形成 β 片层，构成槽的底部。但不同的是，HLA II 类分子抗原肽结合槽两端呈开放结构，故能容纳较长抗原肽。不同型别的 HLA II 类分子的多态性也体现在其肽结合区（主要是 β1 结构域），所以也称为多态样区。这种多态性决定了多肽结合部位的生化结构，因此决定了与肽类结合以及 T 细胞识别的特异性和亲和力。

2. 免疫球蛋白样区

该区由 α2 和 β2 结构域组成，两者均含链内二硫键，在不同型别的 HLA Ⅱ 类分子间不具有多态性，属于免疫球蛋白样非多态性区域。其中 β2 结构域可与 CD4 分子结合。

3. 跨膜区和胞浆区

这两个区与 HLA Ⅰ 类分子 α 链的相应区域结构相似。

二、HLA 分子与抗原肽的相互作用

HLA 复合体的高度多态性造成 HLA 分子结构上的差异，这些差异主要体现在其肽结合区，即抗原结合槽的氨基酸组成和空间结构存在差异，故特定型别的 HLA 分子和抗原肽的结合具有一定的选择性，而表达不同型别 HLA 抗原的个体，对同一抗原的应答能力各异。

（一）抗原肽与 HLA 分子相互作用的分子基础

通过分析从 HLA 分子抗原结合槽中洗脱下来的各种天然抗原肽的一级结构，发现都带有两个或两个以上特定位点的氨基酸残基，它们通过与 HLA 分子抗原结合槽所形成的结合袋（pocket）相互作用而实现抗原肽与 HLA 分子的结合。抗原肽中与 HLA 分子抗原结合槽相互作用的特定氨基酸残基称为锚定残基（anchor residue）。因此，某一型别的 HLA 分子可选择性结合不同抗原肽，其结构基础在于被结合的抗原肽含有相同或相似的锚定残基，这些相同或相似的锚定残基被称为不同抗原肽的共同基序（consensus motif）。也就是说，不同抗原肽其氨基酸组成和序列各异，即特异性不同，但只要具有共同基序（锚定残基相同或相似），便可以与同一型别的 HLA 分子结合（图 7-4）。

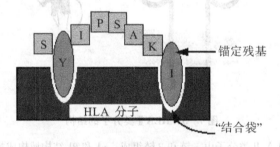

图 7-4　HLA 分子与抗原肽的相互作用

注：抗原肽通过锚定残基（抗原肽左起第二位和第八位氨基酸残基）与
HLA 分子抗原肽结合槽所形成的结合袋相互作用，实现抗原肽与 HLA 分子
的结合。

（二）抗原肽与 HLA 分子相互作用的特点

1. 抗原肽与 HLA 分子相互作用有一定的选择性

由于某种型别的 HLA 分子只能选择性地与具有特定共同基序的抗原肽结合，两者的结合具有一定的专一性，因此，不同的 HLA 分子有可能提呈同一抗原分子的不同表位，

可导致不同个体对同一抗原出现应对强度的差异。这是 HLA 分子参与和调控免疫应答的一种重要机制。

2. HLA 分子结合和提呈抗原肽具有相当的灵活性

HLA 分子对抗原肽识别的专一性并不是严格的一对一关系，一种型别的 HLA 分子可以识别一群结构相似、带有特定共同基序的抗原，从而活化多个抗原特异性 T 细胞克隆，因此，HLA 分子结合和提呈抗原肽具有相当的灵活性（flexibility）。这种灵活性导致带有某些特定等位基因的个体，可对一定范围的抗原产生免疫应答。

三、HLA 分子的组织分布和表达

HLA Ⅰ 类分子分布在几乎所有有核细胞、血小板和网织红细胞表面，而成熟红细胞、胎盘滋养层细胞、神经细胞和精细胞上未检出，血清、尿液及初乳等体液中有可溶性 HLA Ⅰ 类分子存在。HLA Ⅰ 类分子在不同组织细胞的表达水平差异很大，在人类淋巴细胞表面表达水平最高。HLA Ⅰ 类分子的重要生理功能是把加工处理好的抗原肽（多为来源于内源性抗原如病毒感染的细胞和肿瘤细胞等的抗原肽）提呈给 CD8$^+$ T 细胞识别，因此，对 CD8$^+$ T 细胞的抗原识别功能起限制作用，参与 CD8$^+$ T 细胞介导的细胞免疫应答。

HLA Ⅱ 类分子的分布比较局限，主要表达在树突状细胞、B 细胞、单核/巨噬细胞等专职抗原提呈细胞上，活化的 T 细胞和精细胞上也有表达。一些不表达 HLA Ⅱ 类分子的细胞在免疫应答过程中受细胞因子的诱导也可表达。而某些组织细胞在病理情况下也可异常表达 HLA Ⅱ 类分子，如胰岛 β 细胞、甲状腺细胞等。HLA Ⅱ 类分子的表达被看作具有抗原提呈能力的标志，其主要功能是将加工处理好的抗原肽（主要是外源性抗原）提呈给 CD4$^+$ T 细胞识别，对 CD4$^+$ T 细胞的抗原识别功能起限制作用，在免疫应答中，协调免疫细胞间的相互作用，发挥调控体液免疫和细胞免疫等作用。

HLA Ⅰ 类分子和 Ⅱ 类分子的特征见表 7-1。

表 7-1　HLA Ⅰ 类分子和 Ⅱ 类分子的特征

特征	HLA Ⅰ 类分子	HLA Ⅱ 类分子
编码的基因	HLA-A、HLA-B、HLA-C	HLA-DP、HLA-DQ、HLA-DR
多肽链	α 链、β2m	α 链、β 链
多态性位点	α1、α2 结构域	α1、β1 结构域
与 CD8、CD4 结合位点	α3 为 CD8 结合位点	β2 为 CD4 结合位点
结合的抗原肽	8~11 个氨基酸残基	10~30 个氨基酸残基
表达	有核细胞	DC、MΦ、B 细胞等 APC
功能	提呈内源性抗原，激发 CD8$^+$ T 细胞应答	提呈外源性抗原，激发 CD4$^+$ T 细胞应答

第三节　主要组织相容性抗原的生物学功能

主要组织相容性抗原（MHC 抗原/分子）是基于其在供受者间进行组织器官移植时作为移植抗原引起移植排斥反应而被发现，并因此而命名，但其在机体内主要的生物学作用是通过提呈抗原肽而激活 T 细胞，参与适应性免疫应答，其他功能均由此衍生而来。

一、参与抗原的提呈

MHC 分子参与抗原提呈的主要机制：内源性抗原和外源性抗原在抗原提呈细胞（antigen presenting cells，APC）内经不同的途径被加工、处理，所产生的小分子抗原肽片段与 MHC Ⅰ/Ⅱ类分子的抗原结合槽结合，形成抗原肽－MHC Ⅰ/Ⅱ类分子复合物，表达在 APC 表面，分别供 CD8$^+$ T/CD4$^+$ T 细胞识别，为 T 细胞活化提供抗原刺激信号（第一信号），从而启动适应性免疫应答。（参见第八章）

二、约束免疫细胞间相互作用

研究结果发现，细胞毒性 T 细胞（cytotoxicity T lymphocytes，CTL）在杀伤靶细胞时，只能杀伤具有同一 MHC 表型的细胞，提示 CTL 细胞识别细胞表面抗原决定基的同时，还必须识别细胞上的 MHC 分子，即 CTL 细胞在识别抗原时受自身 MHC 分子限制（MHC restriction）。不仅 CTL 细胞与靶细胞之间相互作用受自身 MHC 限制，巨噬细胞与辅助性 T 细胞（Th 细胞）、Th 细胞与树突状细胞（DC）以及 Th 细胞与 B 细胞间的相互作用也存在自身 MHC 限制。MHC 限制性的分子基础：T 细胞上的 TCR 在识别抗原肽－MHC 分子复合物时，在识别抗原肽的同时也要识别自身 MHC 分子（双识别）。CTL 细胞上表达 CD8 分子，与靶细胞间的相互作用受 MHC Ⅰ类分子限制；而 Th 细胞上表达 CD4 分子，与巨噬细胞、DC、B 细胞间的相互作用受 MHC Ⅱ类分子限制。但移植排斥反应的直接识别机制例外。

三、参与对免疫应答的遗传控制

人群中不同个体对抗原产生免疫应答的能力存在差异，而机体对某种抗原是否产生免疫应答及免疫应答的强弱受遗传控制，与 MHC 高度多态性密切相关。早期研究就发现，不同品系小鼠对同一抗原的免疫应答能力不同，这种应答能力的差异受遗传调控，因此将控制免疫应答的基因称为免疫应答基因（immune response gene，Ir），编码产物称为免疫应答抗原（immune response associated antigen，Ia 抗原），其后证实，Ir 基因位于小鼠 H－2 基因复合体的 I 区。有关人类 Ir 基因的定位一直没有找到直接证据，目前认为对人体免疫应答的遗传控制是通过 MHC 来实现的。由于不同 MHC 基因编码分子的抗原肽结合部位构型各异，若与某一抗原肽结合，则机体可对该抗原产生应答，反之则不产生应答。特定 MHC 分子的抗原结合槽若与抗原肽呈高亲和力结合，则介导高强度应答，若呈低亲和力结合，则介导低强度应答。换言之，具有不同 MHC 等位基因的个体，与不同抗原多肽结合并刺激 T 细胞的能力也不相同，从而实现对免疫应答的遗传控制。另外，由于 MHC 在群体中存在高度多态性，因此也在群体水平实现对免疫应答的遗传控制，有利于群体适应复杂多变的环境及应对各种病原体的侵袭，从而维持种群的生存。

四、参与 T 细胞的分化及成熟

胸腺细胞（在胸腺中发育的前体 T 细胞）在胸腺中要分化、发育为成熟的 T 细胞，必须经过阳性选择和阴性选择，而 MHC 分子是参与这两种选择过程的关键分子，在 T 细胞分化、发育中起重要作用（参见第九章）。

（一）阳性选择

位于胸腺皮质的双阳性胸腺细胞，凡与胸腺上皮细胞表面 MHC Ⅰ/Ⅱ 类分子以适度亲和力结合者，得以存活，分别分化为 CD8 或 CD4 单阳性 T 细胞，反之发生凋亡而被清除。通过阳性选择，CD8⁺ T 细胞获得自身 MHC Ⅰ 类分子限制性识别能力，而 CD4⁺ T 细胞获得自身 MHC Ⅱ 类分子限制性识别能力。

（二）阴性选择

通过了阳性选择的单阳性 T 细胞进入胸腺髓质，凡与胸腺巨噬细胞（或 DC）表面自身抗原肽－MHC 分子复合物结合者，即发生凋亡，反之则继续分化、发育。通过阴性选择，使大部分自身反应性 T 细胞被清除，从而对自身抗原产生免疫耐受，是建立中枢性自身免疫耐受的重要机制之一。

五、诱导自身或同种淋巴细胞反应

MHC 分子可作为自身或同种异型抗原，从而诱导免疫应答或参与免疫调节。最典型的例子是作为同种异型抗原，在体外诱导同种异型混合淋巴细胞反应，在体内诱导同种异体器官/细胞移植的排斥反应。在同种异体移植排斥反应中，受者的同种反应性 T 细胞可通过直接识别和间接识别两条途径识别移植物组织细胞表面的同种异型 MHC 分子。直接识别指供者 APC 将其表面的 MHC 分子或抗原肽－MHC 分子复合物直接提呈给受者的同种反应性 T 细胞识别，直接活化受者的同种反应性 T 细胞，而不需要受者 APC 处理，这一识别方式不受受者自身 MHC 限制。直接识别的机制尚未完全阐明，可能与以下机制有关：①同一 TCR 可识别不同的肽－MHC 分子复合物；②通过分子模拟机制实现交叉识别，即供体 MHC 分子或供体 MHC 分子－抗原肽复合物与受体 MHC 分子－抗原肽复合物的结构相同或相似，被受体的 TCR 交叉识别。间接识别是指受者 APC 提呈同种异型抗原肽供受者 T 细胞识别，即同种异型抗原按普通外来抗原的方式被提呈。

六、调节 NK 细胞活化

NK 细胞只杀伤异常或病变的细胞，而不杀伤正常组织细胞，这一独特的识别机制与其表面的多种调节性受体有关，而 MHC 分子在其中发挥重要的调节作用。其机制：NK 细胞表面表达激活性受体，这些受体的胞质段均含有免疫受体酪氨酸活化基序（ITAM），受体与相应的配体结合后，启动激活信号，使 NK 细胞活化并发挥杀伤靶细胞的效应；同时，NK 细胞表面也表达抑制性受体，抑制性受体的胞质段均含有免疫受体酪氨酸抑制基序（ITIM），其配体是自身 MHCⅠ类分子或自身肽－MHCⅠ类分子复合物，当受体与相应的配体结合后，启动抑制信号，从而阻断 NK 细胞活化，抑制其杀伤活性。由于正常细胞表面表达自身的 MHCⅠ类分子或自身肽－MHCⅠ类分子复合物，所以能够有效启动抑制信号，免遭 NK 细胞杀伤。而肿瘤细胞、某些病毒感染细胞表面 MHCⅠ类分子表达减少或缺失，无法传递抑制信号，导致 NK 细胞激活，发挥杀伤效应。换言之，MHC 可调节 NK 细胞杀伤活性，并赋予 NK 细胞识别"自己"和"非己"的能力。

第四节　HLA 与医学

一、HLA 与同种器官组织细胞移植

同种器官细胞移植能否成功，在很大程度上取决于供受者双方的组织是否相容，特别是供受者双方的 HLA 型别是否相配，在多大程度上相配。但是，由于 HLA 复合体是人体内具有最复杂多态性的基因系统，同种个体间 HLA 分子基因型和表型千差万别，为选择 HLA 型别与受者相配的供者带来极大的困难。为了提高移植术成功率，在临床移植术前必须对供受者双方进行 HLA 型别分析，以尽可能选择合适的供者。在同卵孪生的同胞间移植，因 HLA 型别完全相同，最容易移植成功，移植物能长期存活。在有亲缘关系的个体间选择供者时，两个单倍型相同的供受者配对比仅有一个单倍型相同者的移植效果好得多。无血缘关系的供者器官移植时，总的来说较具有血缘关系的供受者间的移植效果差，其效果与 HLA 分子相匹配的程度相关，其中 HLA Ⅱ类抗原的匹配更为重要。而在造血干细胞移植时，通常需要作严格的配型选择供者，以预防凶险的移植物抗宿主反应。近年来，人们发现脐血源的造血干细胞移植时 HLA 配型要求不十分严格，可做到 1～3 个位点不相合的情况下进行造血干细胞的移植。

二、HLA 与输血反应

在临床上发现某些多次输血的患者会发生非溶血性输血反应，主要表现是发热、白细胞减少和荨麻疹等。其发病机制是患者血液中存在针对供者白细胞和血小板表面同种 HLA 分子的抗体，导致输入的白细胞和血小板破坏。因此，对于需要多次接受输血的患

者，应考虑选择 HLA 相匹配的供血者，且检测受者体内是否存在抗供者 HLA 分子的抗体，以避免这种输血反应的发生。

三、HLA 与疾病

（一）HLA 与临床疾病的关联

HLA 与临床疾病的关联是指携带特定型别 HLA 基因的个体易患某些疾病（正相关）或对该病有较强抵抗力（负相关），关联程度可表示为相对危险性（relative risk，RR）。迄今为止，已发现 50 多种人类疾病与 HLA 关联。最典型的例子是强直性脊柱炎，全球不同人种、民族和地区的研究结果发现，58%~97% 的强直性脊椎炎患者检出 HLA-B27 抗原，而在正常人群中该抗原的检出率仅为 1%~8%。鉴定某些疾病患者的 HLA 型别，对了解遗传因素在疾病发病机制中的作用以及对疾病的诊断、预防和预后判断都有一定意义。HLA 与疾病关联的确切机制尚不清楚，由于与 HLA 关联的疾病多为自身免疫性疾病（表 7-2），提示某些特定型别的 HLA 分子可能更易于提呈自身抗原，活化自身反应性 T 淋巴细胞，从而诱导异常的自身免疫应答。

表 7-2　HLA 与疾病的关联

疾病	HLA	相对危险率（RR）
强直性脊柱炎	B27	100~200
Reiters 病	B27	37
急性前葡萄膜炎	B27	14.6
亚急性甲状腺炎	B35	14
胰岛素依赖型糖尿病	DQ8	14
肺-肾综合征	DR2	13.1
乳糜泻	DQ2	10.8
干燥综合征	DR3	9.7
阿狄森病	DR3	6.3
类风湿性关节炎	DR4	5.8
多发性硬化	DR2	4.8

（二）HLA 表达异常与疾病的关系

HLA I 类分子分布在几乎所有有核细胞及血小板表面，而 HLA II 类分子表达在树突状细胞、B 细胞、单核/巨噬细胞等抗原提呈细胞以及胸腺上皮细胞和活化的 T 细胞表面。HLA 分子表达异常可参与某些疾病的发病。

1. HLA I 类分子表达异常

某些肿瘤细胞上 HLA I 类分子表达降低或者缺少，不能有效激活特异性 CD8[+] 细胞毒性 T 细胞，从而导致肿瘤免疫逃逸，机体的免疫系统不能有效清除肿瘤细胞。

2. HLA Ⅱ 类分子表达异常

在某些器官特异性自身免疫性疾病，相应的组织细胞（非 APC）表面异常表达 HLA Ⅱ类分子，从而把自身抗原提呈给自身反应性 T 细胞，激发异常的自身免疫应答，导致自身组织损伤。例如在胰岛素依赖型糖尿病患者的胰岛 β 细胞、Graves 病患者的甲状腺上皮细胞、乳糜泄患者的肠道细胞、原发性胆管肝硬化患者的胆管上皮细胞上均可发现 HLA Ⅱ类分子的异常表达，其机制可能是局部感染诱生 IFN－γ，后者诱导Ⅱ类分子表达。

四、HLA 与法医学

HLA 复合体是人体内最复杂的多态性基因系统，其表型数以亿计，两个没有血缘关系的个体具有完全相同的 HLA 的概率极低，且其单体型终身不变，因此 HLA 复合体可视为个体独特的遗传标志。而在家庭中，HLA 以单体型为单位从亲代遗传给子代，即子代的两个 HLA 单体型各来自双亲一方，因此，在法医学上检测 HLA 复合体有以下两方面的意义：①由于每个子代均从其父母各得到一个单体型，因此可用于亲子关系鉴定；②可通过对生物标本的检测，在法医学上用于犯罪嫌疑人身份鉴定和死者身份鉴定。

（王霞）

第八章 抗原提呈细胞和抗原提呈

　　T、B淋巴细胞是介导适应性免疫的重要细胞，但大多数T细胞在进行抗原识别时，不能识别游离的抗原分子，只能识别与自身MHC分子结合的抗原肽，即抗原肽-MHC分子复合物。而该复合物的形成与表达就需另一类非常重要的细胞——抗原提呈细胞（antigen presenting cell，APC）的参与。

第一节　抗原提呈细胞

　　APC泛指能摄取、加工处理抗原，并将处理好的抗原信息以抗原肽-MHC分子复合物形式提呈给T细胞，在抗原的识别、适应性免疫应答的启动以及免疫调节中起重要作用的一大类细胞。根据APC的生物学特性和功能的差异，可将其分为专职抗原提呈细胞（professional，APC）和非专职抗原提呈细胞（non-professional APC）两类。专职抗原提呈细胞具有显著的摄取、加工和提呈抗原的能力，故狭义上，抗原提呈细胞即指专职抗原提呈细胞。

一、专职抗原提呈细胞

　　专职APC指能组成性表达MHCⅡ类分子、协同刺激分子以及黏附分子，具有显著摄取、加工和提呈外源性抗原的能力，并将抗原提呈给CD4$^+$T细胞，在启动机体免疫应答中起重要作用的细胞。它包括树突状细胞、巨噬细胞和B细胞，其分布广泛，抗原提呈能力强，各类主要的专职APC在分布和特性上又有各自的特性（表8-1）。

表8-1　专职APC的类别、分布及主要特性

细胞名称	简称	体内分布	FcR	C3bR	Birbeck颗粒	MLR*
树突状细胞						
并指状细胞	IDC	胸腺、淋巴组织胸腺依赖区	−	−	−	+++
胸腺树突状细胞	TDC	胸腺	+	?	+	?
朗格汉斯细胞	LC	表皮粒层及基层、胃肠上皮层	+	+	+	+++
间质性DC		实质器官间质的毛细血管附近	?	?	+	++

细胞名称	简称	体内分布	FcR	C3bR	Birbeck 颗粒	MLR*
隐蔽细胞	VC	淋巴结输入管	?	?	−	?
单核/巨噬细胞	Mφ	全身组织、器官	+	+		+++
B细胞	B	外周血、淋巴结	+	+		+++

*MLR：混合淋巴细胞反应。

（一）树突状细胞

树突状细胞（dendritic cell，DC）是由美国学者 Steinman 于 1973 年首先从小鼠淋巴结中分离出来的，因其成熟时伸出许多树突样或伪足样突起而得名（图 8-1）。DC 是迄今为止发现的唯一能刺激初始 T 细胞活化的专职 APC，也是功能最强、具有相对特异性表面标志的 APC。DC 除可在诱导 T、B 细胞在中枢和外周免疫器官的分化、发育，自身免疫耐受的形成和免疫调节中发挥重要作用外，还在抗原加工、提呈，适应性免疫应答的发生方面发挥重要作用。

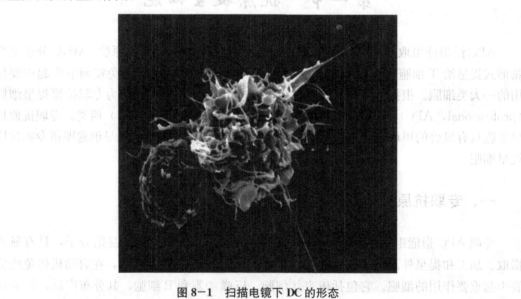

图 8-1 扫描电镜下 DC 的形态

1. 类型与特点

DC 具有明显的异质性，处于不同的微环境、不同分化阶段的 DC，其表型、功能和分布有明显的差异。

（1）根据来源分类：①经典意义上的 DC 来源于骨髓中的髓样干细胞，由骨髓进入外周血，再分布到全身各组织，这部分 DC 被称为髓样 DC（myeloid DC，MDC 或 DC1），它们与单核细胞和粒细胞有共同的祖细胞；②小部分来源于淋巴样干细胞的 DC 被称为淋巴样 DC（lymphoid DC，LDC 或 DC2），目前主要指浆细胞样 DC（plasmacytoid DC，pDC），活化后可通过释放 I 型干扰素，参与抗病毒免疫和自身免疫（图 8-2）。目前对于 MDC 的研究比较深入，以下介绍以 MDC 为主。

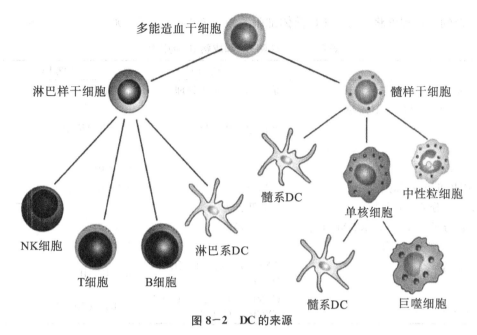

图 8-2 DC 的来源

（2）根据组织分布分类：DC 在体内的分布十分广泛，除脑以外的全身上皮组织和实质器官里都有分布，但其数量很少，不超过局部细胞总数的 1%，也可迁移到血液和淋巴液，其数量不超过血液有核细胞总数的 0.1%。根据 DC 分布部位，可将其分为淋巴样组织中的 DC、非淋巴样组织中的 DC 和循环 DC 三类。

1）淋巴样组织中的 DC：主要包括并指状细胞（interdigitating cell，IDC）和胸腺树突状细胞（thymic dendritic cell，TDC）。①IDC 定居于淋巴组织胸腺依赖区，属于成熟 DC，其表面缺乏 FcR 和 C3bR，但表达高水平的 MHC Ⅱ 类分子和共刺激分子 B7，是初次免疫应答的主要抗原提呈细胞。②TDC 主要位于胸腺皮质-髓质交界处和髓质部分，其表面表达自身肽-MHC 分子复合物，在胸腺细胞阴性选择中发挥重要作用。

2）非淋巴样组织中的 DC：主要包括朗罕细胞（朗格汉斯细胞，Langerhans cell，LC）和间质性 DC（interstitial DC）。①LC 是位于表皮和胃肠上皮部位的未成熟 DC，高表达 MHC Ⅰ 类和 Ⅱ 类分子以及 FcγR、C3bR，其胞浆内有称为 Birbeck 颗粒的特征性细胞器（可用于 LC 的鉴定）。LC 具有较强的摄取、加工处理抗原的能力，但其激活 T 细胞的能力较弱。②间质性 DC 主要是分布于心、肝、肾、肺等实质器官的未成熟 DC，高表达 MHC Ⅱ 类分子，摄取、加工处理抗原的能力较强。经摄取、加工处理抗原或接受炎症刺激后，通过淋巴管迁移至局部淋巴结，发育为成熟 DC，行使抗原提呈功能。

3）循环 DC：包括循环于输入淋巴管和淋巴液中的血液 DC、淋巴液 DC 和隐蔽细胞（veiled cell）。①在机体受感染损伤或抗原刺激后，全身各器官 DC 均可迁移至淋巴管中成为淋巴液 DC，故此群细胞的标志和形态各异，但一般均高表达 MHC Ⅱ 类分子，具有较强的摄取抗原能力，能在体外自发地与 T 细胞形成 DC-T 细胞簇，激活初始 T 细胞，启动初次免疫应答。②隐蔽细胞是存在于输入淋巴液中的一类 DC，可能来自 LC 或其他 DC。

（3）根据分化成熟程度分类：目前对于髓系 DC 的分化发育过程已基本清楚，大致分为四个阶段：前体阶段、未成熟期、迁移期、成熟期，各阶段 DC 有不同的功能特点。按分化发育的成熟程度将其分为 DC 前体细胞、未成熟 DC 和成熟 DC（表 8-2、图 8-3）。

表 8-2 未成熟 DC 和成熟 DC 的比较

	未成熟 DC	成熟 DC
主要功能	抗原捕获、加工处理	提呈抗原
表达 FcR、CR、TLR、甘露糖受体	++	−
存在部位	非淋巴组织、器官	外周淋巴组织
胞浆内 MHC 数量	多	少
表面 MHC II 类分子的数量	$\sim 10^6$	$\sim 7 \times 10^6$
表面 MHC II 类分子的半衰期	$\sim 10hr$	$\sim 100hr$
表达共刺激分子（B7 等）	−或低表达	++
表达黏附分子（LFA-3、ICAM-1 等）	−或低表达	++
活化初始 T 细胞的能力	无	强
产生细胞因子	TNF-α、IL-1、IL-6、IL-15 等	IL-12、IL-4、IL-18 等
表达趋化因子受体	CCR1、CCR2、CCR5、CXCR1、CXCR2	CCR7、CXCR4

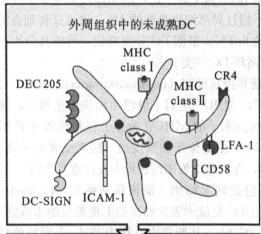

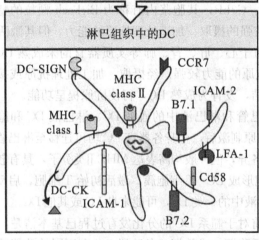

图 8-3 未成熟 DC 与成熟 DC 的演变

1）DC 前体细胞：由髓样干细胞分化而来的 DC 前体细胞经血液循环或淋巴循环进入多种实体器官及非淋巴组织的上皮部位，在某些因子刺激下进一步分化、发育为未成熟 DC。

2）未成熟 DC：是体内 DC 的主要存在状态，其高表达 FcγR、C3bR、Toll 样受体、甘露糖受体等摄取抗原的相关受体，可通过吞噬（phagocytosis）、巨胞饮（macropinocytosis）和受体介导的内吞（receptors-mediated endocytosis）等方式摄取到皮摩尔及纳摩尔浓度的抗原，具有极强的抗原摄取、加工和处理能力，但其低水平表达 MHC Ⅱ类分子和协同刺激分子、黏附分子，故其提呈抗原和激发初始 T 细胞活化的能力较弱。未成熟 DC 在摄取抗原或受某些炎性因子（如 LPS、IL-1β、TNF-α 等）刺激后，经过淋巴循环和/或血液循环迁移至淋巴结或脾，在迁移过程中逐渐成熟。

3）成熟 DC：具有典型的树突状形态，主要存在于淋巴结、脾及派氏淋巴结的 T 细胞区，其表面高表达 MHC Ⅰ/Ⅱ类分子、协同刺激分子（CD80/CD86、CD40、ICAM-1）和黏附分子，而低表达 FcγR、C3bR 等摄取抗原的相关受体，故其捕获和处理抗原的能力逐渐降低，但提呈抗原的能力则明显增强，能有效地激活初始 T 细胞。

2. DC 的生物学功能

（1）摄取、加工处理并提呈抗原：分布于各器官中的未成熟 DC，尤其是皮肤的 LC，在遇到外来抗原时，能摄取、处理抗原，然后迁移至淋巴器官激发免疫应答，在迁移的过程中未成熟 DC 逐渐成熟，摄取抗原的能力下降，而抗原提呈功能增强（图 8-4）。

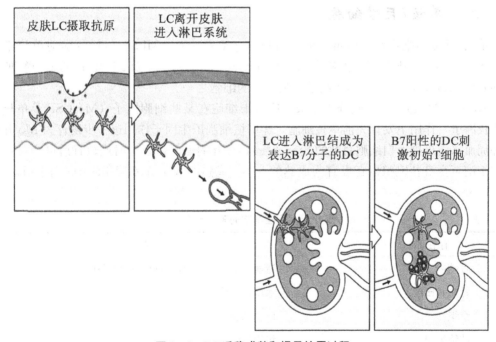

图 8-4 DC 迁移成熟和提呈抗原过程

（2）参与胸腺内 T 细胞发育的阳性选择和阴性选择：①在胸腺的皮质区，DC 与表达功能性 TCRαβ 的 CD4⁺ 和 CD8⁺ 的双阳性未成熟 T 细胞相互作用，其中能以中等亲和力与 MHCⅡ类分子结合的发育成 CD4⁺ 单阳性细胞，与 MHC Ⅰ类分子结合的则发育成

CD8$^+$ 单阳性细胞。通过阳性选择保留了具有 MHC 限制性的单阳性 T 细胞。②在胸腺的髓质区，单阳性 T 细胞通过高亲和力结合 DC、MΦ 表面的自身抗原肽－MHC 分子复合物而被清除。通过阴性选择，形成了 T 细胞的中枢免疫耐受（详见第九章）。

（3）参与 B 细胞的发育分化：外周淋巴器官 B 细胞依赖区的滤泡树突状细胞（follicular dendritic cell，FDC）不表达 MHC Ⅱ 分子而表达大量的 FcR、CR。这些受体可结合免疫复合物但不发生内吞，免疫复合物可在 FDC 表面长期保存，并向 B 细胞持续提供抗原信号及共刺激信号，诱导 Ig 类别转换、亲和力成熟和免疫记忆。同时 DC 还能通过诱导 Th 细胞活化，间接激活 B 细胞，诱导 B 细胞上 B7 分子的表达，促进其抗原提呈功能的增强。

（4）调节免疫应答：DC 可分泌多种细胞因子调节其他免疫细胞的功能，如人 DC 分泌 IL－1α、IL－1β、IL－8、INF－α、TNF－α 和 GM－CSF 等可引起 T 细胞亚群的分化。DC 还可分泌多种趋化因子，介导其他免疫细胞的趋化作用。

（5）参与免疫耐受：DC 参与诱导 T 细胞的中枢和外周免疫耐受，其机制：①胸腺 DC 提呈自身抗原，可诱使自身反应性 T 细胞被清除，从而参与 T 细胞的中枢免疫耐受；②未成熟 DC 不表达协同刺激分子，故不能激活 T 细胞，反而诱导 T 细胞无能，引起 T 细胞的外周免疫耐受；③未成熟 DC 可诱生调节性 T 细胞形成，并分泌 IL－10、TGF－β 等抑制性细胞因子，从而抑制免疫应答，促进外周免疫耐受的形成。因此，诱导或转输未成熟 DC 可用于防治移植排斥反应、自身免疫性疾病等。

（二）单核/巨噬细胞

单核/巨噬细胞系统（mononuclear phagocyte system，MPS）包括骨髓前单核细胞（pre-monocyte）、外周血单核细胞（monocyte，Mo）以及组织中的巨噬细胞（macrophage，MΦ），是体内生物活性最活跃的细胞之一。

MPS 由骨髓造血干细胞分化而来。造血干细胞在某些细胞因子（M－CSF 及单核细胞生长因子）作用下发育为前单核细胞，经单核细胞诱生因子作用进一步发育为 Mo 并进入外周血（占外周血白细胞总数的 2%～8%），在外周血停留数小时或数日后可穿过血管内皮细胞至全身各组织器官发育为成熟的 MΦ。成熟的 MΦ 在不同组织中有不同的名称（表 8－3）。

表 8－3　巨噬细胞的来源与分布

存在部位	细胞名称
骨髓	造血干细胞、单核母细胞、前单核细胞
骨髓和血液	血单核细胞
组织	巨噬细胞
结缔组织	组织细胞
肝	库普弗（Kupffer）细胞
肺	肺泡巨噬细胞
淋巴结、脾	游走或固定的巨噬细胞

存在部位	细胞名称
腹腔、胸腔	腹腔和胸腔巨噬细胞
骨	破骨细胞
神经组织	小胶质细胞
关节	滑膜A细胞

血液中循环的单核细胞和组织中定居的 MΦ 可趋化到感染局部，通过其表面表达多种分子标志以及分泌的各种活性物质，参与单核/巨噬细胞的迁移、黏附、泛特异性识别抗原、吞噬杀伤等多种生物学功能。①摄取抗原：通过其表面表达的甘露糖受体、清道夫受体、Toll 样受体等各种模式识别受体（pattern-recognition receptors，PRR），以及 FcR、CR 等，以吞噬、胞饮以及受体介导的内吞等方式摄取微生物等颗粒性抗原；②处理提呈抗原作用：通过高表达 MHC Ⅰ 类分子、MHC Ⅱ 类分子和 CD80、CD86、CD40（尤其是受 IFN-γ 等细胞因子刺激下）等协同刺激分子，对抗原进行加工处理，形成抗原肽-MHC Ⅰ/Ⅱ 类分子复合物，提呈给 T 细胞或效应性 T 细胞识别，在 T 细胞进一步活化的同时，MΦ 本身也被激活并参与细胞免疫效应过程；③吞噬杀伤作用：通过吞噬溶酶体内多种水解酶杀灭和消化病原体等异物；④免疫调节作用：通过分泌 IL-1、IL-12、TNF-α 等多种活性分子发挥免疫调节作用；⑤介导炎症作用：通过产生组织蛋白酶、弹力酶，溶酶体外漏，分泌各种炎性介质的方式发挥介导炎症反应的作用。

（三）B 淋巴细胞

B 淋巴细胞是介导体液免疫应答的主要细胞，能增殖分化为浆细胞，进一步分泌抗体发挥体液免疫效应。但同时，B 细胞还是一类非常重要的专职 APC。B 细胞可通过膜表面受体 BCR 特异性识别、结合抗原，并进一步内吞入胞摄取抗原或通过非特异性的胞饮方式摄取抗原，在再次免疫应答中，尤其是抗原浓度很低（0.001mg/L）时，B 细胞的浓集抗原摄取提呈的能力显得更为重要。B 细胞高表达 MHC Ⅰ 类和 Ⅱ 类分子以及 CD40、CD80、CD86 等协同刺激分子，抗原肽与 MHC Ⅱ 类分子结合形成复合物，提呈给 CD4+ Th 细胞识别，同时提供 T 细胞活化的第二信号，诱导 Th 细胞的活化。而活化的 Th 细胞又能选择性诱导特异性 B 细胞的活化，在抗原、细胞因子和 Th 细胞的共同作用下，B 细胞分化成熟，引起体液免疫应答。

二、非专职抗原提呈细胞

除专职 APC 细胞外，还有一些可组成性或经诱导表达 MHC Ⅱ 类分子并具一定抗原提呈能力的造血及非造血细胞，如肥大细胞、嗜碱性粒细胞、嗜酸性粒细胞、固有淋巴细胞（innate lymphoid cell，ILCs）、活化的 CD4+ T 细胞、成纤维细胞、血管内皮细胞、各种上皮细胞、淋巴结基质细胞（lymph node stromal cell，LNSC）等。目前尚无证据表明这些细胞具有独立活化 T 细胞的能力，但其对专职抗原提呈细胞（如 DC）介导的免疫应答具有一定的调节作用，故被称为非专职抗原提呈细胞。

第二节 抗原提呈

抗原提呈细胞最重要的功能是摄取、加工处理和提呈抗原，这是机体免疫应答的起始。APC 将内、外源性抗原加工处理为一定大小的抗原肽片段，与内质网合成的 MHC 分子结合的过程称为抗原加工或抗原处理（antigen processing）。抗原多肽片段与 MHC 分子结合形成复合物，并转运至 APC 表面供 TCR 识别的过程，称为抗原提呈（antigen presentation）。

根据来源，抗原可分为两类：来源于细胞外的抗原称为外源性抗原，如可被吞噬细胞吞噬的细菌、细胞、蛋白质抗原等；细胞内合成的抗原称为内源性抗原，如被病毒感染细胞合成的病毒蛋白和肿瘤细胞内合成的蛋白等。MHC II 类分子参与的抗原提呈途径称为溶酶体途径，主要对外源性抗原进行处理和提呈，激活特异性 CD4$^+$ T 细胞；MHC I 类分子参与的抗原提呈途径称为胞质溶胶途径，主要对内源性抗原进行处理和提呈，激活特异性 CD8$^+$ T 细胞；而 CD1 分子参与的抗原提呈途径主要对脂类抗原进行处理和提呈，活化非 MHC 限制性 T 细胞。这三条途径既相互独立，又存在一定联系，而且 MHC I 类途径和 MHC II 类途径在一定条件下，还存在交叉现象，称为交叉提呈。

一、溶酶体途径

溶酶体途径（endocytosed pathway）因抗原的加工处理是在溶酶体中进行而得名，又称为 MHC II 类分子途径、外源性抗原提呈途径。该途径主要包括 APC 对外源性抗原的摄取、加工和处理，抗原肽－MHC II 类分子复合物的形成和转运，最后抗原肽通过 MHC II 类分子被提呈给 CD4$^+$ T 细胞。

（一）APC 对外源性抗原的摄取、加工和处理

APC 通过吞噬、吞饮或受体介导的内吞作用，将外源性抗原摄入胞内，摄入抗原后，形成的吞噬小体与溶酶体融合形成吞噬溶酶体（phagolysosome），又称内体（endosome）。早期溶酶体 pH 值呈中性，溶酶体内的蛋白水解酶以无活性的形式存在，晚期由于蛋白质类抗原的进入使其 pH 值呈酸性，从而激活蛋白水解酶。进入内体的蛋白质在酸性环境中被蛋白水解酶降解为多肽片段，多数含有 10～30 个氨基酸残基的短肽，其中仅有小部分与 MHC II 类分子结合，其他多肽被进一步降解。

（二）抗原肽－MHC II 类分子复合物的形成和转运

MHC II 类分子为 α 链和 β 链组成的异二聚体，在内质网（ER）腔中合成，经糖基化后折叠而成，借助疏水的跨膜段插入 ER 膜上。新合成的 MHC II 类分子极不稳定，伴随分子如钙联蛋白（calnexin）等可促进其正确折叠与组装，并保持其分子构象的稳定性。在 ER 中新合成的 MHC II 类分子的抗原结合槽被一段非多态性的多肽链占据，该链被称

为恒定链（invariant chain，Ii，又称为 MHCγ 链），形成（αβIi）₃九聚体，从而阻止进入胞浆的 MHCⅡ类分子与其他内源性抗原肽结合。Ii 链的主要功能：参与 MHCⅡ类分子的组装和折叠；封闭 MHCⅡ类分子的肽结合槽，阻止 MHCⅡ类分子与胞浆中内源性抗原结合；引导组装后的 MHCⅡ类分子转运并与吞噬溶酶体融合，形成 MⅡC（MHC class Ⅱ compartment，即 MHC Ⅱ类小室）。

（αβIi）₃九聚体离开 ER 腔经高尔基体进入吞噬溶酶体，融合形成 MHCⅡ类小室。其中 Ii 链首先被蛋白酶部分水解，在 MHCⅡ类分子的抗原结合凹槽中只保留一个小片段，称为 Ⅱ 类相关的恒定链肽段（class Ⅱ-associated invariant chain peptide，CLIP）（图 8-5）。溶酶体中的 HLA-DM 分子与进入吞噬溶酶体的 MHCⅡ类分子相互作用，使 CLIP 解离，暴露出抗原结合凹槽，使 MHCⅡ类分子能与吞噬溶酶体中已加工处理的具有锚定残基的特异性抗原多肽结合，形成抗原肽-MHCⅡ类分子复合物。该复合物通过胞内转运和胞吐作用而表达于 APC 表面，并被提呈给 CD4⁺ T 细胞识别。图 8-6 表示外源性抗原的提呈途径。

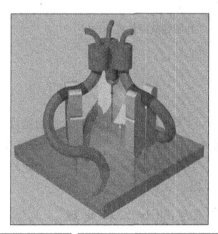

恒定链与MHCⅡ异二聚体形成九聚体

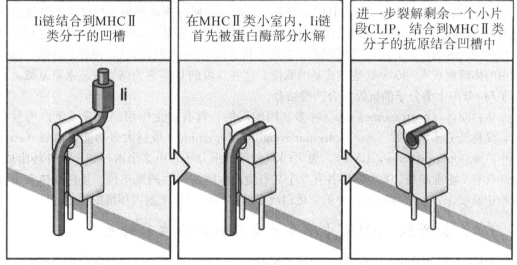

| Ii链结合到MHCⅡ类分子的凹槽 | 在MHCⅡ类小室内，Ii链首先被蛋白酶部分水解 | 进一步裂解剩余一个小片段CLIP，结合到MHCⅡ类分子的抗原结合凹槽中 |

图 8-5　（αβIi）₃九聚体形成和 CLIP 解离

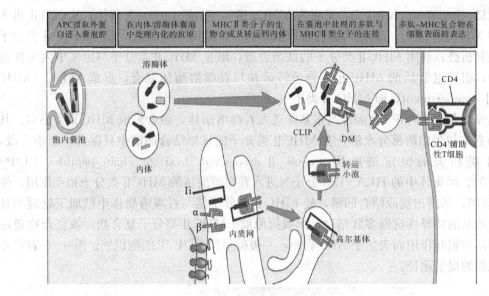

| APC摄取外蛋白进入囊泡腔 | 在内体/溶酶体囊泡中处理内化的抗原 | MHCⅡ类分子的生物合成及转运到内体 | 在囊泡中处理的多肽与MHCⅡ类分子的连接 | 多肽-MHC复合物在细胞表面的表达 |

图 8-6　外源性抗原的提呈途径

二、胞质溶胶途径

胞质溶胶途径（cytosolic pathway）因抗原提呈主要在细胞的胞质溶胶（cytosol）中进行而得名，又称 MHC Ⅰ 类分子途径、内源性抗原提呈途径。该途径主要包括 APC 对内源性抗原的加工和处理，抗原肽－MHC Ⅰ 类分子复合物的形成和转运，最后抗原肽通过 MHC Ⅰ 类分子被提呈给 CD8$^+$ T 细胞。

（一）内源性抗原在胞质溶胶的加工和处理

几乎所有有核细胞都表达 MHC Ⅰ 类分子，都具有通过该途径加工提呈内源性抗原的能力。内源性抗原在进入蛋白酶体之前，需经泛素处理。泛素（ubiquitin）是广泛存在于胞浆中的一种蛋白质，经泛素处理的蛋白质去折叠而延伸成螺旋线状，再脱去泛素，进入蛋白酶体降解成 6～30 个氨基酸残基的肽段。这些肽段的 C 端多为碱性或疏水氨基酸，有利于与 MHC Ⅰ 类分子的抗原结合凹槽结合。

蛋白酶体（proteasome）是一种多基因编码的、具有催化作用的大分子蛋白酶复合体，又称低分子量多肽（low molecular weight polypeptide）或巨大多功能蛋白酶（large multifunctional protease，LMP），为 700kD 的圆柱形分子，由 2 个内环和 2 个外环组成，每环含有 7 个亚单位。2 个内环各有 3 个具有蛋白水解酶活性的亚单位。蛋白酶体在不同生物中高度保守，负责降解各种胞浆蛋白成多肽片段以维持细胞内环境的稳定。

（二）抗原肽－MHC Ⅰ 类分子复合物的形成和转运

MHC Ⅰ 类分子的 α 链在 APC 的内质网腔中合成后，处于不稳定的部分折叠状态，伴随分子如钙联蛋白（calnexin）可稳定 α 链，形成复合物，结合 β2m 链，再结合伴随分子如钙网蛋白（calreliculin）、Erp57（一种巯基氧化还原酶）、TAP 相关蛋白（tapasin），进一步在部分折叠的 MHCⅠ类分子与 TAP 之间形成桥联等候负载抗原肽，TAP 相关蛋白可帮助 MHCⅠ类分子结合抗原肽，增强 MHCⅠ类分子和抗原肽结合的稳定性等。

经蛋白酶体降解的多肽片段，需转运至内质网腔与新组装的 MHCⅠ类分子结合。抗原加工相关转运体或抗原肽转运体（transporter associated with antigen processing or transporter of antigenic peptides，TAP）参与了该过程，TAP 是由 TAP1 和 TAP2 形成的一种异二聚体，TAP1 和 TAP2 各跨越内质网膜 6 次共同形成一个"孔"样结构，依赖 ATP 对肽段进行主动转运（图 8-7）。TAP 对含 8~16 个氨基酸的多肽亲和力最高，TAP 还可促进 MHC α 链和 β2m 链的折叠。

TAP 转运多肽片段到达内质网腔后，伴随分子即与 MHCⅠ类分子解离，暴露出抗原结合凹槽，肽段与 MHCⅠ类分子的凹槽结合，成为稳定的复合物，表达在内质网膜上并经高尔基体转运到细胞膜上，提呈给 CD8⁺ T 细胞识别。未结合抗原肽的 MHCⅠ类分子很不稳定，大多在内质网中被降解。图 8-8 表示内源性抗原的提呈途径。

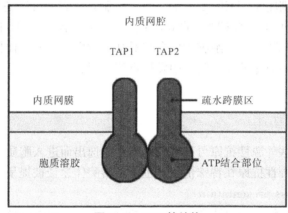

图 8-7　TAP 的结构

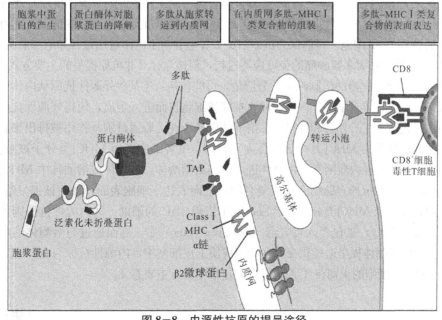

图 8-8　内源性抗原的提呈途径

三、CD1 分子参与的抗原提呈途径

除上述两条抗原提呈途径外，最近还发现一条 CD1 分子限制性的提呈途径。该途径主要涉及对脂类抗原的提呈。

CD1 分子是非 MHC 编码产物，与 MHC I 类分子有 30% 同源性。CD1 有 5 种同种型，根据其序列同源性差异可分为两组：第一组包括 CD1a、CD1b、CD1c 和 CD1e，仅在人类表达；第二组仅有 CD1d，表达于所有哺乳动物。CD1a、CD1b、CD1c 表达于专职 APC 表面，而 CD1d 主要表达于肠上皮细胞和造血干细胞。CD1 也与 β2m 链形成复合体，也有抗原结合凹槽，主要提呈非蛋白类的脂类抗原，尤其是分枝杆菌的某些菌体成分。

虽然结构类似 MHC I 类分子，但 CD1 参与抗原提呈的过程却大致与 MHC II 类分子途径类似。内、外源性脂类抗原在内体囊泡中结合 CD1 分子，提呈给 CD1 限制性 T 细胞。CD1 限制性 T 细胞包括 $TCR\alpha\beta$ 或 $TCR\gamma\delta$ T 细胞，其表型可以是 $CD4^-CD8^-$ 双阴性，也可以是表达低水平 $CD4^+$ 和 $CD8^+$ 的双阳性 T 细胞。小鼠 CD1d 限制性 T 细胞仅为 $NK1.1^+$ T 细胞。CD1 限制性 T 细胞主要参与对某些微生物（如分枝杆菌）脂质成分的识别，在机体针对相应病原体的免疫防御中发挥重要作用。

四、交叉提呈

近来已发现，某些外源性抗原可从吞噬溶酶体中逸出而进入胞质，从而循胞质溶胶途径被提呈；而某些内源性抗原在特殊情况下也可循溶酶体途径被提呈。这种抗原提呈方式被称为交叉提呈（cross-presentation）。

交叉提呈也称交叉致敏，主要是指抗原提呈细胞能够将外源性抗原摄取、加工和处理并通过 MHC I 类分子途径提呈给 $CD8^+$ T 细胞（CTL），这不同于传统性的外源性抗原是通过 MHC II 类分子途径进行加工、处理和提呈给 $CD4^+$ T 细胞。而 MHC II 类分子在某些情况下亦可将内源性抗原提呈给 $CD8^+$ T 细胞。目前认为抗原的交叉提呈参与了机体对病毒（如疱疹病毒）、细菌（如李斯特菌）感染和大多数肿瘤的免疫应答过程，但该途径并非抗原提呈的主要方式。

目前对抗原交叉提呈的机制尚不十分清楚，可能包括：①某些外源性抗原从内体或溶酶体中逸出而进入胞质，或者某些外源性抗原直接穿越细胞膜而进入胞质，使得外源性抗原按照内源性抗原途径进行加工、处理和提呈。②溶酶体中外源性抗原通过胞吐作用被排出细胞外，然后与细胞膜表面空载的 MHC I 类分子结合为复合物，或者细胞表面 MHC I 类分子被重新内吞，甚至 MHC I 类分子可经内质网和高尔基体进入内体或溶酶体，在内体或溶酶体中 MHC I 类分子直接与所含的外源性抗原多肽结合形成复合物，继而表达于细胞表面，从而被提呈给 $CD8^+$ T 细胞。此过程不涉及 MHC I 类分子的合成，也不依赖 TAP 的辅助。③内源性抗原则可以通过自噬作用（autophagy）被包裹入自噬泡（autophagosome）中，进而通过与溶酶体的融合而与 MHC II 类分子的溶酶体提呈途径相交。在胸腺皮质上皮细胞中，内源性抗原与 MHC II 类分子结合并参与 $CD4^+$ T 细胞的识别在 T 细胞发育的过程中具有重要意义。

（朱江）

第九章　淋巴细胞

淋巴细胞来源于造血干细胞（hemopoietic stem cell，HSC）。造血干细胞可分化成多能前体细胞（multipotent progenitor cell，MPC），继而分化为淋巴样干细胞和髓样干细胞。淋巴样干细胞可继续发育为成熟的 T 淋巴细胞、B 淋巴细胞和 NK 细胞等。骨髓、胸腺造血微环境是造血干细胞分化发育的主要场所。本章主要介绍 T 淋巴细胞和 B 淋巴细胞的分化和发育。

第一节　T 淋巴细胞

T 淋巴细胞也称 T 细胞，是胸腺依赖淋巴细胞（thymus-dependent lymphocyte）的简称。造血干细胞在骨髓微环境的影响下，分化为淋巴样干细胞，进一步分化为早期T细胞系前体。从胚胎发育的第 11 周起，来自卵黄囊、胚肝以及骨髓的早期 T 细胞系前体，经血液输送到胸腺，在胸腺中分化发育为成熟 T 细胞，然后移行至外周血液和淋巴组织，接受抗原刺激后，分化成效应性 T 细胞和记忆性 T 细胞，参与机体的免疫应答和免疫记忆的维持。

一、T 淋巴细胞的分化发育

胸腺是 T 淋巴细胞分化、发育和成熟的主要场所，在胸腺中处于不同分化阶段的 T 细胞统称为胸腺细胞（thymocyte）。T 细胞的分化发育和成熟受到胸腺微环境中细胞因子、胸腺基质细胞（thymus stromal cell，TSC）以及胸腺上皮细胞的诱导和调控。胸腺基质细胞可通过细胞表面的黏附分子与胸腺细胞相互作用，其中的抚育细胞（nurse cell）对 T 细胞的分化和成熟起到重要的调节作用。胸腺基质细胞分泌的多种细胞因子（如 IL－1、IL－6 和 IL－7）和胸腺激素（如胸腺素和胸腺生成素）可诱导胸腺细胞分化，而胸腺细胞也可分泌多种细胞因子（如 IL－2 和 IL－4）调节自身的分化和成熟。此外，胸腺内上皮细胞、巨噬细胞和树突状细胞对胸腺细胞在分化过程中形成 MHC 限制性、自身耐受以及 T 细胞功能性亚群起着决定性作用。

根据 T 细胞表达的表面分子，可将 T 细胞在胸腺内的发育大体上分为三个阶段：早期 T 细胞的表型为 CD4$^-$CD8$^-$，称为双阴性细胞（double negative cell，DN），主要在皮质区域分化；随后分化为 CD4$^+$CD8$^+$ 双阳性细胞（double positive cell，DP），开始表达

TCR，并进入髓质区；DP 细胞经过阳性选择和阴性选择，最终发育为成熟的、仅表达 CD4$^+$ 或 CD8$^+$ 的单阳性细胞（single positive cell，SP）。图 9-1 表示 T 细胞在胸腺发育的各阶段表面标志及相互作用的细胞。

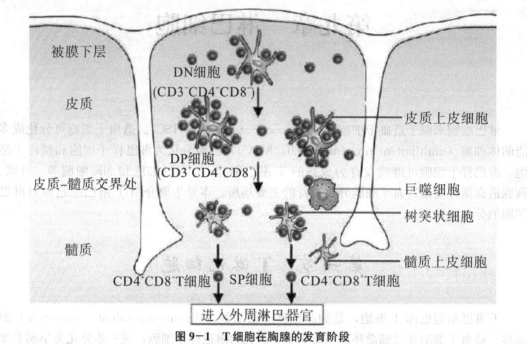

图 9-1　T 细胞在胸腺的发育阶段

（一）T 细胞受体（TCR）的发育

根据组成肽链的不同，可将 TCR 分为 αβTCR 和 γδTCR。其中 αβ$^+$ TCRT 细胞占 T 细胞的 95%～99%，γδ$^+$ TCRT 细胞只占 1%～5%。TCR 的发育和成熟涉及 T 细胞中一系列基因的有序表达和关闭。最早表达的 T 细胞特异性基因是 CD3δ，随即出现 pre-TCR 替代轻链 pTα（gp33）的 mRNA 以及 TCRβ 的胚系转录本，其后是重组活化基因（recombination-activatig genes，RAG）1、2 的表达。在 RAGs 编码的重组酶作用下，DN 细胞的 TCRβ 基因开始进行 V、D、J 基因片段重排，表达出 β 链蛋白，并与 pTα 组装成 pre-TCRpTα：β，表达于细胞表面，和低水平表达的 CD3γ、δ、ε 链共同开始行使信号转导功能，诱导 T 细胞进一步克隆扩增，并关闭 TCRβ 基因的进一步重排。确保只有一个 TCRβ 等位基因重排，这就是等位基因排斥（具体机制见 B 细胞一节）。待胸腺细胞分化至 CD4$^+$ CD8$^+$ pTα：βCD3^{low} 的 DP 阶段，细胞停止增殖，并启动 TCRα 基因的重排。胸腺细胞此时开始表达成熟的具有功能性的 TCRαβ，这为其经历后续的选择过程做好了准备。

（二）T 细胞发育过程中的阳性选择

阳性选择发生在胸腺深皮质区，参与细胞包括胸腺皮质上皮细胞。在此过程中，未成熟的双阳性 T 细胞（DP）通过其 TCR 识别胸腺上皮细胞表面的自身 MHC 分子，若 TCR 能与之结合，则该细胞可以存活下来并继续分化成 CD4$^+$ 或 CD8$^+$ 的单阳性 T 细胞（SP）。其中可识别 MHC Ⅰ 类分子的 DP 细胞上 CD8 分子表达升高，CD4 分子表达下降直至丢失，成为 CD8$^+$ 单阳性 T 细胞；可识别 MHC II 类分子的 DP 细胞上 CD4 分子表达升高，CD8 分子表达下降直至丢失，成为 CD4$^+$ 单阳性细胞。那些不能与自身 MHC 分子结合的 DP 细胞则在胸腺皮质中发生凋亡，此类凋亡细胞占 DP 细胞的 95% 以上。这一过程称为 T 细胞的阳性选择，历经阳性选择而存活下来的 T 细胞具备了自身 MHC 的限制性（图 9-2）。

（三）T 细胞发育过程中的阴性选择

阴性选择发生在胸腺皮质-髓质交界处及髓质区，参与细胞有胸腺树突状细胞和巨噬细胞。经历了阳性选择的 SP 细胞若能通过 TCR 与这些细胞表面的自身抗原肽-MHC 分子复合物发生高亲和力结合，即被诱发凋亡或失能，反之则继续发育为成熟的、能识别外来抗原的 T 细胞，这一过程称为 T 细胞的阴性选择。阴性选择清除了自身反应性的 T 细胞克隆，从而获得对自身抗原的耐受性，是 T 细胞获得中枢免疫耐受的主要机制（图 9-2）。但一些不在胸腺中表达的自身抗原，其对应的自身反应性 T 细胞仍能发育成熟，并输出至外周，其可能会通过其他机制，在外周建立免疫耐受。

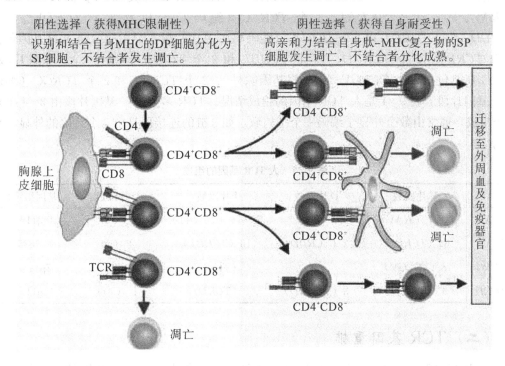

图 9-2 T 细胞发育过程中的阳性选择和阴性选择

T 细胞在胸腺内经历了上述复杂的过程，包括分化抗原的表达、各种细胞受体尤其是 TCR 的表达，并通过阳性选择和阴性选择，最终只有不到 5% 的胸腺细胞分化发育为成熟的 CD4$^+$CD8$^-$ 或 CD8$^+$CD4$^-$ T 细胞，形成具有免疫功能的 T 细胞库。成熟的 T 细胞具有多样性 TCR、MHC 限制性和自身耐受性，由胸腺迁出，大部分通过皮髓连接处的毛细血管后静脉进入血液，少数通过淋巴管入血，它们通过细胞表面的归巢受体（如 L-选择素）到达外周淋巴组织的胸腺依赖区定居。在受到相应抗原刺激后，即发生活化、增殖和分化，发挥相应的免疫功能。

二、TCR 基因结构与重排

TCR 基因结构与重排和 BCR 基因类似，通过基因组中基因片段的组合，编码具有特异性的数量庞大的 TCR。

（一）TCR 基因结构

人和小鼠 δ 链基因都位于 α 链基因复合体中，在第 14 号染色体上。人 TCRβ 和 γ 链基因分别位于第 7 号染色体的长臂和短臂。编码 TCRα、β、γ、δ 链的基因座分别被命名为 *TCRA*、*TCRB*、*TCRG*、*TCRD*，每个基因座位含有 *V*、*D*（只限于 *TCRB* 和 *TCRD* 基因座位）、*J*、*C* 基因片段。TCR 多肽链可变区基因由 2~4 个基因片段通过重排连接而成。*V* 基因片段编码信号序列和可变区 N 端 95~100 个氨基酸残基。*J* 基因片段编码可变区 C 端 13~23 个氨基酸残基，人 *TCRA*、*TCRD* 两组基因片段交叉分布，包括 42 个 *TCRAV*、50~70 个 *TCRAJ*、1 个 *TCRAC*（编码 Cα）以及 8 个 *TCRDV*、3 个 *TCRDD*、3 个 *TCRDJ* 和 1 个 *TCRDC*（编码 Cδ）基因片段。TCRβ、δ 链 V 区基因包括 64 个 *TCRBV*、2 个 *TCRBD*、13 个 *TCRBJ* 和 2 个 *TCRBD*（编码 Cβ）基因片段。*TCRG* 基因包括 8 个 *TCRGV*（6 个假基因除外）、2 个 *TCRGJ* 和 2 个 *TCRGC*（编码 Cγ）基因片段。表 9-1 是人 TCR 基因的组成情况。TCR 多肽链 *C* 基因片段由 3~4 个外显子组成，通常由数个外显子编码一个结构域，如 β 链的连接肽是由 3 个分隔的外显子编码的。

表 9-1　人 TCR 基因的组成

	V 片段数	D 片段数	J 片段数	C 片段数	基因组定位
TCRA	42（*TCRAV*）	0	50~70（*TCRAJ*）	1（Cα）	14q11~12
TCRB	64（*TCRBV*）	2（*TCRBD*）	13（*TCRBJ*）	2（Cβ）	7q35
TCRG	8（*TCRGV*）	0	2（*TCRGJ*）	2（Cγ）	7p14~15
TCRD	8（*TCRDV*）	3（*TCRDD*）	3（*TCRDJ*）	1（Cδ））	14q11~12

（二）TCR 基因重排

TCR 基因重排发生在 T 细胞发育的早期。不同多肽链可变区基因的重排可能有 *V-J*、*V-D-J*、*V-D-D-J* 等几种方式。一个 *TCRBD* 基因片段首先与一个 *TCRBJ* 片段重排，产生的 *DJ* 片段再与一个 *BV* 片段连接，形成一个完整的编码 TCR-Vβ 区的 *VDJ* 外显子。一个 *TCRAV* 与一个 *TCRAJ* 基因片段重排形成编码 TCR-Vα 区的 *VJ* 外显子。上述基因重排所使用的重排信号序列与 Ig 基因相同，而且重排过程遵循 "12-23" 原则。*VDJ* 和 *VJ* 外显子分别与 Cα 和 Cβ 基因片段共同编码 TCRα 和 β 链。*TCRG* 和 *TCRD* 基因重排过程与此类似。

一旦完成基因重排，TCR 基因开始转录表达，T 细胞继续分化成熟。如果 TCR 基因不能成功进行重排，就无法表达 TCR，该细胞就不能进一步分化成熟，而发生凋亡被清除。根据基因重排的原理，人的 T 细胞可能产生的 $TCRB$ $V-D-J$ 基因片段组合近 3000 种、TCRA $V-J$ 组合 1600 多种。在基因重排的过程中，即使不同克隆的 T 细胞选用完全相同的 V（D）J 基因片段，$V-D$、$D-J$、$V-J$ 之间的连接也常有接头处核苷酸缺失或者倒位，这种基因片段连接的不确定性使 TCR 多样性增加至少 1000 倍。因此，人 T 细胞可能表达的 αβTCR 至少在 $5×10^9$ 以上，γδTCR 总数在 $9×10^5$ 以上。与 Ig 基因的不同之处在于，TCR 基因不发生体细胞高频突变。

三、T 淋巴细胞的主要表面分子

T 细胞在不同分化阶段可表达不同种类和数量的表面分子，包括各种表面抗原和表面受体，它们是 T 细胞与其他细胞和分子间相互识别、作用的物质基础。这些表面分子参与 T 细胞对抗原的识别，T 细胞的活化、增殖、分化以及发挥效应的过程。有些表面分子还是 T 细胞重要的表面标志，通过对这些分子的检测可以鉴定 T 细胞的种类、亚群，反应 T 细胞的分化成熟、活化状态和功能状态，并可用于 T 细胞分离。

（一）T 细胞抗原受体复合物

T 细胞表面最重要的分子是 T 细胞受体（T cell receptor，TCR）复合物，表达在所有成熟的 T 细胞表面，参与 T 细胞的抗原识别和活化信号的传递。TCR 是 T 细胞特异性识别抗原的结构单位。TCR 与 CD3 分子通过非共价键结合，形成 TCR 复合物。T 细胞通过 TCR 特异性识别抗原，再由 CD3 分子向 T 细胞内传递信号。

1. TCR

TCR 是由二硫键连接的异二聚体分子，由 α 链和 β 链或 γ 链和 δ 链组成。外周成熟 T 细胞中 90% 以上表达 αβTCR，具有高度多样性，在适应性免疫应答中处于核心地位。而 γδT 细胞的多样性较低，主要参与机体固有免疫。每个 T 细胞表面有 3000～30000 个 TCR。

（1）αβTCR 由一条 α 链和一条 β 链组成，这两条链均是跨膜糖蛋白，两条链之间由二硫键相连。每条链可分为胞外区、跨膜区和胞质区。其胞外区折叠成两个 Ig 样功能区，即可变区（V 区）和恒定区（C 区）［图 9-3（1）］。与抗体分子的结构相似，αβ⁺ TCR 的 V 区中同样具有 3 个互补决定区（CDR），这是 TCR 与抗原肽-MHC 分子复合物直接接触的部位。其中 CDR3 与抗原肽-MHC 复合物中的抗原肽结合，CDR1 和 CDR2 则与 MHC 的相应位点结合［图 9-3（2）］。因此，TCR 在识别抗原肽-MHC 分子复合物时具有双重特异性，即所谓"双识别"，在识别抗原肽的同时也要识别自身的 MHC 分子。

αβ⁺ TCR 的跨膜区含有带正电荷的氨基酸残基，它们与 CD3 分子跨膜区带负电荷的氨基酸残基间形成盐桥，这对 TCR-CD3 复合物的形成以及胞内信号转导都很重要。αβ⁺ TCR 的胞质区很短，只含 3~12 个氨基酸残基，因此 TCR 分子本身不能向细胞内转导活化信号。

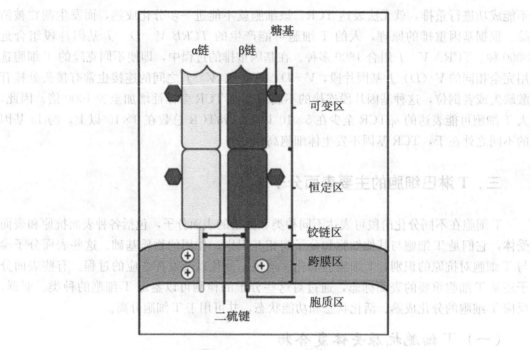

图 9-3（1）　TCR 结构

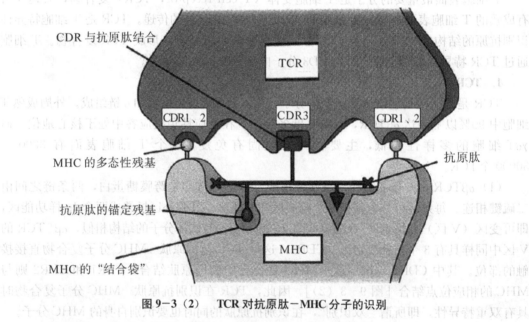

图 9-3（2）　TCR 对抗原肽－MHC 分子的识别

（2）γδTCR 的基本结构与 αβTCR 相同，由 γ 链和 δ 链组成，也与 CD3 分子形成复合物，但其多样性远低于 αβTCR。

2．CD3

CD3 分子包括 γ、δ、ε、ζ、η 五种肽链。它们通过非共价键组成异源二聚体或同源二聚体：ε-δ、ε-γ 和 ζ-ζ（或 ζ-η）。五种肽链均为跨膜糖蛋白，跨膜区有带负电荷的氨基酸残基，与 TCR 跨膜区带有正电荷的氨基酸残基形成盐桥。CD3 分子的五种肽链均能转导 TCR 识别的抗原信号，因为它们的胞质区都有免疫受体酪氨酸活化基序（ITAM），该序列中的酪氨酸被 T 细胞内的酪氨酸蛋白激酶 p56^{Lck} 磷酸化后，引起信号转导的级联反应，导致 T 细胞的活化（图 9-4）。CD3γ、ε、δ 各含 1 个 ITAM；η 链含 2 个 ITAM；ζ 链的胞外区很短，但其胞内段较长，含有 3 个 ITAM。ITAM 在 TCR 活化信号传导中起关键作用，CD3 肽链缺失可致 T 细胞活化缺陷。

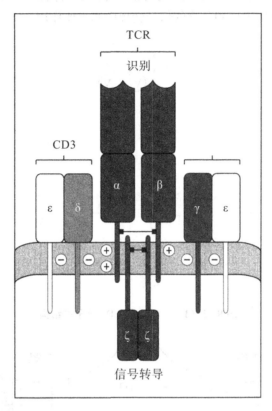

图 9-4　TCR 复合物结构

（二）T 细胞活化性辅助受体

CD4 和 CD8 分子是 T 细胞活化性辅助受体。成熟 T 细胞只能表达 CD4 或 CD8 分子，约 65% 外周成熟 T 细胞表面表达 CD4 分子，这些细胞被称为 CD4$^+$T 细胞。其余的则表达 CD8 分子，称为 CD8$^+$T 细胞。

1. CD4 分子

CD4 分子为单链跨膜糖蛋白，是辅助性 T 细胞（helper T cell，Th）的重要表面标志。胞膜外区具有 4 个 IgV 样功能区，属于免疫球蛋白超家族［图 9-5（1）］。CD4 的第 1 和第 2 个功能区与 MHCⅡ类分子的非多态区 β2 结构域结合，辅助 TCR 识别结合抗原肽-MHCⅡ类分子复合物。CD4 分子胞浆区与酪氨酸蛋白激酶 p56^{Lck} 相连，对 T 细胞抗原识别信号的转导起重要作用［图 9-5（2）］。

CD4 分子也是人类免疫缺陷病毒（HIV）的特异性受体，它能与 HIV 包膜蛋白 gp120 结合，从而参与介导 HIV 感染 CD4$^+$T 细胞。

2. CD8 分子

CD8 分子是细胞毒性 T 细胞（cytotoxic T lymphocyte，CTL）的重要表面标志，是由 α 和 β 两条多肽链组成的跨膜糖蛋白，也属于免疫球蛋白超家族 [图 9-5 (1)]。CD8 的 α 和 β 链的胞外区各有一个 IgV 样功能区，CD8 分子通过该区和 MHC Ⅰ 类分子的非多肽区 α3 结构域结合，增强 CTL 与靶细胞的相互作用。目前发现 CD8 也与蛋白酪氨酸激酶 p56[Lck]相关，在 T 细胞增殖和分化的信号转导中起重要作用 [图 9-5 (2)]。

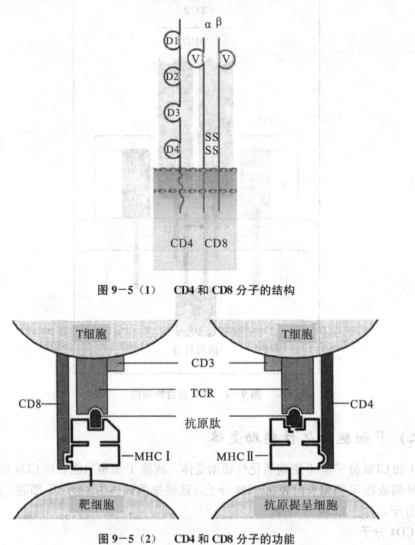

图 9-5 (1)　CD4 和 CD8 分子的结构

图 9-5 (2)　CD4 和 CD8 分子的功能

（三）协同刺激分子

初始 T 细胞的活化需要两个信号的刺激：第一信号来自抗原，是抗原提呈细胞表面的抗原肽-MHC 分子复合物与 TCR-CD3、CD4 或 CD8 的相互作用和结合；第二信号来自协同刺激分子对，是 APC 表面的协同刺激分子与 T 细胞表面的相应受体的相互作用。当 T 细胞只有第一信号而缺乏第二信号时，T 细胞处于无应答状态。目前已知多种协同刺激分子对，其中发现最早、作用机制较清楚、较重要的一对分子是表达在 APC 表面的 B7 分子和 T 细胞表面的 CD28 分子。两者结合后由 CD28 分子向 T 细胞内传递信号，促进 T 细胞应答。其他的协同刺激分子及受体有 LFA-1/ICAM-1、CD2/LFA-3、CD40/CD40L 等。

1. CD28 和 CTLA-4

CD28 分子为同源二聚体结构，属于 IgSF，由两条 44kDa 多肽链借助二硫键连接而成。CD28 分子表达于 90% 的 CD4⁺ T 细胞表面和 50% 的 CD8⁺ T 细胞表面。CTLA-4（cytotoxic T lymphocyte antigen 4，CD152，细胞毒性 T 细胞抗原 4）与 CD28 分子的结构有高度同源性，主要表达于活化的 T 细胞表面，静止 T 细胞不表达。CD28 和 CTLA-4 的天然配体都是 B7 分子，包括 B7-1（CD80）和 B7-2（CD86）。B7 主要表达于专职 APC 表面，与表达于静止 T 细胞表面的 CD28 结合，为 T 细胞活化提供重要的第二信号，能促进 T 细胞活化增殖并表达 IL-2 等细胞因子。而活化的 T 细胞开始表达 CTLA-4，它与 B7 的亲和力明显高于 CD28 分子。CTLA-4 与 B7 结合后，其胞质区的免疫受体酪氨酸抑制基序（ITIM）中的酪氨酸残基被磷酸化，形成募集蛋白酪氨酸磷酸酶的停靠位点。这些磷酸酶可催化活化信号蛋白的去磷酸化，从而抑制 T 细胞的活化信号，避免 T 细胞的过度激活。这是机体调控免疫应答强度的一个重要反馈机制(图 9-6)。

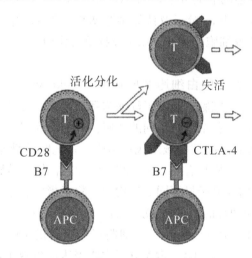

图 9-6　CD28 与 CTLA-4 分子的作用机制

2. CD2

CD2 即淋巴细胞功能相关分子-2（lymphocyte function-associated antigen 2，LFA-2），又称绵羊红细胞受体，属于 IgSF 成员，表达于 90% 以上的 T 细胞、50%～70% 的胸腺细胞表面，其配体是 LFA-3（CD58）、CD59 或 CD48 分子。CD2 与其配体结合后，能加强 T 细胞与其他细胞间的黏附，促进 T 细胞的活化。CD2 分子还可以直接介导 T 细胞的旁路活化：即 T 细胞在没有 TCR-CD3 信号时，CD2 分子与其配体结合，能活化 T 细胞，使其增殖并分泌细胞因子。

3. CD40 配体

CD40 配体（CD40L/gp39/CD154）主要表达于活化的 CD4⁺ T 细胞和部分活化的

CD8$^+$ T 细胞表面，是 T 细胞活化的一个重要标志，与其相互作用的 CD40 分子则主要表达于专职 APC 上。CD40L 与表达在 B 细胞的 CD40 结合，可促进 B 细胞的增殖、分化，并可以促进记忆性 B 细胞的产生，挽救凋亡的 B 细胞。CD40L/CD40 的相互作用可以刺激 APC 表达 B7 分子，增强其抗原提呈功能，也促进了 T 细胞本身的进一步活化。

4. LFA-1

LFA-1 (Lymphocyte function-associated antigen 1/CD11，淋巴细胞功能相关分子-1) 分布广泛，是属于白细胞整合素家族的一类黏附分子，是由 α 和 β 亚单位通过二硫键连接形成的异二聚体，其配体是 ICAM-1、2、3 (intercellular cell adhesion molecule-1、2、3，细胞间黏附分子-1、2、3)。LFA-1/ICAM-1、2、3 的结合参与 T 细胞的活化、增殖、分化以及归巢等多种生理过程。静止淋巴细胞即表达一定水平的 LFA-1，但它们分布分散，当 T 淋巴细胞受到外来抗原等信号刺激后，LFA-1 分子可定向靠拢聚集，在局部形成高密度的 LFA-1 区域，大大提高了与 ICAM-1、2、3 结合的亲和力。

（四）其他分子

T 细胞还表达许多其他的表面分子，如 CD45、CD31 和 CD25、丝裂原受体、细胞因子受体、FcR、补体受体、MHC 分子及诱导细胞凋亡的 FasL 等。它们在 T 细胞特异性识别、活化以及与其他免疫细胞的相互作用中发挥重要作用。

1. CD45

CD45 是位于白细胞表面的白细胞共同抗原 (leukocyte common antigen，LCA)。CD45 可以高水平表达在淋巴细胞以及除了红细胞和血小板之外的其他所有的造血细胞表面。CD45 为单链跨膜蛋白，包括三个不同的区域：一个长的 C 末端胞浆区，由两个串联的具有蛋白酪氨酸磷酸酶活性的结构域组成；跨膜区；胞膜外糖基化 N 末端区，具有结合配体的功能。CD45 胞内结构具有酪氨酸磷酸酶活性，在信号转导过程中起重要作用。

CD45 分子存在着结构和分子量不同的异构型。除了蛋白骨架成分存在多样性外，翻译后糖基化修饰不同，更增加了 CD45 分子的多样性。CD45 异构型可分为 CD45RA、CD45RB、CD45RC 及 CD45RO。不同的 T 细胞亚群表达的 CD45 分子不同，而不同的 CD45 异构型可与不同配体结合。CD45RA 分子主要表达在初始 T 细胞上，CD45RO 分子存在于活化或记忆性 T 细胞上，据此我们可根据 T 细胞表达的 CD45 分子的类别，将 T 细胞分为 CD45RA$^+$ 初始 T 细胞和 CD45RO$^+$ 记忆性 T 细胞。

2. CD25

CD25 即 IL-2Rα，为 IL-2 高亲和力受体的 α 链，是活化和记忆性 T 细胞相关的表面标志之一。

四、T 淋巴细胞的亚群及功能

成熟的 T 细胞是一群高度异质性的淋巴细胞，根据其表型和功能特征，可以将其进一步分为不同的亚群。各亚群的表型、生物学特性和功能各不相同。

（一）根据 TCR 分亚群

T 细胞表达不同类型的 TCR，它们与 CD3 分子以非共价键相连，以 TCR-CD3 复合物的形式表达于 T 细胞表面。按照 TCR 的多肽链构成，可以将 TCR 分为 $\alpha\beta^+$ TCR 和 $\gamma\delta^+$ TCR，并据此把表达 $\alpha\beta^+$ TCR 和 $\gamma\delta^+$ TCR 的 T 细胞分别称为 $\alpha\beta$T 细胞和 $\gamma\delta$T 细胞。大多数成熟的 T 细胞是 $\alpha\beta$T 细胞，少量是 $\gamma\delta$T 细胞。

1. $\alpha\beta$T 细胞

$\alpha\beta$T 细胞即通常所指的 T 细胞，其 TCR 分子由一条 α 链和一条 β 链组成，是参与机体适应性免疫应答的主要 T 细胞亚群。该群 T 细胞占外周血成熟 T 细胞的 90%～95%。成熟的 $\alpha\beta$T 细胞的表型多为 $CD4^+$ 或 $CD8^+$ 的单阳性细胞。因此，可以根据 CD4 和 CD8 分子的不同表达，将 $\alpha\beta$T 细胞进一步分为 $CD4^-$ T 细胞和 $CD8^+$ T 细胞。

2. $\gamma\delta$T 细胞

$\gamma\delta$T 细胞的 TCR 由一条 γ 链和一条 δ 链组成。$\gamma\delta$T 细胞主要分布于皮肤、小肠、肺及生殖器官等的黏膜及皮下组织，是构成皮肤的表皮内淋巴细胞和黏膜组织的上皮内淋巴细胞的主要成分之一，占外周成熟 T 细胞的 2%～7%。$\gamma\delta$T 细胞对抗原识别的特异性低，主要识别未被处理的多肽抗原（而非抗原肽-MHC 分子复合物）和 CD1 分子提呈的脂类或多糖类抗原，无 MHC 限制性，并对热休克蛋白具有特殊的亲和力。成熟的 $\gamma\delta$T 细胞多为 $CD4^-CD8^-$ 双阴性细胞，部分为 $CD8^+$ T 细胞。$\gamma\delta$T 细胞可能是机体固有免疫防御的重要组成部分，尤其是在皮肤和黏膜局部及肝脏等部位的抗感染免疫中起到重要作用（参见第十二章）。$\alpha\beta$T 细胞和 $\gamma\delta$T 细胞的异同见表 9-2。

表 9-2 $\alpha\beta$T 细胞和 $\gamma\delta$T 细胞的异同

	$\alpha\beta$T 细胞	$\gamma\delta$T 细胞
TCR	α 链和 β 链构成，高度多样性	γ 链和 δ 链构成，较低多样性
识别结合的抗原	抗原肽-MHC 分子复合物	未被处理的多肽抗原、CD1 分子提呈的脂类或多糖类抗原
抗原识别特异性	单一特异性	泛特异性
MHC 限制性	有	无
免疫记忆性	有	无
组织器官分布	外周免疫器官	黏膜和皮下组织
外周血分布	外周血淋巴细胞总数的 60%～70%	外周血淋巴细胞总数的 0.5%～5%
主要功能	产生适应性细胞免疫应答，辅助 B 细胞产生适应性体液免疫应答，参与免疫应答的调节	参与皮肤和黏膜局部及肝脏等部位抗感染免疫，参与免疫应答的调节，介导炎症反应

（二）根据 CD 分子分亚群

根据成熟 T 细胞是否表达 CD4 和 CD8 分子，将其分为 $CD2^+CD3^+CD4^+CD8^-$ 和 $CD2^+CD3^+CD8^+CD4^-$ T 细胞，简称 $CD4^+$ T 细胞和 $CD8^+$ T 细胞。外周淋巴组织中 $CD4^+$ T 细胞约占 65%，$CD8^+$ T 细胞约占 35%。

1. CD4$^+$T 细胞

CD4$^+$T 细胞识别抗原提呈细胞表面的抗原肽－MHCⅡ类分子复合物，活化后主要通过分泌多种细胞因子而发挥作用，可辅助体液免疫和细胞免疫。CD4$^+$T 细胞能促进 B 细胞、T 细胞和其他免疫细胞的增殖与分化，协调免疫细胞间的相互作用。CD4$^+$T 细胞是功能上具有异质性的 T 细胞亚群，主要为辅助性 T 细胞（Th），少部分 CD4$^+$T 细胞具有杀伤作用，称为 CD4$^+$CTL。辅助性 T 细胞根据分泌的细胞因子，可以进一步分为 Th1、Th2、Th9、Th17、Th22 和 Tfh 细胞等。

近年发现一类具有明显负向调节作用的 CD4$^+$CD25$^+$T 细胞，又称 Treg 细胞。此外，根据 CD4$^+$T 细胞不同的表型和功能特征，应用 CD45RA、CD45RO 和 CD31 单克隆抗体，可将其分为抑制细胞诱导亚群和辅助细胞诱导亚群。

2. CD8$^+$T 细胞

CD8$^+$T 细胞识别靶细胞（如病毒感染细胞、肿瘤细胞等）表面的抗原肽－MHCⅠ类分子复合物，可直接特异性杀伤靶细胞，故被称为细胞毒性 T 细胞（CTL 或 Tc）。CD8$^+$T细胞的亚群主要包括杀伤性 T 细胞（Tc）和抑制性 T 细胞（Ts）。根据 CD8$^+$Tc 细胞分泌的细胞因子，可进一步将其分成 Tc1 和 Tc2 两类。Tc1 能分泌细胞因子 IL－2、TNF－β 和 IFN－γ 等，主要介导 CTL 的细胞毒活性；Tc2 能分泌细胞因子 IL－4、IL－5 和 IL－10 等，参与对 B 细胞的辅助。

（三）根据功能分亚群

1. Th 细胞

Th 细胞是辅助 T、B 淋巴细胞应答的亚群。Th 细胞由 CD4$^+$T 细胞接受抗原刺激后，活化、增殖、分化而来。以往研究结果认为初始 CD4$^+$T 细胞接受抗原刺激后首先分化为 Th0 细胞，受局部微环境中的细胞因子的影响，Th0 细胞继续分化为 Th1 和 Th2 亚群。随着研究的进展，多种新的 CD4$^+$T 细胞亚群被发现，如 Treg、Th17、Th22、Th9 以及 Tfh 等。

（1）Th0 细胞：Th0 细胞指未完全分化的 Th 细胞，是 Th1 或 Th2 细胞的前体，可分泌低水平的 IL－4 和 IFN－γ。局部微环境中细胞因子是调控 Th0 细胞分化的关键因素。此外，细胞膜表面分子、抗原的种类和剂量、抗原提呈细胞等，也可影响 Th 细胞分化。

（2）Th1 和 Th2 细胞：Th0 细胞在 IFN－γ 和 IL－12 等细胞因子的作用下可分化为 Th1 细胞。Th0 细胞在 IL－4 等细胞因子的作用下可分化为 Th2 细胞。

Th1 细胞可对多种免疫细胞发挥调控作用，并参与某些免疫病理过程的发生和发展。Th1 细胞能分泌 IL－2、IFN－γ 和 LT 等，通过促进巨噬细胞、NK 细胞和 CTL 细胞等的活化和增殖，介导细胞毒效应，在抵抗某些胞内寄生病原体感染（包括病毒、细菌和寄生虫等）中发挥重要作用。Th1 细胞还可以辅助 B 细胞产生具有调理作用的抗体，进一步促进巨噬细胞吞噬病原体。Th1 细胞产生的 IL－2 等细胞因子，可促进其他 T 细胞亚群的活化和增殖，从而放大免疫效应。而 TNF－β 和 IFN－γ 等可募集、活化中性粒细胞等炎性细胞，因此 Th1 细胞介导的细胞免疫应答常和炎症反应及组织损伤有关，表现为迟发型超敏反应（DTH），最典型的例子就是机体对分枝杆菌感染的免疫应答。此外，Th1 细胞还参与移植排斥反应及某些自身免疫性疾病的发生和发展。

Th2 细胞的主要功能是分泌多种细胞因子刺激 B 细胞增殖，并产生抗体，参与体液免疫应答。Th2 细胞分泌的细胞因子包括 IL−4、IL−5 等。IL−4 可诱导 B 细胞分化成浆细胞合成 IgE，IL−5 可诱导嗜酸性粒细胞活化，故由 Th2 细胞介导的免疫反应（过敏反应和抗寄生虫感染）中常伴有高水平的 IgE 和活化的嗜酸性粒细胞。Th2 细胞还分泌 IL−10、IL−13 和 TGF−β 等，具有抗炎作用。IL−4 和 IL−13 可抑制 IFN−γ 对巨噬细胞的活化。IL−10 则直接抑制巨噬细胞的功能。TGF−β 可抑制中性粒细胞的活化、增殖等。因此，Th2 细胞可以通过细胞因子的作用抑制炎症反应。在 Th1 细胞介导的炎症反应的晚期，往往会有逐渐增强的 Th2 细胞反应出现，其作用是阻止 Th1 细胞反应导致的组织损伤。Th2 细胞不仅是免疫效应细胞，也是一种具有免疫调节功能的细胞。

在生理条件下，机体内的 Th1 细胞和 Th2 细胞间处于互相调节、互相制约的动态平衡。Th1 细胞分泌的 IFN−γ 可抑制 Th2 细胞的分化、增殖，而 Th2 细胞分泌的 IL−4 和 IL−13 等共同抑制 Th1 细胞的分化和功能，Th2 细胞所分泌的 IL−10 可抑制 Th1 型细胞因子的产生，并间接促进 Th2 细胞分化。当 Th1 和 Th2 细胞之间的平衡遭受破坏或产生偏移时，会诱发机体的病理改变，导致某些感染性疾病以及自身免疫性疾病的发生（图 9−7）。

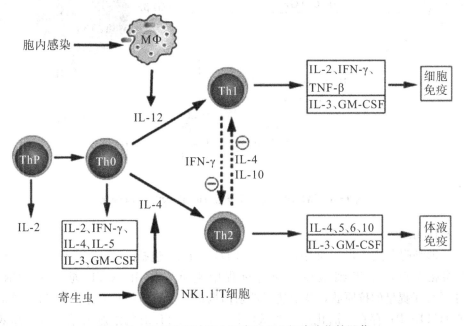

图 9−7　细胞因子对 Th1 细胞和 Th2 细胞分化的调节

（3）Th17 细胞：Th17 细胞是新近发现的一种 Th 细胞亚群，因其分泌的细胞因子主要是 IL−17，故被命名为 Th17 细胞。研究结果表明，TGF−β 和 IL−6 可诱导 Th0 细胞向 Th17 细胞的分化，IL−23 则对其分化后的增殖和维持起重要作用，RORγ 是其重要的转录因子。Th17 细胞主要分泌 IL−17、IL−22 和 IL−21 等促炎因子，参与多种慢性炎症反应、自身免疫性疾病、移植排斥反应和肿瘤的发生和发展。

（4）Th22 细胞、Th9 细胞以及 Tfh 细胞：Th22 细胞表达趋化因子受体 CCR4 和 CCR10，主要产生 IL−22、TNF 和 IL−13，在监控和协调免疫细胞引发炎症的过程中起特殊作用。Th9 细胞主要分泌 IL-9、IL-10，不具有调节功能，反而具有增强组织炎症反应的作用。Tfh（follicular helper T cells，滤泡辅助性 T 细胞）位于淋巴滤泡，表达 CXCR5、PD-1、ICOS、Bcl-6 和 CD40L，分泌 IL-21 和 IL-4，辅助 B 细胞分化成为浆细胞。Tfh 细胞的数量或功能异常会导致自身免疫性疾病以及免疫缺陷疾病的发生。

CD4⁺Th 细胞在微环境细胞因子的诱导下，可分化为不同功能亚群。各类细胞亚群之间互相调节、互相制约，它们的失调与感染性疾病及自身免疫性疾病的发生相关(图 9-8)。

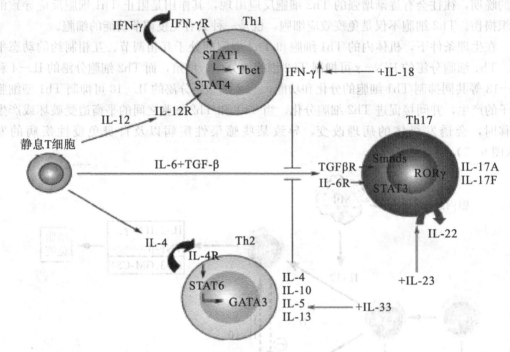

图 9-8　微环境细胞因子调控 Th 细胞功能亚群分化

2. CTL 细胞

CTL 即细胞毒性 T 淋巴细胞，主要是 CD8⁺ CTL，包括少许 CD4⁺ CTL。CTL 可以直接杀伤靶细胞，在 T 细胞免疫应答过程中起重要作用。CTL 通过其 TCR 识别 MHC I 类分子提呈的抗原肽，从而选择性杀伤携带特定抗原的自身细胞。CTL 通常以前体形式 (CTL-P) 存在，活化后成为效应性 CTL。CTL 对靶细胞的杀伤具有高效、连续、特异性的特点，在抗病毒感染、抗肿瘤和诱导急性同种异型移植物排斥反应中发挥重要作用。

CD4⁺Th1 细胞中有少量具有明显细胞毒作用的 CTL，即 CD4⁺ CTL。与 CD8⁺ CTL 相比，该细胞群体有以下特点：①MHC 限制性。CD8⁺ CTL 在免疫应答的整个过程中都要受到 MHC I 类分子的限制，而 CD4⁺ CTL 在活化阶段受 MHC II 类分子限制，但在效应阶段不受 MHC II 类分子限制，也没有抗原特异性，主要是通过旁观者杀手效应发挥作用。②杀伤机制。CD4⁺ CTL 细胞毒效应的主要机制是通过 Fas/FasL 途径介导细胞凋亡，释放颗粒酶的功能较弱；而 CD8⁺ CTL 则主要是通过颗粒酶途径杀伤靶细胞。③生物学功能。$CD8^+$CTL 主要识别和杀伤病毒感染的细胞和肿瘤细胞；而 $CD4^+$CTL 主要参与清除活化的 APC（如巨噬细胞、B 细胞等）和活化的 T 细胞，从而对免疫应答发挥负反馈调节效应，控制免疫应答的发生强度。同时，由于 $CD4^+$CTL 主要通过旁观者效应杀伤靶细胞，所以容易对自身组织造成损伤，诱发并参与自身免疫性疾病的某些病理过程。

3. 调节性 T 细胞

近年来陆续发现了一类具有免疫抑制作用的 $CD4^+$ T 细胞，统称为调节性 T 细胞（regulatory T cell，Treg/Tr）。调节性 T 细胞可分为天然调节性 T 细胞（natural Treg，nTreg）和诱导调节性 T 细胞（inducible Treg，iTreg），如 Th3、Tr1，另外尚有 $CD8^+$Treg、NKT 细胞等，与自身免疫性疾病的发生关系密切，其异常表达可导致自身免疫性疾病。

（1）天然调节性 T 细胞：一些天然产生的 $CD4^+$ T 细胞组成性高表达 CD25（$IL-2R\alpha$）和转录因子 Foxp3，这类细胞即为 $CD4^+CD25^+$Treg，占正常人或小鼠外周血及脾 $CD4^+$ T 细胞的 $5\%\sim10\%$。Foxp3 不仅是 $CD4^+CD25^+$Treg 的标志分子，还是决定 $CD4^+CD25^+$Treg 功能的关键基因。Foxp3 的高表达和 CD127 的低表达之间有很好的相关性，即 Foxp3 的细胞群为 $CD127^-CD4^+CD25^+$Treg，分泌 $TGF-\beta$（包括膜型 $TGF-\beta$）和 $IL-10$，这两种细胞因子与其免疫调节功能的发挥相关。此类细胞本身缺乏增殖能力，但具有天然的免疫抑制作用，可抑制 $CD4^+$ T 细胞和 $CD8^+$ T 细胞的活化与增殖，并能抑制初始 T 细胞和记忆性 T 细胞的功能，在免疫应答中发挥负调节作用。$CD4^+CD25^+$Treg 细胞的抑制作用可有两种方式：①直接作用。直接与靶细胞接触，通过细胞表面的 CTLA-4 和膜型 $TGF-\beta$ 的作用，下调靶细胞表面的 $IL-2R\alpha$ 链的表达，从而抑制靶细胞的增殖。②间接作用。下调 APC 表达 B7 等共刺激分子，干扰 APC 的抗原提呈功能，使 T 细胞的活化、增殖受抑制。$CD4^+CD25^+$Treg 还可分泌 $TGF-\beta$ 和 $IL-10$ 而抑制 T 细胞的增殖，也能抑制 APC，特别是 DC 的分化及其分泌 $IL-12$ 的功能。

（2）诱导调节性 T 细胞：此类调节性 T 细胞是在小剂量抗原或免疫抑制性细胞因子诱导下由外周初始 T 细胞发育而成，包括 Tr1 细胞、Th3 细胞等，主要分泌 $IL-10$ 和 $TGF-\beta$，发挥免疫负调控作用。

1）Tr1 细胞：Tr1 细胞多为 $CD4^+$ T 细胞在抗原刺激和 $IL-10$ 诱导下生成，能分泌高水平的 $IL-10$ 和中等水平的 $TGF-\beta$、$IFN-\gamma$ 和 $IL-5$ 等。Tr1 细胞通过分泌 $IL-10$ 和 $TGF-\beta$ 抑制初始细胞和记忆性 T 细胞的增殖反应，其中 $IL-10$ 可通过抑制巨噬细胞的功能间接地抑制 Th1 细胞的活化。

2）Th3 细胞：是在研究口服抗原诱导免疫耐受机制的过程中发现的一类 $CD4^+$ T 细胞。Th3 细胞被抗原特异性激活后可分泌 $TGF-\beta$ 和不同水平的 $IL-4$ 和 $IL-10$。主要分泌的 $TGF-\beta$ 对 Th1 细胞和 Th2 细胞均有抑制作用。

4. NKT 细胞

NKT 细胞又称 $NK1.1^+$ T 细胞，它在表达 $TCR\alpha\beta$ 的同时表达 NK 细胞的受体 NK1.1 分子（CD161）。该群细胞的 TCR 不具有多样性，识别由 CD1 分子提呈的脂类抗原。NKT 细胞具有细胞毒作用，可杀伤靶细胞，杀伤机制与 NK 细胞有类似之处。激活的 NKT 细胞一方面可以分泌大量 $IL-4$、$IL-10$ 等 Th2 型细胞因子，分泌 $IL-13$ 调节 $CD8^+$ T 细胞功能，从而控制多种自身免疫性疾病的发生；另一方面通过分泌 $IFN-\gamma$、TNF 等 Th1 型细胞因子，增强抗肿瘤免疫。

（四）根据所处活化阶段分亚群

根据 T 细胞的分化状态、表达的 CD 分子及功能，可以将其分为初始 T 细胞、效应性 T 细胞和记忆性 T 细胞。

1. 初始 T 细胞

初始 T 细胞（naïve T cell）是指未经抗原刺激的成熟 T 细胞，在胸腺中发育成熟后迁移至外周淋巴组织。初始 T 细胞处于细胞周期的 G0 期，处于相对静止状态，存活期短，表达 CD45RA 和高水平的 L-选择素，可参与淋巴细胞的再循环。初始 T 细胞在 TCR 结构上显示高度的异质性，能识别并结合不同的特异性抗原。初始 T 细胞在外周淋巴器官内接受抗原刺激后迅速增殖，最终可分化为效应性 T 细胞和记忆性 T 细胞。

2. 效应性 T 细胞

效应性 T 细胞（effector T cell，Te）是指执行免疫效应的 T 细胞，由初始 T 细胞受到抗原刺激后分化而来。效应性 T 细胞存活期短，表达高水平的高亲和力 IL-2 受体、CD45RO 和黏附分子（整合素和 CD44），不参与淋巴细胞的再循环，但效应性 T 细胞可向抗原入侵的局部组织迁移和浸润。在抗原应答的后期，绝大部分效应性 T 细胞发生凋亡，少量存活下来的 T 细胞分化成记忆性 T 细胞，可参与再次免疫应答。

3. 记忆性 T 细胞

记忆性 T 细胞（memory T cell，Tm）由初始 T 细胞接受抗原刺激后分化而来，处于细胞周期的 G0 期，处于相对静止状态。记忆性 T 细胞表达 CD45RO 和黏附分子（整合素和 CD44），能向外周炎症组织迁移。记忆性 T 细胞接受相同抗原刺激后可迅速活化，分化成效应性 T 细胞和新生记忆性 T 细胞，参与再次免疫应答和免疫记忆的维持。在缺乏抗原或 MHC 分子刺激的情况下，记忆性 T 细胞可以长期存活，它们有规律地进行自发增殖来补充其数量，使其维持在一定的水平。IL-7 在维持记忆性 T 细胞的存活中起着十分重要的作用。

第二节　B 淋巴细胞

B 淋巴细胞简称 B 细胞，由哺乳动物骨髓或鸟类法氏囊中的淋巴样干细胞分化而来。哺乳动物的 B 细胞在胚胎早期位于胚肝，晚期至出生后则在骨髓内分化成熟。成熟 B 细胞主要定居于淋巴结皮质浅层的淋巴小结和脾红髓及白髓的淋巴小结内。在外周血中，B 细胞占淋巴细胞总数的 10%～20%。B 细胞是体内唯一能产生抗体的细胞，其特征性表面标志是膜表面免疫球蛋白，作为特异性 B 细胞抗原受体的重要组成部分，通过识别不同抗原表位而使 B 细胞活化，分化成浆细胞，进而产生特异性抗体，发挥体液免疫功能。

一、B 淋巴细胞的分化发育

B 细胞的早期分化和发育与骨髓造血微环境密切相关。B 细胞前体在骨髓中需经历选择过程，才能发育为成熟 B 细胞。B 细胞分化的阶段可以分为在中枢免疫器官中的抗原非依赖期和在外周免疫器官中的抗原依赖期。

骨髓基质细胞的抚育作用是 B 细胞在骨髓中发育的必要条件。多能前体细胞表达受体酪氨酸激酶 3（receptor tyrosine kinase，FLT3），与骨髓基质细胞表面的 FLT3L 相互作用转导信号，促使其向共同淋巴细胞前体（common lymphoid progenitor，CLP）分化。在 CLP 阶段，CLP 通过黏附分子 VLA-4 与骨髓基质细胞表面的 VCAM-1 紧密结合，上调 IL-7R 的表达，并与基质细胞分泌的 IL-7 相互作用，促使其向祖 B 细胞阶段分化。同时，基质细胞分泌的趋化因子 CXCL12 有助于潴留 CLP。在祖 B 细胞阶段，B 细胞表面受体酪氨酸激酶 Kit（CD117）与基质细胞产生的干细胞因子（SCF）作用，相应信号诱导祖 B 细胞前体大量增殖，并向前 B 细胞分化（图 9-9）。

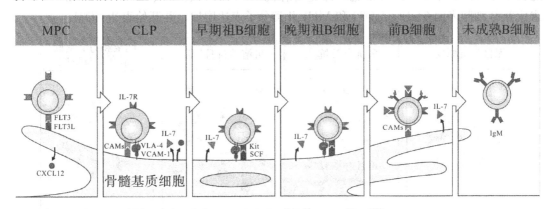

图 9-9 B 细胞在骨髓中的分化发育

（一）B 细胞分化发育的抗原非依赖期

1. 祖 B 细胞

祖 B 细胞（pro B cell）发生在人胚胎约第 9 周，小鼠胚胎约第 14 天，尚未表达 B 细胞系的特异性表面标志，也未发生 Ig 基因重排，仍处于胚系基因阶段。晚期祖 B 细胞中的 Ig 重链基因开始重排，胞质中出现 μ 链，但此时轻链基因重排还没启动，故祖 B 细胞膜表面没有 mIg 分子表达，也不具备抗原反应能力。

2. 前 B 细胞

前 B 细胞（pre B cell）产生一种替代轻链，与 μ 链结合，组成类似 Ig 分子，表达于 B 细胞表面。在前 B 细胞的后期，Ig 轻链基因开始重排。末端脱氧核苷酸转移酶（terminal deoxynucleotidyl transferase，TdT）以及共同急性淋巴母细胞白血病抗原（common acute lymphoblastic leukaemia antigen，CALLA）即 CD10 可在前 B 细胞中表达，进入未成熟 B 细胞后这两种标志消失，因此 TdT 和 CD10 对区分前 B 细胞与其他发育阶段的 B 细胞非常有用。CD19、CD20 和 MHC Ⅱ类分子在此阶段开始表达。前 B 细胞对抗原也无应答能力。

3. 未成熟 B 细胞

未成熟 B 细胞（immature B cell）中 Ig 轻链的基因发生重排，产生 κ 链或 λ 链，与 μ 链结合，形成 IgM，表达在细胞膜上，成为未成熟 B 细胞的标志。此阶段 B 细胞已具有抗原反应能力。未成熟 B 细胞接触骨髓微环境里的各种抗原，进行不同分化。①只表达

mIgM 的未成熟 B 细胞的 BCR 如果不识别自身抗原，就迁移至外周，发育为成熟 B 细胞。②如果能与骨髓细胞表面的多价自身抗原发生反应，则该细胞的发育被阻滞，其可通过受体编辑机制改变自身受体特异性，成为对自身抗原无反应性的细胞而继续发育成熟；若受体编辑不成功，则该细胞死亡，引发克隆清除，导致免疫耐受，这是 B 细胞自身耐受的主要机制。③部分未成熟 B 细胞的 BCR 识别可溶性低价自身抗原，可导致 mIgM 浓度下降，该 B 细胞克隆虽可进入外周，但对抗原刺激难以产生应答，成为无能（anergic）B 细胞（②和③即是 B 细胞发育的阴性选择）。④部分未成熟 B 细胞的 BCR 未接触到相应自身抗原，或自身抗原浓度过低，或 BCR 与自身抗原的亲和力过低，则其避免了克隆清除，迁移至外周，发育为成熟 B 细胞，即免疫忽视（immunological ignorance）（图 9-10）。未成熟 B 细胞表面 CD19、CD20 和 MHCⅡ类分子表达增加，并开始表达 CD21。

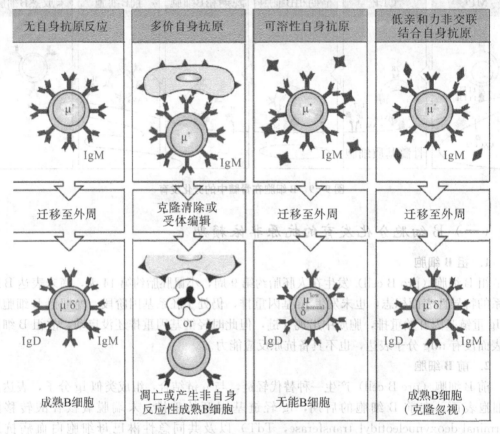

图 9-10　未成熟 B 细胞在骨髓中的发育

4. 成熟 B 细胞

成熟 B 细胞（mature B cell）表面除了表达 mIgM 外还表达 mIgD。mIgD 的出现标志着 B 细胞分化成熟。成熟 B 细胞在外周免疫器官接受抗原刺激后活化，活化的 B 细胞增殖、分化成能分泌抗体的浆细胞以及长寿命的记忆性 B 细胞。

（二）B 细胞分化发育的抗原依赖期

在外周免疫器官，成熟 B 细胞接受抗原刺激后，在淋巴滤泡中增殖形成生发中心，并发生广泛的 Ig 可变区体细胞高频突变。突变后的 B 细胞如果与滤泡树突状细胞（FDC）表面抗原以低亲和力结合或不能结合，则会因缺乏刺激信号而发生凋亡，这是 B 细胞发育中的阳性选择。能与抗原高亲和力结合的 B 细胞则表达 CD40，便于接受 Th 细胞 CD40L 的刺激，免于凋亡，继续发育成浆细胞或记忆性 B 细胞。这个过程不但促进了抗体亲和力的成熟，而且同时伴有 Ig 重链的类别转换，所分泌的抗体可更有效地保护机体。

1. 活化 B 细胞

成熟 B 细胞被相应抗原或多克隆刺激剂刺激后活化，继而发生增殖和分化，在此过程中，膜型 Ig 水平逐渐降低，而分泌型 Ig 表达增加，并可发生免疫球蛋白基因重链类别的转换。活化 B 细胞（activated B cell）中的一部分可分化为记忆性 B 细胞，停止增殖和分化，并可存活数月至数年，当再次与同一抗原接触时，很快发生活化和分化，产生抗体的潜伏期短，抗体水平高，维持时间长。

2. 浆细胞

浆细胞（plasma cell，PC）又称抗体分泌细胞（antibody secreting cell）。成熟 B 细胞接受抗原刺激后，在抗原提呈细胞和 Th 细胞的辅助下成为活化 B 细胞，进而分化为浆细胞，合成和分泌各类免疫球蛋白，同时表达浆细胞抗原-1（plasma cell antigen-1，PC-1）等浆细胞特异性标志，而 mIg、MHC Ⅱ 类分子、CD19、CD20、CD21 等标记消失。

二、BCR 的基因结构与重排

人类 B 细胞 Ig 基因库由重链 H 基因库、轻链 κ 基因库及轻链 λ 基因库组成，它们分别位于第 14、2、22 号染色体上，均由数量庞大的基因片段组成。在这些基因片段之间存在长短不一、无编码作用的插入片段。在 B 细胞发育过程中，这些基因片段要经历重排，从无转录功能的胚系型转变成可转录的基因。B 细胞 Ig 基因重排开始于骨髓中的前 B 细胞阶段，重排后细胞表达 mIg。成熟 B 细胞离开骨髓进入外周，在外周接受抗原刺激后，其 Ig 基因再历经体细胞高频突变和重链类别转换，以及 Ig 从膜型向分泌型的转变。在这一系列过程中形成了具高度多样性的 Ig 基因库。

（一）Ig 基因结构

1. 重链（H）基因库

人类 H 链基因库中的基因片段包括先导序列（leader sequence，L）基因片段、可变区（variable region，V_H）基因片段、多样性（diversity，D_H）基因片段、连接区（joining region，J_H）基因片段及恒定区（constant region，C_H）基因片段。在以上基因片段之间都存在着长短不一的插入片段（图 9-11）。

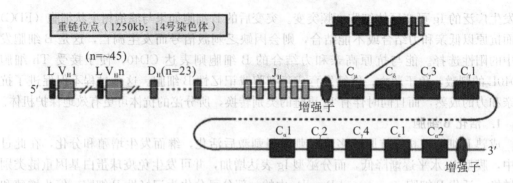

图9-11 人重链基因库结构

2. κ链基因库

人类 $V\kappa$ 基因片段有 85~100 个，位于 2 号染色体上，编码轻链 V 区 N 端的 1~95 位氨基酸，包括 CDR1、CDR2 和部分 CDR3。根据 DNA 相似性程度，$V\kappa$ 可分为 16 个组。在胚系 DNA 水平上，$V\kappa$ 基因片段约占 2000kb 之长，占人 2 号染色体长度的 1% 左右。$J\kappa$ 基因片段有 5 个，编码轻链 V 区 N 端的 96~108 位氨基酸。$J\kappa$ 基因片段与最后一个 $V\kappa$ 基因片段的 3' 端相距 23kb，但与 $C\kappa$ 外显子靠得较近。$C\kappa$ 只有 1 个，编码 C 区（109~214 位氨基酸），所有 κ 轻链具有同一结构的 C 区。$C\kappa$ 距最后一个 $J\kappa$ 基因片段约 2.5kb。κ 链基因库中没有 D 基因片段。$V\kappa$ 基因 5' 侧有启动子，$J\kappa$ 与 $C\kappa$ 之间插入序列中有增强子（图 9-12）。

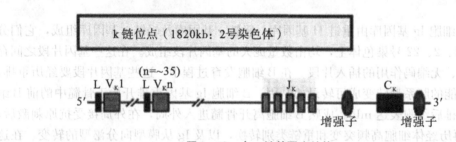

图9-12 人κ链基因库结构

3. λ链基因库

人类 $V\lambda$ 基因片段有 100 个左右，不同亚型含 $C\lambda$ 数量在 6~9 个之间，每个 $C\lambda$ 基因片段与各自的 $J\lambda$ 基因片段相邻。λ 轻链的转录过程是某一个 $V\lambda$ 基因片段与某一个 $J\lambda$ 片段连接成 $V\lambda/J\lambda$ 外显子，然后与邻近 $C\lambda$ 基因片段重组转录为初级 mRNA，再通过 mRNA 的剪接、翻译及修饰，成为成熟的 λ 轻链（图 9-13）。

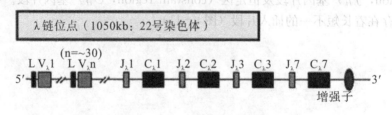

图9-13 人λ链基因库结构

（二）Ig 基因重排

Ig 基因重排发生在胚肝及骨髓中静止的（G0~G1 期）未成熟 B 细胞内，B 细胞系的发育是由 Ig 重链及轻链基因进行连续有序重排的结果。首先由 DH 与 JH 重排，然后是 VH 与 $DH-JH$ 重排，在重链基因重排后才进行轻链基因的重排，先由 κ 链重排，若重排失败则由 λ 链替补。因此 Ig 的 κ 型轻链多于 λ 型。IgV 区基因重排主要是通过重组酶的作用来实现的。图 9-14 表示 IgM 基因的重组与表达。

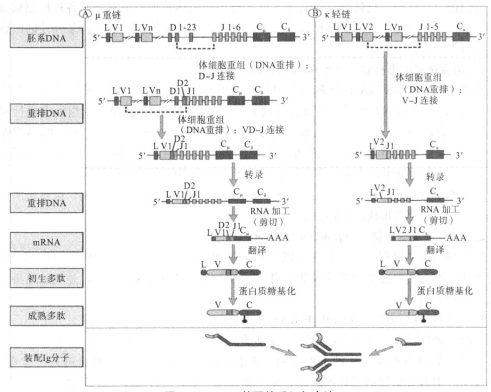

图 9-14　IgM 基因的重组与表达

对于遗传上是杂合子的个体来说，保证 B 细胞克隆单一的特异性以及只表达一种 Ig 类型的轻链，主要是通过等位基因排斥（allelic exclusion）和同种型排斥（isotypeexclusion）的机制来实现的。等位基因排斥是指位于一对同源染色体上某一基因座位的轻链或重链等位基因，只有一个基因得到表达，先重排成功的基因抑制了同源染色体上另一等位基因的重排。同种型排斥是指 κ 型轻链和 λ 型轻链之间的排斥，κ 型轻链基因表达成功，即抑制 λ 型轻链基因的表达。

（三）Ig 类别转换

Ig 类别转换（class switch）或称同种型转换（isotype switch）是指一个 B 淋巴细胞克隆在分化过程中 VH 基因片段保持不变，而发生 CH 基因片段的重排。比较 CH 基因片段重排后基因编码的产物，V 区相同而 C 区不同，即识别抗原特异性不变，而类或亚类发生改变。CD40 和细胞因子可影响和调节免疫球蛋白类别的转换，缺乏 CD40 或其配体可导致类别转换的缺失，这种个体对蛋白质类抗原的应答由 IgM 占绝对支配地位，很少出现其他类别的免疫球蛋白分子。而细胞因子在类别转换中更是起重要的作用。例如 IL-4 是 IgE 产生的主要类别转换因子，而 IgG2a 的产生则依靠 IFN-γ 的存在。Ig 类别转换可能通过转换重组（switch recombination）和 RNA 水平的不同剪接（alternative RNA splicing）两种机制产生。

（四）免疫球蛋白的多样性产生的机制

人们很早就注意到抗体分子具有庞大的多样性，机体几乎可以对外界各种抗原刺激产生相应的特异性抗体。抗体的多样性主要是由遗传因素决定的，决定抗体多样性的因素主要包括以下几方面。

1. 组合造成的多样性（combinatorial diversity）

胚系中未重排的 DNA 有众多的 V 基因片段以及一定数量的 D、J 基因片段。以小鼠为例：VH、DH 和 JH 基因片段数目分别为 1000、12 和 4，单独重链重组的多样性可达 4.8×10^4 左右；$V\kappa$ 和 $J\kappa$ 基因片段数目分别约为 250 和 4，κ 轻链 $V-J$ 重排的多样性为 1.0×10^3。经推算重链与 κ 轻链随机配对后的多样性为 $(4.8 \times 10^4) \times (1.0 \times 10^3) = 4.8 \times 10^7$。但实际由组合造成的多样性要远少于理论推算的数值。这是因为一方面，基因片段之间的组合并不是完全随机的，有些组合并不一定会出现；另一方面，也不是所有重链和轻链的组合都会形成功能性的受体。

2. VDJ 连接的多样性（junctional diversity）

轻链基因重排过程中 $V-J$ 连接以及重链基因重排过程中 $D-J$ 和 $V-D-J$ 连接，都会在连接部位移除或增添部分碱基序列。这种连接过程中出现的变化，是免疫球蛋白多样性最大的来源。

3. 体细胞高频突变（somatic hypermutation）

与组合和连接造成的多样性不同，体细胞高频突变造成的多样性是在已成熟的 B 细胞即已完成 V 基因重排的基础上发生的。B 细胞在外周受到抗原刺激后进入生发中心，在生发中心中 B 细胞经历了体细胞高频突变和亲和力成熟。在每次细胞分裂中，IgV 区基因中大约每 1000bp 中就有一对发生突变，其频率是其他体细胞突变频率的 $10^3 \sim 10^4$ 倍，故被称为高频突变。突变后抗体结合抗原的亲和力发生改变，亲和力提高的细胞被选择生存下来，而那些亲和力下降的细胞则被淘汰。随着免疫应答的进行，B 细胞抗原受体的亲和力不断上升，这就是亲和力成熟现象。

4. 受体编辑（receptor editing）

有些完成基因重排并表达 BCR 的 B 细胞，识别自身抗原后未被清除，而发生 RAG 基因重新活化，导致轻链 VJ 基因发生重排，合成新的轻链，替代自身反应性轻链，从而使 BCR 获得新的特异性。若受体编辑不成功，则该细胞被诱导凋亡。受体编辑使 BCR 的多样性进一步增加。

三、B 淋巴细胞的主要表面分子

不同种类的淋巴细胞很难从形态上区分，但是它们各自表达一些特征性的表面分子。

这些分子不仅是一种标志，还与细胞的功能密切相关。B细胞表面有众多的膜分子，可参与B细胞对抗原的识别，并对B细胞的功能进行精密调控。

（一）B细胞受体复合物

B细胞表面最重要的分子是B细胞受体（BCR）复合物。BCR复合物是由识别和结合抗原的膜免疫球蛋白（mIg）和可转导抗原刺激信号的Igα（CD79a）/Igβ（CD79b）异二聚体组成（图9-15）。

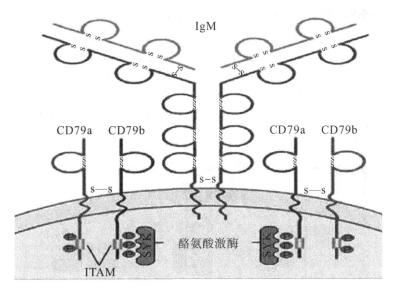

图9-15　BCR复合物的结构

1. 膜免疫球蛋白

膜免疫球蛋白（mIg）的结构与Ig单体结构基本相同，差别在于mIg是跨膜蛋白，故其重链的Fc段有跨膜区和胞内区。mIg的表达开始于骨髓中的未成熟B细胞阶段，此阶段B细胞表达mIgM。B细胞成熟后，表面同时表达mIgM和mIgD。mIg的作用是结合抗原，但因为mIg胞内区很短，不能传递抗原刺激信号，因而需要辅助分子Igα/Igβ的参与。

2. Igα（CD79a）/Igβ（CD79b）

Igα（CD79a）/Igβ（CD79b）属于Ig超家族的成员，分别由mB1和B29基因编码。其结构可分为胞外区、跨膜区和胞内区，Igα/Igβ通过胞外区的二硫键相连，组成异二聚体。同时借助于跨膜区的静电吸引与mIg组成复合体。Igα/Igβ胞内区相对较长，含有免疫受体酪氨酸活化基序（immune receptor tyrosine based activation motif，ITAM），ITAM中含有2个酪氨酸-x-x-亮氨酸（x代表任意氨基酸）保守序列。该序列中的酪氨酸被酪氨酸蛋白激酶p56[Lck]磷酸化后，可以招募下游信号分子，传导抗原与mIg结合所产生的信号。此外Igα/Igβ还参与mIg从胞内向胞膜的转运。

（二）B细胞活化性辅助受体（B细胞共受体）

CD19/CD21/CD81（TAPA-1）是B细胞表面的活化性辅助受体，它们以非共价键结合。CD21 是补体受体 CR2，即 C3d 受体，通过结合 BCR 所识别的抗原上包被的补体成分，将共受体与 BCR 交联在一起，但 CD21 胞内区无酪氨酸残基，不能传导信号。结合于抗原的补体成分 C3d 与 CD21 结合，使 CD19/CD21 交联。CD19 分子有一个较长的位于胞内的尾部，上面的 6 个酪氨酸残基在 BCR 信号刺激的蛋白激酶的催化作用下发生磷酸化，磷酸化后的 CD19 能够招募多种信号分子，从而放大 BCR 传递的活化信号。CD81 与 CD21 不直接发生关系，但与 CD19 在胞外区相连。该辅助受体可增强 B 细胞对抗原刺激的敏感性（图 9-16）。

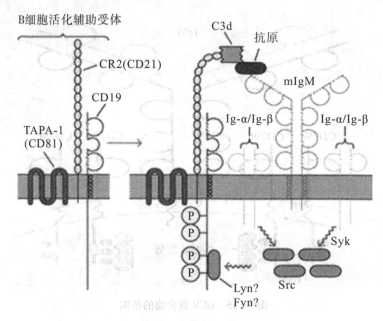

图 9-16　B 细胞活化辅助受体

（三）协同刺激分子

B 细胞的 BCR 识别抗原后通过 Igα/Igβ 向胞内传递活化信号，这是 B 细胞活化的第一信号。B 细胞的完全活化，仅有第一信号是不够的，还需要第二信号。B 细胞活化的第二信号是由 Th 细胞的协同刺激分子提供的。B 细胞又是抗原提呈细胞，可以为 T 细胞的活化提供协同刺激信号，这一信号是 B 细胞上的协同刺激分子提供的。

1. CD40

CD40 分子组成性表达于成熟 B 细胞表面，属于肿瘤坏死因子受体家族。其配体是 CD40L（CD154），表达于活化的 T 细胞表面。CD40 与 CD40L 作用，可为 B 细胞的活化提供第二活化信号。

2. CD80 和 CD86

CD80（B7-1）和 CD86（B7-2）表达于活化 B 细胞表面，其配体是表达于 T 细胞表面的 CD28 分子以及 CTLA-4。CD80 和 CD86 与 CD28 作用，为 T 细胞的活化提供第二活化信号。B7 分子结合 CTLA-4，能产生抑制 T 细胞活化的信号。

（四）其他分子

B 细胞还表达许多其他的表面分子，如丝裂原受体、细胞因子受体、FcR、补体受体、MHC 分子等。它们在 B 细胞功能检测、对抗原的特异性识别、活化以及抗原提呈中发挥重要作用。

四、B 淋巴细胞的亚群

根据 B 细胞的表型、组织定位、功能以及在个体发育中产生的次序，成熟 B 细胞可以分为 B1 和 B2 两大亚群。

（一）B1 细胞

B1 细胞高表达 CD5 分子，而不表达或低表达 mIgD。B1 细胞产生于胚胎发育过程，出生后主要通过现存细胞的分裂实现自我更新。B1 细胞抗原受体可变区序列相对保守，识别的主要是广泛存在于多种病原体表面的碳水化合物类的抗原，其活化无需 Th 细胞的辅助。B1 细胞活化后，很少发生 Ig 类别转换，产生的主要是 IgM 类抗体。同时由于缺乏体细胞高频突变和抗体亲和力成熟，所产生的抗体的亲和力较低。此外，即使没有明显外来抗原刺激，B1 细胞也能自发分泌针对微生物脂多糖和某些自身抗原的 IgM 类抗体，即所谓的天然抗体。因此，B1 细胞一般被归于固有免疫细胞。在经常接触微生物的腹膜腔等部位，B1 细胞能迅速产生 IgM 类抗体，构成抗感染的第一道防线。B1 细胞产生的自身抗体可能有助于清除变性的自身抗原，但一些致病性自身抗体可能会诱导自身免疫性疾病。

（二）B2 细胞

B2 细胞即通常所说的 B 细胞，是体内主要的抗体产生细胞。B2 细胞在个体发育中出现较晚，而且群体的维持有赖于骨髓中持续产生的新细胞的补充。B2 细胞主要定居于脾、淋巴结及黏膜相关淋巴组织，是适应性体液免疫应答的主要执行者。受特异性抗原刺激后，在 Th 细胞的辅助下，B2 细胞大量增殖，形成生发中心，在此，经历体细胞高频突变、Ig 类别转换和亲和力成熟，最终分化成浆细胞，产生高亲和力抗体。同时有少量 B2 细胞分化成记忆性 B 细胞。表 9-3 比较了 B1 细胞和 B2 细胞的异同。

表 9-3　B1 细胞和 B2 细胞的异同

特性	B1 细胞	B2 细胞
来源	产生于胚胎期，通过自我更新补充	由骨髓中前体细胞产生
定位	腹膜腔、胸膜腔	次级淋巴器官
是否需要 Th 细胞的辅助	否	是
自发性 Ig 的产生	高	低
特异性	多反应性	单特异性
Ig 类别	高水平 IgM	高水平 IgG

特性	B1 细胞	B2 细胞
体细胞高频突变	低/无	高
抗原类型	碳水化合物	蛋白质
免疫记忆	少或无	有

五、B 淋巴细胞的功能

B 细胞的基本功能是产生抗体，介导体液免疫应答，还在抗原提呈中发挥重要作用，并通过分泌的细胞因子，参与免疫调节。

（一）介导体液免疫应答

B 细胞接受抗原刺激后，在 Th 细胞的辅助下活化、增殖、分化为浆细胞，产生特异性抗体，介导体液免疫应答，发挥体液免疫的效应功能，如中和作用、激活补体作用、调理作用、ADCC 等（参见第三章）。

（二）提呈抗原

专职 APC 中的树突状细胞和巨噬细胞能高效吞噬颗粒抗原，却不能有效摄取可溶性抗原。而 B 细胞借其表面的 BCR，能通过受体内化使所结合的抗原进入 B 细胞内，经加工后，以抗原肽-MHC 分子复合物形式提呈给 T 细胞。因此 B 细胞在可溶性抗原加工与提呈方面发挥着独特的作用。静息状态的 B 细胞一般不表达协同刺激分子，但多种导致 B 细胞活化的刺激（如 TLR 介导的信号）能诱导 CD80、CD86 的表达，从而赋予其抗原提呈、辅助 T 细胞活化的能力。

（三）免疫调节

活化的 B 细胞分泌大量的细胞因子，如 IL-10、IL-12、IL-13、IL-14 等，参与免疫调节、炎症反应及造血过程。

（董薇）

第十章　细胞免疫

适应性免疫应答（adaptive immune response）是指淋巴细胞（T、B淋巴细胞）接受抗原刺激，发生活化、增殖与分化，产生抗体或效应性T细胞，或发生失能、凋亡，最终对非己抗原进行清除和排斥，对自己成分产生耐受作用的整个过程。外周淋巴器官是适应性免疫应答发生的主要场所。在外周淋巴器官内，淋巴细胞与APC之间、T细胞与B细胞之间的相互作用和彼此协作是适应性免疫应答发生的主要环节。

适应性免疫应答的整个过程可分为以下三个阶段（图10-1）。①抗原识别阶段：从抗原进入机体与淋巴细胞相遇开始，到淋巴细胞对抗原完成识别结束。其包括APC对抗原的摄取、加工处理和抗原提呈以及T、B细胞对抗原的识别，这一过程由APC和淋巴细胞参与完成，是适应性免疫应答的启动阶段。②淋巴细胞的活化、增殖和分化阶段：包括T、B细胞特异性抗原受体（TCR/BCR）的交联、膜信号的产生与传递、细胞增殖与分化以及生物活性介质的合成与释放。这一阶段主要由T细胞和B细胞完成。③效应阶段：是效应性T细胞和效应分子（抗体）发挥作用的阶段。在此阶段，往往有固有免疫组成细胞（如巨噬细胞、NK细胞等）及分子（如补体分子、细胞因子等）的参与，它们与效应性T细胞及抗体相互协作，对抗原进行清除。

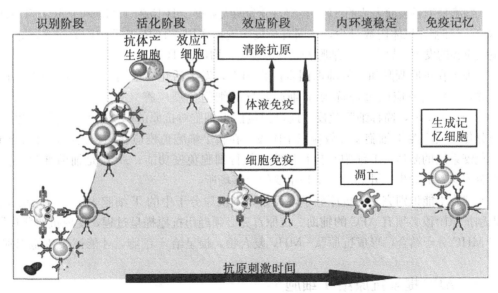

图10-1　适应性免疫应答的过程

适应性免疫具有特异性、记忆性和可转移性三大特点。

特异性是通过 T、B 淋巴细胞表面的抗原受体 TCR、BCR 来实现的。TCR、BCR 是淋巴细胞上专门负责识别抗原的膜分子，能分别识别抗原分子中的 T 细胞表位和 B 细胞表位。淋巴细胞在发育过程中形成多种多样、数目众多的淋巴细胞克隆，组成淋巴细胞库。其中每一种淋巴细胞克隆只表达一种特异性抗原受体，只能识别一种抗原表位。因此，当某种抗原侵入机体时，只能选择性活化带有相应抗原受体的淋巴细胞，这就保证了适应性免疫的高度特异性，即一种淋巴细胞只能识别带有某种表位的抗原，只产生针对该抗原表位的效应细胞或效应分子。

记忆性是指免疫细胞在初次接触特异性抗原后，活化的 T、B 细胞除可分化为效应细胞外，少数还可分化为记忆细胞，保存免疫信息，并在体内长期循环。当相同抗原再次进入机体时，这些记忆细胞将迅速活化、分化为新的效应细胞，从而产生更快、更强、更高效的再次应答。根据 T、B 淋巴细胞对曾经侵犯过机体的抗原具有免疫记忆能力的基本原理，给机体多次接种采用病原微生物制备的疫苗，可人为地诱导 T、B 淋巴细胞产生免疫记忆，特异性地增强机体抵抗相应病原微生物的免疫力，起到预防传染病的作用。

可转移性则是体现在适应性免疫可通过转输免疫活性细胞或抗体，在不同个体间进行转移。将免疫活性细胞或抗体输入其他个体，可使这些个体获得相应免疫力。适应性免疫的这一作用特点已被广泛应用于临床多种疾病的治疗和预防。

根据参与应答的细胞种类及其效应机制，可将适应性免疫应答分为由 T 细胞介导的细胞免疫应答和由 B 细胞介导的体液免疫应答。

第一节 T 细胞对抗原的识别

T 细胞根据膜表面表达的 TCR 表型，分为两大亚群：$TCR\alpha\beta^+$ T 细胞和 $TCR\gamma\delta^+$ T 细胞。$TCR\gamma\delta^+$ T 细胞在机体内数量少，在固有免疫中发挥作用；$TCR\alpha\beta^+$ T 细胞数量多，介导细胞免疫应答的发生。故本章 T 细胞若无特殊说明，均代表 $TCR\alpha\beta^+$ T 细胞。

T 细胞在抗原刺激和其他辅助因素的作用下，发生活化、增殖，分化为效应性 T 细胞，并发挥免疫效应的过程称为 T 细胞介导的细胞免疫应答（T cell mediated cellular immune response），简称细胞免疫。此过程包括 T 细胞对抗原的识别，T 细胞的活化、增殖与分化，效应性 T 细胞发挥效应三个阶段。在整个细胞免疫应答中，抗原是启动分子，启动免疫系统的激活；T 细胞是执行细胞，执行细胞免疫功能；APC 是辅助细胞，辅助细胞免疫应答的发生；外周淋巴结是主要的应答场所。

T 细胞不能识别完整的抗原分子，而是识别抗原分子中的 T 细胞表位。因此在 T 细胞识别抗原阶段必须有 APC 的辅助。抗原首先必须经历抗原提呈过程，变成抗原肽片段，并与 MHC 分子结合，形成抗原肽-MHC 复合物，提呈给 T 细胞，才能被 T 细胞识别。

一、APC 提呈抗原给 T 细胞

APC 通过吞噬、吞饮及受体介导的内吞等方式捕获抗原。外源性抗原和内源性抗原分别循溶酶体途径和胞质溶胶途径被提呈（参见第八章）。一般来说，外源性抗原最终形成外源性抗原肽－MHCⅡ分子复合物表达于 APC 表面，提呈给 CD4$^+$T 细胞识别；内源性抗原最终形成内源性抗原肽－MHCⅠ分子复合物表达于 APC 表面，提呈给 CD8$^+$T 细胞识别。

二、APC 与 T 细胞的相互作用

无论在 T 细胞对抗原的识别阶段，还是在 T 细胞活化阶段，都离不开 T 细胞与 APC 的相互作用。其涉及两种细胞多种膜分子间的相互作用。这些分子在细胞间的作用面上形成免疫突触（immunological synapse）。整个相互作用过程大致可分为非特异性结合和特异性结合两大阶段。

（一）T 细胞与 APC 的非特异性结合

在胸腺中发育成熟的初始 T 细胞随血液循环到达外周淋巴器官，开始周而复始的淋巴细胞再循环，随时准备识别特异性抗原。初始 T 细胞进入淋巴结的副皮质区，与该区域的 APC 相遇，开始两者的相互作用。最初的接触与结合主要由 T 细胞表面的黏附分子（LFA－1、CD2 等）和 APC 表面的相应配体（ICAM－1、LFA－3 等）介导完成（图 10－2）。这种结合可逆而短暂，极不稳定，但为 T 细胞表面 TCR 提供了特异性识别和结合 APC 表面抗原肽－MHC 复合物的机会。其中绝大部分未遇到特异性抗原的 T 细胞随即与 APC 分离，离开外周淋巴器官，继续淋巴细胞再循环；少数 T 细胞的 TCR 对抗原肽－MHC 复合物发生特异性识别和结合，则进一步与 APC 细胞发生特异性结合。

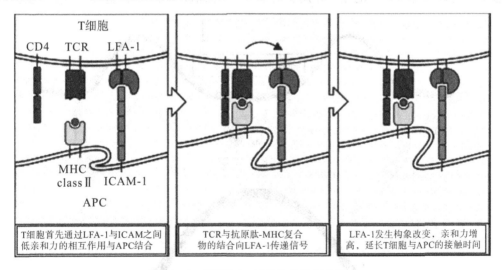

图 10－2 T 细胞与 APC 的非特异性结合

（二）T 细胞与 APC 的特异性结合

在上述非特异性结合过程中，若 TCR 能识别由 APC 所呈递的特异性抗原肽－MHC复合物，将进一步与 APC 发生特异性结合。此阶段最重要的事件是 TCR 对抗原的识别、

共受体的作用以及免疫突触的形成。

1. TCR 对抗原的识别

TCR 对抗原肽的识别是双识别。T 细胞在识别抗原肽－MHC 复合物时，由 TCR 的 Vα 和 Vβ 负责识别，其中 CDR1 和 CDR2 区识别 MHC 分子的多态性残基，CDR3 区识别抗原肽。这种 TCR 在识别抗原肽的同时必须识别自身的 MHC 分子，称为 TCR 的双识别（dual recognition）［图 9－3（2）］。TCR 在识别 APC 所提呈的抗原肽的同时，必须识别与抗原肽形成复合物的 MHC 分子，即 T 细胞只能识别 APC 表面特定的抗原肽－MHC 分子复合物，这种双识别特征称为 MHC 限制性（MHC restriction）。即 T 细胞对抗原识别受 MHC 分子限制。

2. 共受体的作用

T 细胞表面表达的 CD4、CD8 分子为 T 细胞上重要的标志分子，也是 TCR 识别抗原时重要的共受体（co-receptor）。在 T 细胞与 APC 细胞的特异性结合中，CD4、CD8 分子可分别识别和结合 APC 表面的 MHC Ⅱ 和 MHC Ⅰ 分子，增强 TCR 与抗原肽－MHC 复合物结合的亲和力［图 9－5（2）］。

3. 免疫突触的形成

APC 与 T 细胞相互作用的过程中，在细胞相互接触部位形成了一个特殊结构，称为 T 细胞突触（T cell synapse），也称为免疫突触（immunological synapse），由多种跨膜分子聚集在富含神经鞘磷脂和胆固醇的 "筏" 状结构上，并相互靠拢成簇，形成细胞间相互接触部位，中心区为 TCR 和抗原肽－MHC 复合物，周围环形分布大量黏附分子（图 10－3）。免疫突触有助于增强 TCR 与 MHC－抗原肽复合物相互作用的亲合力，促进 T 信号转导相关分子的相互作用、信号通路的激活，促进 T 细胞效应功能的发挥。

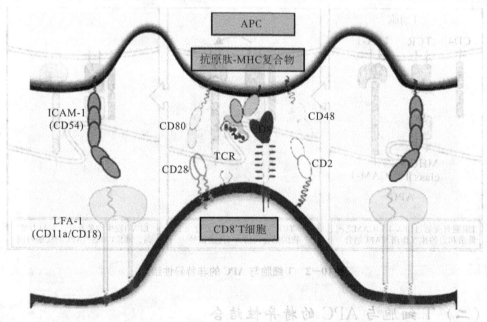

图 10－3　免疫突触

第二节　T 细胞的活化、增殖与分化

一般情况下，体内表达某种特异性 TCR 的 T 细胞仅占总 T 细胞库的百万分之一至万分之一，数量极少的特异性 T 细胞在被抗原激活后，需要通过克隆扩增才能产生大量的效应细胞，发挥作用。因此，T 细胞在识别抗原后，需经过活化、增殖与分化阶段，才能获得效应细胞完成其生物学功能。

一、T 细胞的活化

T 细胞的完全活化有赖于双信号和细胞因子的作用（图 10-4）。

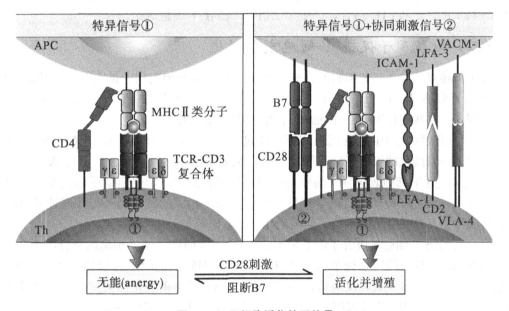

图 10-4　T 细胞活化的双信号

（一）T 细胞活化的第一信号

T 细胞活化的第一信号也称为抗原识别信号（antigen recognition signal）。T 细胞通过 TCR 特异性识别抗原肽-MHC 分子复合物（双识别），产生第一信号；通过 CD3 分子将此信号传递到 T 细胞中；CD4、CD8 分子作为共受体分别与 MHC II 或 MHC I 类分子的非多态区结合，不仅可增强 T 细胞与 APC 的黏附，并且参与第一信号的启动和转导。

（二）T 细胞活化的第二信号

T 细胞活化的第二信号也称为协同刺激信号（co-stimulatory signal），此信号的产生来自 APC 和 T 细胞表面黏附分子间的相互作用。T 细胞膜上表达的协同刺激分子受体（co-stimulatory receptor，CMR）与 APC 膜上表达的协同刺激分子（co-stimulatory molecule，CM）相互识别和结合，产生协同刺激信号。此信号通过协同刺激分子受体传递到 T 细胞中。

T 细胞的活化必须有双信号。如果只有抗原识别信号，没有协同刺激信号，T 细胞不能被活化，而往往处于无能状态或被诱导凋亡。

最强有力的协同刺激分子只高水平地表达于树突状细胞、单核/巨噬细胞、活化的 B 细胞这三种专职 APC 表面。协同刺激分子在静息 APC 表面表达量很低，当病原微生物等抗原入侵并导致炎症时，感染部位的炎性细胞所释放的细胞因子可使局部 APC 表达的协同刺激分子增高，进而确保局部微生物等抗原能刺激 T 细胞活化，并使 T 细胞应答在准确的时间和地点发生。B7-1（CD80）和 B7-2（CD86）是 APC 膜上最重要的协同刺激分子，它们能与 T 细胞表面相应的协同刺激受体 CD28 结合，产生协同刺激信号，并经 CD28 转导活化信号，增强 T 细胞对抗原的免疫应答。在 APC 表面可作为协同刺激分子的还有很多，如 VCAM-1、ICAM-1 和 LFA-3，它们可分别与 T 细胞表面的黏附分子 VLA-4、LFA-1 和 CD2 结合，产生第二信号，诱导 T 细胞活化。

（三）细胞因子促进 T 细胞充分活化

除了上述双信号外，T 细胞的充分活化还有赖于多种细胞因子的参与。活化的 APC 和 T 细胞可分泌 IL-1、IL-2、IL-4、IL-6、IL-10、IL-12、IL-15 和 IFN-γ 等多种细胞因子。这些细胞因子在 T 细胞激活中发挥重要作用。

在双信号及细胞因子的共同作用下，通过 PLC-PKC、IP3 及 Ras-MAPK 信号途径，产生激酶磷酸化的级联反应，使 T 细胞内的转录因子 NFAT、NF-κB、AF-1 等转入细胞核内，与 T 细胞效应分子编码基因调控区部位结合，增强启动子的活性，促使某些基因转录（图 10-5）。所有信号传导最终将作用于相应的转录因子，并通过转录因子调控涉及细胞增殖及分化的基因，使细胞随后进入增殖与分化阶段。

在所有编码 T 细胞效应分子的基因中，IL-2 基因的转录对 T 细胞的充分活化是必需的。因此 IL-2 基因的转录调节可作为 T 细胞活化期间细胞因子转录调节的重要代表。T 细胞胞质信号传导经级联反应后，转录因子 NFAT 发生磷酸化而去抑制，并穿过核膜进入核内，结合到 IL-2 基因调控区的增强子上，启动 IL-2 基因的表达。目前临床上使用的免疫抑制剂，如环孢素 A 和 FK506，都是阻断钙调磷酸酶的作用，使转录因子 NFAT 不能发生核转位，阻止 IL-2 等基因转录而发挥免疫抑制作用。

编码 T 细胞效应分子的基因包括细胞因子基因、细胞因子受体基因、黏附分子基因和 MHC 等。在 T 细胞活化初期约 30 分钟，转录因子和原癌基因表达，T 细胞中的多种细胞因子及其受体基因在活化后 4 小时内转录水平明显升高，14 小时左右表达与细胞分裂有关的转铁蛋白等分子。在不同细胞因子的作用下，活化的 T 细胞分化成为具有不同功能的效应细胞，部分细胞分化成为记忆细胞。

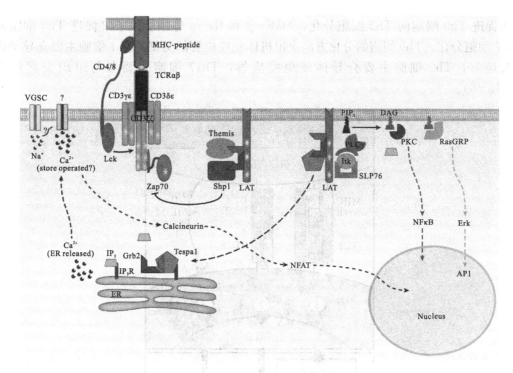

图 10-5 T 细胞活化的信号途径

二、T 细胞的增殖与分化

被活化的 T 细胞迅速进入细胞周期，通过有丝分裂而大量增殖，并进一步分化成为效应细胞。多种细胞因子参与 T 细胞增殖和分化过程，其中最重要的是 IL-2。IL-2 受体由 α、β、γ 链组成，静止 T 细胞仅表达低水平的中亲合力 IL-2R（由 β、γ 两条链组成），激活的 T 细胞可表达高亲合力 IL-2R（由 α、β、γ 三条链组成）并分泌 IL-2。通过自分泌与旁分泌作用方式，IL-2 与活化 T 细胞表面 IL-2R 受体结合，诱导 T 细胞增殖与分化。由于活化后的 T 细胞高水平表达高亲合力 IL-2R，因此，IL-2 可选择性促进经抗原活化的 T 细胞增殖。此外，IL-4、IL-6、IL-7、IL-10、IL-12、IL-15、IL-18、IL-23 和 IFN-γ 等多种细胞因子在 T 细胞增殖与分化中也发挥重要作用。T 细胞经大量增殖后，定向分化为效应性 T 细胞。其中 CD4+ T 细胞激活后分化为辅助性 T 细胞（helper T cell，Th），CD8+ T 细胞分化为细胞毒性 T 细胞（cytotoxic T lymphocyte，CTL）。细胞因子在 T 细胞的分化阶段发挥重要的调节作用。

（一）CD4+T 细胞的增殖与分化

初始 CD4+ T 细胞经上述过程获得活化的双信号，在双信号的作用下，CD4+ T 细胞发生活化、增殖，并在不同细胞因子的作用下，进行分化。初始 CD4+ T 细胞被活化后，首先分化成 Th0 细胞，其在局部微环境中所存在的不同种类细胞因子的调控下进行分化。IL-12、IFN-γ 等细胞因子可促进 Th0 细胞向 Th1 细胞分化，IL-4、IL-10 等细胞因子可促进 Th0 细胞向 Th2 细胞分化，TGF−β 和 IL−6 等细胞因子可促进 Th0 细胞向 Th17 细胞分化。Th0 细胞的分化方向决定机体免疫应答的类型，Th1 细胞主要介导细胞免疫应答，Th2 细胞主要介导体液免疫应答，Th17 细胞主要参与组织炎症过程（图 10−6）。

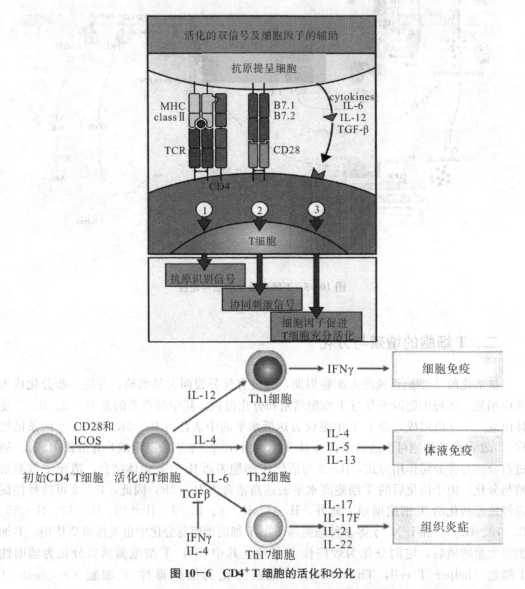

图 10−6 CD4+ T 细胞的活化和分化

部分活化的 CD4+ T 细胞可分化为长寿命的记忆性 T 细胞。这些细胞处于静息状态，一旦受抗原刺激则会快速活化，在再次免疫应答中起重要作用。

（二）CD8+ T 细胞的增殖与分化

CD8+ T 细胞在胸腺内成熟后进入外周淋巴组织，此时的 CD8+ T 细胞不具备杀伤靶细胞的功能，称为 CTL 前体细胞（CTL precursor，CTLp）。CTLp 需经抗原刺激，活化、增殖、分化后才能转变为 CTL，从而发挥特异性杀伤靶细胞的功能。CTLp 的活化同样需要双信号及细胞因子的作用。其活化方式根据是否需要 Th 细胞的辅助可分为直接活化和间接活化。

1. 直接活化

直接活化（Th 细胞非依赖性）主要是由病毒感染的树突状细胞直接激活 CTLp，无需 Th 细胞的辅助。因为这类 APC 不仅表达内源性抗原肽－MHCⅠ复合物，同时还高表达协同刺激分子（如 B7 分子），从而为 CTLp 提供了激活所需的双信号。因此能直接激活 CTLp，使其自分泌 IL－2，高表达 IL－2R，引起自身增殖、分化，最终分化成 CTL（图 10－7）。

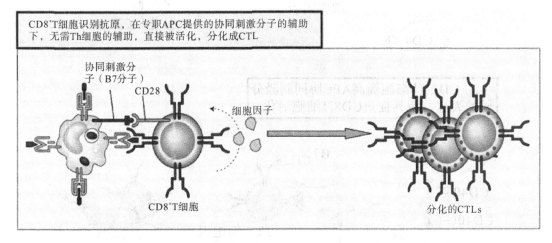

图 10－7　CD8$^+$T 细胞的直接活化

2. 间接活化（Th 细胞依赖性）

病毒感染靶细胞（例如组织细胞）虽然能提呈内源性抗原肽－MHCⅠ复合物给 T 细胞，为 CTLp 的活化提供第一信号，但这类 APC 一般低表达甚至不表达协同刺激分子，无法为 CTLp 的激活提供重要的第二信号，因此无法直接激活 CTLp。在这种情况下，必须有 Th 细胞的辅助才能活化 CTLp。Th 细胞的辅助体现在两个方面。

（1）Th 细胞分泌细胞因子辅助 CTLp 的激活：病毒感染靶细胞或其抗原成分被专职 APC 摄取，通过溶酶体途径提呈给 CD4$^+$T 细胞，使其活化。活化的 CD4$^+$T 细胞分泌 IL－2，通过旁分泌的方式促使 CTLp 细胞增殖、分化为 CTL。

（2）Th 细胞表达 CD40L 辅助 CTLp 的激活：活化的 Th 细胞能高表达 CD40L，与病毒感染靶细胞膜上的 CD40 结合后，可活化病毒感染靶细胞，使其高表达协同刺激分子，为 CTLp 细胞提供活化所需的第二信号，并使之自分泌 IL－2，引起增殖、分化为 CTL。

CD8$^-$T 细胞的间接活化如图 10－8 所示。

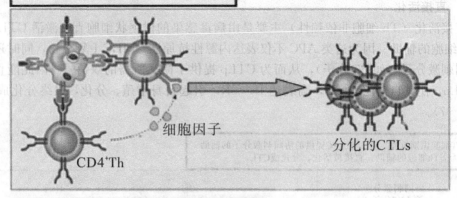

（1）CD4⁺Th细胞分泌细胞因子，促进CD8⁺T细胞增殖、分化

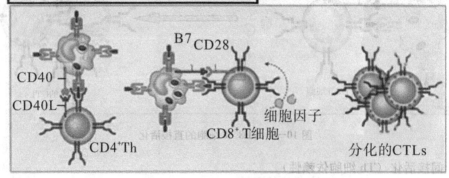

（2）CD4⁺Th细胞提高APC协同刺激分子的表达，使其促进CD8⁺T细胞活化

图 10−8　CD8⁺T 细胞的间接活化

三、活化 T 细胞的转归

　　初始 T 细胞在识别特异性抗原，获得活化所需的信号后，发生活化、增殖与分化。其中一部分分化为记忆性 T 细胞，参与再次免疫应答；另一部分则分化为效应性 T 细胞，发挥细胞免疫效应（参见 T 细胞的免疫效应）。在这之后则通过凋亡的方式被清除，以维持机体内环境的稳定。

（一）记忆性 T 细胞的形成

　　免疫记忆是适应性免疫应答的重要特征之一，表现为免疫系统针对已接触过的抗原能启动更为迅速和有效的免疫应答。原因是体内存在抗原特异性的记忆性细胞（memory cell）。记忆性 T 细胞（memory T cell，Tm）是指对特异性抗原有记忆能力、寿命较长的 T 淋巴细胞。在机体初次遭遇抗原，初始 T 细胞活化的过程中，有部分 T 细胞会分化成 Tm 细胞。当再次遭遇相同的抗原时，该 Tm 细胞可迅速活化、增殖，分化为效应性 T 细胞。当初始 T 细胞分化为 Tm 细胞时，膜上的 CD45RA 转变为 CD45RO。

　　免疫记忆细胞可产生更快、更强、更有效的再次免疫应答，原因是：①Tm 细胞比初始 T 细胞更易被激活,相对较低浓度的抗原即可激活 Tm 细胞;②与初始 T 细胞相比,Tm 细胞的活化对协同刺激信号(如 CD28/B7)的依赖性较低;③Tm 细胞活化后可分泌更多的细胞因子,且自身对细胞因子的敏感性更高。

(二)T 细胞活化后的凋亡

效应性 T 细胞不仅能引起相应的靶细胞发生凋亡,其自身也可通过凋亡的方式被清除。这有利于控制免疫反应的强度,适时终止免疫应答以及维持自身耐受。T 细胞活化后的凋亡途径主要有两种(图 10-9)。①被动细胞死亡(passive cell death):在免疫应答的晚期,抗原和其他生存刺激信号的撤除,导致细胞内线粒体释放细胞色素 C,通过 Caspase 级联反应最终导致细胞凋亡。②活化诱导的细胞凋亡(activation induced cell death,AICD):持续性的抗原刺激可引起活化 T 细胞高表达死亡分子——Fas 配体(Fas ligand,FasL),FasL 与 T 细胞自身表达的 Fas 分子结合,可启动 Caspase 级联反应,引起自身的凋亡。AICD 是重要的负免疫调节机制,与外周免疫耐受的建立有关。

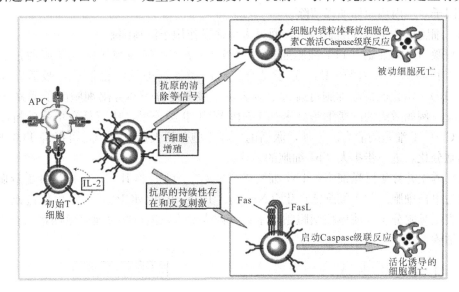

图 10-9 T 细胞活化后的凋亡

第三节 T 细胞的免疫效应

与初始 T 细胞相比,效应性 T 细胞具有多种生物学特征:①能合成和分泌多种效应分子,例如各种细胞因子(IL-2、INF-γ、TNF-α 等)或细胞毒素(穿孔素和颗粒酶);②新表达多种膜分子,例如 CD40L、FasL、CTLA-4 等;③已表达膜分子的改变,例如 CD2 和 LFA-1 表达量增加、CD45RA 转变为 CD45RO 等;④效应性 T 细胞发挥效应时不需要协同刺激信号。

两大类 T 细胞活化后,会分化为不同的效应性 T 细胞。CD4$^+$T 细胞活化后主要分化为 Th1、Th2、Th17 三类效应细胞;CD8$^+$T 细胞主要分化为 CTL。这在机体抗感染、抗肿瘤中发挥重要作用，也与某些免疫损伤的发生密切相关。

一、CD4$^+$T 细胞的免疫效应

（一）Th1 细胞的免疫效应

Th1 细胞可导致淋巴细胞（主要是 T 细胞）和单核吞噬细胞浸润为主的渗出性慢性炎症，称为迟发型超敏反应（delayed type hypersensitivity，DTH）。因此 Th1 细胞又称为迟发型超敏反应性 T 细胞（T$_{DTH}$）。Th1 细胞主要通过合成、分泌大量细胞因子（IL-2、TNFα、LT、INF-γ、GM-SCF 和 IL-3 等），以及细胞膜上表达 CD40L 等方式，激活巨噬细胞、CD8$^+$T、B 细胞和中性粒细胞等发挥作用。

1. Th1 细胞对巨噬细胞的作用

Th1 细胞在宿主抗胞内病原体感染中发挥重要作用，能通过活化巨噬细胞及释放多种细胞因子对胞内病原体加以清除。

Th1 细胞可产生多种细胞因子，通过多种途径作用于巨噬细胞

（1）激活巨噬细胞：Th1 细胞通过产生 IFN-γ 等巨噬细胞活化因子或通过表达的 CD40L 与巨噬细胞表面的 CD40 分子结合，向巨噬细胞提供活化信号，激活巨噬细胞（图 10-10）。活化的巨噬细胞可通过上调表达一些免疫分子和分泌细胞因子增强 Th1 细胞的效应。例如激活的巨噬细胞高表达 B7 和 MHCⅡ类分子，从而具有更强的抗原提呈和激活 CD4$^+$T 细胞的能力。另外，激活的巨噬细胞分泌大量 IL-12，可促进 Th0 细胞向 Th1 细胞分化，进一步扩大 Th1 细胞的效应。

（2）诱生并募集巨噬细胞：Th1 细胞能产生 GM-CSF 和 IL-13，促进骨髓造血干细胞分化为单核细胞。Th1 细胞能产生 TNF-α、TNF-β 和 MCP-1 等，可促进血管内皮细胞高表达黏附分子，使单核细胞黏附于血管内皮细胞，进而穿过血管壁而进入组织，成为巨噬细胞。

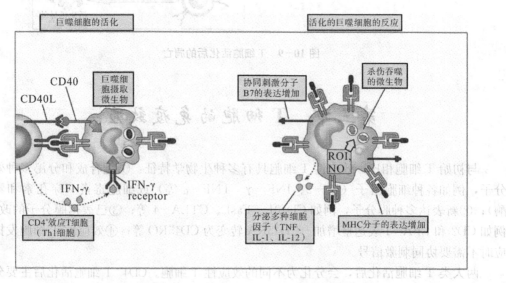

图 10-10 CD4$^+$Th1 细胞激活巨噬细胞

2. Th1 细胞对淋巴细胞的作用

Th1 细胞能产生 IL-2 等细胞因子，促进 Th1 细胞、Th2 细胞、CTL 和 NK 细胞等的活化和增殖，从而放大免疫效应。另外，Th1 细胞能分泌 IFN-γ，促进 B 细胞产生具有调理作用的抗体（如 IgG），从而进一步增强巨噬细胞对病原体的吞噬作用(图 10-11)。

3. Th1 细胞对中性粒细胞的作用

Th1 细胞能产生淋巴毒素和 TNF-α，活化中性粒细胞，促进其杀伤病原体（图 10-11）。

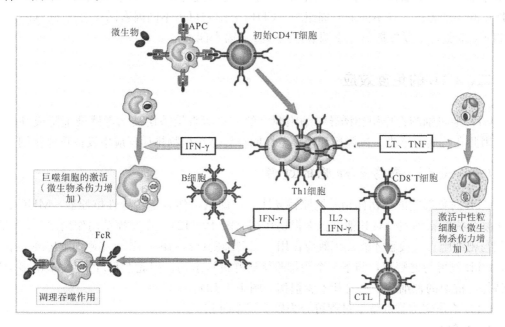

图 10-11　CD4⁺Th1 细胞的免疫效应

（二）Th2 细胞的免疫效应

Th2 细胞能通过分泌 IL-4、IL-5、IL-10 等多种细胞因子和表达 CD40L 分子，协助 B 细胞介导的体液免疫应答的发生。Th2 细胞也能通过分泌 IL-4、IL-10 等细胞因子，激活肥大细胞、嗜碱性粒细胞和嗜酸性粒细胞，参与超敏反应的发生和抗寄生虫感染。

（三）Th17 细胞的免疫效应

小鼠 Th17 细胞由初始 CD4⁺T 细胞在 TGF-β 和 IL-6 等细胞因子的诱导下分化而来。人 Th17 细胞则由 IL-1β 和 IL-6 共同诱导而来。Th17 细胞能分泌 IL-17，刺激上皮细胞、内皮细胞、成纤维细胞和巨噬细胞等分泌多种细胞因子，发挥不同效应。①分泌 IL-8、MCP-1 等趋化因子，趋化和募集中性粒细胞和单核细胞；②分泌 G-CSF 和 GM-CSF 等集落刺激因子，活化中性粒细胞和单核细胞，并能刺激骨髓造血干细胞产生更多髓样细胞；③分泌 IL-1β、IL-6、TNF-α 和 PGE2 等细胞因子，诱导局部炎症反应。因此 Th17 细胞参与了炎症反应、感染性疾病以及自身免疫性疾病的发生。另外，

IL-17能刺激上皮细胞、角朊细胞分泌防御素等抗菌物质，以及募集和活化中性粒细胞等，显示其在固有免疫中发挥重要作用。

此外，初始$CD4^+$ T细胞还可分化成Th3细胞、Th9细胞、Th22细胞等一系列Th细胞和诱导调节性T细胞（induced regulatory T cell, iTreg）等不同的功能亚群。Th3细胞通常在口服耐受和黏膜免疫中发挥作用；Th9细胞由Th2细胞在TGF-β和IL-4的作用下重新塑性而成，其生物学功能尚不完全清楚，可能具有免疫抑制功能；Th22细胞则主要分布在皮肤的表皮层，产生与组织修复和重构相关的分子，可能成为未来治疗慢性感染性皮肤病的靶点。在不同的外周组织，$CD4^+$ T细胞可由不同因素诱导表达FOXP3，成为iTreg细胞，主要发挥负免疫调节作用（参见第十四章）。

二、CTL的免疫效应

CTL通过细胞毒作用和诱导靶细胞凋亡的方式能直接杀伤被病毒感染细胞或肿瘤细胞，因此在抗病毒感染、抗肿瘤和诱导急性同种异型移植物排斥反应中发挥重要作用。

（一）CTL杀伤靶细胞的过程

CTL对靶细胞的杀伤作用是抗原特异性的，即只杀伤表达特异性抗原肽-MHC I类分子复合物的靶细胞，对其他细胞无损伤作用（图10-12）。在发挥杀伤作用之前，CTL必须与靶细胞直接接触才能发挥效应作用。当靶细胞被溶解时，甚至在靶细胞出现溶解之前，CTL就可与之解离，与下一个靶细胞接触并进行杀伤。因此CTL可连续杀伤多个带有特异性抗原的靶细胞，自身却不受损伤（图10-13）。

CTL杀伤靶细胞的整个过程可分为以下三个时相。

1. 接触相

接触相即CTL与靶细胞的结合阶段。$CD8^+$ T细胞在外周淋巴组织内增殖、分化为CTL，在趋化因子的作用下离开淋巴组织向感染灶或肿瘤部位聚集。CTL高表达黏附分子LFA-1、CD2等，可与表达相应受体（ICAM-1、LFA3等）的靶细胞直接接触，介导CTL与靶细胞之间低亲合力、不稳定的结合。此时如果CTL膜上的TCR能特异性地识别靶细胞膜上的抗原肽-MHC I类分子复合物，转导的活化信号就能增强CTL与靶细胞上黏附分子对的结合力，使CTL与靶细胞之间发生高亲合力、稳定的结合，形成一个紧密、狭小的接触空间，便于CTL即将分泌的具有细胞毒作用的分子集中作用于此接触空间，选择性攻击靶细胞而不伤害邻近正常细胞。

2. 分泌相

分泌相即CTL极化阶段。TCR与抗原肽-MHC I类分子复合物的特异性结合以及黏附分子对的相互作用，导致CTL的胞质内亚显微结构重新排列，即细胞骨架系统、高尔基复合体及胞浆颗粒等向CTL-靶细胞结合部位分布排列，通过颗粒胞吐（granule exocytosis）使胞浆内的颗粒朝向CTL-靶细胞间的狭小接触空间释放，保证CTL的效应具有抗原特异性。

3. 裂解相

裂解相即致死性攻击阶段。由于效应分子的作用，靶细胞膜上出现大量小孔，效应分子、水分子及 Ca^{2+} 等通过小孔进入细胞浆，导致靶细胞肿胀坏死或靶细胞出现凋亡。

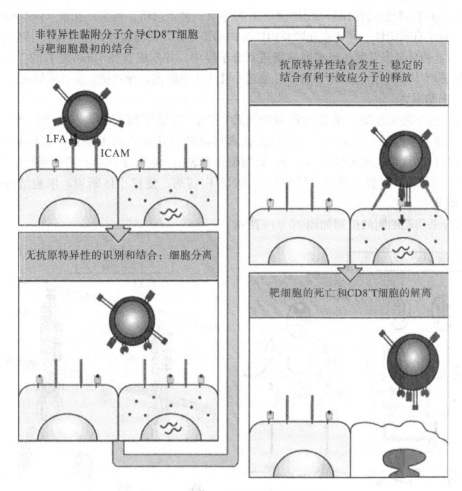

图 10-12　CTL 对靶细胞的杀伤作用

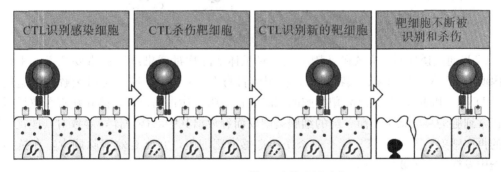

图 10-13　CTL 对靶细胞的连续杀伤

（二）CTL 杀伤靶细胞的机制

CTL 通过细胞裂解（cytolysis）和细胞凋亡（apoptosis）两种机制杀伤靶细胞。

1. 细胞裂解

CTL 通过颗粒胞吐作用释放出的胞浆颗粒中有一种蛋白质，称为穿孔素（perforin），与补体 C9 分子有同源性。穿孔素在颗粒内以单体形式存在，当与胞外高浓度 Ca^{2+} 接触后即发生聚合。这种聚合多发生在靶细胞的脂质双分子层中，并形成直径 10nm 左右的空心管道，在靶细胞膜上构筑小孔。水分子及 Ca^{2+} 通过小孔进入细胞内，导致靶细胞肿胀坏死。

2. 细胞凋亡

CTL 诱导靶细胞凋亡主要通过两种途径：①CTL 胞浆颗粒中含有一类丝氨酸蛋白酶，称为颗粒酶（granzyme），可通过穿孔素形成的小孔进入靶细胞内，诱导靶细胞凋亡。②CTL 活化后表达大量 FasL。FasL 与靶细胞表面 Fas 分子结合，产生凋亡信号，通过一系列信号转导过程，最终激活内源性 DNA 内切酶，使核小体断裂，细胞结构破坏，导致细胞死亡。

CTL 杀伤靶细胞的机制如图 10—14 所示。

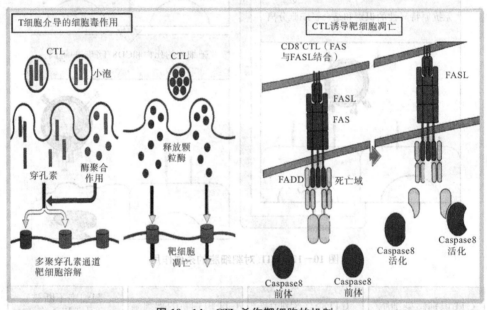

图 10—14 CTL 杀伤靶细胞的机制

CTL 通过诱导凋亡方式破坏靶细胞，对机体清除病毒感染细胞有重要意义。靶细胞的内源性 DNA 内切酶无种属特异性，在裂解自身 DNA 分子的同时也可裂解靶细胞内的病毒 DNA。因此在 CTL 杀死靶细胞的同时，也能阻止病毒的复制，防止病毒释放后对邻近正常细胞的再次感染。而单纯的细胞裂解反而释放出其中的病原体，导致对其他正常细胞的再次感染。因此，CTL 能有效杀伤病毒感染靶细胞，并能有效清除病毒，在抗病毒感染中发挥非常重要的作用。

（郑静　胡丽娟）

第十一章 体液免疫

成熟初始 B 细胞在外周淋巴组织接受特异性抗原刺激后，活化、增殖、分化为浆细胞，合成并分泌抗体，通过抗体分子发挥清除抗原的作用。由于 B 细胞应答的效应分子抗体存在于体液中，故将此类应答称为体液免疫（humoral immunity）。

与细胞免疫主要针对胞内寄生的病原微生物不同，体液免疫主要在胞外发挥作用，清除、破坏胞外增殖的病原微生物（如大多数的细菌）及其代谢产生的毒素类物质，以及存在于体液中的其他抗原类物质。

诱导体液免疫的抗原可分为 TD 抗原和 TI 抗原两种。前者通常为蛋白质类抗原，在活化 B 细胞的过程中需要 Th 细胞的辅助，称为胸腺依赖性抗原（thymus dependent antigen，TD antigen）；后者通常为非蛋白质类抗原，如多糖或者脂类抗原，在激活 B 细胞的过程中往往不需要 Th 细胞的辅助，称为胸腺非依赖性抗原（thymus independent antigen，TI antigen）。这两种抗原在介导体液免疫应答的过程中存在较大的差异，因此分别进行介绍。

第一节 B 细胞对 TD 抗原的免疫应答

TD 抗原活化 B 细胞的过程中需要 Th 细胞的辅助，其引发的体液免疫应答的过程可以分为三个阶段。①识别阶段：包括 T、B 细胞对抗原的识别，B 细胞通过 BCR 识别天然完整的抗原分子，而 T 细胞则通过 TCR 识别由抗原提呈细胞（DC 等）提呈的抗原肽－MHC 分子复合物。②活化、增殖、分化阶段：包括 Th 细胞与 B 细胞之间的相互作用，生发中心的形成，B 细胞在生发中心内发生的类别转换、亲和力成熟及浆细胞、记忆性 B 细胞的形成。③效应阶段：浆细胞合成分泌抗体分子，并由抗体分子介导一系列体液免疫的效应。

一、B 细胞对 TD 抗原的识别

（一）B 细胞活化的第一信号

体内大多数成熟初始 B 细胞是滤泡 B 细胞，也称循环 B 细胞。这些 B 细胞在血液中循环，并不断从某个外周淋巴组织移行到下一个外周淋巴组织以增加捕获抗原的概率。滤

泡 B 细胞捕获 TD 抗原的位置是在外周淋巴组织（脾、淋巴结、黏膜相关淋巴组织）的 B 细胞区即外周淋巴组织的滤泡中，大多数的抗原通过淋巴引流或被其他细胞（巨噬细胞、DC 等）捕获后输送到外周淋巴组织的滤泡部位，被滤泡 B 细胞膜上的抗原受体 BCR 识别。初始 B 细胞表达膜型免疫球蛋白 mIgM 和 mIgD，与 Igα、Igβ 分子组成 BCR 复合物。BCR 识别完整的、游离状态的抗原分子表面的 B 细胞决定基，通过 Igα、Igβ 分子向胞内传入第一活化信号。B 细胞表面的辅助受体复合物 CD19/CD21/CD81，通过其补体受体 CD21（CR2）分子与抗原或抗原抗体复合物上结合的补体片段 C3d 结合，从而与 BCR 发生交联，再通过 CD19 分子传入活化信号，可促进 B 细胞的活化（图 9-17）。

B 细胞的 BCR 识别完整的抗原分子后，作为抗原提呈细胞可通过受体介导的内吞作用将抗原摄入，并经过外源性抗原提呈途径将抗原肽与 MHC Ⅱ类分子结合，以抗原肽-MHC Ⅱ类分子复合物的形式表达在 B 细胞的表面。此处与 MHC Ⅱ类分子结合的抗原肽即为抗原的 T 细胞决定基。

初始 B 细胞识别抗原获得第一信号后初步活化，但还不能进一步增殖和分化。B 细胞初步活化后：① B 细胞生存期延长；② B7 分子表达增加，并与抗原肽-MHC Ⅱ类分子复合物一起，为 CD4+ Th 细胞的活化提供双信号，诱导 CD4+ Th 细胞转变成滤泡辅助 T 细胞（follicular helper T cell，Tfh）；③细胞因子受体表达增加（IL-4R、BAFF-R 等）；④趋化因子受体 CXCR5 表达下调，而 CCR7 表达上调（图 11-1）。

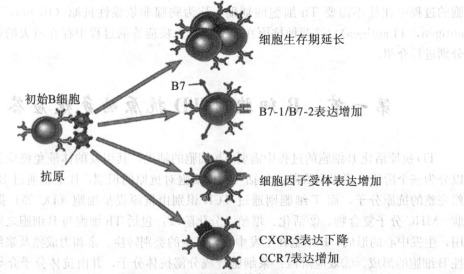

图 11-1 B 细胞活化后的表现

初始 B 细胞的完全活化，除了通过 BCR 识别抗原获得的第一活化信号，还需要与 CD4+ Th 细胞相互作用获得第二活化信号。

（二）B 细胞活化的第二信号

滤泡 B 细胞在外周淋巴组织的 B 细胞区（滤泡内）捕获抗原并通过 BCR 识别抗原，获得第一活化信号。与此同时，相同的抗原可被 DC 摄取，DC 摄取抗原后迁移至外周免疫器官或组织的 T 细胞区（如淋巴结的副皮质区），经过外源性抗原提呈途径将抗原肽－MHCⅡ类分子复合物表达在细胞膜上，提呈给初始 CD4⁺Th 细胞，为初始 T 细胞活化提供第一活化信号。DC 上表达的 B7 分子与初始 T 细胞表达的 CD28 分子作用，为初始 T 细胞提供第二活化信号。在双信号的作用下，CD4⁺Th 细胞活化（参见第八章和第十章）。活化的 CD4⁺Th 细胞开始表达 CD40L 分子并分泌多种细胞因子，具备了为 B 细胞活化提供第二信号的能力。其细胞膜表面的趋化因子受体的表达也发生改变，CCR7 表达下调而 CXCR5 表达上调。

CD4⁻Th 细胞对 B 细胞的辅助作用依赖于 Th 细胞与 B 细胞的直接接触。能够特异性识别同一种抗原相应决定基的 T、B 淋巴细胞，通常只占 T、B 淋巴细胞总数的 1/10 万～1/万。此外，初始 Th 细胞与 B 细胞分布在外周淋巴组织的不同区域，活化后 T、B 淋巴细胞需要各自向特定的方向移动才会相遇，活化的 T、B 细胞表面的趋化因子受体表达的变化，在这一过程中起到了关键的作用。

初始 T 细胞表达 CCR7 而初始 B 细胞则表达 CXCR5，在各自趋化因子的作用下，初始 T、B 淋巴细胞分别向外周淋巴组织的 T 细胞区及 B 细胞区移动并定居在各自的区域。当 T、B 细胞活化后（B 细胞接受第一信号初步活化），T 细胞膜上的 CCR7 表达减少而 CXCR5 表达增加，B 细胞则出现相反的变化，这样就导致了活化的 CD4⁺Th 细胞从 T 细胞区向淋巴滤泡方向移动，而初步活化的 B 细胞则从淋巴滤泡中移出，向 T 细胞区移动，识别同一抗原不同决定基的 T、B 淋巴细胞就可以在滤泡外的边缘区域相遇了。

活化后 T、B 细胞的相对迁移如图 11－2 所示。

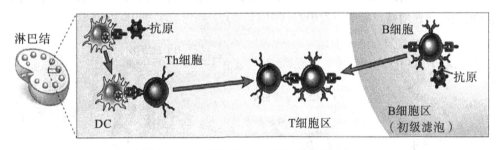

图 11－2　活化后 T、B 细胞的相对迁移

相对迁移的活化 CD4⁺Th 细胞与初步活化的 B 细胞在 T 细胞区与滤泡的交界处相遇，Th 细胞通过 TCR 识别 B 细胞表面的抗原肽－MHCⅡ类分子后，活化 CD4⁺Th 细胞膜上表达的 CD40L 分子与 B 细胞表面组成性表达的 CD40 分子相互作用，为 B 细胞的活化提供了第二信号。在双信号以及 Th 细胞提供的细胞因子的作用下，B 细胞活化、增殖、分化成浆细胞，合成并分泌抗体。同时，B 细胞在与 CD4⁺Th 细胞的相互作用中也通过为后者提供双信号，进一步活化 CD4⁺Th 细胞，并在其转化为 Tfh 细胞的过程中发挥重要的作用。

二、B 细胞的增殖与分化

（一）B 细胞在滤泡外形成增殖灶

B 细胞在滤泡外与 CD4⁺Th 细胞相互作用后，B 细胞开始增殖。B 细胞的早期增殖在滤泡外形成小的增殖灶，每个滤泡外增殖灶可以形成 100~200 个浆细胞。这些浆细胞生存期较短，通常只有 3 天左右，一般也不会迁移到远端的位置如骨髓中。这些短寿命的浆细胞分泌的低亲和力抗体只进行有限的类别转换，分泌抗体的量也很低，虽然少部分抗体能够进入循环发挥一定的抗感染作用，但更主要的作用还是进入滤泡，在滤泡中形成抗原抗体复合物，并被滤泡树突状细胞（FDCs）捕获，从而诱导滤泡树突状细胞分泌趋化因子，趋化滤泡外增殖灶中活化的 T、B 细胞重新返回淋巴滤泡。滤泡外增殖灶为滤泡内的生发中心的形成提供了必要的条件。

（二）B 细胞在生发中心的增殖与分化

B 细胞形成滤泡外增殖灶发生于免疫应答较早期。在抗原暴露后的 4~7 天，一些活化的 CD4+ Th 细胞在与 B 细胞作用的过程中，其 CXCR5 表达进一步增高，在 FDCs 分泌的趋化因子的作用下进入淋巴滤泡，这些细胞被称为滤泡辅助 T 细胞（Tfh）。被 DC 活化的 CD4+ Th 细胞，在为 B 细胞提供第二信号、辅助 B 细胞活化的过程中，同时也接受 B 细胞提供的双信号作用，这是 CD4+ Th 细胞进一步转变成 Tfh 细胞所必需的。T 细胞与 B 细胞在滤泡外相互作用的过程就是这两种细胞相互活化的过程。Tfh 是生发中心内主要的 CD4+ T 细胞，在生发中心的形成过程中发挥重要作用。Tfh 表达 ICOS（inducible costimulator，ICOS）、IL-21 及转录因子 Bcl-6，对 B 细胞在生发中心内发生的亲和力成熟及向浆母细胞分化有重要作用。与此同时，少量活化的 B 细胞（通常只有一到两个 B 细胞）返回淋巴滤泡，在滤泡内快速增殖，形成生发中心（图 11-3）。

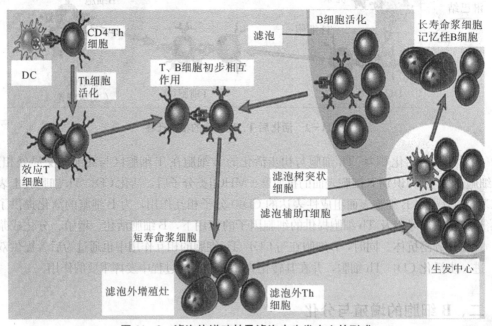

图 11-3　滤泡外增殖灶及滤泡内生发中心的形成

生发中心内发生快速分裂的 B 细胞，也称中心母细胞（centroblast）。它们形成生发中心的暗区（dark zone），中心母细胞每 6~12 小时分裂一次，5 天之内，一个 B 细胞就能产生大约 5000 个子代细胞。这些子代细胞形态上属于小细胞，被称为中心细胞

(centrocyte)。中心细胞形成亮区（light zone），亮区中除了中心细胞外，还分布有 FDCs 及 Tfh。中心细胞在生发中心的亮区经历类别转换、亲和力成熟，最终转变成长寿命抗体形成细胞（浆细胞）或记忆性 B 细胞（图 11-4）。

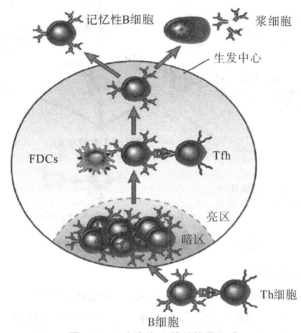

图 11-4 生发中心的结构及细胞

1. 体细胞高频突变及亲和力选择

生发中心母细胞每次分裂，其免疫球蛋白基因大约每 1000bp 中就有一个发生突变，其频率大约是哺乳动物其他基因自发突变频率的数千倍，发生突变的区域主要分布于编码 IgV 高变区的基因片段，故称 IgV 基因的体细胞高频突变（somatic hypermutation）。根据推算，每次分裂所产生的子代细胞中平均可能会出现一个碱基的突变，突变的累积可导致最后的子代 B 细胞的基因序列中 5％的核酸序列发生改变，转录翻译成蛋白后，就可能导致大约 10 个氨基酸的替代。由此导致子代 B 细胞的 BCR 与抗原结合的亲和力改变。

经历 IgV 基因高频突变的子代 B 细胞（中心细胞）经过选择，只有那些表达高亲和力的细胞才能存活下来，最终成为抗体分泌浆细胞或者记忆性 B 细胞。

生发中心内的 FDCs 和 Tfh 参与了对 B 细胞的亲和力选择。FDCs 是滤泡内特有的一种树突状细胞，它不能摄取抗原，也不加工处理抗原。但它可以将完整的抗原分子或抗原抗体复合物结合在细胞表面，B 细胞可以通过 BCR 去识别 FDCs 表面结合的完整抗原分子。表达高亲和力受体的 B 细胞可以优先与 FDCs 表面的抗原结合，抗原识别的本身就可以诱导 B 细胞表达抗凋亡蛋白。B 细胞识别、提呈抗原后，Tfh 的 TCR 识别 B 细胞表面提呈的抗原，再通过 CD40L-CD40 的作用，为 B 细胞提供生存信号，B 细胞存活下来。而不能竞争结合 FDCs 上抗原的 B 细胞则发生凋亡（图 11-5）。

随着免疫应答的进行，抗原被不断清除，FDCs 上结合的抗原越来越少，只有表达更高亲和力 BCR 的 B 细胞才能在竞争中存活下来。亲和力选择使产生的抗体随着免疫应答的进行，其特异性越来越高，对抗原的中和及清除作用也越来越强。

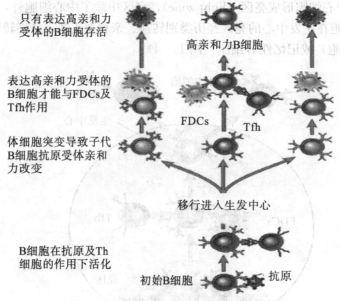

只有表达高亲和力受体的B细胞存活

高亲和力B细胞

表达高亲和力受体的B细胞才能与FDCs及Tfh作用

FDCs   Tfh

体细胞突变导致子代B细胞抗原受体亲和力改变

移行进入生发中心

B细胞在抗原及Th细胞的作用下活化

初始B细胞   抗原

图 11-5 体细胞高频突变及亲和力成熟

2. 免疫球蛋白类别转换

经历了亲和力选择的中心细胞，可进一步发生 Ig 重链的类别转换，从表达 μ、δ 链转变为表达 γ、ε、α 链。这种转换发生在基因水平，编码可变区的基因不变，而编码 C 区的基因发生了变化，所以转换后的 Ig 与抗原结合的特异性没有变化，而重链的类型发生了改变。这一过程被称为免疫球蛋白的类别转换（isotype switch）。

Tfh 通过分泌细胞因子以及 CD40L-CD40 的相互作用，调控 B 细胞的类别转换。如在小鼠中 IFN-γ 可诱导 IgG2a 和 IgG3 亚类生成，TGF-β 可诱导 IgA 生成，而 IL-4 可诱导 IgE 的生成。如果将 CD40L 或 CD40 分子基因敲除那就只能产生 IgM，说明 CD40L-CD40 的相互作用是 Ig 类别转换所必需的（图 11-6）。

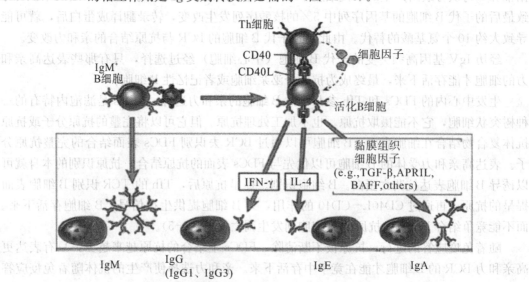

Th细胞

CD40
CD40L   细胞因子

IgM⁺
B细胞

活化B细胞

黏膜组织
细胞因子
(e.g.,TGF-β,APRIL,
BAFF,others)

IFN-γ   IL-4

IgM   IgG
(IgG1、IgG3)   IgE   IgA

图 11-6 免疫球蛋白类别转换

3. 浆细胞与记忆性 B 细胞的形成

在生发中心经历了亲和力选择及类别转换而存活下来的 B 细胞，大部分分化为浆细胞。这些抗体分泌细胞小部分分布到脾或淋巴结的髓索，大部分迁移到骨髓，在骨髓部位持续合成、分泌抗体，成为长时间提供高亲和力抗体的来源。而另外一些 B 细胞则分化为记忆性 B 细胞，重新恢复到静息状态。当再次遇到同一抗原时，可迅速活化、增殖和分化，短期内产生大量高亲和力的特异性抗体。

三、抗体的免疫效应

（一）抗感染作用

特异性抗体可以通过以下机制发挥免疫防御作用。①通过与病毒、毒素的直接结合起到中和病毒或毒素的作用，阻断病毒或毒素对宿主靶细胞的侵袭；②抑制某些细菌对靶细胞的黏附，阻止细菌感染；③发挥调理作用，促进吞噬细胞吞噬杀伤病原体或被病原体感染的细胞；④通过 ADCC，杀伤被病原体感染的自身细胞；⑤激活补体，直接或间接杀伤某些病原体或被病原体感染的细胞。

（二）抗肿瘤作用

特异性抗体可通过 ADCC、调理作用及活化补体等方式杀伤体内的肿瘤细胞，达到抗肿瘤的目的。

（三）保护胎儿和新生儿

母体内的 IgG 可通过胎盘进入胎儿体内，SIgA 可通过母乳进入新生儿和婴儿体内，为其提供免疫保护，防止感染。

（四）介导超敏反应

IgE 介导 I 型超敏反应，参与某些自身免疫性疾病的致病机制。

第二节　B 细胞对 TI 抗原的免疫应答

某些抗原（通常为非蛋白类的抗原如多糖、糖脂或核酸类抗原）能直接刺激 B1 细胞或边缘区 B 细胞产生抗体，无需 Th 细胞的辅助，这类抗原称为胸腺非依赖抗原（TI 抗原）。TI 抗原可分为 TI-1 和 TI-2 两类，它们激活 B 细胞的机制不同。

TI 抗原诱导 B 细胞活化的过程中没有 Th 细胞的参与，产生的抗体多以 IgM 类抗体为主，没有抗体亲和力成熟的现象。但也发现一些 TI 抗原在诱导体液免疫的过程中可诱导类别转换。

TI-1 抗原与 TI-2 抗原如图 11-7 所示。

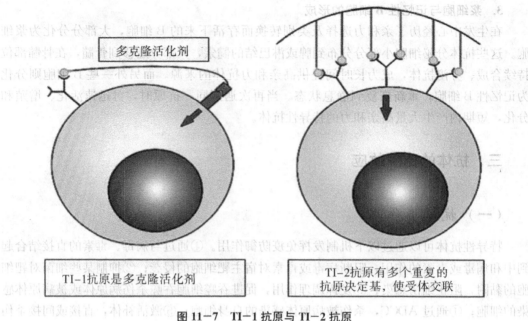

TI-1抗原是多克隆活化剂

TI-2抗原有多个重复的抗原决定基，使受体交联

图 11-7　TI-1 抗原与 TI-2 抗原

一、B 细胞对 TI-1 抗原的免疫应答

TI-1 抗原常被称为 B 细胞有丝分裂原，如细菌的脂多糖。在高浓度时它是 B 细胞的多克隆活化剂，可激活多个 B 细胞克隆，产生非特异性的抗体。在低浓度时，其抗原决定基与 B 细胞的 BCR 结合，为 B 细胞活化提供第一信号，而其有丝分裂原结构与 B 细胞的有丝分裂原受体结合，提供第二信号。B 细胞活化、分化转变成浆细胞后分泌特异性抗体。

二、B 细胞对 TI-2 抗原的免疫应答

TI-2 抗原的结构特点是具有多个重复出现的呈线性排列的抗原决定基，如肺炎链球菌的荚膜多糖。这种抗原能与多个 BCR 分子结合，使 BCR 交联而活化 B 细胞。

第三节　体液免疫应答的一般规律

抗体产生的一般规律是指抗体产生随时间的变化而变化的规律。在抗原的诱导下，B 细胞活化、增殖、分化为浆细胞，合成并分泌抗体。抗体浓度随时间变化的过程可分为潜伏期、对数增长期、平台期和下降期四个阶段。机体初次接触抗原和再次接触该抗原时这四个阶段的特点并不相同，由此将其分别称为初次应答和再次应答。

再次应答与初次应答之所以表现不同，是因为在初次应答过程中产生了记忆性 T、B 淋巴细胞，记忆性 T、B 淋巴细胞可以在体内较长期地生存。当其再次遇到相同的抗原刺激

后，可以发生更加快速的应答，产生亲和力更高、针对性更强、作用时间更久的抗体分子。

初次应答与再次应答的特点如图 11-8 所示。

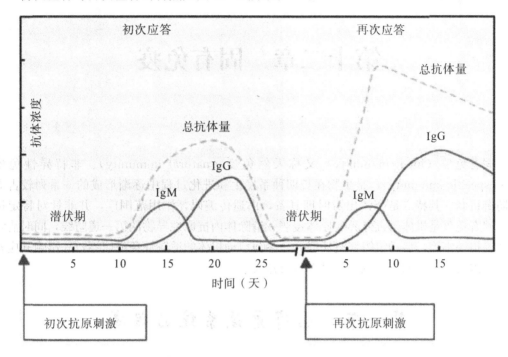

图 11-8　初次应答与再次应答的特点

一、初次应答

抗原第一次进入机体，刺激机体产生的免疫应答称为初次应答（primary response）。在初次应答中，抗原进入机体后，要经过 1~2 周的潜伏期，才在血液中出现抗体。它的特点就是潜伏期长，平台期抗体的效价低，抗体的类型以 IgM 为主，稍后才出现 IgG 或 IgA，抗体维持时间短，亲和力及特异性较低。

二、再次应答

相同的抗原再次进入机体，引起机体的免疫应答称为再次应答（secondary response）。再次应答的特点与初次应答有很大的差异，其潜伏期短（2~3 天），抗体浓度上升迅速，到达平台期的抗体浓度高，平台期维持时间久，抗体以 IgG 为主，其亲和力高、特异性强。

（黎光）

第十二章 固有免疫

固有免疫（innateimmunity）又称天然免疫（natural immunity）、非特异性免疫（non-specific immunity），是生物在长期种系发生和进化过程中逐渐形成的一系列较古老的防御机制。其特点是个体出身时即具备，由遗传编码，作用范围广，并非针对特定抗原。固有免疫是机体抵抗外界病原体侵袭、清除体内抗原性异物的第一道防线，同时清除机体受损的细胞，启动组织修复功能，还参与启动机体的适应性免疫应答，并影响其应答方式，因而在机体的防御机制中具有重要意义。

第一节 固有免疫系统的组成

在遭受微生物侵害之前，固有免疫机制就已经存在，一般在适应性免疫应答发生之前就被微生物迅速活化，防止机体受到感染。执行这种功能的是固有免疫系统（innate immunity system），包括屏障结构、固有免疫分子和固有免疫细胞。

一、屏障结构

固有免疫屏障（innate immunological barrier）是生物体在长期进化过程中形成的一种重要的保护机制，主要包括物理屏障、化学屏障、生物屏障和局部屏障。

屏障结构及其保护机制举例见表 12-1。

表 12-1　屏障结构及其保护机制举例

屏障结构	皮肤	胃肠	肺	眼/鼻/口腔
物理屏障	上皮细胞紧密连接			
	纵向的气体或液体流动		黏膜纤毛运动，咳嗽喷嚏等	泪水/鼻纤毛
化学屏障	脂肪酸	低 pH	肺部表面活性蛋白	泪水、唾液中的酶（溶菌酶等）
		酶（胃蛋白酶等）		
	抗菌肽			
生物屏障	正常菌群			

（一）物理屏障

健康完整的皮肤和黏膜将机体的组织和器官封闭起来，构成阻止微生物向体内入侵的第一道防线。体表上皮细胞的脱落或更新，可清除大量黏附于其上的细菌。呼吸道黏膜的纤毛不停地向上摆动可将细菌经咽喉排出。当烧伤、发生湿疹或皮肤损伤时，易发生感染，表明完整皮肤具有一定抵抗感染的能力。冬春之际气候寒冷干燥，易患流感，由于支气管黏膜受到损伤，因而容易发生继发感染，表明健康完好的黏膜也有抗感染能力。眼、口、支气管、泌尿道等部位的黏膜，经常有泪液、唾液、支气管分泌物或尿液冲洗，可排除外来的微生物。当分泌或排泄功能障碍或受阻时，细菌增多易造成局部感染。例如，患Sjogren 综合征（干燥角膜结膜炎综合征）时，泪腺和唾液腺明显减少，眼和口腔可发生严重的感染。再如，前列腺肥大或妊娠妨碍顺利排尿时，泌尿系统感染的机会增多。

（二）化学屏障

皮肤和黏膜的分泌液中含有多种杀菌和抑菌物质。皮脂腺分泌的脂肪酸、汗液中的乳酸均有一定程度的杀菌作用。胃酸能杀灭吞入胃中的多种细菌，因而胃液缺乏时可增加对肠道致病菌的易感性。阴道上皮细胞中的糖原被乳酸杆菌酵解，使阴道呈酸性，能有效地防止酵母菌类、厌氧菌和革兰阳性菌的定居繁殖。

（三）生物屏障

上呼吸道、消化道和泌尿生殖道的黏膜上寄生有众多的正常菌群。它们可阻止或限制其他外来微生物的定居和繁殖，以生物拮抗作用保护机体。临床上长期大量使用广谱抗生素，可导致正常菌群失调而发生菌群失调症。当内分泌异常、应用免疫抑制剂、X 线照射、手术或外伤使机体免疫力能下降时，平时对机体无致病性的正常菌群或外源性微生物可造成感染，称为机会性感染（opportunistic infection），也是常并发于获得性免疫缺陷综合征（AIDS）的致命性感染。

（四）局部屏障

局部屏障是器官、组织内血液与组织细胞之间进行物质交换时所经过的多层屏障性结构，根据所在器官部位可分类如下。

（1）血-脑屏障：介于血液与脑组织之间，由软脑膜、脉络丛的脑毛细血管壁和壁外的星状胶质细胞构成，能阻挡血液中的病原微生物及其毒性产物进入脑组织及脑室，从而保护中枢神经系统免受侵害。婴幼儿血-脑屏障尚未发育完善，故易发生中枢神经系统感染。

（2）血-胎屏障：又称胎盘膜或胎盘屏障，是胎儿血和母体血在胎盘内进行物质交换所通过的结构。由母体子宫内膜的基蜕膜和胎儿的绒毛膜滋养层细胞共同构成。正常情况下可防止母体中的病原微生物及其有害产物进入胎儿。妊娠早期，血-胎屏障发育尚不完善，若母体发生某些病毒感染，病毒有可能通过胎盘侵犯胎儿，易造成畸形、流产或死胎。

（3）其他局部屏障：①血-胸腺屏障，位于胸腺组织中，维持胸腺内环境的稳定。②气-血屏障（又称呼吸膜），位于肺泡中，其功能是使肺泡中的氧气与毛细血管血液内的二氧化碳顺利完成交换，并有防御病菌入侵的作用。③血-尿屏障（又称滤过膜），是肾小球滤过功能的结构基础。④血-睾屏障，位于睾丸曲细精管生精上皮内，阻挡血浆和淋巴液中的某些有害物质的入侵，使精子在成熟过程中免受伤害；同时，血-睾屏障又是一道免疫屏障，它阻止精母细胞、精子细胞和精子的隐蔽抗原同个体免疫系统相接触，从而不发生自身免疫反应。

综上所述，外源病菌或异物入侵人体必须越过各种各样的屏障。当屏障结构由于某些原因受损时，人体受到病原微生物侵害的可能性将大大增加。

二、固有免疫分子

参与固有免疫的分子（innate immunity molecules）主要包括补体系统、细胞因子、抗菌肽、抗菌酶、急性期蛋白以及天然抗体等。

（一）补体系统

补体系统（complement system）是存在于正常人和动物血清与组织液中的一组经活化后具有酶活性的蛋白质。补体可通过甘露糖结合凝集素途径、旁路途径或与抗原-抗体复合物结合而激活，产生一系列级联反应，通过形成攻膜复合物（MAC）最终发挥溶菌作用，并通过激活过程中产生的多种生物活性物质，发挥趋化、调理、免疫黏附等一系列生物学效应。同时，也可介导炎症反应，导致组织损伤，参与某些超敏反应性疾病和自身免疫性疾病的发生（参见第四章）。

（二）细胞因子

细胞因子是由机体受多种刺激后由白细胞或其他多种细胞分泌的小分子蛋白或糖蛋白，通过与其受体结合，发挥一系列生物学效应，对固有免疫反应、适应性免疫反应、免疫细胞的生长发育等均有重要的调节作用（参见第五章）。

（三）抗菌肽

抗菌肽（antimicrobial peptide）是具有抗菌活性短肽的总称，是一类进化上很古老的抵御病原体入侵的方式。哺乳类主要有三种重要的抗菌肽：防御素（defensin）、组织蛋白酶抑制素（cathelicidin）和组胺素（histatin）。

（1）防御素：是一类29~34个氨基酸的阳离子小肽，包括1个阳离子区、1个疏水区和3个链内二硫键。根据氨基酸序列可分为α、β和θ三类。防御素有多种作用方式，主要通过其疏水区插入脂质双分子层，进而破坏革兰阳性细菌、革兰阴性细菌、霉菌的细胞膜及一些被膜病毒的外膜。防御素是一类古老且进化保守的抗菌肽，哺乳类、昆虫、植物等多种真核生物都可以产生。哺乳类的防御素可由黏膜表面的上皮细胞、中性粒细胞、自然杀伤细胞、细胞毒性T细胞等分泌。

（2）组织蛋白酶抑制素：由中性粒细胞、巨噬细胞以及皮肤、消化道和呼吸道的上皮细胞合成，先以18kD前体的形式存在，后被蛋白酶分解为两个具广谱抗菌活性的多肽。C端的多肽又称LL-37，可与革兰阴性细菌细胞壁组分LPS结合并中和其毒性。

（3）组胺素：是一类由腮腺、舌下、下颌下等口腔腺体分泌的富含组氨酸的阳离子短肽，对新型隐球菌（*Cryptococcus neoformans*）、白念珠菌（*Candida albicans*）等霉菌有防御作用。

近年来发现一种新型的抗菌肽 Dermcidin，由汗腺分泌，具有广谱的抗菌作用。

（四）抗菌酶

抗菌酶（antimicrobial enzyme）包括溶菌酶和分泌型磷脂酶 A2 等。

（1）溶菌酶（1ysozyme）：是一种不耐热的低分子量碱性蛋白质，存在于组织和体液中，以眼泪、乳汁、唾液、肠道以及吞噬细胞溶酶体颗粒中含量较多。溶菌酶能直接水解革兰阳性菌细胞壁黏肽层中 N-乙酰葡糖胺（NAG）与 N-乙酰胞壁酸（NAM）分子间的连接，使细胞壁破坏，细菌崩解。而革兰阴性菌细胞壁黏肽层外因有一层脂多糖（LPS）和脂蛋白阻挡了酶切位点，故受溶菌酶的影响很小。在抗体存在下，LPS 及脂蛋白受到破坏时，溶菌酶才能发挥作用，因此在有抗体、补体、溶菌酶共同存在时，其溶菌作用更为明显。

（2）分泌型磷脂酶 A2（secretory phospholipase A2）：是一种碱性蛋白，存在于泪液、唾液中，可以穿过细菌细胞壁水解细胞膜的磷脂双分子层，从而杀死细菌。

（五）急性期蛋白

当机体受到感染或创伤时，活化的巨噬细胞分泌的 TNF-α、IL-1、IL-6 等细胞因子可以随血液循环作用于肝细胞使之合成 C-反应蛋白（C-reactive protein，CRP）、甘露糖结合凝集素（mannose-binding lectin，MBL）、血清淀粉样蛋白 P（serum amyloid P）、表面活性蛋白-A 和表面活性蛋白-D（SP-A，SP-D）、纤维蛋白原（fibrinogen）等蛋白质并释放入血液，使得这些蛋白质在血液中的含量急剧上升，其被称为急性期蛋白（acute phase protein）（图 12-1）。其中纤维蛋白原参与凝血反应，C-反应蛋白、甘露糖结合凝集素、血清淀粉样蛋白 P、表面活性蛋白-A 和表面活性蛋白-D 可以识别细菌表面的特殊成分，调理细菌被吞噬，并活化补体级联反应。

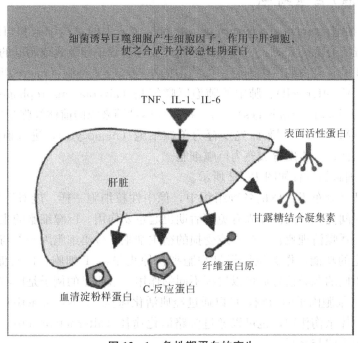

图 12-1　急性期蛋白的产生

（六）天然抗体

正常人体内存在未经明显抗原刺激就在血清中出现的低水平 IgM 和 IgG 抗体，被称为天然抗体。这些抗体能识别并中和感染因子，它们可能是由于人体长期暴露于环境中的潜在致病菌所致。

三、固有免疫细胞

参与固有免疫应答的细胞有中性粒细胞、单核/巨噬细胞、嗜酸性粒细胞、嗜碱性粒细胞、肥大细胞、自然杀伤细胞、NKT 细胞、γδT 细胞、B1 细胞、树突状细胞等。

（一）中性粒细胞

中性粒细胞（neutrophil）又称多形核白细胞（polymorphonuclear leucocyte），是外周血中含量最多的白细胞，在早期炎症反应中有重要作用。其源自骨髓，产生速率极高，寿命短，更新快。中性粒细胞为球形，表面有许多突起，胞核形成 3～5 个小叶。胞浆中的颗粒分为两类：主要的一类称特殊颗粒（specific granules），内含溶菌酶（lysozyme）、胶原酶（collagenase）、弹性蛋白酶（elastase）等，既不被碱性也不被酸性染剂染色；另一类为嗜天青颗粒（azurophilic granules），含防御素（defensin）、组织蛋白酶抑制素（cathelicidin）等杀菌物质。中性粒细胞具有很强的趋化作用，主要介导早期炎症反应，可以迅速穿越血管内皮细胞迁移至感染部位，对侵入的病原体发挥吞噬杀伤和清除作用。如果一个中性粒细胞没有被趋化至感染部位，就会发生凋亡，被肝或脾的巨噬细胞吞噬。

（二）单核/巨噬细胞

单核/巨噬细胞（monocyte/macrophage）包括血液中的单核细胞和组织器官中的巨噬细胞。巨噬细胞有两种来源：一种来源于胎儿发育过程中卵黄囊或胎肝的前体细胞，是定居于各个组织的长寿命的巨噬细胞，如脑中的小神经胶质细胞（microglial cell）、肝中的库普弗细胞（Kupffer cell）、肺中的肺泡巨噬细胞（alveolar macrophages）、脾中的窦巨噬细胞（sinusoidal macrophages）。另一种是成体骨髓来源的前体细胞受单核/巨噬细胞集落刺激因子（M-CSF）刺激而先发育为单核细胞（monocyte），进入血液循环，随后迁移入组织，从而进一步发育成熟为巨噬细胞。

单核/巨噬细胞的发育如图 12-2 所示。

巨噬细胞几乎分布于机体的各种组织中，像中性粒细胞一样，能对感染做出迅速反应，但持续的时间更长，因而在固有免疫后期也起重要作用。巨噬细胞的主要功能有吞噬并杀伤微生物，吞噬清理死亡、凋亡或受损的宿主细胞，分泌细胞因子参与炎症反应及协调其他免疫细胞的功能，作为抗原提呈细胞把抗原提呈给 T 细胞，以及促进组织修复。巨噬细胞接触不同的刺激信号后可以发挥不同的作用。最明显的例子是巨噬细胞受不同亚型 T 细胞分泌的细胞因子的影响，可以通过经典活化途径（classical activation）成为 M1 细胞，发挥病原体杀伤作用，也可以通过旁路活化途径（alternative activation）成为 M2 细胞，促进组织重建与修复。

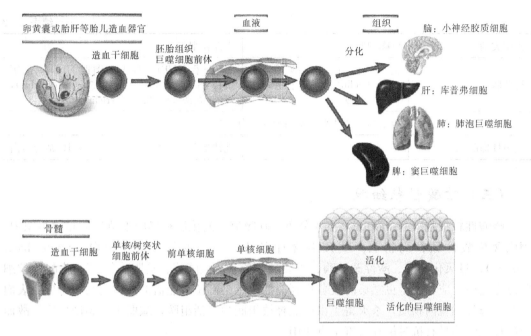

图 12-2 单核/巨噬细胞的发育

巨噬细胞和中性粒细胞合称吞噬细胞（phagocyte），是病原体突破皮肤黏膜屏障后最先做出防御反应的细胞，具有识别、吞噬、杀伤入侵微生物，并清理受损机体细胞的功能。吞噬细胞膜表面表达多种受体，包括 C 型凝集素（C-type lectin）、清道夫受体（scavenger receptors）、甘露糖受体（mannose receptor）、Toll 样受体（Toll like receptor，TLR）等模式识别受体（Pattern Recognition Receptor，PRR，见后），以及抗体受体（如 FcγRI）、补体受体等。吞噬细胞通过表面受体识别微生物，并介导吞噬作用（phagocytosis），摄取、内吞微生物，形成吞噬小体（phagosome）。在细胞膜表面模式识别受体、抗体受体、补体受体以及细胞因子（主要是 IFN－γ）受体的协同作用下，吞噬细胞被活化，吞噬小体与溶酶体融合，最终将微生物杀死。其杀菌机制主要包括：①通过呼吸爆发（respiratory burst）产生活性氧物质（reactive oxygen species，ROS）；②产生一氧化氮（nitric oxide）；③ 抗菌肽、抗菌酶的作用。慢性肉芽肿病（chronic granulomatous disease）患者的 NADPH 氧化酶基因有遗传缺陷，导致患者吞噬细胞对某些致病菌清除的能力低下，易患化脓性淋巴结炎、鼻炎、鼻窦炎以及肺、肝、神经系统、心包等的化脓性炎症。中性粒细胞还能通过形成胞外陷阱（neutrophil extracellular traps，NET）对入侵微生物进行拦截式消灭。

吞噬细胞对微生物的杀伤机制见表 12-2。

表 12-2 吞噬细胞对微生物的杀伤机制

机制类别	巨噬细胞	中性粒细胞
酸性	pH=3.5~4.0，抑菌或杀菌环境	
活性氧物质	过氧化物 O_2^-，过氧化氢 H_2O_2，羟基 OH^-，次氯酸盐 OCl^-	
活性氮物质	一氧化氮 NO	

机制类别	巨噬细胞	中性粒细胞
抗菌肽	组织蛋白酶抑制素（cathelicidin）、巨噬细胞弹性蛋白酶肽段	α防御素 HNP1－4，β防御素 HBD4，组织蛋白酶抑制素，天青杀素（azurocidin），BPI，乳铁蛋白（lactoferricin）
抗菌酶	溶菌酶，酸性水解酶如弹性蛋白酶等	
竞争性抑制剂		乳铁蛋白（吸附 Fe^{2+}），维生素 B_{12} 结合蛋白

（三）嗜酸性粒细胞

嗜酸性粒细胞（eosinophil）主要分布于呼吸道、消化道和泌尿生殖道的黏膜组织中，因内含嗜酸性颗粒而得名。颗粒中含有多种酶类，如主要碱性蛋白（major basic protein）、过氧化物酶、酸性磷酸酶、组胺酶、芳基硫酸酯酶、磷脂酶 D 等。嗜酸性粒细胞能在超敏反应和寄生虫感染时被募集到炎症或感染部位；能借助抗体与某些寄生虫表面结合，释放颗粒内物质，杀灭寄生虫；能释放组胺酶灭活组胺，减弱 I 型超敏反应。故而嗜酸性粒细胞具有抗过敏和抗寄生虫作用。

（四）嗜碱性粒细胞和肥大细胞

嗜碱性粒细胞（basophil）是正常人外周血中含量最少的白细胞。嗜碱性粒细胞来源于骨髓前体细胞，主要存在于血液中。其形态、功能与肥大细胞类似，表达高亲和力 IgE 受体，参与 I 型超敏反应和抗寄生虫免疫。

肥大细胞（mast cell）也来源于骨髓前体细胞，但主要存在于皮肤和黏膜组织，而不是外周血中。肥大细胞胞质中有大量小囊泡，内含组织胺等介质。细胞膜表面表达高亲和力 IgE 受体。当肥大细胞表面的 IgE 抗体结合抗原而发生交联时，活化的肥大细胞脱颗粒而释放出大量预存的组织胺等介质，同时合成并分泌白三烯、前列腺素 D2、血小板活化因子等脂类介质和一些细胞因子，从而发挥促进肠道的蠕动而辅助寄生虫的排出、趋化募集嗜酸性粒细胞对寄生虫进行直接杀伤、引发 I 型超敏反应等功能（参见第十七章）。

（五）自然杀伤细胞

自然杀伤细胞（natural killer cell，NK 细胞）属于 I 类固有淋巴细胞（Type 1 innate lymphoid cells，ILC1）的一种，主要具有抗病毒、抗胞内寄生菌及抗肿瘤的作用。NK 细胞占血液及脾中单个核细胞（mononuclear cell）的 5%～15%，在肝及妊娠子宫中含量较多。与传统 T、B 细胞不同，NK 细胞通过遗传编码的受体识别受感染的靶细胞。一般将 $CD3^- CD56^+ CD16^+$ 作为 NK 细胞的鉴定标志。

NK 细胞的作用机制有直接杀伤受感染靶细胞和分泌细胞因子 IFN－γ 两种方式，后者可以激活巨噬细胞，增强其对微生物的清除作用。NK 细胞对靶细胞的直接杀伤作用机制与细胞毒性 T 细胞（CTL）类似：①分泌穿孔素（perforin）和颗粒酶（granzyme），穿孔素的作用是辅助颗粒酶进入靶细胞胞质，而颗粒酶经过一系列级联反应诱导靶细胞凋亡；②NK 细胞还可以表达 FasL，作用于靶细胞表面的 Fas 受体，进而诱导靶细胞凋亡。

与 CTL 不同的是，NK 细胞的杀伤作用出现早，是机体早期抵抗病毒感染的重要成分，且 NK 细胞杀伤活性无 MHC 限制，不依赖抗体，因此称为自然杀伤活性。与肥大细胞不同的是，NK 细胞的杀伤活性无需抗原预先致敏。

NK 细胞表面同时表达活化性受体（activating receptors）和抑制性受体（inhibitory receptors）。概括来说，NK 细胞的活化性受体识别受感染、受损伤、需要清除的机体细胞，NK 细胞的抑制性受体识别健康、正常、需要保护的机体细胞。两种受体识别靶细胞表面的分子后，分别通过受体胞内部分的免疫受体酪氨酸活化基序（immunoreceptor tyrosine-based activation motifs，ITAMs）和免疫受体酪氨酸抑制基序（immunoreceptor tyrosine-based inhibition motifs，ITIMs）介导胞内信号传导蛋白的磷酸化和去磷酸化，从而传递 NK 细胞活化性信号和抑制性信号。而 NK 细胞的最终活化状态由这两种受体信号间的平衡决定。

NK 细胞活化性受体包括一些杀伤细胞免疫球蛋白样受体（killer cell immunoglobulin-like receptors，KIRs）、C 型凝集素等蛋白家族的成员。如 NKG2D 是一种 NK 细胞活化性受体，属 C 型凝集素家族，配体为 MHC I 类分子样蛋白 MIC-A 和 MIC-B。该配体仅表达在受病毒感染的细胞或肿瘤细胞表面，而不表达在正常细胞表面。另一个 NK 细胞活化性受体的例子是 CD16（FcγRⅢA），这是一种 IgG 的低亲和力受体，介导抗体依赖的细胞介导的细胞毒作用，清除被 IgG 标定的病毒感染细胞或肿瘤细胞。

NK 细胞抑制性受体包括一些杀伤细胞免疫球蛋白样受体 KIR、凝集素（lectin）、白细胞免疫球蛋白样受体（leukocyte Ig-like receptors，LIRs）等家族的成员。如 CD94/NKG2A 异聚体，属凝集素家族，识别 MHC I 类分子 HLA-E。大部分 NK 细胞抑制性受体的配体为 MHC I 类分子，正常情况下，NK 细胞受抑制性信号的作用，处于失活状态，因而对正常组织细胞产生耐受。而在某些病理状态如病毒感染或肿瘤细胞，因为病毒感染细胞和肿瘤细胞表面的 MHC I 类分子表达减少、缺失或结构发生改变，导致抑制性受体不能转导抑制性信号，同时 NK 细胞受到活化性信号的刺激，最终 NK 细胞得以激活并杀伤靶细胞。另外，在同种异型移植中，由于抑制性受体不能识别异型 MHC I 类分子，也造成抑制性信号受阻，NK 细胞的活化性信号占主导地位，NK 细胞得以激活并杀伤移植物细胞，参与排斥反应的发生。

（六）NKT 细胞

1984 年，Hercend 等发现体内有少许 T 细胞表面能表达 NK 细胞特有的标志，如 CD56 和 CD16，就把这部分细胞称为自然杀伤 T 细胞（natural killer T cell），简称为 NKT 细胞。NKT 细胞表达 αβ 型 TCR 和 CD3，识别 CD1 分子提呈的脂类抗原（参见第九章），活化的 NKT 细胞可以迅速分泌 IL-4 和 IFN-γ 等细胞因子，还可以辅助边缘区 B 细胞（marginal zone B cell）产生针对脂类抗原的抗体。一部分 NKT 细胞因其表面的 αβ 型 TCR 多样性非常有限，又称恒定自然杀伤 T 细胞（invariant NKT，iNKT）。

（七）γδT 细胞

T 细胞根据其 T 细胞表面受体（TCR）类型，可分为 αβT 细胞和 γδT 细胞（参见第九章）。前者介导适应性免疫的细胞免疫应答；后者不足全部 T 细胞的 5%，在固有免疫中起作用。γδT 细胞多分布于皮肤、消化道等上皮组织，其受体只具有有限的多样性，不识别 MHC 分子也不具有 MHC 限制性。γδT 细胞可识别磷酸化的小分子、烷基胺（alkylamine），或直接识别不经抗原加工提呈的蛋白质或非蛋白质分子等。活化的 γδT 细胞具有多种生物学功能：既可以直接杀死靶细胞，表现出 CTL 活性；又可以分泌细胞因子，协调免疫反应，表现出 Th 细胞活性。由于 γδT 细胞灵活的细胞功能和独特的抗原识别谱，它在机体的免疫应答和免疫监视中起着不可或缺的作用。

（八）B1 细胞

B 细胞分为 B1 和 B2 两个亚群。后者参与适应性免疫的体液免疫应答；而前者属于固有免疫细胞，针对胸腺非依赖性抗原进行反应。B1 细胞由胎肝来源的造血干细胞发育而来，多分布于腹膜及黏膜部位，具有自我更新能力。B1 细胞的 BCR 多样性有限，在识别多糖和脂类抗原后迅速分泌 IgM 型抗体（参见第十一章）。

（九）树突状细胞

树突状细胞（dendritic cells，DC）是最重要的专职抗原提呈细胞，介导体内大部分初始淋巴细胞的活化，从而将固有免疫和适应性免疫有机联系起来（参见第八章）。

第二节　固有免疫应答

一、固有免疫识别的模式

在进化过程中，固有免疫系统形成了一种识别病原微生物及其产物的保守结构，这种保守结构称为病原相关分子模式（pathogen associated molecular pattern，PAMP），相应的识别受体称为模式识别受体（pattern recognition receptor，PRR）。PAMP 的主要特征：①只为病原微生物所具有，宿主通过 PRR 对它的识别而实现对自体和异体的区别；②在分子组成和构型上保守并且是微生物生存所必需的，它的突变对微生物来说是致死的或能极大降低其适应性；③通常为许多微生物所共有，宿主可以通过有限的几类自身编码的 PRR 来识别很多种类的病原微生物；④通常是某一类微生物的分子标志，对于宿主来说不仅仅是感染信号，宿主还可以通过对它的识别确定是哪类病原微生物感染，从而使宿主的免疫应答更加有效和有针对性。除此以外，固有免疫系统的 PRR 还负责识别受损或死亡的宿主细胞所产生的特殊的内源性分子信号，被称为损伤相关分子模式（damage associated molecular pattern，DAMP）。

PAMP 和 DAMP 举例见表 12-3。

表 12-3 PAMP 和 DAMP 举例

病原相关分子模式（PAMP）		微生物来源
核酸	ssRNA	病毒
	dsRNA	病毒
	CpG	病毒、细菌
蛋白质	菌毛蛋白	细菌
	鞭毛蛋白	细菌
细胞壁脂类	脂多糖 LPS	革兰阴性细菌
	脂磷壁酸	革兰阳性细菌
碳水化合物	甘露糖	霉菌、细菌
	葡聚糖	霉菌
损伤相关分子模式（DAMP）		
压力诱导蛋白	热休克蛋白 HSP	
晶体	尿酸单钠	
核蛋白	高迁移率族蛋白 1，HMGB1	

固有免疫系统的 PRR 可以表达在细胞膜表面、内体膜的内表面或胞质中，也可以被分泌至胞外，存在于血清和体液中，称为可溶性 PRR。常见的 PRR 包括 Toll 样受体（TLR）、NOD 样受体（NLR）、RIG 样受体（RLR）、甘露糖受体（mannose receptor）、清道夫受体（scanvenger receptor）、C-反应蛋白（CRP）、甘露聚糖结合凝集素（MBL）、表面活化蛋白-A 和表面活化蛋白-D（SP-A、SP-D）等。

PRR 及其配体举例见表 12-4。

表 12-4 PRR 及其配体举例

PRR	表达位置	配体 PAMP
Toll 样受体 TLRs1~9	多种细胞质膜和内体膜内侧	多种微生物结构如脂多糖 LPS、肽聚糖、病毒核酸等
NOD 样受体 NOD1、2	多种细胞胞质	细菌胞壁肽聚糖
RIG 样受体 RIG-1、MDA-5	吞噬细胞等胞质	病毒 RNA
甘露糖受体	吞噬细胞质膜	微生物表面甘露糖或果糖结构
清道夫受体	吞噬细胞质膜	微生物二酯酰甘油
C-反应蛋白	血浆	微生物磷酸胆碱和磷脂酰乙醇胺
甘露糖结合凝集素	血浆	微生物表面甘露糖或果糖结构
表面活化蛋白-A 和表面活化蛋白-D（SP-A、SP-D）	肺泡	多种微生物结构

Toll 样受体是一类分布广泛、进化保守的 PRR。Toll 蛋白最初在果蝇中发现，在果蝇的背腹发育和免疫防御中有重要作用，后来在哺乳动物体内发现了与之免疫功能类似的一类蛋白，称为 Toll 样受体（Toll like receptors，TLRs）。目前人类中已知的有功能的 TLRs 有 9 个，在细胞膜或内体膜内表面表达，识别多种微生物结构。

TLR 的亚细胞分布与配体如图 12-3 所示。

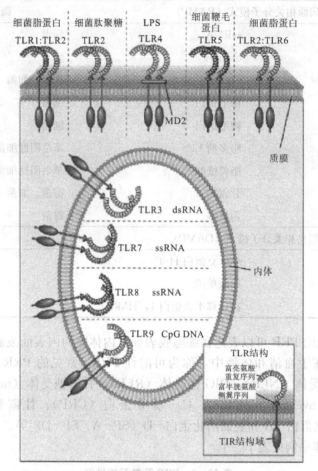

图 12-3　TLR 的亚细胞分布与配体

二、固有免疫应答的时相

初次感染时，固有免疫应答可分为以下三个时相。

（一）瞬时固有免疫应答阶段

瞬时固有免疫应答阶段：发生于感染 4 小时之内。皮肤黏膜及其分泌液中的抗菌物质和正常菌群作为体表屏障，可阻挡外界病原体的入侵及对上皮细胞的黏附，具有瞬时免疫效应。当少量病原体突破机体的屏障结构，进入皮肤或黏膜下组织后，可被局部存在的巨噬细胞迅速吞噬清除。有些病原体如革兰阴性菌可通过直接激活补体旁路途径而被溶解破坏。补体活化产物 C3b、C4b 可介导调理作用，显著增强吞噬细胞的吞噬杀菌能力。C3a、C5a 可直接作用于肥大细胞，使之脱颗粒释放组织胺、白三烯和前列腺素 D2 等血管活性物质和炎性介质，导致局部血管通透性增加。在感染局部产生的这些促炎细胞因子和其他炎性介质的作用下，局部血管内的中性粒细胞可被活化，并迅速穿过血管内皮进入感染部位，发挥强大的吞噬杀菌效应。中性粒细胞是机体抗细菌、抗真菌感染的主要效应细胞，中性粒细胞浸润是细菌感染性炎症反应的重要特征。通常绝大多数病原体感染终止于此时相。

（二）早期固有免疫应答阶段

早期固有免疫应答阶段：发生于感染后 4～96 小时。此时在某些细菌成分如 LPS 的刺激下，感染组织中的巨噬细胞分泌 TNF 等细胞因子和趋化因子，血液中更多的中性粒细胞和单核细胞被募集到炎症部位，并被活化，参与到抗感染免疫应答中来。感染局部继续产生大量的促炎因子和其他炎性介质如白三烯、前列腺素和血小板活化因子等，另外，肝细胞在细胞因子 TNF、IL-1、IL-6 等的作用下产生急性期蛋白，随血液循环至感染组织，发挥抗原识别和调理作用，进一步增强机体固有免疫应答能力和炎症反应。此外，B1 细胞被某些细菌抗原（如 LPS、荚膜多糖等）刺激后，可在 48 小时内产生相应的以 IgM 为主的抗菌抗体，在血清补体的协同作用下，可对少数进入血液的病原体产生杀伤溶解作用。NK 细胞、γδT 细胞、NKT 细胞则可对某些病毒感染和胞内寄生菌感染细胞产生杀伤破坏作用，在早期固有免疫应答阶段发挥作用。

（三）适应性免疫应答诱导阶段

适应性免疫应答诱导阶段：发生于感染 96 小时之后。此时，活化的巨噬细胞和 DC 作为专职 APC，可将摄入的外源性抗原或内源性抗原加工处理为具有免疫原性的小分子多肽，并以抗原肽-MHC 分子复合物形式表达于细胞表面，同时表面协同刺激分子表达上调，为适应性免疫应答的启动做好准备。然后经淋巴循环、血液循环进入外周免疫器官，通过与抗原特异性淋巴细胞之间相互作用，诱导特异性免疫应答的产生。

三、固有免疫的生物学意义

（一）固有免疫是机体防御的第一道防线

固有免疫的屏障结构可以初步将病原微生物阻挡于体外。固有免疫的细胞和分子在机体内分布广泛，能及时有效地识别"自己"与"非己"。固有免疫应答的启动和作用都非常快速，可在接触病原体即刻到 96 小时之内发挥作用。此时适应性免疫应答尚未形成。因而，固有免疫系统在抵御细菌、病毒和寄生虫感染，尤其是早期感染中具有重要作用。

（二）固有免疫清除受损、死亡和变异的宿主细胞

固有免疫细胞如巨噬细胞，亦可通过识别损伤相关分子模式，清除受损、死亡的机体细胞，并促进组织重建与修复。固有免疫细胞如 NK 细胞等还具有抗肿瘤效应，参与免疫监视。

（三）固有免疫应答与适应性免疫应答关系密切

1. 启动适应性免疫应答

DC 等抗原提呈细胞通过表面 PRR 识别病原微生物后，一方面摄取、加工抗原，并

以抗原肽－MHC 分子复合物的方式表达在细胞表面提呈给 T 细胞，提供 T 细胞活化的第一信号；另一方面表达协同刺激分子 B7 等，为 T 细胞活化提供第二信号。在上述两种信号的作用下，初始 T 细胞被活化，从而启动适应性免疫应答（参见第十章）。

2. 影响适应性免疫应答的类型

DC 等抗原提呈细胞分别通过 MHCⅠ类和Ⅱ类分子将内源性抗原和外源性抗原提呈给 $CD8^+$ T 细胞和 $CD4^+$ T 细胞，分别产生 CTL 和辅助性 T 细胞两种应答方式不同的效应性 T 细胞，进而针对抗原的类型产生截然不同的、高效的应答反应。另外，不同的固有免疫细胞通过表面 PRR 接受不同配体分子刺激后，可产生不同的细胞因子，环境中的这些细胞因子可影响辅助性 T 细胞亚型的分化，从而调节适应性免疫应答的类型。

3. 协助适应性免疫应答发挥免疫效应

B 细胞增殖、分化为浆细胞后，通过分泌抗体产生免疫效应。但抗体本身不能直接杀菌，清除病原体，只有在固有免疫细胞和分子的协助下，通过调理吞噬、ADCC 等机制，才能有效杀伤和清除病原体。$CD4^+$ Th1 细胞通过分泌多种细胞因子产生细胞免疫效应。多数细胞因子是通过活化吞噬细胞和 NK 细胞，使其吞噬杀伤功能增强，从而有效清除入侵的病原体。

因此固有免疫和适应性免疫互为依存、关系紧密，是高等生物免疫系统不可分割的左膀右臂。固有免疫和适应性免疫的对比见表 12-5。

表 12-5　固有免疫和适应性免疫的对比

	固有免疫	适应性免疫
反应时间	迅速，组分固有，无需提前接触抗原	滞后，接触抗原后需增殖、分化为有功能的效应细胞
记忆性	无，再次应答与初次应答无差别	有，再次应答更快、更强、更有效
所识别的分子结构	PAMP 和 DAMP，多样性有限	表位，多样性极大的分子结构
识别结构的特异性	有限，微生物共有而哺乳类没有的保守结构	极高
受体	PRR	BCR、TCR（MHC）
受体多样性	有限，遗传编码	极高，经体细胞重组、亲和力成熟等过程，有适应性
细胞组分	中性粒细胞、单核/巨噬细胞、嗜酸性粒细胞、肥大细胞、嗜碱性粒细胞、NK 细胞、NKT、γδT 细胞、B1 细胞、DC 等	αβT 细胞、滤泡 B2 细胞
体液组分	补体、溶菌酶、抗菌肽、C－反应蛋白、甘露糖结合凝集素、细胞因子等	抗体、细胞因子
自我－非我识别	有	有
进化地位	古老，植物和昆虫具有	年轻，只存在于脊椎动物

（李楠）

第十三章　免疫耐受

在生理情况下，免疫系统能识别"自己"和"非己"，对外来抗原表现为正免疫应答以清除抗原，而对自身抗原表现为负免疫应答以维持自身稳定，不致发生自身免疫性疾病。机体免疫系统在接触特定抗原后所形成的特异性免疫无应答或低应答状态，称为免疫耐受（immunological tolerance）。

免疫耐受与非特异性免疫无应答不同。非特异性免疫无应答包括免疫缺陷和免疫抑制。免疫缺陷是由于免疫系统结构的完整性受到破坏，而无法发挥其正常功能的状态。免疫抑制是机体受到化学、物理或疾病等因素的影响，使免疫功能不能正常发挥作用。免疫缺陷和免疫抑制无抗原特异性，对各种抗原均表现为无应答或低应答。免疫耐受是一种特异性免疫无应答，是免疫系统的一种主动反应过程。免疫耐受的产生需抗原诱导，有一定的潜伏期，对抗原具有特异性，并维持一定的时间（具有记忆性），即免疫耐受具有特异性免疫应答的基本特性，是一种负免疫应答。诱导淋巴细胞活化的抗原称为免疫原（immunogen），而诱导免疫耐受的抗原称为耐受原（tolerogen）。有许多因素可影响抗原成为免疫原或耐受原。

第一节　免疫耐受的形成

在胚胎发育期，未发育成熟的 T、B 细胞接触抗原后，会形成对该抗原的免疫耐受，并且长期持续不易打破。后天免疫系统发育成熟后，具有应答能力的 T、B 细胞在多种因素的诱导下，也可以发生免疫耐受并持续一段时间，但可能随着诱导因素的消失而恢复对相应抗原的应答能力。

一、胚胎期及新生期接触抗原所致的免疫耐受

1945 年，Owen 在异卵双生小牛体内观察到血型嵌合现象。遗传背景不同的异卵双生小牛各自有不同的血型抗原，由于二者胎盘血管相互融合从而发生血液交流，两头小牛的血液中含有对方小牛的不同血型的血细胞构成血型嵌合体（chimeras），却不发生排斥。1951 年，Medawar 进一步发现这些异卵双生小牛彼此间也可进行相互的皮肤移植，而不发生移植排斥反应。Burnet 等认为，异卵双生小牛对异型血细胞产生耐受，是由于胚胎期的免疫功能尚未成熟，异型血细胞通过融合的胎盘血管进入胚胎牛体内，引起了识别异

型血细胞的免疫细胞克隆被抑制或被清除，因而小牛出生后对胚胎期接触过的异型血细胞抗原不会发生免疫应答。1953 年，Medawar 等通过人工诱导免疫耐受实验证实了这一假说。Medawar 等将 CBA 系（H－2^k）黑鼠的脾细胞注入 A 系（H－2^a）白鼠的胚胎或新生鼠体内，该 A 系鼠出生后可接受 CBA 系鼠的皮肤移植物，但移植无关品系小鼠（如 B 系）的皮肤则被排斥。Medawar 等成功复制的免疫耐受动物模型不仅证实了 Owen 的观察和 Burnet 的假说，而且揭示对"非己"抗原的免疫耐受可经人工诱导产生。同时，其所建立的人工诱导免疫耐受方法无疑有助于免疫耐受的理论研究和实际应用。Burnet 在 Medawar 实验的基础上进一步完善了克隆选择学说，两人于 1960 年共同获得诺贝尔生理学（或医学）奖。

异卵双生小牛的天然免疫耐受如图 13－1 所示，人工诱导小鼠免疫耐受如图 13－2 所示。

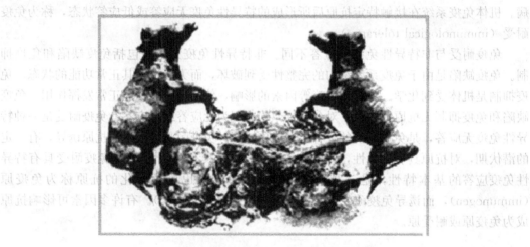

图 13－1　异卵双生小牛的天然免疫耐受

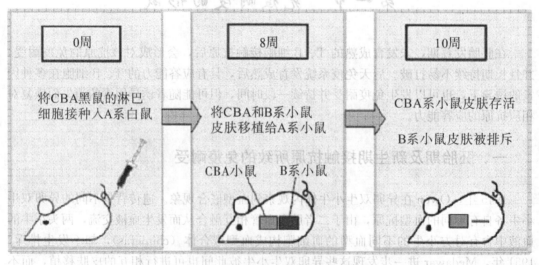

图 13－2　人工诱导小鼠免疫耐受

二、后天接触抗原导致的免疫耐受

出生后或免疫系统发育成熟后，某些抗原在一定条件下也能诱导免疫耐受的形成。其发生取决于抗原和机体两方面的因素。

第二节　影响免疫耐受形成和维持的因素

免疫耐受的人工实验诱导成功，不仅有助于揭示免疫耐受的机制，也为自身免疫性疾病、肿瘤、器官移植等领域的探索提供了重要的理论依据。大量研究结果证实，免疫耐受的诱导需要机体的免疫系统与抗原接触，免疫耐受的维持有赖于抗原的持续存在。抗原物质进入机体后，可作为免疫原导致正免疫应答，也可成为耐受原导致免疫耐受，其发生取决于抗原和机体两方面的因素。

一、抗原因素

（一）抗原类型和剂型

一般而言，聚合状态的蛋白质较单体免疫原性强，颗粒性抗原的免疫原性强于可溶性抗原。反之，非聚合形式的可溶性抗原易于诱导免疫耐受。天然可溶性蛋白中存在有单体分子及聚体分子，如用牛血清白蛋白（BSA）免疫小鼠，可产生针对 BSA 的抗体。若将 BSA 先经高速离心，去除其中的聚体分子后再免疫小鼠，则不产生针对 BSA 的抗体，而诱导机体对 BSA 产生免疫耐受。其原因可能是蛋白单体不易被 APC 摄取、处理并提呈给 T 细胞，T 细胞也就不能辅助 B 细胞产生抗体。在此基础上，已有研究者对超敏反应性疾病和自身免疫性疾病的患者，分别用变应原（如豚草花粉、猫的皮屑等）和自身抗原髓鞘碱性蛋白（MBP）的非聚合可溶性形式，进行诱导免疫耐受的临床实验研究，取得了一定的效果。

（二）抗原剂量

诱导免疫耐受的抗原剂量随抗原的种类、性质以及接种动物的种属、品系、年龄和参与应答的免疫活性细胞不同而异。一般来说，适当的抗原剂量免疫机体易诱导正免疫应答，抗原剂量过低或过高易致免疫耐受，分别称为低带耐受（low-zone tolerance）和高带耐受（high-zone tolerance）。抗原剂量过低，不足以激活 T 细胞；而抗原剂量过高，可诱导免疫应答细胞凋亡或调节性 T 细胞的活化，抑制免疫应答。抗原剂量与免疫耐受如图 13-3 所示。

TI 抗原需要高剂量才能诱导 B 细胞耐受，而低、高剂量 TD 抗原均可诱导免疫耐受。低剂量 TD 抗原可诱导 T 细胞耐受，为低带耐受；高剂量 TD 抗原可同时诱导 T、B 细胞耐受，为高带耐受。T 细胞耐受所需抗原剂量小，是 B 细胞的 $1/10000 \sim 1/100$，且发生快（24 小时内达高峰）、持续时间长（数月～数年）；而 B 细胞耐受所需抗原剂量大，且发生缓慢（1～2 周）、持续时间短（数周）。T 细胞耐受和 B 细胞耐受的特点如图 13－4 所示。

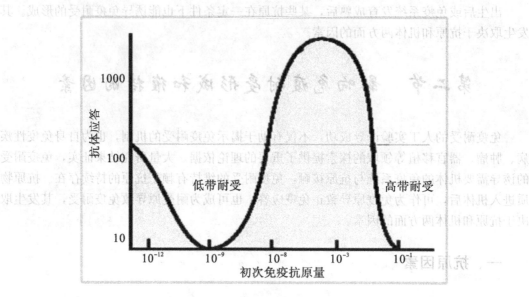

图 13－3　抗原剂量与免疫耐受

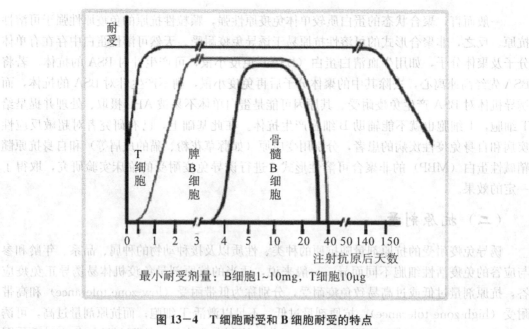

最小耐受剂量：B细胞1~10mg，T细胞10μg

图 13－4　T 细胞耐受和 B 细胞耐受的特点

（三）抗原的免疫途径

一般来说，抗原经口服和静脉注射最易诱导耐受，腹腔注射次之，皮内、皮下和肌内注射最难。在静脉注射中以肠系膜静脉和门静脉注射最易于诱导耐受。经黏膜表面给予抗原，如口服抗原可刺激产生 SIgA，引起局部黏膜免疫，但易导致全身的免疫耐受，这种现象称为耐受分离（split tolerance）。

（四）耐受原的持续存在

耐受原的持续存在是维持免疫耐受的重要条件。由于机体内不停地产生新的免疫活性细胞，持续存在的耐受原可诱导新生免疫活性细胞处于耐受状态。因此，有生命的耐受原长期存在体内，其建立的免疫耐受不易消退，如自身组织细胞和某些病毒、细菌诱导的免疫耐受可长期维持；无生命的耐受原在体内消失后，免疫耐受也会逐渐消退，需要多次重复给予耐受原才能维持耐受。

（五）抗原表位特点

有些抗原表面存在着能激活 Treg 细胞的表位，易致免疫耐受。例如，鸡卵溶菌酶（HEL）的 N 端氨基酸构成的表位可诱导 Treg 细胞活化，而其 C 端表位可诱导 Th 细胞活化。天然 HEL 免疫小鼠，因 Treg 细胞活化，抑制 Th 细胞，不能辅助 B 细胞产生抗体，导致免疫耐受。若去除 HEL 的 N 端 3 个氨基酸，则破坏了其活化 Treg 细胞的表位，而使 Th 细胞活化，辅助 B 细胞产生抗体。

二、机体因素

（一）免疫系统的成熟程度

在免疫系统发育不成熟的胚胎期或某些动物的新生期（如鼠类），接受抗原刺激易诱导免疫耐受，而在免疫系统发育成熟的成年个体不易诱导。

（二）动物种属与品系

免疫耐受诱导和维持的难易程度随动物的种属、品系不同而异。大、小鼠在各个时期均易诱导耐受的发生，而兔、有蹄类动物及灵长类动物仅在胚胎期较易诱导耐受。同一种属不同品系的动物诱导耐受的难易程度也有很大差别。

（三）机体生理状态

已证明联合使用抗原与免疫抑制措施较易诱导耐受，因为免疫抑制措施可人为破坏已成熟的免疫系统，造成类似新生期的免疫不成熟状态。常用的免疫抑制方法有全身淋巴组织照射，使用抗淋巴细胞球蛋白、抗胸腺细胞球蛋白、抗 T 细胞膜分子（CD3、CD4、CD8、CD25）抗体等生物制剂以及环磷酰胺、环孢素 A、糖皮质激素等免疫抑制剂。这些免疫抑制方法也是器官移植中用于延长移植物存活的有效措施。

第三节　免疫耐受的机制

长期以来，人们对免疫耐受形成的机制提出了各种学说和理论。近年来，随着基础免疫学的迅速发展，人工诱导免疫耐受实验的成功，特别是转基因技术的应用，对免疫耐受的机制，尤其是对自身耐受机制的研究取得了重大进展。目前认为，免疫耐受主要有以下机制：①细胞凋亡，即克隆清除（clonal deletion）；②细胞不应答，即克隆无能（clonal anergy）；③免疫忽视（immunological ignorance），T、B 淋巴细胞克隆的 TCR、BCR 对组织特异自身抗原的亲和力低，或自身抗原处于免疫豁免部位（immunologically privileged site）或浓度过低，而不对其产生免疫应答的现象；④活化诱导的细胞死亡（activation induced cell death，AICD），活化的淋巴细胞通过表达的 FasL 与自身或邻近淋巴细胞的 Fas 结合，介导淋巴细胞的凋亡；⑤调节性 T 细胞的免疫抑制作用；⑥受体编辑（receptor editing），B 细胞在骨髓中与自身抗原接触后，除发生凋亡而被清除外，还可能发生重组激活酶基因重新活化，导致 Ig 轻链基因 VJ 再次重排，以产生新的不能识别和结合自身抗原的 BCR，这种受体基因再次重排被称为受体编辑。

免疫耐受按照形成时期和发生部位，可分为中枢耐受（central tolerance）和外周耐受（peripheral tolerance）。两类耐受的形成机制有所不同。

一、中枢耐受

胚胎期及出生后不成熟 T、B 细胞分别在胸腺和骨髓微环境发育过程中接触自身抗原所形成的免疫耐受，称为中枢耐受。中枢耐受的形成主要与克隆清除有关，T、B 细胞在不同的中枢免疫器官形成中枢耐受。

（一）T 细胞中枢耐受

T 细胞在胸腺发育过程中，经历阳性选择后，分化为 CD4 或 CD8 单阳性细胞，移行至皮质－髓质交界处及髓质区。如果其表达的 TCR 与胸腺 DC、巨噬细胞等 APC 表面的自身抗原肽－MHC 分子复合物高亲和力结合，将引发阴性选择致克隆清除，中等亲和力结合的单阳性细胞分化为自然调节性 T 细胞（natural Treg，nTreg），而低亲和力结合或不能结合的单阳性细胞进一步发育为成熟 T 细胞，迁出胸腺进入外周免疫器官。若胸腺微环境异常致阴性选择障碍，则可能导致自身免疫性疾病。

（二）B 细胞中枢耐受

B 细胞在骨髓发育成熟过程中，也要经历阴性选择。未成熟 B 细胞（仅表达完整的 mIgM）与骨髓中的自身抗原结合，可导致细胞凋亡形成克隆清除，也可引起 mIgM 表达下调。此类 B 细胞虽然可以进入外周免疫器官，但对抗原刺激不产生应答致克隆无能。部分自身反应性 B 细胞在受到自身抗原刺激后还可通过受体编辑产生具有新 BCR 的 B 细胞，将可能不再对自身抗原产生应答。

二、外周耐受

成熟 T、B 细胞在外周接触抗原所形成的耐受，称为外周耐受。经历中枢耐受机制未完全清除的自身反应性 T、B 细胞克隆，可能通过外周耐受的机制被清除或丧失功能。

（一）T 细胞外周耐受

健康成年个体内具有潜在的自身反应性 T 细胞，机体可通过多种机制来清除或抑制其自身反应性，从而维持自身免疫耐受。

1. 克隆清除

自身反应性 T 细胞在外周反复接触持续存在、较高浓度的自身抗原而持续被激活，能通过 AICD 机制导致自身反应性 T 细胞凋亡而被清除。

2. 克隆无能

T 细胞活化需要接受 APC 提供的双信号。若 T 细胞识别抗原后缺乏协同刺激信号，则出现 T 细胞克隆失能。其机制可能是：①自身抗原被未成熟 DC 所提呈，未成熟 DC 低表达协同刺激分子，且不能产生 IL-12，不能为 T 细胞活化提供第二信号；②表达自身抗原的组织细胞通常不表达协同刺激分子。

3. 免疫忽视

潜在的自身反应性 T 细胞的 TCR 对组织特异性自身抗原的亲和力低，或某些自身抗原存在于免疫豁免部位或浓度过低，而不对其产生免疫应答。由于体内存在一些生理屏障，可将自身反应性 T 细胞与某些自身抗原组织隔离，从而形成免疫豁免部位（如眼前房、睾丸等），在生理情况下不引起免疫应答。由于自身抗原水平过低、携带自身抗原的组织细胞低表达或不表达 MHC 分子、Th 细胞分泌细胞因子不足等，亦可使自身反应性 T 细胞对自身抗原"不识别"。

4. 免疫调节细胞的作用

多种具有负调节作用的免疫细胞参与外周耐受的形成。调节性 T 细胞可通过直接接触或分泌 IL-10、TGF-β 等细胞因子发挥对自身反应性 T 细胞的抑制作用（参见第九章）。此外，髓源性抑制细胞（myeloid-derived suppressor cell，MDSC）、耐受性 DC（tolerogenic DC）等调节性免疫细胞在外周耐受的形成和维持中也发挥一定作用。

（二）B 细胞外周耐受

成熟的自身反应性 B 细胞在下列条件下，可发生凋亡或功能受到抑制。

1. 克隆清除

未在骨髓中被清除的自身反应性 B 细胞，在外周免疫器官中与活化的 T 细胞接触，激活的 T 细胞高表达 FasL 分子，可与 B 细胞表面的 Fas 结合，通过 AICD 诱导 B 细胞凋亡，从而清除被自身抗原激活的 B 细胞，维持自身耐受。

2. 克隆无能

其机制可能是：①低价可溶性自身抗原可导致 mIgM 下调，且不能使 BCR 交联，从而诱导自身反应性 B 细胞失能。②B 细胞对胸腺依赖性抗原的应答需要 T 细胞的辅助，若自身抗原特异性 T 细胞被清除或处于无能状态，相应的自身反应性 B 细胞即使受到抗原的刺激也不能被有效激活，从而呈现无应答状态。该机制也降低了 BCR 基因发生体细胞高频突变时可能出现自身反应性 B 细胞引起自身免疫性疾病的危险性，因为辅助该 B 细胞的自身反应性 T 细胞在中枢耐受时已被清除，并且编码 TCR 的基因不会出现体细胞高频突变。③与自身抗原低亲和力结合的 B 细胞，可能由于多种抑制性受体（CD32b、CD22 等）的参与而导致克隆失能。

第四节 免疫耐受与临床医学

随着对免疫耐受机制研究的不断深入，建立或打破免疫耐受，已成为某些疾病防治的新方向和新策略。对于超敏反应性疾病、自身免疫性疾病及移植排斥反应，诱导机体对相应变应原、自身抗原或移植组织器官的耐受，有可能从根本上解决免疫应答对组织器官的损害。而对某些感染性疾病及肿瘤，可通过打破耐受，激发机体产生针对靶抗原的免疫应答，从而有利于病原体和肿瘤细胞的清除。

一、建立免疫耐受

建立免疫耐受具有重要的理论和实践意义。由于对免疫耐受特别是外周耐受的机制尚缺乏清晰的认识，目前所采用的方法多为实验性尝试。

（一）口服或静脉注射抗原

口服抗原易在肠道黏膜局部诱导特异性免疫应答，但抑制全身免疫应答。其机制为诱导具有免疫抑制功能的调节性 T 细胞产生，诱导克隆清除或克隆失能。在多种自身免疫性疾病动物模型中，已通过口服耐受成功地使自身免疫性疾病得到缓解。然而，在临床研究中，口服自身抗原的疗效远不如动物实验。另外，静脉注射单体抗原也可诱导免疫耐受。

（二）阻断免疫应答信号

T、B 细胞的活化有赖于双信号和细胞因子的作用。如 T 细胞活化的第一信号主要来自 TCR 与抗原的特异结合，第二信号来自 B7 和 CD28 等协同刺激分子之间的相互作用。因此，用抗体或阻断分子来阻断 T、B 细胞的活化信号，将有可能诱导免疫耐受。相关策略：①阻断第一信号，如用拮抗肽可竞争抑制抗原肽与 TCR 结合，应用抗 CD4 或 CD8 阻断性抗体封闭 T 细胞表面 CD4 或 CD8 分子的作用；②阻断第二信号，CTLA4-Ig（由 CTLA4 的胞外区与 IgG1 重链恒定区组成的可溶性融合蛋白）可阻断 B7 和 CD28 的结合，抗 CD40L 抗体可阻断 CD40-CD40L，抗 ICAM-1 或抗 LFA-1 单抗可阻断 LFA-1-ICAM-1，从而阻断 T、B 细胞活化的第二信号，抑制 T、B 细胞活化。

（三）诱导免疫偏离

在很多情况下，自身免疫性组织损伤是由 Th1 细胞介导的，而 Th2 细胞具有保护作用，因此，可以用一些细胞因子（如 IL－10、IL－4）抑制 Th1 细胞的分化和功能，并诱导免疫应答向 Th2 型偏离。由于细胞因子作用存在网络性，目前对于这种耐受诱导策略的应用前景尚存在争议。

（四）移植骨髓及胸腺

在移植物长期存活的受者体内，发现存在供者骨髓来源的细胞，它们在受者体内迁移并长期存活，形成所谓微嵌合状态（microchimerism）。一般认为，嵌合状态的形成与同种器官移植存活有密切关系。因而在同种异型器官移植前，移植同种异型骨髓及胚胎胸腺，可诱导出嵌合状态，使受者产生对供者器官的耐受，延长移植物的存活时间。在某些自身免疫性疾病患者中，由于骨髓或胸腺造血微环境受到损害，通过给患者移植骨髓及胚胎胸腺，可部分建立正常免疫系统的网络调节功能，减轻或缓解自身免疫性疾病。

（五）过继输入 Treg

采用免疫磁珠分离或流式分选得到 CD4$^+$CD25$^+$ Treg 细胞，体外与抗人 CD3/CD28 单抗、IL－2、雷帕霉素（西罗莫司）等共培养扩增，然后回输到受者体内，将有助于免疫耐受的形成。

（六）诱生和过继输入耐受性 DC

部分 DC 具有负调节免疫应答的作用，为耐受性 DC（tolerogenic DC），亦称调节性DC（regulatory DC，DCreg），如未成熟 DC。其机制为诱导 T 细胞无能、诱导调节性T 细胞的产生，以及诱导活化 T 细胞凋亡等。在动物实验中，用 GM－CSF、IL－4、IL－10、TGF－β1 等细胞因子在体外可诱导耐受性 DC 的形成，回输体内用于诱导免疫耐受。

（七）基因改造

用基因治疗的方法，使细胞表达大量的 CTLA4－Ig、调节性细胞因子（如 IL－10、IL－4 和 TGF－β 等）或 FasL，诱导免疫耐受。

二、打破免疫耐受

打破免疫耐受，增强机体对肿瘤或病原体的免疫应答，对于肿瘤和病原体慢性持续性感染的治疗有重要意义。应用与建立与免疫耐受相反的措施都有可能打破免疫耐受。

（一）增强抗原提呈

抗原的有效提呈是诱导免疫应答的前提。改变耐受原的物理性状、重构耐受原、融合内质网引导序列等都可分别增强 APC 对抗原的摄取、处理和提呈。未成熟 DC 具有诱导免疫耐受的能力，应用免疫佐剂和刺激 TLR 可以促进 DC 的成熟从而增强免疫应答。抗 CD40 激动性抗体可上调 DC 表面协同刺激分子和 MHC 分子表达，释放促炎细胞因子，有利于激活 T 细胞。由于肿瘤细胞表达肿瘤抗原密度低，MHC 分子下调，或协同刺激分子缺失，使肿瘤细胞逃避机体的免疫攻击。因而，可用上述基因修饰的"瘤苗"免疫，激发和增强机体的抗肿瘤免疫。

（二）激活协同刺激信号

采用协同刺激分子（4-1BB、OX-40 等）的激动性抗体可以增强抗原特异性 T 细胞应答。

（三）阻断免疫抑制信号

CTLA-4、PD-1 为负协同刺激分子，通过下调或终止 T 细胞活化而抑制免疫应答。因此，采用针对 CTLA-4、PD-1 的抗体可阻断这些负调节信号的作用，从而达到增强免疫应答的目的。目前，这类生物制剂已用于肿瘤的临床治疗，并取得了令人鼓舞的疗效。

（四）抑制 Treg

调节性 T 细胞可很大程度上抑制免疫应答的发生，易于诱导免疫耐受的形成。因此，通过减少 Treg 的数量或逆转其抑制功能，能达到增强免疫应答的作用，用于肿瘤等疾病的治疗。

（五）细胞因子的合理使用

IFN-γ 能使 MΦ 及其他 APC 的 MHC Ⅱ类分子表达上调，增强抗原处理和提呈能力，在多种造血系和实体肿瘤的治疗中获得一定的成功。GM-CSF 在肿瘤治疗中主要作为骨髓功能恢复剂来使用，又由于它可刺激 CD4+ T 细胞和 CD8+ T 细胞功能，对树突状细胞的增殖和分化有很强的诱导作用，因而可增强抗肿瘤免疫应答。

（胡为民）

第十四章　免疫调节

免疫调节（immune regulation）是指免疫应答过程中免疫细胞、免疫分子间以及免疫系统与其他系统间相互作用而建立的相互协调、相互制约的网络体系，在有效清除抗原性物质的同时，避免或减少对机体的损伤，以维持机体内环境稳定。

免疫调节的本质是机体对免疫应答过程所做出的生理性反馈，包括正反馈（正调节，促进作用）和负反馈（负调节，抑制作用）。正常的免疫应答可有效行使其免疫防御、免疫自稳和免疫监视等功能，而异常的免疫应答则可造成机体的损伤。故机体必须对免疫应答进行精细的调控，使其在类型、强度、持续时间等方面保持在适宜水平。

免疫调节贯穿于免疫应答过程的始终，其机制十分复杂，涉及分子、细胞、系统间及遗传水平等多种因素间的相互作用。其中任何一个因素或环节出现异常，均可导致局部或全身免疫应答异常，引起自身免疫性疾病、超敏反应、持续感染和肿瘤等发生。

第一节　分子水平的免疫调节

抗原以及抗体、补体、细胞因子、膜表面分子等多种免疫分子对免疫应答均可发挥调节作用。

一、抗原的调节作用

抗原刺激是适应性免疫应答发生的始动因素，随着抗原物质在体内的分解、中和及清除，浓度逐渐下降，相应免疫应答的强度也随之逐渐下降。在一定范围内，抗原越多，免疫应答的强度越强，但抗原过多或过少反而容易引起耐受的发生。另外，结构相似的抗原具有相互干扰特异性免疫应答的作用，此为抗原竞争，其本质是两种结构相似的抗原竞争共同的抗原提呈细胞，抗原提呈细胞提呈前一种抗原后，对后一种抗原的提呈能力下降，而导致机体对后者应答能力的下降（图14-1）。

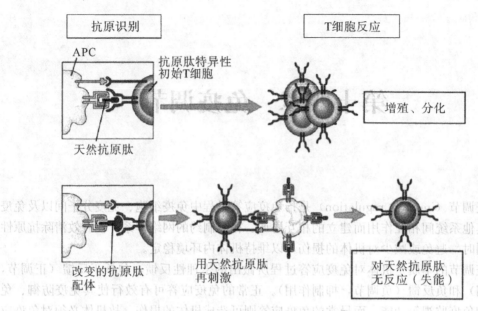

图 14-1　结构相似的不同抗原之间的竞争性调节

二、抗体的调节作用

抗体对免疫应答的直接作用主要为负反馈调节。抗体是免疫应答的产物，抗体产生后又可抑制其后的抗体生成。其机制：①抗体数量的增加，加速了机体对抗原的清除作用，致使体内抗原的浓度降低；②大量产生的特异性抗体与 BCR 竞争抗原表位，导致抗原封闭，阻断 BCR 对抗原表位的识别和结合（图 14-2）；③针对 BCR 独特型表位的 IgG 抗独特型抗体，其 Fc 段能与 B 细胞表面的抑制性受体 $Fc\gamma R \text{II} b$（CD32b）结合，导致 BCR 和 $Fc\gamma R \text{II} b$ 交联，通过后者引发抑制信号（图 14-3）。

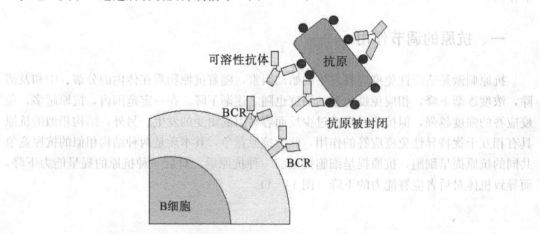

图 14-2　抗体封闭抗原的作用

三、抗原－抗体复合物对免疫应答的调节

抗原－抗体复合物中的抗体通过其 Fc 段与 APC（如巨噬细胞）表面的 Fc 受体结合，通过调理作用促进 APC 对抗原的摄取、加工处理和提呈，增强免疫应答。

抗原与 IgG 类抗体分子形成的抗原－抗体复合物可对进一步的抗体生成发挥抑制作用。该抗原－抗体复合物中的抗原部分可与 B 细胞的 BCR 结合，而抗体部分的 Fc 段则与 B 细胞的 FcγRⅡb 结合，引起 BCR 与 FcγRⅡb 的交联，产生抑制信号，抑制抗体生成（图 14－3）。

抗原与 IgM 形成的复合物则可对抗体的产生起促进作用。抗原－IgM 复合物不会引起 B 细胞抑制信号的传入，相反，其激活补体后产生补体片段 C3d 可与抗原分子结合，同时，C3d 也能与 B 细胞共受体中的 CD21 结合，并通过复合物中的 CD19 产生活化信号，促进 B 细胞的活化。

在免疫应答早期产生的抗体分子主要是 IgM，其形成的抗原－抗体复合物可促进免疫应答的进一步发展；而免疫应答晚期产生的抗体则以 IgG 为主，形成的复合物可抑制抗体的生成。

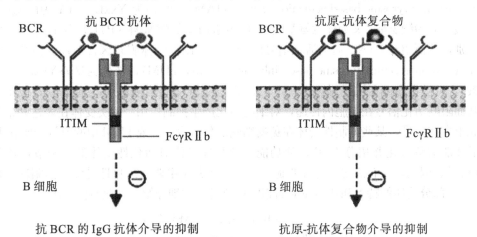

图 14－3　抗 BCR 抗体与抗原－抗体复合物的免疫调节作用

四、补体的调节作用

补体调节蛋白通过调节补体激活途径的关键环节，而调控补体活化的强度和范围（参见第四章）。

不同补体组分还可通过与细胞表面相应补体受体结合而发挥免疫调节作用。补体活化过程中产生的 C3b、C4b、iC3b 等可与吞噬细胞表面相应受体 CR1、CR3 或 CR4 结合发挥调理作用，促进吞噬细胞对表面黏附有 C3b、C4b 和 iC3b 的病原微生物进行吞噬。补体活化过程中产生的炎性介质 C3a、C5a 等可趋化、激活免疫细胞，介导炎症，进行免疫调节。与抗原结合的 C3d、C3dg、iC3b 可通过与 B 细胞共受体中的 CR2（CD21）结合，形成 BCR－抗原－补体－CR2 复合物，导致 BCR 复合物和 B 细胞共受体交联，促进 B 细胞活化。APC 通过表面的 CR1 与 C3b－Ag－Ab 复合物结合，提高抗原提呈能力。

五、细胞因子的调节作用

细胞因子的生物学作用广泛，包括调节免疫细胞的分化、发育、活化与效应，且多种细胞因子相互影响、相互协同、相互制约，形成细胞因子网络，精细、有效地调控免疫应答。免疫细胞可产生多种细胞因子调节免疫应答。如 IL−2、IL−4、IL−5、IL−6 等可促进 B 细胞增殖、分化；IL−12、TNF−α 等可促进 CTL 活化和细胞毒作用。同时多种细胞因子也具有负调节作用，如 IL−10、TGF−β 等可抑制单核/巨噬细胞及 T 细胞活化、增殖以及细胞因子释放等。

六、活化性受体和抑制性受体的调节作用

多种免疫细胞表面表达活化性受体和抑制性受体，这些受体与其相应的配体结合后，分别启动活化信号和抑制信号。活化性受体胞浆区含免疫受体酪氨酸活化基序（immunoreceptor tyrosine-based activation motif，ITAM），结构为 YxxL/V（Y 为酪氨酸，L 为亮氨酸，V 为缬氨酸，x 为任意氨基酸），可被蛋白酪氨酸激酶（PTK）分子上的 SH2 结构域识别，从而招募 PTK，启动活化信号的传导。抑制性受体胞浆区含免疫受体酪氨酸抑制基序（immunoreceptor tyrosine-based inhibitory motif，ITIM），结构为 I/VxYxxL（I 为异亮氨酸），可被蛋白酪氨酸磷酸酶（PTP）分子上的 SH2 结构域识别，导致 PTP 被招募活化，从而阻断活化信号在细胞内传递，对细胞活化产生抑制作用。两类受体在表达和信号传递时相上存在差异，某些抑制性受体在免疫细胞活化后表达，或 ITIM 中的酪氨酸要在 PTK 活化后才能被磷酸化并招募 PTP 行使功能。抑制性受体对活化性受体的负调节作用如图 14−4 所示。因此，先有活化，再有抑制。免疫细胞表面主要的活化性受体和抑制性受体见表 14−1。部分受体的特点和功能在前面相应章节已有详细介绍，在此不再赘述。

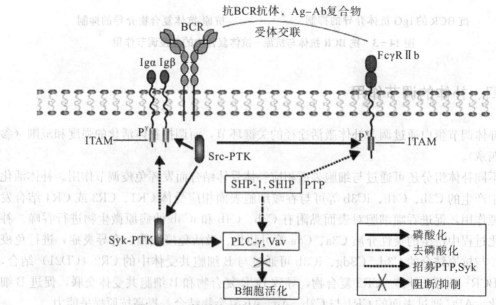

图 14−4 抑制性受体对活化性受体的负调节作用

表 14-1 免疫细胞的活化性受体和抑制性受体

免疫细胞	活化性受体	抑制性受体
B 细胞	BCR/Igα/Igβ	FcγRⅡb、CD22、CD72
T 细胞	TCR/CD3、CD28	CTLA-4、PD-1
NK 细胞	NCR、NKG2D/DAP10	KIR2/3DL、CD94/NKG2A
肥大细胞	FcεRⅠ	FcγRⅡb、gp49B1

第二节 细胞水平的免疫调节

免疫细胞可通过分泌细胞因子或直接接触，进行细胞间的相互作用，从而对免疫应答进行直接或间接的调节，以维持正常免疫功能。

一、细胞凋亡的调节作用

Fas 和 FasL 介导的细胞凋亡在免疫调节中发挥重要作用。Fas 广泛表达于包括淋巴细胞在内的多种细胞表面，而 FasL 主要表达于活化的 T 细胞和 NK 细胞表面。活化的淋巴细胞（特别是 CTL）通过表达的 FasL 与自身或邻近淋巴细胞的 Fas（活化后增加）结合，介导淋巴细胞的凋亡，使已发生特异性克隆扩增的 T、B 细胞数量迅速下降，此为活化诱导的细胞死亡（activation induced cell death，AICD）。AICD 使特异增殖的淋巴细胞数量下降，从而适时终止免疫应答。活化诱导的细胞死亡（AICD）如图 14-5 所示。

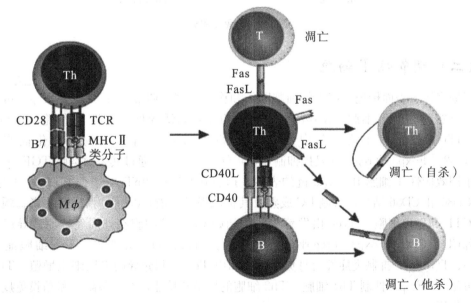

图 14-5 活化诱导的细胞死亡（AICD）

二、免疫细胞亚群的调节作用

（一）Th1 细胞与 Th2 细胞间的相互作用

Th1 细胞和 Th2 细胞互为抑制性细胞，形成对机体细胞免疫应答和体液免疫应答的反馈性免疫调节网络。Th1 细胞所分泌的 IFN-γ 可进一步促进 Th1 细胞分化，但抑制 Th2 细胞分化；Th2 细胞所产生 IL-4 可促进 Th2 细胞分化，但所产生的 IL-4、IL-10 可抑制 Th1 细胞分化。Th1 细胞和 Th2 细胞平衡是维持机体自稳状态的重要机制，任一亚群比例过高或活性过强，均可导致特定类型免疫应答及其效应呈现优势的现象，这称为免疫偏离（immune deviation），并可能因此而导致免疫失衡和某些疾病的发生。免疫偏离如图 14-6 所示。

Th细胞亚群的相互调节

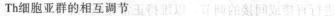

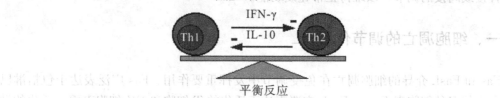

平衡反应

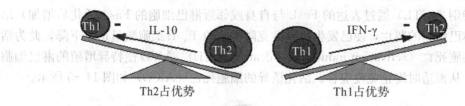

Th2占优势　　　　　　　　Th1占优势

图 14-6　免疫偏离

（二）调节性 T 细胞

根据来源、表面标记、产生的细胞因子和作用机制，调节性 T 细胞（Treg）可分为两类：自然调节性 T 细胞（natural Treg, nTreg）和诱导性调节性 T 细胞（inducible Treg, iTreg），它们在负调节中发挥重要作用。nTreg 直接从胸腺分化而来，为 $CD4^+CD25^+Foxp3^+$ Treg，其发挥抑制作用可能的机制：①通过其表面跨膜 TGF-β 的作用，下调效应性 T 细胞 IL-2Rα 链的表达，抑制其增殖；②nTreg 表面 CTLA-4 与 DC 表面 CD80 和 CD86 结合，抑制 DC 成熟及其抗原提呈功能；③通过释放穿孔素、颗粒酶杀伤 CTL 和 NK 细胞。iTreg 由发育成熟的初始 $CD4^+$ T 细胞在外周经抗原诱导以后产生，除 $CD4^+CD25^+Foxp3^+$ Treg 亚群外，还包括 Tr1、Th3 等亚群。Tr1 细胞能分泌 IL-10、TGF-β，抑制炎症性自身免疫反应和由 Th1 细胞介导的淋巴细胞增殖。Th3 细胞能分泌 TGF-β，抑制 Th1 细胞、Th2 细胞的增殖和功能，在口服耐受和黏膜免疫中发挥重要作用。

（三）其他免疫细胞

B细胞中也存在调节性B细胞（regulatory B cell，Breg），主要通过分泌IL－10、TGF－β等发挥抑制过度炎症应答、维持免疫耐受和自稳的作用。体内也存在调节性DC（regulatory DC，DCreg），其亦称耐受性DC，能负调节免疫应答，维持免疫耐受。其他如M2型巨噬细胞、髓源性抑制细胞等也具有免疫调节活性。

第三节　独特型网络与免疫调节

一、抗独特型抗体与独特型网络

独特型（idiotype，Id）存在于IgV区，也可存在于各类T细胞及B细胞的抗原受体的V区。当一群抗原特异的、结构均一的抗体分子（Ab1）数量足够大时，其带有的独特型表位可被体内特异性识别独特型表位的抗独特型（anti-idiotype，AId）淋巴细胞克隆识别，它们受独特型表位刺激而被激活，产生抗体（Ab2）。因Ab2针对的是Ab1上的独特型表位，故Ab2又称抗独特型抗体。抗独特型抗体有两种，针对独特型表位互补决定区（CDR区）的称为β型抗独特型抗体（Ab2β），针对独特型表位骨架区（FR）的称为α型抗独特型抗体（Ab2α）。Ab2α和Ab2β均能负反馈抑制Ab1的分泌。Ab2β因其抗原结合部位与抗原表位相似，并能与抗原竞争性地与Ab1结合，故又称为抗原内影像（internal image）。独特型网络的形成及抗原内影像（Ab2β）如图14－7所示。Ab2上同样有自身的独特型表位，故可诱导Ab3产生，Ab3又可诱导产生Ab4，如此反复，从而形成独特型网络。

独特型网络并不是游离抗体分子间的相互作用，其主干是T、B淋巴细胞。T、B细胞通过其表面的TCR、BCR来识别独特型表位而发生克隆扩增，通过产生的效应细胞和抗体分子发挥负反馈调节作用。

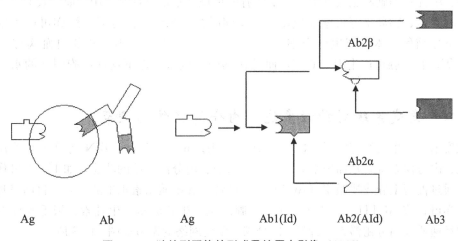

| Ag | Ab | Ag | Ab1(Id) | Ab2(AId) | Ab3 |

图14－7　独特型网络的形成及抗原内影像（Ab2β）

二、应用独特型网络进行免疫干预

应用独特型网络进行免疫干预主要包括两方面：一是应用抗原内影像（Ab2β）能模拟特异性抗原的结构特点，用特异性 Ab2β 代替难以获得或对人体有害的抗原，刺激机体产生抗体。二是在体内诱导 Ab2 产生，以减弱或阻断体内原有 Ab1 或相应的细胞克隆对抗原的特异性应答，抑制自身反应性抗体或自身反应性 T 细胞的产生，可用于防治自身免疫性疾病。例如，在自身免疫性疾病防治中，将自身反应性 T 细胞灭活后进行体内注射，诱导抗独特型 T 细胞产生，从而清除自身反应性 T 细胞。

第四节　系统间及遗传因素对免疫应答的调节

一、神经－内分泌－免疫网络的调节

机体是一个有机的整体，免疫应答除受到免疫系统内的各种因素的调节外，还会受到其他系统的影响和调节，其中最重要的是神经系统和内分泌系统。免疫系统通过细胞因子等作用于神经系统和内分泌系统，促进神经递质和激素的合成与释放。神经系统和内分泌系统也可通过神经递质和激素来影响免疫系统的功能。

（一）神经系统、内分泌系统对免疫系统的调节

神经系统、内分泌系统主要通过神经纤维、神经递质和激素调节免疫系统的功能。神经纤维可支配免疫器官并调节其功能，而免疫细胞上有多种神经递质和激素分子的受体，神经递质和激素分子作用于免疫细胞上相应的受体而发挥调节免疫应答的作用。如在各种应激刺激下，机体通过下丘脑－垂体－肾上腺轴，释放肾上腺皮质激素，对淋巴细胞、巨噬细胞、中性粒细胞和肥大细胞等几乎所有的免疫细胞都有抑制作用，而生长激素、雌激素、甲状腺素、胰岛素等可增强免疫应答。同时神经系统、内分泌系统亦可产生细胞因子，如下丘脑和垂体可产生促炎细胞因子 IL－1、TNF－α、IL－6 及白血病抑制因子（LIF）等，肾上腺可产生 IL－6 等，而且在感染等应激状态下这些细胞因子的水平明显增高。

（二）免疫系统对神经系统、内分泌系统的调节

免疫细胞产生的细胞因子（IL－1、IL－2、IL－6、TNF－α、IFN－γ 等）可作用于神经系统、内分泌系统，从而影响和调节神经系统、内分泌系统的功能，如 IL－1 可作用于垂体，通过促肾上腺皮质激素（ACTH）促进肾上腺皮质激素水平的升高。目前发现，免疫细胞亦可合成 ACTH、内啡肽、促甲状腺激素、生长激素、生乳素、绒毛膜促性腺激素等神经递质及内分泌激素。神经－内分泌－免疫网络的调节如图 14－8 所示。

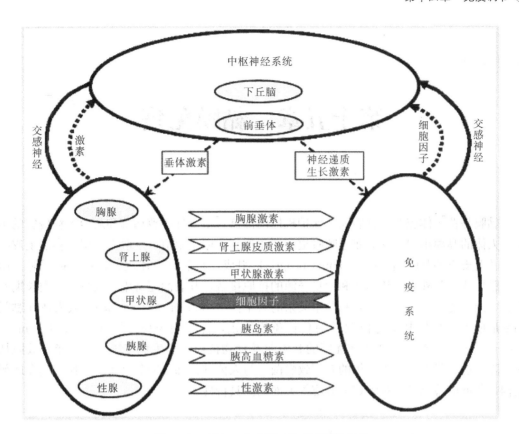

图 14-8　神经-内分泌-免疫网络的调节

二、遗传因素对免疫应答的调节

遗传因素对免疫应答的调节主要体现在 MHC 分子对抗原提呈的差异上。早期研究结果揭示，个体间免疫应答能力的差异由免疫应答基因（Ir 基因）决定，现在已知所谓 Ir 基因即是 MHC 的特定等位基因（或单元型）。由于 MHC 等位基因产物与抗原肽的结合具有一定的特异性，具有不同 MHC 等位基因的个体对特定抗原的提呈能力也就表现出差异，从而导致免疫应答的差异。

（胡为民）

第十五章 黏膜免疫

黏膜是覆盖体腔及器官表面，保护机体内部器官不受外界致病菌和灰尘颗粒侵害的组织。人体的黏膜组织广泛分布于呼吸道、消化道和泌尿生殖道，一般由一层或多层上皮细胞以及上皮下的黏膜固有层（lamina propria）组成，是隔离机体内、外环境的屏障。由于黏膜持续性与外界的致病菌和食物来源的抗原接触，其表面还寄生了大量与人类长期并存、共同进化并与人体形成互利共生关系的共生菌（commensal bacteria），故人体在黏膜局部形成了与机体其他部位迥异的独特免疫体系，即黏膜免疫系统（mucosal immune system，MIS）。MIS对于人体无害的共生菌及食物抗原不产生免疫排斥，但能有效阻挡并清除穿过黏膜上皮侵入机体的有害致病菌。与人体其他部位的免疫系统相比，其在解剖结构、免疫应答机制、免疫调节效应等方面均独具特性。

第一节 概 述

黏膜免疫系统包含由分泌大量黏液的上皮层包裹的胃肠道、上下呼吸道和泌尿生殖道的内表面，以及与之相连的外分泌腺体，如结膜、泪腺、唾液腺和泌乳腺等（图15-1）。由于表面积巨大，MIS上寄生了数量庞大的共生菌，亦是人体贮存免疫细胞最多的部位。以胃肠道为例，人类小肠的表面积约为400m²，相当于2个网球场的大小；而人的肠胃中寄生了500余种细菌，数量达10¹⁴以上，是人体细胞总数的10倍。MIS中既有散布于上皮层和黏膜固有层中的淋巴细胞，寄居在固有层中的树突状细胞（DC）、巨噬细胞、肥大细胞，也有位于表皮之下的一些无被膜、含多种免疫细胞的二级淋巴组织，即黏膜相关淋巴组织（mucosa-associated lymphoid tissue，MALT）。MIS中贮存的淋巴细胞占人体淋巴细胞总数的3/4，人体的绝大多数抗体也由MIS产生。

根据MIS在机体内的分布，可将MIS分为胃肠道黏膜免疫系统、呼吸道黏膜免疫系统以及泌尿生殖道黏膜免疫系统。其中规模最大的当数胃肠道黏膜免疫系统。下面我们就以之为例，进一步介绍MIS的结构与功能。

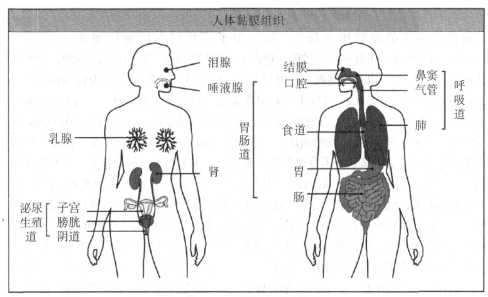

图 15-1　黏膜免疫系统

注：黏膜免疫系统包括胃肠道、呼吸道、泌尿生殖道相关的淋巴器官，
口腔，咽部，以及与之相连的腺体，如唾液腺、泪腺、泌乳腺等。

一、黏膜上皮的屏障结构

　　黏膜组织是由连续排列的单层或多层上皮细胞围成的一个管状结构。靠近体腔面的黏膜上皮将体内器官和外环境中的致病菌隔离开来。一方面，黏膜上皮细胞排列紧密，并通过分泌连接蛋白（claudins）和黏连蛋白（zonula occludens 1）填充细胞间隙，以阻挡可能侵入机体的外部细菌；另一方面，黏膜上皮细胞及与黏膜相连的腺体可分泌大量高度糖基化的黏蛋白，在黏膜上皮之外靠体腔面形成黏液层，以阻止外来细菌对黏膜上皮的附着，还可作为基质吸附、贮存上皮细胞分泌的抗菌物质，如防御素、炎性细胞因子、分泌型 IgA 等。此外，一些黏蛋白还与上皮细胞膜上的糖脂结合，在细胞膜外形成一层致密的高分子糖衣包被，进一步增强了上皮的屏障功能。由此可见，黏膜上皮是预防外来致病菌侵入机体的有效物理屏障。而由黏膜上皮细胞分泌的抗菌肽、炎性细胞因子等抑菌物质，构成了 MIS 的化学屏障。除此之外，黏膜表面还寄生了数量庞大的共生菌，它们与宿主长期并存、共同进化，形成了互利共生的关系，不仅可以辅助宿主消化食物中的纤维素，分解毒素，为宿主提供维生素 K 和短链脂肪酸等，还能阻止外部致病菌黏附、入侵宿主，构成了机体的生物屏障。

二、黏膜免疫系统的组成

　　小肠上皮细胞是由位于肠腺隐窝处的干细胞分化而来。在分化过程中逐渐特化为不同类型的上皮细胞，如位于小肠绒毛顶端、可分泌黏液的杯状细胞，分泌细胞因子的吸收上皮细胞，直接覆于淋巴组织之上并可摄取、转运抗原的微皱细胞（microfolded cell，M 细胞），以及位于小肠隐窝、可分泌抗菌肽的 Paneth 细胞。

在小肠上皮中散布着许多淋巴细胞，被称为上皮内淋巴细胞（intraepithelial lymphocyte, IEL）。而在上皮下的黏膜固有层中，除散布了一些固有层淋巴细胞（lamina propria lymphocyte, LPL）外，还有一些无被膜、包含多个淋巴滤泡的器官化淋巴组织，如派氏淋巴结（Peyer's patch）等，以及一些孤立的淋巴滤泡。这些淋巴组织被统称为胃肠相关淋巴组织（gut-associated lymphoid tissue, GALT）。GALT 是启动胃肠道黏膜免疫应答的重要部位，而直接包裹 GALT 的上皮结构被称为滤泡相关上皮组织（follicule-associated epithelium, FAE）。FAE 由普通肠上皮细胞间杂 M 细胞组成。与表面含微纤毛的普通肠上皮细胞相比，M 细胞靠近肠腔的细胞膜表面呈折皱状，不分泌黏液或消化酶，亦无厚重的糖衣包被，可与肠腔中的抗原直接接触，是抗原进入 GALT 的通道。其朝向基底的细胞膜上也有大量皱折，内凹成袋状，可以容纳众多的 DC 和淋巴细胞，有利于迅速启动免疫应答。GALT 中的派氏淋巴结含多个淋巴滤泡，朝腔面拱出形成特有的穹形结构。每个滤泡都有生发中心，滤泡间是 T 细胞聚集区。滤泡之上、紧邻上皮的穹形区域里贮存了大量的 DC 和 T、B 淋巴细胞，在摄取抗原和启动免疫应答中起到重要作用。人的肠道中分布了 100～200 个派氏淋巴结，此外还有数千个孤立的淋巴滤泡，它们也有生发中心，主要由 B 细胞构成。派氏淋巴结及孤立的淋巴滤泡均通过淋巴管引流至肠系膜的淋巴结中，那里是启动与调节胃肠道免疫应答的重要场所。

胃肠相关淋巴组织及淋巴细胞如图 15-2 所示。

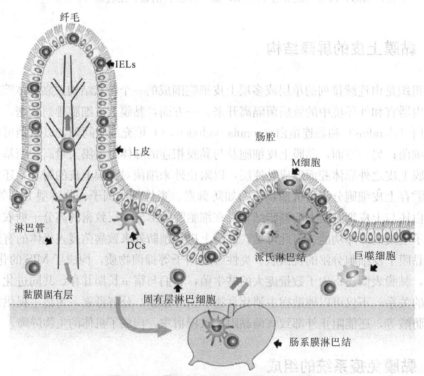

图 15-2　胃肠相关淋巴组织及淋巴细胞

注：小肠黏膜由一层具指状绒毛的上皮细胞以及上皮下的黏膜固有层组成。上皮细胞由隐窝处的干细胞分化而来，更迭频繁，是摄取与消化食物的主要途径。覆盖于派氏淋巴结的上皮中的微皱细胞（M cell），是抗原进入黏膜的主要通道。小肠中的淋巴细胞呈不连续分布，包括上皮层中的上皮内淋巴细胞、固有层中的固有层淋巴细胞以及构成胃肠相关淋巴组织的派氏淋巴结和孤立淋巴结等器官化淋巴组织中的淋巴细胞。这些淋巴细胞经淋巴管被引流至肠系膜淋巴结。

小肠上皮中的 IEL 主要是一些 CD8$^+$ T 细胞，而与之相隔一层基底膜的固有层中的 LPL 则由 CD8$^+$ T 细胞、CD4$^+$ T 细胞共同组成。除此之外，固有层中还有大量浆细胞、巨噬细胞、DC 以及少量嗜酸性粒细胞和肥大细胞等。位于黏膜组织中的淋巴细胞，即使在机体未受抗原刺激的条件下，也大都显现出效应淋巴细胞的特征。这可能是因为 GALT 长期与大量共生菌相互作用，一方面因共生菌持续刺激局部诱生了大量的效应淋巴细胞，另一方面又为了防止免疫应答破坏共生菌构成的生物屏障而产生了大量调节性 T 细胞。在正常生理状态下，调节性 T 细胞介导的效应机制占优势，抑制了效应淋巴细胞的炎症反应，使健康的肠道保持在生理性低炎症状态，由此维持了有益的肠道共生菌生态系统。

第二节 黏膜免疫系统的功能 I——免疫应答

由于解剖位置特殊，黏膜组织处于独特的生理环境中，每天要接触来自食物的大量抗原，还要与多种共生菌并存，其中一些共生菌可穿过黏膜进入机体，具潜在的致病性。此外，黏膜组织还经常要面对企图跨越上皮屏障、侵入机体的各种致病菌。因此，黏膜免疫系统需要在确保能及时消灭入侵致病菌的同时，避免对外部的共生菌及无害食物抗原等产生不必要的免疫应答。为此，机体进化出了独特的黏膜免疫应答机制。下面我们仍以胃肠道免疫系统为例，来介绍 MIS 免疫应答的特征。

一、黏膜固有免疫应答

（一）黏膜上皮细胞

黏膜上皮细胞位于黏膜表面的上皮细胞层，可为机体提供有效的物理和化学屏障。发生感染时，黏膜的上皮细胞通过其位于体腔和基底两侧膜上的模式识别受体（如 TLR）感知腔体内表面和已跨越了上皮屏障的病原菌，或通过胞内的模式识别受体（如 TLR、NOD）感知已进入上皮细胞内的致病菌及其代谢产物（参见第十二章），进而应激上调黏液蛋白的表达与分泌，或分泌不同糖基化修饰的黏蛋白，或上调抗菌肽的表达（如 Paneth 细胞），以巩固上皮的屏障功能。此外，上皮细胞在发生感染时还可应激合成一些炎性细胞因子，如 IL-1、IL-6 等，并分泌不同的趋化因子以吸引旁邻血管中的单核细胞、中性粒细胞、嗜酸性粒细胞、T 细胞以及周围组织中的不成熟 DC 向感染部位聚集，进而发挥不同的固有免疫功能，吞噬杀伤病原菌，并启动针对病原菌的适应性免疫应答。不仅如此，进入胞内的病原菌还能刺激上皮细胞在膜上表达某些非典型 MHC 分子（如 MIC-A、MIC-B），使其能被周围的 IEL 或其他固有淋巴细胞识别并迅速杀灭。

（二）上皮内淋巴细胞

位于黏膜上皮细胞内的 IEL 绝大部分是 CD8$^+$ T 细胞，且与机体其他部位的淋巴细胞有明显区别。①即使在没有遭遇抗原时，IEL 也呈现出效应淋巴细胞的特性，胞内有大量含穿孔素、颗粒酶等胞毒物质的颗粒体。②IEL 可表达 C 型凝集素类的 NK 细胞受体 NKG2D。该受体的配体是 MIC-A、MIC-B，属于非典型 MHC 分子，多表达于被损伤或感染的上皮细胞表面。故 IEL 可以特异性识别并清除这些异常上皮细胞，再进一步促进上皮修复，以保持黏膜的完整性，维护屏障功能。③与身体其他部位的 T 细胞相比，大部分 IEL 的 TCR 多样性较为有限，一般针对黏膜局部接触的抗原产生应答。④小鼠中的 IEL 可分为两类：一是 a 型 IEL，结构功能与典型 CD8$^+$ T 细胞类似。膜表面的 TCR 为 αβ 型，识别抗原肽-MHC I 分子复合物，CD8 分子由一条 α 链与一条 β 链组成，识别 MHC I 类分子的非多态区。活化的 a 型 IEL 通过释放胞毒物质或 Fas-FasL 途径杀伤靶细胞。二是 b 型 IEL，表达由两条 α 链组成的 CD8 分子，TCR 为 αβ 型或 γδ 型。b 型 IEL 具有固有淋巴细胞的特征，与抗原肽-MHC I 分子复合物亲和力较低，TCR 可识别一些非典型的 MHC 分子。

（三）黏膜固有层树突状细胞

黏膜固有层中的树突状细胞（DC）可通过不同途径摄取抗原。①黏膜体腔内表面的抗原可通过胞吞、胞饮被上皮中的 M 细胞摄取，再穿胞转运至基底膜侧，被 DC 捕获。②体腔内表面的抗原还可与黏液层中的 IgA、IgG 结合，形成免疫复合物，再通过结合上皮细胞膜表面的 Fc 受体（FcαR 和 FcRn）被穿胞转运至黏膜固有层，转交 DC。③位于上皮之下的 DC 能通过膜上的枝状突起沿上皮细胞的间隙伸出体腔表面，直接摄取抗原。④DC 可直接捕获裂解的上皮细胞中的抗原物质。APC 对肠腔中抗原的摄取如图 15-3 所示。

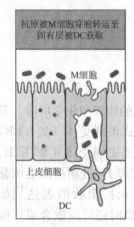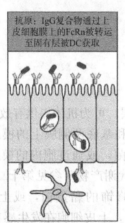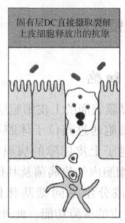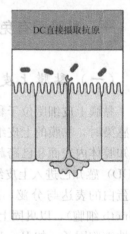

图 15-3 APC 对肠腔中抗原的摄取

注：肠腔中的可溶性抗原可通过上皮 M 细胞穿胞运输至固有层后转交给 DC（图左 1）；IgG-抗原复合物可被上皮细胞膜上的 FcRn 受体穿胞运输至固有层，再被同样表达 FcRn 或其他 Fc 受体的固有层 DC 获取（图左 2）；被病原菌感染的上皮细胞凋亡后释放出的抗原可被 DC 直接摄取（图左 3）；DC 的枝状突起可沿上皮细胞间隙伸出腔体表面直接摄取抗原而不破坏上皮的完整性（图右）。

摄入抗原后，DC 进一步将其加工，再提呈给初始 T 细胞，启动适应性免疫应答。与此同时，黏膜固有层的 DC 还诱导活化的淋巴细胞表达组织特异性归巢受体，对效应淋巴细胞回流至初始活化部位发挥免疫效应起到重要作用。此外，黏膜固有层中摄取了共生菌抗原的 DC 可分泌 IL-10、TGF-β 等细胞因子，促进调节性 T 细胞（Treg）的分化，对维持胃肠道正常的生理性低炎症环境至关重要（详见本章第三节）。

（四）黏膜固有层淋巴细胞

LPL 包括 CD4$^+$ T 细胞、CD8$^+$ T 细胞和大量浆细胞。与 IEL 类似，多数 LPL 也显示出效应淋巴细胞或记忆淋巴细胞的特征。LPL 中还包含一类具固有淋巴细胞特征的细胞，包括受 CD1 限制的恒定自然杀伤 T（invariant natural killer T，iNKT）细胞、黏膜恒定 T 细胞（mucosal invariant T cell，MAIT）、一些表达 IL－22 及 NK 细胞受体（如 NKp44、NKp46）的非 T 淋巴细胞，以及可诱导派氏淋巴结及孤立淋巴滤泡发育的固有淋巴组织诱导细胞（innate lymphoid tissue inducer cell，LTi）等。

（五）黏膜固有层巨噬细胞

巨噬细胞广泛分布于包括 MALT 在内的黏膜固有层中。有的巨噬细胞可如 DC 一样摄取黏膜外抗原，也可以直接吞噬与杀伤侵入黏膜的致病菌。与身体其他部位的巨噬细胞不同的是，黏膜中的巨噬细胞一般分泌 IL－10 等抗炎细胞因子，并可辅助 Treg 的生成。

（六）黏膜固有层中其他免疫细胞

黏膜固有层中还寄居了少量嗜酸性粒细胞和肥大细胞，它们在抗寄生虫免疫中发挥了重要作用。肥大细胞也是诱发速发型超敏反应的主要细胞。此外，黏膜固有层中的中性粒细胞的数量可在受到感染时大幅增加。

二、黏膜适应性免疫应答

黏膜免疫系统具特殊的解剖结构：①MIS 中黏膜上皮组织紧贴黏膜固有层淋巴组织，可快速启动免疫应答；②MIS 中散布的和器官化的淋巴组织，如派氏淋巴结、扁桃体、孤立淋巴滤泡等，在黏膜中均呈非连续性分布，有利于对黏膜不同部位的抗原产生免疫应答；③MIS 具特殊的抗原提取机制，如滤泡相关上皮组织中的 M 细胞等，以适应黏膜特殊的生理环境。因此，MIS 的适性免疫应答也具有机体其他部位的免疫系统所没有的多种特征。

（一）黏膜适应性免疫应答的过程

胸腺和骨髓中发育成熟的初始淋巴细胞，经血液循环，沿高内皮小静脉进入胃肠淋巴组织及肠系膜淋巴结。发生感染时，滤泡相关上皮组织中的 M 细胞通过内吞和吞噬（endocytosis and phagocytosis）将病原菌吞入胞内，形成吞噬体，但并不对吞入的抗原实施加工，而是将其运输至基底膜侧，通过胞吐（exocytosis）释放出病原菌，使其能被紧靠 M 细胞基底侧膜的派氏淋巴结穹形区中的 DC 迅速捕获。这一过程被称为抗原的穿胞运输（transcytosis）。摄入抗原的 DC 随即移行至派氏淋巴结的 T 细胞区，提呈出抗原，刺激初始 T 细胞的活化。与此同时，黏膜固有层中的 DC 还分泌某些特殊信号分子，如视黄酸（retinoic acid）等，诱导活化的 T 细胞表达组织特异性黏附分子（如 α$_4$β$_7$ 整合素、CCR9、CCR10），使之能与胃肠组织细胞表达的膜表面分子或趋化因子（如 MAdCAM－1、CCL25、CCL28）结合，以利于活化 T 细胞的归巢。部分活化的

CD4$^+$T 细胞可辅助抗原特异性的 B 细胞活化。活化的 B 细胞同样受到周围环境中 DC 与上皮细胞等分泌的信号分子调控，表达类似的黏附分子。这些淋巴细胞经活化后，通过引流淋巴管进入肠系膜淋巴结，再从输出淋巴管流出，沿胸导管进入血液循环，最后通过其表面的组织特异性黏附分子，由小血管回流至胃肠黏膜。在回流过程中，活化的淋巴细胞逐渐完成分化，成为效应淋巴细胞。黏膜适应性免疫应答如图 15-4 所示。

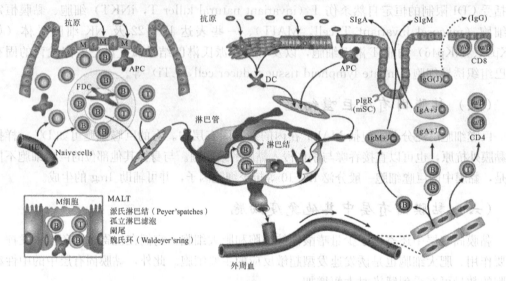

图 15-4　黏膜适应性免疫应答

　　注：黏膜外抗原可被覆盖于器官化淋巴组织（如派氏淋巴结）上滤泡相关上皮（FAE）中的 M 细胞吞入并穿胞转运至基底膜侧，被黏膜固有层中的 APC（如 DC、巨噬细胞等）摄取（如上图左所示）。此外，上皮内或上皮下的 DC 也可直接捕获黏膜外的抗原（如上图中所示鼻黏膜），再通过淋巴管引流至淋巴结中，提呈抗原，刺激 T 细胞活化（如病原菌抗原），或诱导 Treg 的生成（如共生菌抗原）。初始 T、B 细胞由高内皮小静脉进入 MALT 或淋巴结，在接受了 APC 提呈的抗原刺激并活化后，离开淋巴结，进入血液循环，再通过其表达的归巢受体由血管渗回至黏膜的效应部位，参与免疫应答（如上图右所示胃肠黏膜）。胃肠黏膜固有层中贮存了大量可分泌 IgA 二聚体或 IgM 五聚体的成浆细胞或浆细胞以及 CD4$^+$T 细胞，还有少量分泌 IgG 的浆细胞和 CD8$^+$T 细胞。在黏膜中合成的 IgA 二聚体或 IgM 五聚体可通过其 J 链结合肠上皮细胞基底侧膜上的多聚免疫球蛋白受体（pIgR）而被转运至体腔一侧。IgG 则可通过结合同时表达于上皮体腔膜及基底膜两侧的新生 Fc 受体（FcRn）被双向转运（如上图右所示）。

　　与派氏淋巴结中发生的免疫应答类似，黏膜固有层中一些散在的 DC 可通过如前所述的方式直接摄取抗原，再循固有层中的引流管进入肠系膜淋巴结，诱导其中的初始 T、B 淋巴细胞活化并表达归巢黏附分子。活化后的淋巴细胞经胸导管、血液循环，最终回到胃肠黏膜，发挥免疫效应。

　　黏膜组织的免疫应答常受到局部组织细胞分泌的趋化因子及膜表面分子的调节。一般而言，不同部位的黏膜组织表达不同的趋化因子，以吸引局部诱生、特异性表达相应趋化因子受体的效应淋巴细胞回流至初始活化部位，进行有效的免疫应答。机体黏膜组织也表达一些共同的、黏膜特异性的黏附分子，使在某一黏膜组织活化的淋巴细胞可随血液循环进入机体其他部位的黏膜组织并发挥免疫效应，并由此形成了共同黏膜免疫系统（common mucosal immune system)。这种黏膜免疫应答方式对于黏膜疫苗的研发和使用具有重要意义。比如，经鼻腔注射的人类免疫缺陷病毒（HIV）疫苗可在泌尿生殖道诱发针对 HIV 的免疫应答。

（二）T 细胞介导的免疫应答

黏膜感染时，局部活化的巨噬细胞与 DC 可分泌 IL－1、IL－6 和 IL－23，促进 $CD4^+$ T 细胞分化为 Th17 细胞。Th17 细胞能吸引并活化中性粒细胞，增强其吞噬杀伤活性；还能分泌 IL－22，促进黏膜上皮的修复及黏液分泌，上调 Paneth 细胞抗菌肽的表达，巩固黏膜的屏障功能。此外，固有免疫细胞分泌的 IL－18 和 IL－12 能促进 Th1 细胞的分化并诱导 Th1 细胞分泌 γ 型干扰素，增强巨噬细胞的吞噬杀伤活性。一些蠕虫（helminth）的感染可诱导 Th2 细胞的分化。Th2 细胞可诱导产生 IgE，活化嗜酸性粒细胞和肥大细胞，在抗寄生虫免疫中发挥了重要作用。此外，黏膜固有层中的效应性 $CD8^+$ T 细胞，可通过分泌细胞因子或释放胞毒物质，直接杀伤并清除跨越黏膜上皮、进入固有层的致病菌。

（三）B 细胞介导的免疫应答

派氏淋巴结和肠系膜淋巴结中抗原特异性的 B 细胞经活化后，进入血液循环，再借助归巢受体回流至黏膜固有层，在 MALT 中完成抗体类别转换，大部分最终分化成合成 IgA 的浆细胞。

1. IgA 抗体类别的转换

黏膜中发生的 IgA 抗体类别转换受到众多细胞及其分泌的细胞因子和信号分子的调控，大致可分为 T 细胞依赖型 IgA 转换途径及非 T 细胞依赖型 IgA 转换途径。

（1）T 细胞依赖型 IgA 转换途径：人类胃肠道中的 B 细胞需在 Th 细胞的帮助下活化，并最终在 GALT 中完成 IgA 的抗体类别转换。抗体类别转换过程受到上皮细胞及 DC 分泌的 TGF－β 的调控。人的胃肠道中每天合成 3～4 克 IgA，远超其他类别的免疫球蛋白，且这些 IgA 大都针对共生菌抗原，具有较强特异性。

（2）非 T 细胞依赖型 IgA 转换途径：与人类不同，小鼠胃肠道中的大部分 IgA 都通过非 T 细胞依赖型转换途径产生。在此过程中，小鼠腹膜腔中的前 B 细胞在共生菌脂多糖等成分的刺激下迁至肠壁，分化为 B1 细胞。再在肠上皮细胞和 DC 等分泌的 BAFF（属 TNF 细胞因子家族，可结合 B 细胞表面的 TACI 而代替 Th 细胞促使 B 细胞活化）、TGF－β、视黄醇、APRIL 的作用下活化，并完成 IgA 抗体类别转换，分泌一些多样性较有限、亲和力也较低的 IgA 抗体。非 T 细胞依赖型 IgA 转换途径可能反映了黏膜中抗体特异性免疫应答的进化过程。

有研究表明，一些共生菌可通过刺激肠道中的 DC 产生一氧化氮（NO）和 TNF－α，辅助 TGF－β 的加工与活化，从而促进 T 细胞依赖型及非 T 细胞依赖型 IgA 的产生。

与血清中的单体 IgA 不同，黏膜固有层浆细胞合成的多为二聚体 IgA，IgA 单体之间以 J 链相连，并通过 J 链与黏膜上皮细胞膜受体结合，被运输至腔体表面，进而发挥免疫效应。

2. IgA 的转运

位于小肠隐窝处的不成熟肠上皮细胞，近基底侧细胞膜上组成性表达一种多聚免疫球蛋白受体（polymeric immunoglobulin receptor，pIgR）。pIgR 可与二聚体 IgA 的 J 链以高亲和力结合，再将二聚体 IgA 穿胞转运至上皮细胞体腔膜一侧。在体腔中蛋白酶的作用下，结合 J

链的 pIgR 胞外部分与跨膜部分解离，作为分泌片与 IgA 结合在一起，形成分泌型 IgA（secretory IgA，SIgA）。SIgA 进一步通过分泌片上的糖链与黏膜上皮表面的黏液层结合，滞留于黏膜表面，发挥免疫效应。与此类似，在黏膜固有层合成的 IgM 也可通过 J 链与 pIgR 结合而被运输至黏膜表面。而 IgG 则通过上皮细胞膜上的新生 Fc 受体（natal Fc receptor，FcRn）而被运出黏膜。与结合 IgA、IgM 的 pIgR 不同的是，FcRn 同时表达于小肠上皮靠腔体和基底的膜表面，可以双向运输 IgG，既能把固有层中合成的 IgG 运至肠腔，也能把肠腔中结合了抗原的 IgG−抗原复合物运回固有层，促进了免疫系统对抗原的摄取。

3. IgA 的免疫效应

（1）被分泌到黏膜外的 SIgA 可结合于病原菌表面，阻止病原菌对黏膜上皮的吸附与入侵。

（2）IgA 可中和与病原菌分泌的毒素和酶蛋白。

（3）SIgA 与抗原形成 IgA−抗原复合物，可通过结合细胞膜上 FcαR，促进 M 细胞对黏膜外抗原的摄取、转运，以及 DC 的抗原摄入。

（4）IgA 能识别并结合进入上皮细胞或跨越上皮屏障侵至黏膜固有层的抗原，形成 IgA−抗原复合物，并进一步循 IgA 的分泌途径将抗原排除至黏膜之外。

（5）SIgA 不易激活补体诱发炎症反应，有利于维持黏膜有益的共生菌生理环境。

黏膜 IgA 的功能如图 15−5 所示，分泌型 IgA 的功能如图 15−6 所示。

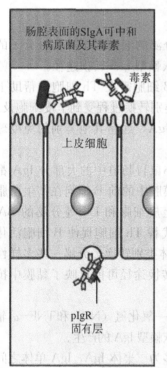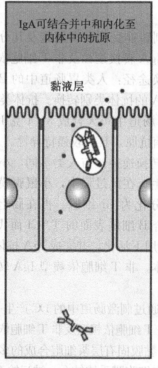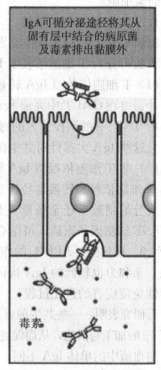

图 15−5　黏膜 IgA 的功能

注：滞留于黏膜外黏液层中的 SIgA 可中和病原菌表面的抗原表位或病原菌分泌的毒素，防止病原菌对黏膜上皮的附着与破坏（图左）；位于上皮细胞内体中的 IgA 可中和进入上皮细胞内的抗原（图中）；黏膜固有层中的 IgA 可结合跨越上皮、进入黏膜固有层的致病菌及其分泌的毒素，再结合上皮基底膜上的 pIgR，循 IgA 的分泌途径将其排出至黏膜外（图右）。

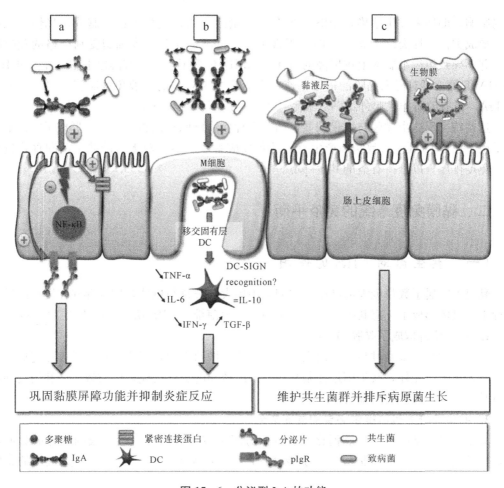

图 15-6 分泌型 IgA 的功能

注：SIgA 是以 J 链连接的 IgA 二聚体，可通过表面抗原结合于细菌表面。（a）被SIgA 包被的共生菌可结合上皮细胞膜上的 FcαR 受体，刺激上皮细胞上调连结蛋白、pIgR 的表达，增强上皮细胞的屏障功能，同时抑制上皮细胞 NF-κB 的转核及炎性细胞因子的表达。（b）SIgA 可与腔体内的共生菌或致病菌形成免疫复合物，再通过结合 M 细胞表面的 FcαR 受体被穿胞转运至固有层，进一步结合 DC 表面的 DC-SIGN 等模式识别受体而被 DC 获取，由此促进了 APC 对抗原的提取，但并不导致局部炎症反应。（c）滞留于上皮黏液层中的 SIgA 与共生菌形成生物膜，阻止病原菌对上皮细胞的附着。

第三节 黏膜免疫系统的功能Ⅱ——维持免疫平衡

一、黏膜与肠道菌群的关系

MIS 与机体其他免疫系统的差别也体现在黏膜免疫应答的方式上。①由于受到共生菌的影响，即使未发生感染，MIS 中也存在大量活化的效应性淋巴细胞或记忆性淋巴细胞，形成类似慢性炎症的状态。但在正常生理条件下，这些免疫细胞受到严格的免疫调节，并不导致组织细胞或上皮屏障的破坏。②MIS 包含了大量固有淋巴细胞，如 b 型 IEL 和 MAIT 等，可对侵入黏膜的抗原迅速产生应答。③MIS 的体液免疫应答主要产生分泌型 IgA，可有效防止黏膜外细菌的吸附、入侵，但不易引发炎症。

这些特征反应出黏膜与大量的共生菌及多种食物抗原长期相互作用，形成了特殊的免疫平衡，使 MIS 既能对致病菌产生有效的免疫应答，又不会对无害的共生菌和食物抗原产生免疫排斥，以维持有益的共生环境。

二、黏膜免疫系统的免疫平衡

（一）共生菌对 MIS 的作用

黏膜中寄居了数量庞大的细菌。它们之中绝大部分是与机体长期并存并在漫长的进化过程中与机体形成了互惠共生关系的共生菌。共生菌维持 MIS 功能的重要意义如下：

1. 共生菌群构成了黏膜的生物屏障

黏膜外的共生菌通过与致病菌竞争营养物质与增殖空间，阻止其在黏膜表面定居并进一步侵入黏膜。此外，共生菌还抑制某些致病菌诱导的炎症反应，以防致病菌利用炎症反应对黏膜上皮的破坏而乘虚侵入黏膜固有层。

2. 共生菌群为机体提供必要的营养成分

共生菌可将某些机体不能消化的食物成分降解成可被机体直接吸收的营养成分或辅酶，如维生素 K、短链脂肪酸等，还能分解食物中的某些毒素，保护并促进机体的正常代谢。

3. 共生菌及其代谢产物可影响机体免疫系统的发育与功能

动物实验模型证明，在胃肠道没有细菌的动物个体中，淋巴器官明显减小，血清中的免疫球蛋白水平、成熟 T 细胞的数量均较正常动物低，黏膜中的派氏淋巴结发育异常，无孤立淋巴结，黏膜上皮及固有层中的淋巴细胞亦显著减少。此外还有研究结果发现，脆弱类杆菌（*bacteroides fragilis*）来源的多糖 A（PSA）可促进 $CD4^+$ T 细胞的分化，小鼠肠道中的分节丝状菌（segmented filamentous bacteria）可促进 Th1 细胞、Th17 细胞、$FoxP3^+$ T 细胞的分化等。

4. 共生菌促进 IgA 的合成

黏膜固有层中针对共生菌的效应性 T 细胞可分泌 IL-4、IL-5、IL-6、IL-21 和 TGF-β 等细胞因子，促进 IgA 的合成。一些共生菌还可刺激肠道中的 DC 合成 TGF-β，促进 T 细胞依赖型 IgA 及非 T 细胞依赖型 IgA 的产生。有研究结果表明，健康个体的肠道中可以检测到高水平的共生菌特异性 IgA，对于机体维持对共生菌的免疫耐受起重要作用。

5. 跨越黏膜上皮的共生菌能被机体迅速清除

由于缺乏毒性因子，偶尔穿过上皮的共生菌可被固有层中的吞噬细胞轻易捕获并清除，不致对机体造成危害。

（二）MIS 针对共生菌产生的生理性炎症

健康的个体中，由于黏膜共生菌的寄生，在 MIS 中诱生了大量针对共生菌抗原的效应淋巴细胞，如 Th1 细胞、Th17 细胞等。但它们在黏膜中的免疫效应一般均受到精细的免疫调节，并不产生明显的炎症反应。这体现出机体在保持 MIS 对病原菌产生有效免疫应答能力的同时，进化出了针对共生菌的特殊免疫调节机制，以避免炎症反应破坏黏膜外有益的共生生态系统。正常情况下，这两种免疫应答在 MIS 中达到平衡，并以调节性 T 细胞和 IL-10、TGF-β 等细胞因子介导的免疫抑制为优势效应机制，使黏膜处于生理性低炎症状态。但当表达毒性因子的致病菌侵入黏膜时，会打破 MIS 的免疫平衡，刺激 MIS 发生免疫应答，有效清除致病菌。在维持 MIS 免疫平衡的过程中，黏膜固有层中的 DC 起到了至关重要的作用。

黏膜共生菌与其他致病菌的重要区别之一在于，共生菌表面不表达毒性因子，因而不能通过感染、杀伤黏膜上皮细胞或破坏黏膜上皮的完整性以侵入黏膜，只能通过上皮 M 细胞被穿胞转运到黏膜固有层。在此过程中，共生菌不会激活局部固有免疫细胞并产生 IL-12、IL-23 等细胞因子。而黏膜固有层中摄取了共生菌抗原的 DC，由于缺乏炎性细胞因子的刺激，受局部微环境中的上皮细胞或间质细胞分泌的 TGF-β、胸腺基质淋巴生成素（thymic stromal lymphopoietin，TSLP）、前列腺素 E2（prostagladin E2，PGE2）的影响，低表达协同刺激分子，分泌 IL-10，难以刺激初始 T 细胞的活化。有的 DC 被引流至肠系膜淋巴结，通过分泌视黄酸、TGF-β、引哚胺过氧化酶（indoleamine dioxygenase，IDO），诱导抗原特异性的 CD4$^+$ T 细胞分化为 FoxP3$^+$ Treg 细胞。这些 Treg 回流至黏膜固有层，可发挥免疫调节效应，抑制效应淋巴细胞的功能。

当表达毒性因子的致病菌侵入黏膜时，会损伤黏膜上皮细胞并激活局部的巨噬细胞等，产生 IL-12、IL-18、IL-23 等细胞因子。在此环境下，DC 完全活化并表达协同刺激分子和 IL-12，将抗原提呈给初始 T 细胞，刺激其活化，分化为效应性 T 细胞，进一步介导免疫应答，产生相应的免疫保护。

（朱彤波）

第十六章 抗感染免疫

19 世纪中期，科学家就开始与引起感染性疾病的病原微生物作斗争。病原微生物作为异体物质侵入体内，与宿主相互作用，一方面导致感染，另一方面引起机体对微生物感染的免疫，即抗感染免疫（anti-infection immunity）。抗感染免疫是机体抵御和清除病原微生物及其有害产物的一种生理功能。

第一节　感染性病原体

引起感染的病原体主要包括病毒、细菌、真菌、寄生虫（原虫和蠕虫）、支原体、衣原体、立克次氏体、螺旋体、放线菌等。每种病原体都有不同的特性，其传播的模式、复制机制、引起疾病的方式都不一样。感染性病原体能在细胞外或细胞内生长。细胞内病原体可在细胞内自由复制，例如病毒和某些细菌（包括衣原体、立克次氏体以及李斯特菌属），也可在细胞内囊泡上复制，如分枝杆菌。病毒与中和抗体结合后不能进入细胞，中和抗体的产生有赖于 Th2 细胞。一旦病毒进入细胞内，就会被病毒特异的细胞毒 T 细胞所识别和处理。另外，囊泡上生长的病原体主要感染巨噬细胞。许多微生物在细胞外复制，通常容易被巨噬细胞杀死，因此，致病菌发展出一种抵抗吞噬的能力。例如，具有荚膜的革兰阳性球菌，在细胞外生长，通过其多糖荚膜抵抗吞噬。在第一次感染宿主时，细菌不会立即被组织巨噬细胞所清除。但是，如果感染的机体具有补体或特异性抗体的调理作用，病原菌将很容易被巨噬细胞所杀死。

不同的病原体引起不同的疾病，以不同的过程引起组织损伤。许多细胞外的病原体通过释放特殊的有毒产物或蛋白质毒素引起疾病，这些毒素能够诱导中和抗体的产生。细胞内感染的病原体通过破坏宿主细胞而引起疾病。细胞毒性 T 淋巴细胞杀死病毒感染的细胞，既阻止了病毒的扩散，又清除了毁坏的细胞。在某些感染中，对感染性病原体的免疫反应本身就是病理学的主要原因。这些感染性病原体引起的病理学损害与其生长的部位相关，如肺炎链球菌在肺引起肺炎，而在血液中则引起致命的全身性疾病。

病原体侵入机体导致感染，同时也被机体的免疫系统识别，依次激发两类免疫应答：固有免疫和适应性免疫。固有免疫在病原体侵入机体后首先发挥效应，进而适应性免疫发生作用，从而清除病原体。病原体在长期的进化过程中也形成多种免疫逃逸机制，导致慢性感染。

第二节 抗细菌感染免疫

一、抗胞外菌的免疫

胞外菌是能够在细胞外复制的细菌，主要有葡萄球菌、链球菌、脑膜炎奈瑟菌、淋病奈瑟菌、志贺菌、霍乱弧菌、白喉棒状杆菌、破伤风梭菌等。许多胞外菌具有致病性，其引起疾病的机制有两种：一是细菌引起炎症，导致感染部位的组织破坏；二是胞外菌产生的毒素（包括内毒素和外毒素）具有多种致病效应。内毒素是细菌细胞壁的组成成分，外毒素由细菌分泌。革兰阴性菌的内毒素也被称为脂多糖（LPS），可有效地刺激巨噬细胞分泌细胞因子。许多外毒素具有细胞毒性，它们通过各种各样的生化机制杀死细胞，有些外毒素干扰正常细胞功能而不杀死细胞，有些外毒素通过刺激细胞因子的产生引起疾病。

抗胞外菌的固有免疫主要包括：①感染早期肽聚糖或 LPS 等可分别激活补体替代途径和 MBL 途径，杀伤含甘露糖基的细菌；②中性粒细胞和巨噬细胞可吞噬清除少量胞外菌；③补体 C3b 的调理作用，C3a、C5a 激活免疫细胞的作用。固有免疫对胞外菌有一定的防卫能力，但对毒力较强的胞外菌感染则需适应性免疫的配合才能发挥有效的作用。

对胞外菌的主要保护性特异性免疫反应是体液免疫。产生的抗体主要针对胞外菌的细胞壁、分泌物质以及细菌的毒素。抗体可通过以下几种效应机制发挥作用。

（一）中和作用

抗体能够结合细菌产生的毒素，以阻止毒素结合到靶细胞上。抗体与毒素的结合促进了吞噬细胞的吞噬，进而清除毒素。急性破伤风感染患者注射抗破伤风类毒素抗体可使机体获得对破伤风外毒素的被动免疫，这是重要的治疗措施。存在于肠道和呼吸道中的分泌型 IgA 抗体，对中和细菌毒素并防止细菌增殖具有重要作用。

（二）调理作用

IgG 的 Fab 与细菌结合，Fc 与单核细胞、巨噬细胞和中性粒细胞上的 Fc 受体结合，促进吞噬细胞对细菌的吞噬。抗体 IgM 和 IgG 通过经典途径激活补体，产生的补体片段 C3b 也具有调理作用，C3b 一端与细菌等抗原性物质结合，另一端与具有 C3b 受体的巨噬细胞等结合，促进吞噬作用。因此，C3 缺陷个体极易发生化脓菌感染。

（三）激活补体发挥溶菌杀菌作用

抗体与胞外菌抗原结合后，暴露补体结合位点，激活补体，最后形成攻膜复合物（MAC），溶解细菌并释放急性炎性介质。

胞外菌也激活 CD4$^+$辅助 T 细胞。Th 细胞产生细胞因子，刺激抗体产生，诱导局部炎症反应，增强吞噬细胞的吞噬作用和杀菌作用。IFN-γ 是激活巨噬细胞的最重要的细胞因子。肿瘤坏死因子（TNF）和淋巴毒素引发炎症。

对胞外菌的免疫反应可能导致炎症和败血症性休克。激活的巨噬细胞产生的细胞因子可引起炎症。败血症性休克是由革兰阴性菌和部分革兰阳性菌感染时产生的细胞因子所引发的最严重的病理结果。有些细菌毒素（超抗原）刺激所有表达 T 细胞受体的细胞，产生大量的细胞因子，出现相似于败血症性休克的临床病理症状。

细菌感染刺激产生的抗体也有可能导致后期并发症，其特征是感染控制后几星期甚至几个月发病。风湿热是咽部感染某些血清型的溶血链球菌后导致的结果。感染后产生针对细菌细胞壁蛋白（M 蛋白）的抗体，该抗体中可与心脏瓣膜蛋白和肌球蛋白发生交叉反应，使抗体沉积在心脏，引起心肌炎。皮肤感染某些血清型的 β 溶血性链球菌（乙型溶血性链球菌）后，抗原和特异性抗体结合形成免疫复合物，沉积在肾小球基底膜引起肾小球肾炎。对 β 溶血链球菌感染者给予彻底的抗生素治疗，即是为预防以后风湿热的发生。

二、抗胞内菌感染的免疫

胞内菌通常通过网格蛋白介导的胞吞作用进入宿主细胞引起疾病。胞内菌感染的靶细胞常见的有上皮细胞、内皮细胞、肝细胞和巨噬细胞。胞内菌进入宿主细胞内可产生抵抗杀灭的作用，其抗原长期刺激 T 细胞和巨噬细胞活化，导致在微生物周围形成肉芽肿。肉芽肿的形成一方面可限制炎症的扩散，另一方面也可能引起严重的功能损害，如组织坏死和纤维化。

（一）抗胞内菌的固有免疫

抗胞内菌的固有免疫反应的参与者主要是巨噬细胞、自然杀伤细胞和 γδT 细胞。巨噬细胞吞入细菌，部分被吞噬的细菌能抵抗巨噬细胞的降解。胞内菌可直接激活 NK 细胞，或者通过巨噬细胞产生的 IL-12 激活 NK 细胞。NK 细胞产生 IFN-γ 反过来激活巨噬细胞，促进被吞噬细菌的杀灭。γδT 细胞可直接溶解感染胞内菌的细胞或分泌 IFN-γ 抗胞内菌的感染。固有免疫反应限制了细菌的生长，但通常不能清除这些感染。胞内菌的清除需要适应性的细胞介导的免疫反应。

（二）抗胞内菌的适应性免疫

发挥细胞免疫作用的效应性 T 细胞主要有 CD8$^+$ CTL（Tc）细胞和 CD4$^+$ Th1（T$_{DTH}$）细胞。Tc 细胞的杀伤对象是胞内菌感染的靶细胞。T$_{DTH}$ 细胞在抗胞内菌免疫中具有更重要的作用。

胞内菌被吞噬后，其蛋白质抗原会分别被 MHC I 或 MHC II 分子提呈给 CD8$^+$ T 细胞或 CD4$^+$ T 细胞。CD4$^+$ T 细胞在巨噬细胞（或 DC）分泌的 IL-12 的影响下分化为 Th1 细胞。Th1 细胞表达 CD40 配体并分泌 IFN-γ，刺激巨噬细胞产生杀微生物物质。CD8$^+$ CTL 细胞可直接清除胞内菌感染的细胞。

第三节　抗病毒感染免疫

病毒是专性细胞内寄生的微生物，它在细胞内利用宿主的核酸和蛋白质合成系统进行复制。病毒利用正常细胞表面的分子作为受体进入细胞，可通过以下两种机制引起疾病和组织损伤：①病毒的复制干扰了正常细胞的蛋白合成和功能而导致损害，最终使宿主细胞死亡，此为病毒的细胞毒作用；②非细胞溶解型病毒可引起潜伏感染，这种病毒居住在宿主细胞内，产生的蛋白可能改变细胞的功能。

机体对病毒的固有免疫和适应性免疫的目的是阻止感染，清除感染细胞。

一、抗病毒的固有免疫

（一）干扰素的作用

1957 年，英国学者 Alick Isaacs 和 Jean Lindenman 发现细胞与病毒一起培养后能产生一种可溶性因子，该因子能"干扰"病毒感染新的细胞，此因子即被称为干扰素（interferon，IFN）。干扰素平时在细胞内含量很低，经病毒或其他干扰素诱导剂作用后，含量可明显增高。除病毒外，细菌内毒素、人工合成的双链 RNA 等也可诱导细胞产生干扰素。干扰素不但具有广谱抗病毒作用，还具有免疫调节和抗肿瘤等生物活性作用。

1. 干扰素的种类

IFN 由一组分泌蛋白质组成，可由多种细胞产生，根据其来源和结构，分为Ⅰ型 IFN 和Ⅱ型 IFN。Ⅰ型 IFN 包括 IFN−α、IFN−β、IFN−ω、IFN−τ 等，Ⅱ型 IFN 仅包括 IFN−γ。IFN−α 具有多种亚型，主要由 DC、B 细胞、NK 细胞和单核/巨噬细胞所分泌；IFN−β 主要由人成纤维细胞、病毒感染细胞、内皮细胞等产生；IFN−ω 由白细胞产生。IFN−γ 由活化的 Th1 细胞和 NK 细胞产生，是重要的细胞因子，其免疫调节作用较抗病毒作用强。

2. 干扰素的抗病毒作用

干扰素只能抑制病毒作用而不能杀灭病毒。干扰素抗病毒作用具有相对的种属特异性，一般在同种细胞中的活性最高。干扰素抗病毒作用的发挥不是直接杀伤病毒，而是作用于细胞的干扰素受体，经信号转导，启动细胞内合成一系列抗病毒蛋白，主要包括蛋白激酶、$2'−5'$腺苷酸合成酶和 2−磷酸酯酶等。这些酶通过降解 mRNA，阻断病毒蛋白的合成以及病毒的组装释放，从而起到抗病毒的作用。α/β 干扰素还可以活化巨噬细胞和 NK 细胞等。此外，α/β 干扰素还可诱导多种细胞 MHCⅠ抗原的表达，有利于 CTL 发挥作用。γ 干扰素作为一种细胞因子可诱导多种细胞 MHCⅡ分子的表达，使之参与抗原提呈和适应性免疫应答的识别。γ 干扰素还可促进巨噬细胞表达 Fc 受体，协同诱导肿瘤坏死因子，促进巨噬细胞发挥抗病毒作用。

（二）NK 细胞

病毒感染正常细胞后，细胞膜发生变化，其表面的 MHCⅠ类分子表达减少或缺失，NK 细胞被活化，发挥杀伤被病毒感染细胞的作用。NK 细胞通过释放穿孔素及颗粒酶，溶解破坏病毒感染细胞；或通过活化病毒感染细胞的内切核酸酶，降解细胞基因组 DNA，引起病毒感染细胞凋亡。

NK 细胞可通过多种途径被活化，除通过 KAR 直接激活外，可被许多细胞因子和趋化因子所诱导激活。如 IFN-α、IFN-β、IL-12、IL-15 和 IL-18 可诱导 NK 细胞进一步释放细胞因子（包括 IFN-γ、TN F-α 和粒细胞-巨噬细胞集落刺激因子）和趋化因子（如 ATAC、巨噬细胞炎性蛋白 MIP-1α），增强免疫效应。细胞毒作用在控制感染中相当重要。在对病毒的非溶细胞作用中 NK 细胞产生的细胞因子和趋化因子发挥了重要作用，有助于形成随后的适应性免疫应答。

（三）巨噬细胞

巨噬细胞在病毒感染后开始活化，生成大量炎性介质。其生成的 IFN-γ 可反向加强其活化并促进表达 iNOS 酶，有助于对吞噬病毒的杀伤。巨噬细胞也可以通过 ADCC 来清除病毒。

二、抗病毒适应性免疫

对病毒感染的适应性免疫由抗体和 CTL 细胞所介导。抗体主要在病毒尚在细胞外的时候发挥作用，如病毒进入宿主细胞之前，或是病毒从溶解的感染细胞中释放出来后。抗体也可结合病毒感染后病变细胞的表面抗原，在补体或抗体依赖性杀伤细胞的参与下，发挥杀伤病毒感染细胞的作用。另外，因病毒是严格细胞内寄生微生物，寄生在细胞内的病毒主要由特异性 CTL 杀伤感染细胞而得以清除。

（一）体液免疫的作用

抗体的抗病毒作用包括如下几个方面。

1. 中和作用

病毒的各种结构蛋白，如衣壳蛋白、基质蛋白或包膜上的各种糖蛋白及少数 DNA 聚合酶等可刺激机体产生抗体，称为中和抗体，可与游离病毒抗原结合，使病毒失去吸附和穿入细胞的能力。中和抗体与病毒抗原结合后形成免疫复合物，可被巨噬细胞吞噬与清除。中和抗体能阻止病毒在细胞外扩散，抑制病毒血症及病毒从原发病灶散布至靶器官。分泌型 IgA 在呼吸道和肠道黏膜抗病毒免疫中可能起着重要作用。

2. 抗体对靶细胞的作用

有包膜病毒感染细胞后，细胞膜可表达病毒编码的蛋白，抗体与细胞膜上的病毒抗原结合，在补体参与下裂解细胞；也可由 NK 细胞、巨噬细胞等通过抗体依赖性细胞介导的细胞毒作用（ADCC）裂解、破坏病毒感染的细胞。

3. 抗体介导的促进作用

抗体与某些病毒结合后，可促进病毒在感染细胞中的复制，如登革病毒、呼吸道合胞病毒等。对抗体增强作用的机制还不明确，实验发现 IgG 抗体有促进作用，而 IgM 抗体则无此作用。推测可能是当抗体与病毒结合后，更多的病毒进入巨噬细胞而增殖。同时，巨噬细胞释放多种酶，如蛋白激酶、凝血酶等，进一步激活补体和凝血系统，释放血管通透因子而引起一系列病理变化，导致疾病的发生。

4. 非中和抗体作用

非中和抗体针对病毒内部抗原如基质抗原或核蛋白抗原、病毒复制酶等蛋白的抗体，不能中和病毒的感染性，但可增强巨噬细胞的吞噬功能。检测非中和抗体可协助诊断病毒性疾病。

（二）细胞免疫的作用

致敏的 CTL 可以在无补体存在时破坏病毒感染的靶细胞。T_{DTH} 细胞在同一抗原的再次刺激下能释放多种淋巴因子，如各种趋化因子和巨噬细胞活化因子等，调动和活化具有抗病毒作用的细胞至感染部位，杀灭病毒。

三、病毒的免疫病理作用

病毒诱导的免疫应答除引起免疫保护作用外，还可引起一定的免疫病理效应。如 CTL 在杀伤病毒感染靶细胞的同时，也造成了细胞本身的损伤，在感染局部引起炎症反应。抗病毒抗体如果亲和力降低或与抗原的比例不适宜，在体内形成抗原抗体复合物的沉积而引起Ⅲ型超敏反应（如肾小球肾炎）。当病毒感染细胞后，可能因改变了宿主细胞膜的抗原性，或使隐蔽抗原表位暴露，或通过分子模拟（即与宿主自身蛋白同源的病毒蛋白序列被宿主免疫系统识别，导致免疫耐受被打破而使宿主受到自身免疫系统的攻击）等，而诱发自身免疫性疾病，如慢性乙型肝炎患者中有部分患者存在针对肝细胞蛋白的自身抗原成分，刺激机体产生抗体，破坏肝细胞。少数脑炎患者也是如此，并不是病毒损伤脑细胞，而是有些病毒（如麻疹病毒、腮腺炎病毒）感染后，改变了脑组织抗原或存在交叉抗原成分诱导免疫应答，从而造成脑组织的损伤。

第四节 抗真菌感染免疫

许多真菌对健康的人体是没有危害的，但在免疫缺陷个体中则可能导致感染并引起严重疾病。免疫功能缺陷患者及移植排斥患者容易发生继发性真菌感染。

真菌感染人体后可定居在细胞外组织，也可生活在巨噬细胞内。因此，对真菌的免疫反应是机体对胞内菌和胞外菌免疫反应的综合。

一、抗真菌的固有免疫

（一）屏障作用和正常菌群的拮抗作用

健康完整的皮肤对皮肤癣菌具有一定的屏障作用。皮脂腺分泌的不饱和脂肪酸有抗真菌作用。儿童皮脂腺发育不完善，头皮分泌的不饱和脂肪酸较成人少，因而儿童易感染头癣；成人的趾间和足底无皮脂腺，也是易发生足癣的原因之一。白假丝酵母是口腔、阴道、肠道的正常菌群成分，正常情况下与其他肠道菌构成拮抗关系。若长期应用广谱抗生素破坏菌群间的拮抗关系，则可引起继发性白假丝酵母感染。

（二）吞噬作用

对真菌固有免疫的主要介导细胞是中性粒细胞和巨噬细胞。中性粒细胞减少症患者极易发生机会性真菌感染。中性粒细胞可释放杀真菌物质，如溶酶体酶等。但被吞噬的真菌孢子并不能完全被杀灭，有的可在细胞内增殖，刺激组织增生，引起细胞浸润形成肉芽肿，有的被吞噬细胞带到深部组织器官（如脑或内脏器官）中增殖，引起内部病变。

二、抗真菌的适应性免疫

（一）抗体的作用

真菌可刺激机体产生相应抗体，有助于真菌病的血清学诊断，但其抗真菌的作用机制尚未确定，有观点认为是作为调理素而发挥作用。抗体可阻止真菌转为菌丝相以提高被吞噬率，并阻止真菌吸附于体表。

（二）细胞免疫及超敏反应

真菌感染的特异性免疫反应主要由细胞免疫所介导。荚膜组织胞浆菌是寄生在巨噬细胞内的真菌，它的清除机制与胞内细菌的清除是一样的。新型隐球菌易在免疫缺陷个体的肺和脑部生长，其清除需要 CD4$^+$T 细胞和 CD8$^+$T 细胞的共同作用。假丝酵母（念珠菌）感染常常开始于黏膜表面，细胞免疫可阻止其扩散进入组织内部。在真菌免疫的多种情况下，Th1 应答是具有保护性的，而 Th2 应答可致机体组织损害。部分胞内真菌感染会形成肉芽肿性炎症。真菌感染一般不能形成稳固的病后免疫。某些真菌性感染后可发生迟发型皮肤超敏反应。

第五节 抗寄生虫感染免疫

寄生虫包括单细胞的原虫和多细胞的蠕虫。寄生虫感染呈现一个慢性的过程，这是因为人体对寄生虫感染的固有免疫功能较弱，寄生虫又能逃逸或抵抗机体的特异性免疫反应。

一、抗寄生虫的固有免疫

虽然各种寄生虫均能激活机体的固有防御功能，但它们又常常能抵抗宿主的防御机制而在宿主细胞内存活并复制。当原虫进入机体后，最先起作用的是巨噬细胞，但许多寄生虫都能抵抗巨噬细胞的杀灭作用，有些甚至能在巨噬细胞内复制。巨噬细胞不能吞噬蠕虫，但能分泌杀虫物质。蠕虫具有厚的皮肤，这让它们能够抵抗中性粒细胞和巨噬细胞的杀细胞作用。有些蠕虫也激活补体的替代途径发挥抗寄生虫作用。

二、抗寄生虫的适应性免疫

不同的原虫和蠕虫的结构、生物化学特性、生命循环以及致病机制都在不断发生变化，因此，不同的寄生虫引发明显不同的特异性免疫应答。通常，致病性原虫能在宿主细胞内存活，因此，对这类寄生虫的特异性免疫类似于对胞内菌和病毒的免疫。相反，多细胞动物如蠕虫生活在细胞外组织，对它们的清除常常依靠特异性抗体的反应。

对于存活在巨噬细胞内的原虫，最重要的防御机制是细胞介导的免疫，特别是 Th1 细胞分泌的细胞因子诱导的巨噬细胞的杀伤作用。有些原虫在宿主细胞内复制，可溶解宿主细胞，刺激特异性抗体的产生以及 CTL 反应。

蠕虫感染的防御机制是 Th2 细胞的激活，Th2 细胞产生 IgE 抗体，IgE 抗体通过与嗜酸性粒细胞表面受体结合而激活嗜酸性粒细胞，使其分泌能破坏寄生虫的颗粒酶，从而杀死蠕虫。与其他的白细胞相比，嗜酸性粒细胞能更有效地杀灭蠕虫，因其含有的颗粒酶比中性粒细胞和巨噬细胞中的蛋白水解酶对蠕虫的毒性作用更大。

对寄生虫的特异性免疫反应也能引起组织损伤。一些寄生虫和它们的产物能诱导肉芽肿反应并伴随纤维化。血吸虫的卵储存在肝脏刺激 CD4$^+$ T 细胞，CD4$^+$ T 细胞反过来激活巨噬细胞诱导 DTH。DTH 导致血吸虫卵的周围肉芽肿和纤维化的形成。持续纤维化导致肝脏静脉血管的破裂、门脉高压以及硬化。在淋巴丝虫病中，丝虫寄生在淋巴血管里，引起慢性细胞免疫反应，最后纤维化，导致淋巴管的阻塞，出现严重的淋巴水肿。慢性和持续性的寄生虫感染形成特异性抗原抗体复合物，这些复合物能存在于血管和肾脏，引起血管炎和肾炎。

第六节　病原体的免疫逃逸及其机制

病原体在长期进化过程中形成各种机制逃避机体免疫防御。病原体可能隐匿于免疫细胞内部或寄生于某些免疫豁免部位而逃避免疫识别与攻击，病原体通过抗原改变或表达某些抑制分子而拮抗、阻断机体抗感染效应。

一、病原体抗原改变

（一）胞外菌

许多细菌的表面，比如淋病奈瑟菌（淋球菌）和大肠埃希菌（大肠杆菌），均有菌毛。菌毛蛋白是其主要抗原。淋球菌菌毛蛋白基因经过广泛的基因转换后，一种细菌能产生高达 10^6 抗原性完全不同的菌毛蛋白分子。菌毛蛋白变异使细菌能表达对宿主细胞具有更强黏附力的菌毛，从而使其毒力更强，也使细菌能逃避菌毛特异性抗体的攻击。流感嗜血杆菌糖苷酶发生基因变异，导致表面的 LPS 和多糖发生改变。这些机制均有助于细菌逃避机体的体液免疫攻击。

（二）病毒

病毒通过基因突变或重组改变它们的抗原以逃避抗体和 T 细胞的识别。在 HIV 和口蹄疫病毒中的抗原会变异，流感病毒产生抗原转换和抗原漂移，对这些疾病的体液免疫只能维持至新病毒株出现之前，因而要产生有效、长期的免疫接种非常困难。

（三）寄生虫

寄生虫在宿主细胞内改变其表面抗原有两种形式：抗原变异和抗原伪装。非洲锥虫在宿主血液内能有顺序地更换其表被糖蛋白，产生新的变异体。这种抗原变异现象也见于恶性疟原虫寄生的红细胞表面。抗原伪装（antigenic disguise）是寄生虫体表结合有宿主的抗原，或者被宿主的抗原包被，妨碍了宿主免疫系统的识别。例如曼氏血吸虫肺期童虫表面结合有宿主的血型抗原（A、B 和 H）和主要组织相容性复合物（MHC）抗原。这类抗原来自宿主组织而不是寄生虫所合成，因此宿主抗体不能与这种童虫结合，为其逃避宿主的免疫攻击创造了条件。

二、病原体抑制机体抗感染免疫效应

（一）抗吞噬作用

富含多糖荚膜的细菌具有抗吞噬作用，与缺乏荚膜的相同菌株相比，具有更强的毒力。胞内菌也有不同的方式来抵抗吞噬细胞的清除。如分枝杆菌可能通过干扰溶酶体而抑制吞噬溶酶体的融合，从而抵御吞噬作用；单核细胞增多症李氏菌可产生溶血素，使该菌可从吞噬溶酶体逃出，阻止巨噬细胞的杀伤；金黄色葡萄球菌 A 蛋白可与 IgG 的 Fc 段结合，使已受该抗体调理的细菌免遭吞噬。

（二）抗杀菌作用

许多革兰阳性菌和革兰阴性菌的荚膜含有唾液酸残基。此氨基酸残基能与血清补体 H 因子高亲和力结合，抑制补体的激活，并抑制 C3b 的调理作用。某些胞外菌可分泌蛋白酶，水解特异性 IgG 类抗体或分泌型 SIgA。

（三）干扰宿主抗原提呈

病毒抑制了 MHC I 类分子的组装和稳定表达，从而抑制了病毒抗原的提呈，因此，病毒感染的细胞不能被 CD8$^+$ CTL 所识别、杀灭。腺病毒的致病株合成的 E1A 蛋白能抑制 MHC I 类基因的转录；疱疹病毒 1 和 2 产生一种蛋白 ICP-47 能结合 TAP 的肽结合位点，从而阻止抗原肽的运输，使其不能进入内质网与 MHC I 类分子结合。

结核分枝杆菌可抑制吞噬体释放结核菌抗原，干扰抗原提呈。

（四）诱导淋巴细胞凋亡

HIV 脱落的 gp120 蛋白可结合并封闭 CD4 分子，诱导 CD4$^+$ T 细胞的凋亡；Tat 蛋白可促进宿主细胞 FasL 的表达，从而促进 $CD4^+T$ 细胞的凋亡；Vpr 和 gp160 蛋白可诱导 $CD4^+T$ 细胞和 $CD8^+T$ 细胞的凋亡。

曼氏血吸虫尾蚴可产生曼氏血吸虫凋亡因子，其可通过 FasL-Fas 途径诱导 $CD4^+T$ 细胞的凋亡。

（五）干扰体液免疫效应

细菌如淋病奈瑟菌、脑膜炎奈瑟菌等能分泌蛋白酶分解抗体，干扰免疫识别。某些蠕虫能分泌胞外酶，降解结合于虫体膜表面的抗体，使其失去功能。

（六）诱导 T 细胞亚群偏移

HBV 可抑制 DC 成熟，诱导 Th0 向 Th2 细胞偏移；血吸虫尾蚴进入皮肤可激活皮肤角腕细胞分泌 IL-10，抑制 Th1 细胞；尾蚴及童虫排泄物可诱导肥大细胞释放 IL-4，引发 Th2 细胞应答，阻止巨噬细胞活化。

（七）抑制被感染细胞凋亡及释放抗原

某些病毒编码丝氨酸蛋白酶抑制剂，可阻断病毒宿主细胞 Caspase 的激活，抑制宿主细胞凋亡，从而避免抗原释放，阻止机体对病原体的免疫识别。

三、宿主遗传背景及免疫功能状态

宿主遗传背景（如 MHC 的多态性）在很大程度上决定个体对感染的易感性，如中国人群乙肝慢性感染与 HLA-DRB1 * 12\HLA-DRB * 110 等相关；慢性丙肝感染与 HLA-DRDl * 0401 及 HLA-DRDl * 0402 相关。

某些介导病原体感染的关键受体或配体基因也决定了机体对病原体的易感性。如欧美高加索人群有 10％的 CCR5（HIV 感染宿主细胞的共受体）自然突变率，因而不易感 HIV；中国人群 CCR5 的自然突变率小于 1％，因而 HIV 的易感性高；CTLA-4 启动子-318 碱基多态性与慢性乙肝易感性相关；TNF 基因多态性与疟原虫感染相关；巨噬细胞阳离子转运蛋白 NRAMP-1 多态性与结核感染相关。

另外，宿主免疫功能低下是导致病原体感染的重要原因，如免疫缺陷患者易发生机会性感染。有些病原体还可诱导宿主免疫耐受，如 HBV 慢性感染诱导宿主特异性免疫耐受，使机体呈现对 HBV 免疫无应答状态。

（左凤琼）

第十七章 超敏反应

超敏反应（hypersensitivity）是指机体受到抗原持续刺激或同一抗原再次刺激后，产生的一种以生理功能紊乱或组织细胞损伤为主的特异性免疫应答，本质上属于异常或病理性的免疫应答，具有特异性和记忆性。引起超敏反应的抗原称为致敏原，其既可以是完全抗原，如异种血清、各种微生物及其代谢产物等，也可以是半抗原，如青霉素等药物以及多糖类物质。

1963 年，Coombs 和 Gell 根据反应发生的速度、发病机制和临床特征将超敏反应分为 Ⅰ、Ⅱ、Ⅲ 和Ⅳ型。Ⅰ 型超敏反应即速发型超敏反应，Ⅱ 型超敏反应即细胞毒型或细胞溶解型超敏反应，Ⅲ 型超敏反应即免疫复合物型或血管炎型超敏反应，Ⅳ 型超敏反应即迟发型超敏反应。Ⅰ、Ⅱ、Ⅲ 型超敏反应均由抗体介导，可经血清被动转移；而Ⅳ 型超敏反应则由 T 细胞介导，可经细胞被动转移。

第一节　Ⅰ型超敏反应

Ⅰ 型超敏反应又称速发型超敏反应（immediate hypersensitivity）、变态反应（allergy）或过敏反应（anaphylaxis），是临床上最常见的一类超敏反应。其特点：①反应发生快，消退亦快；②一般以生理功能紊乱为主，较少发生严重的组织细胞损伤；③由特异性抗体 IgE 介导产生，无补体参与；④有明显个体差异和遗传倾向。对变应原易产生 IgE 抗体的个体，称为特应性素质（atopy）个体或过敏体质个体。根据 Ⅰ 型超敏反应发生的速度，又可分为速发相反应和迟发相反应。前者表现为生理功能异常；后者以局部炎症反应为特征，也伴有某些功能异常。

一、参与Ⅰ型超敏反应的主要成分

（一）变应原

变应原（allergen）是指一类选择性地激活 Th2 细胞和 B 细胞，诱导产生特异性 IgE 抗体，引起 Ⅰ 型超敏反应的抗原物质。天然变应原大多为相对分子质量较小的可溶性蛋白质抗原。某些药物或化学物质为半抗原，进入机体后，有可能与组织蛋白结合而获得免疫原性，成为变应原。

　　引起Ⅰ型超敏反应的变应原种类繁多，主要有植物花粉、尘螨、真菌或其孢子、昆虫、动物皮屑、羽毛以及牛奶、鸡蛋、鱼虾、蟹贝等食物和青霉素、磺胺、普鲁卡因等药物。最近发现有些变应原为酶类物质，如尘螨中的半胱氨酸蛋白酶、蜂毒中的磷脂酶 A2 等。常见变应原如图 17-1 所示。

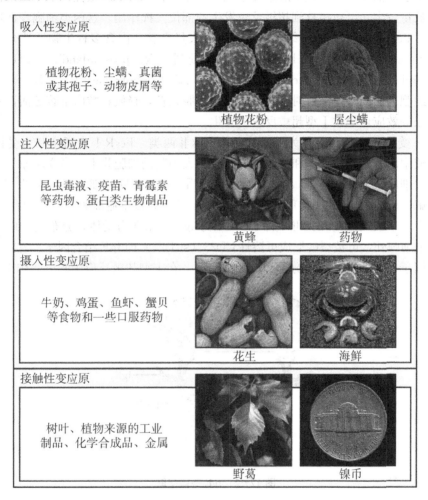

图 17-1　常见变应原

（二）IgE

　　针对某种变应原的特异性 IgE 是引起Ⅰ型超敏反应的主要因素，又称为变应素（allergin）。IgE 是正常人血清中含量最低、半衰期最短的免疫球蛋白。在Ⅰ型超敏反应患者体内含量异常增高。IgE 主要由鼻咽、扁桃体、气管和胃肠黏膜下固有层淋巴组织中的浆细胞产生。这些部位也是变应原易于侵入机体和最容易发生变态反应的场所。

　　Th2 细胞产生的 IL-4 在诱导 B 细胞产生特异性 IgE 的过程中具有重要作用。其诱导变应原特异性 B 细胞增殖、分化为产生特异性 IgE 的浆细胞。IgE 为亲细胞抗体，可通过其 Fc 段与肥大细胞和嗜碱性粒细胞表面 IgE Fc 受体结合，致使机体处于致敏状态。

（三）效应细胞

参与Ⅰ型超敏反应的效应细胞主要是肥大细胞和嗜碱性粒细胞。肥大细胞主要分布在皮肤、呼吸道和消化道等黏膜下层结缔组织中的小血管周围，嗜碱性粒细胞主要存在于外周血中，数量较少，可被招募到超敏反应发生的部位发挥作用。这两类细胞表面均表达高亲和力 IgE Fc 受体，可与 IgE 结合。胞浆内有大量颗粒，内含多种生物活性介质，包括组胺（histamine）、激肽原酶（kininogenase）、前列腺素（prostaglandins，PG）、血小板活化因子（platelet activated factor，PAF）、白三烯（leukotriene，LT）等。当相应抗原与结合于细胞表面的 IgE 结合时，可导致靶细胞脱颗粒，释放颗粒内组胺等活性介质，引起血管扩张等效应，导致Ⅰ型超敏反应的发生。

IgE Fc 受体（FcεR）可分为 FcεRⅠ和 FcεRⅡ两类。FcεRⅠ为高亲和力受体，主要分布于血液中的嗜碱性粒细胞和结缔组织中的肥大细胞的细胞膜上。当变应原与嗜碱性粒细胞、肥大细胞膜上的 IgE-FcεRⅠ复合物结合后，通过交联使细胞活化（图 17-2），磷酸肌醇水解，胞质内 Ca^{2+} 浓度升高等生化活动，最终导致细胞脱颗粒，释放生物活性介质，介导Ⅰ型超敏反应。FcεRⅡ（即 CD23）为 IgE 低亲和力受体，分布比较广泛。当其 C 端暴露于细胞外，可被裂解形成可溶性 CD23（sCD23）即 IgE 结合因子。它属于一种 B 细胞生长因子，能促进 B 细胞分化和 IgE 的产生，在Ⅰ型超敏反应中起重要作用。

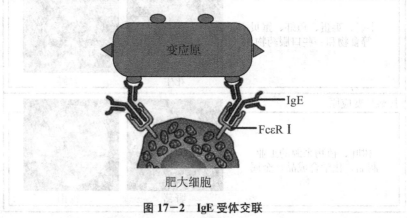

图 17-2　IgE 受体交联

Ⅰ型超敏反应炎症灶浸润大量嗜酸性粒细胞，后者可直接吞噬肥大细胞所释放的颗粒，并能释放组胺酶、芳香硫酸酯酶、磷酸酯酶 D，分别灭活组胺、白三烯和血小板活化因子，对Ⅰ型超敏反应发挥负调节作用。该细胞也能释放大量致炎介质（如白三烯、血小板活化因子），合成多种上皮毒性物质（如碱性蛋白、阳离子蛋白、神经毒素等），从而参与Ⅰ型超敏反应的迟发相反应。因此，嗜酸性粒细胞在Ⅰ型超敏反应中的作用具有双重性。

二、Ⅰ型超敏反应的发生过程及机制

Ⅰ型超敏反应的发生发展过程可概括为致敏、发敏和效应三个阶段。

（一）致敏阶段

当变应原初次进入机体后，可选择诱导变应原特异性 B 细胞产生高度亲和力的 IgE 类抗体。这些抗体以其 Fc 段结合到有 FcεR I 的肥大细胞或嗜碱性粒细胞表面，使机体处于对该变应原的致敏状态，一般可维持数月或数年，如不再接触相应的变应原，则机体的致敏状态逐渐消失。

（二）发敏阶段

当相应的变应原再次进入机体时，与致敏的靶细胞上的 IgE 特异性结合，通过桥联机制激活靶细胞，引起细胞脱颗粒和释放各种生物活性介质。此过程发生机制大致如下：首先是二价或多价变应原与细胞上两个或两个以上 IgE 分子结合，表面的 FcεR I 交联，牵动细胞膜上受体的活动并发生构型改变，继而启动激活信号。细胞被激活而产生生化代谢变化，即膜相关的酶类被激活而导致磷脂甲基化和其后的磷脂氧化过程，Ca^{2+} 通道开放使 Ca^{2+} 大量进入细胞内。磷脂代谢过程迅速合成一些参与超敏反应的生物活性物质如白三烯、前列腺素和血小板活化因子，同时激活 PLC 水解磷脂酸肌醇，使细胞内储存的 Ca^{2+} 释放和激活细胞膜上 GTP 转变为 cGMP 并抑制 cAMP 生成。上述过程中细胞内合成的能量在胞质内 Ca^{2+} 的参与下，胞质中微管聚集，微丝收缩，使预先储存的分泌颗粒移向细胞膜并与之结合，导致靶细胞主动脱颗粒。脱颗粒后因颗粒耗竭而使机体暂时处于脱敏状态，经 1~2 天细胞又重新形成新的颗粒，使机体重新处于致敏状态。

（三）效应阶段

肥大细胞和嗜碱性粒细胞活化后释放的生物性介质有两类，即预先存在于颗粒内的介质和新合成的介质。前者有组胺、激肽原酶、嗜酸性粒细胞趋化因子（eosinophil chemotactic factor of anaphylaxis，ECF－A）等，后者有前列腺素 D2（prostaglandin D2，PGD2）、白三烯、血小板活化因子和部分细胞因子（如 IL－3、IL－4、IL－5、IL－6、IL－13 及 TNF 等）。这些生物活性介质作用于效应组织引起平滑肌收缩，腺体分泌增加，小血管扩张，毛细血管通透性增高，趋化炎性细胞和促进局部炎症反应等，从而发生相应的临床症状。

根据效应作用发生的快慢和持续时间的长短，可将 I 型超敏反应分为速发相反应（immediate reaction）和迟发相反应（late phase reaction）。速发相反应通常在接触相同变应原后数秒或数分钟内发生，可持续数小时，主要由预先存在于颗粒内的介质引起。迟发相反应是在速发相反应后，还有一个更长的反应过程，它在变应原刺激后 2~4 小时（各不相同）发生，可持续数天或更长时间，主要由新合成的介质引起。特征是以嗜酸性粒细胞为主的炎性细胞浸润。嗜酸性粒细胞趋化因子吸引嗜酸性粒细胞至炎症区，并释放大量炎症因子及多种酶类，发生持续性炎症反应，导致组织损伤。此外，中性粒细胞、单核/巨噬细胞也通过分泌生物活性物质及酶类而参与迟发相反应。

I 型超敏反应发生的机制如图 17－3 所示。I 型超敏反应的效应如图 17－4 所示。I 型超敏反应发生的过程如图 17－5 所示。

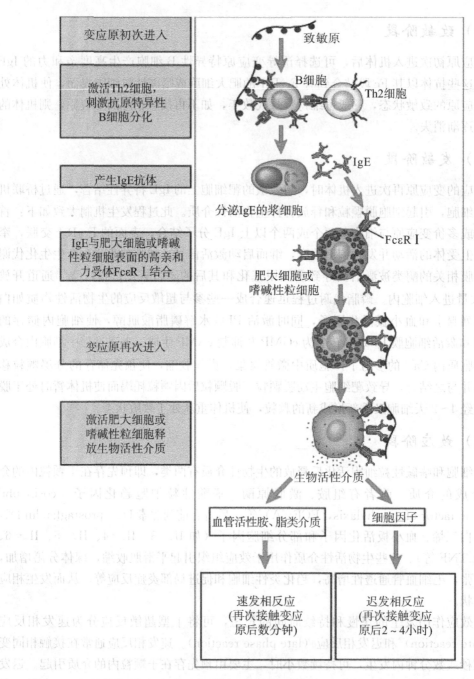

图 17-3 I 型超敏反应发生的机制

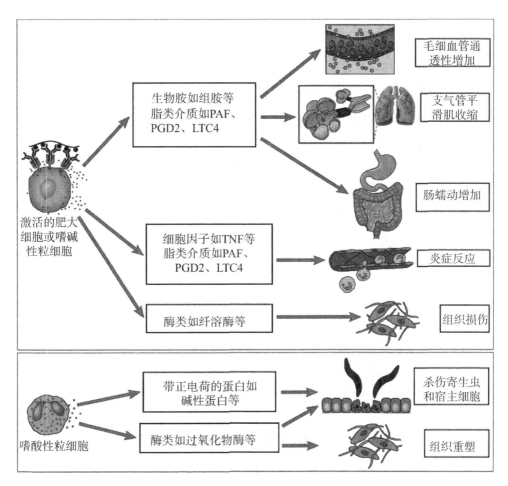

图 17-4　Ⅰ型超敏反应的效应

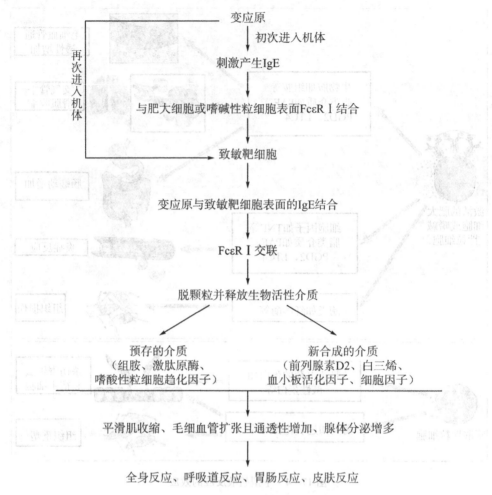

图 17-5　Ⅰ型超敏反应发生的过程

三、临床上常见的Ⅰ型超敏反应性疾病

（一）全身过敏反应

1. 药物过敏性休克

药物过敏性休克以青霉素最为常见，头孢霉素、链霉素、普鲁卡因等也可引起。青霉素本身无免疫原性，但其降解产物青霉噻唑醛酸或青霉烯酸与体内组织蛋白共价结合形成青霉噻唑蛋白或青霉烯酸蛋白后，可刺激机体产生特异性 IgE，使肥大细胞和嗜碱性粒细胞致敏。当再次接触青霉素降解产物结合的蛋白时，即可结合靶细胞表面特异性 IgE 而触发过敏反应，重者可发生过敏性休克甚至死亡。青霉素制剂在弱碱性溶液中易形成青霉烯酸，因此使用青霉素时应临用前配制，放置 2 小时后不宜使用。临床发现少数人在初次注射青霉素时也可发生过敏性休克，这可能与其曾经使用过被青霉素污染的注射器等医疗器械或吸入空气中青霉素孢子而使机体处于致敏状态有关。

2. 血清过敏性休克

临床应用动物免疫血清，如破伤风抗毒素、白喉抗毒素进行治疗或紧急预防时，有些患者可因曾经注射过相同的血清制剂已被致敏，而发生过敏性休克，重者可在短时间内死亡。

（二）局部过敏反应

1. 呼吸道过敏反应

呼吸道过敏反应常因吸入花粉、尘螨、真菌和动物毛屑等变应原或呼吸道病原微生物感染引起，临床常见的是过敏性鼻炎和过敏性哮喘。过敏性哮喘有早期相反应和晚期相反应两种类型。前者发生快、消失快，后者发生慢、持续时间长，同时局部出现以嗜酸性粒细胞和中性粒细胞浸润为主的炎症反应。

2. 消化道过敏反应

少数人在进食虾、蟹、蛋、奶等食物，或食用某些水果及坚果，或者服用某些药物后，可发生过敏性胃肠炎，出现恶心、呕吐、腹痛和腹泻等症状，严重者也可发生过敏性休克。研究结果表明，患者胃肠黏膜表面 SIgA 含量明显减少和蛋白水解酶缺乏可能与过敏反应的发生有关。

3. 皮肤过敏反应

皮肤过敏反应主要包括荨麻疹、湿疹和血管性水肿。这些皮肤过敏反应可由药物、食物、肠道寄生虫或物理因素（如冷热刺激）等引起。

四、防治原则

（一）确定变应原

通过询问过敏史和皮肤试验，查明变应原，避免与之接触是预防 I 型超敏反应发生最有效的方法。皮肤试验的具体操作：将通常容易引起过敏反应的药物、生物制品或其他可疑变应原稀释后，取 0.1mL 在受试者前臂内侧作皮内注射，15~20 分钟后观察结果。若局部皮肤出现红晕，风团直径大于 1cm，则为皮肤试验阳性（图 17-6）。

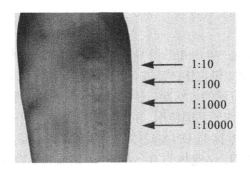

图 17-6　皮肤试验检测变应原

（二）脱敏治疗

1. 异种免疫血清脱敏疗法

抗毒素皮肤试验阳性但又必须使用者，可采用小剂量、短间隔（20~30分钟）多次注射抗毒素的方法进行脱敏治疗。其机制可能是小剂量变应原进入体内与有限数量的致敏靶细胞作用后，释放生物活性介质较少，不足以引起明显的临床症状，同时介质作用时间短，无累计效应。因此短时间内小剂量多次注射变应原（抗血清）可使体内致敏靶细胞分期分批脱敏，以至最终全部解除致敏状态。此时注射大量的抗血清就不会发生过敏反应。但此种脱敏是暂时的，经一定时间后机体又可重新被致敏。

2. 特异性变应原脱敏疗法

对某些变应原（如花粉、尘螨等）虽查明但难以避免接触的患者可采用小剂量、间隔较长时间、反复多次皮下注射的方法进行脱敏治疗。其机制可能与改变抗原进入途径，诱导机体产生大量特异性 IgG 类抗体而使 IgE 抗体应答降低有关。该种 IgG 类抗体可通过与相应变应原结合，而影响或阻断变应原与致敏靶细胞的相互作用，因此又称封闭抗体。

（三）药物防治

1. 抑制生物活性介质合成和释放

阿司匹林为环氧合酶抑制剂，可抑制前列腺素等介质的生成。色甘酸二钠可稳定细胞膜，阻止致敏靶细胞脱颗粒，释放生物活性介质。肾上腺素、异丙肾上腺素和前列腺素 E 可通过激活腺苷酸环化酶促进 cAMP 合成，使细胞内 cAMP 浓度升高。甲基黄嘌呤和氨茶碱则可通过抑制磷酸二酯酶阻止 cAMP 分解，使胞内 cAMP 浓度升高。

2. 拮抗生物活性介质

苯海拉明、马来酸氯苯那敏（扑尔敏）、异丙嗪等抗组胺药物，可通过与组胺竞争结合效应器官细胞膜上的组胺受体而发挥抗组胺作用。乙酰水杨酸为缓激肽拮抗剂。多根皮苷酊磷酸盐则对白三烯具有拮抗作用。

3. 改善效应器官的反应性

肾上腺素不仅可解除支气管平滑肌痉挛，还可使外周毛细血管收缩升高血压，因此在抢救过敏性休克时具有重要作用。葡萄糖酸钙、氯化钙、维生素 C 等除可解除痉挛外，还能降低毛细血管通透性和减轻皮肤与黏膜的炎症反应。

4. 免疫生物疗法

根据细胞因子调控 IgE 产生和 IgE 介导 Ⅰ 型超敏反应的机制，免疫生物治疗的方法包括：①人源化抗 IgE Fc 单克隆抗体已经进入临床治疗，该抗体主要针对 IgE 与 FcεRⅠ 的结合部位，可降低机体对抗原的敏感性，显著减少哮喘患者急性期的发病；②将具有佐剂作用的 IL-12 等分子与变应原共同使用，可使 Th2 型免疫应答向 Th1 型转换，下调 IgE 产生；③用编码变应原的基因与 DNA 载体重组制成 DNA 疫苗进行接种，可成功诱导 Th1 型应答；④用可溶型 IL-4 受体与 IL-4 结合，阻断其生物学效应，降低 Th2 细胞应答，减少 IgE 的产生。

第二节 Ⅱ型超敏反应

Ⅱ型超敏反应是由抗体（IgG 或 IgM）与靶细胞表面相应抗原结合后，在补体、吞噬细胞和 NK 细胞等的参与下，引起的以细胞溶解或组织损伤为主的病理性免疫反应，又称细胞溶解型（cytolytic type）或细胞毒型（cytotoxic type）。

一、发生机制

（一）靶细胞及其表面抗原

正常组织细胞、改变的自身组织细胞和被抗原或半抗原吸附的自身组织细胞，均可成为Ⅱ型超敏反应中被攻击杀伤的靶细胞。靶细胞表面的抗原主要包括：①正常存在于血细胞表面的同种异型抗原，如 ABO 血型抗原、Rh 血型抗原和 HLA 抗原等；②外源性抗原与正常组织细胞之间具有的共同抗原，如链球菌胞壁多糖抗原与心脏瓣膜、关节组织之间的共同抗原；③感染和理化因素所致改变的自身抗原，如长期应用甲基多巴，可能引起红细胞表面抗原改变；④吸附于自身组织细胞表面的外来抗原或半抗原。

（二）抗体

参与Ⅱ型超敏反应的抗体主要是 IgG（IgG1、IgG2 或 IgG3）和 IgM，少数为 IgA。这些抗体的来源包括被动转移性抗体（如误输入血型不符的血液，其中含高效价天然血型抗体）、免疫性抗体、自身抗体等。

（三）效应细胞的作用

抗原诱发机体产生抗体后，抗体结合于细胞膜上的抗原，通过下列途径或机制导致靶细胞损伤或功能障碍：①通过激活补体经典途径溶解靶细胞；②借 Fc 调理（IgG Fc 段与吞噬细胞 Fc 受体结合）和 C3b 调理（C3b 的 C 端与吞噬细胞表面的 C3b 受体结合），促进吞噬细胞对靶细胞的吞噬破坏；③抗体 IgG 的 Fab 段与靶细胞抗原结合后，其另一端 Fc 段与 NK 细胞、巨噬细胞及中性粒细胞等效应细胞表面的 Fc 受体结合，通过 ADCC 杀伤靶细胞；④刺激或阻断靶细胞受体功能。

Ⅱ型超敏反应发生的机制如图 17-7 所示。

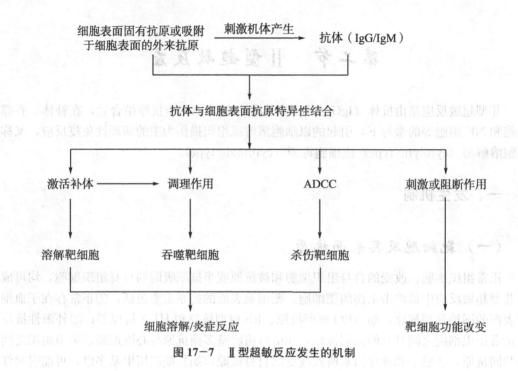

图 17-7　Ⅱ型超敏反应发生的机制

二、常见的Ⅱ型超敏反应性疾病

（一）输血反应

输血反应是指血型和 HLA 型不符所引起的血细胞的破坏，有溶血性输血反应和非溶血性输血反应两类。如 ABO 血型不符的输血，可导致红细胞大量破坏，即溶血性输血反应。非溶血性输血反应是由反复输入异型 HLA 的血液所致，受者体内诱发抗白细胞或抗血小板抗体导致白细胞和血小板被破坏。

（二）新生儿溶血症

新生儿溶血症可因母子间 Rh 血型不符引起。血型为 Rh⁻ 的母亲由于输血、流产或分娩等原因接受红细胞表面 Rh 抗原刺激后，可产生 IgG 型 Rh 抗体。当体内产生 Rh 抗体的母亲妊娠或再次妊娠，且胎儿血型为 Rh⁺ 时，母体内的 IgG 型 Rh 抗体可通过胎盘进入胎儿体内，与其红细胞结合使之溶解破坏，引起流产或发生新生儿溶血症（图 17-8）。产后 72 小时内给母体注射 Rh 抗体，及时清除进入母体内的 Rh⁺ 红细胞，可有效预防再次妊娠时发生新生儿溶血症。对患儿则需换输 Rh⁻ 血。母子间 ABO 血型不符引起的新生儿溶血症也不少见，多发生于母亲为 O 型，胎儿为 A 或 B 型，但症状轻微，目前尚无有效的预防办法。

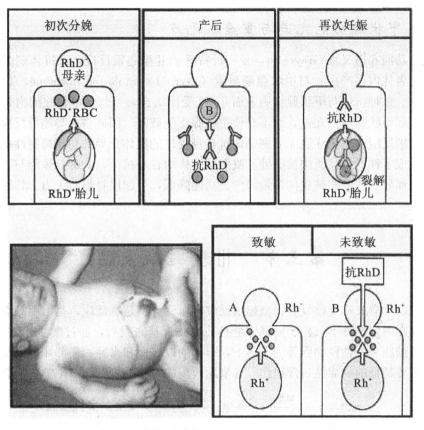

图 17-8 新生儿溶血症

（三）自身免疫性溶血性贫血

服用药物或某些病毒如流感病毒、EB 病毒感染后，能使红细胞膜表面成分发生改变，从而刺激机体产生抗红细胞自身抗体。这种抗体与自身改变的红细胞特异性结合，可引起自身免疫性溶血性贫血。

（四）药物过敏性血细胞减少症

青霉素、磺胺、安替比林、奎尼丁和非那西汀等药物半抗原，能与血细胞膜蛋白或血浆蛋白结合获得免疫原性，从而刺激机体产生针对药物抗原表位的特异性抗体。这种抗体与药物结合的红细胞、粒细胞或血小板作用，或与药物结合形成抗原—抗体复合物后，再与具有 FcR 受体的红细胞、粒细胞或血小板结合，可引起药物性溶血性贫血、粒细胞减少症或血小板减少性紫癜等。

（五）链球菌感染后肾小球肾炎

链球菌等病原感染后可改变肾小球基底膜抗原结构，刺激机体产生抗肾小球基底膜抗体。某些型别链球菌（如乙型 A 族溶血性链球菌）与肾小球基底膜含有共同抗原成分，抗链球菌抗体可与肾小球基底膜发生交叉反应，导致组织损伤。

（六）甲状腺功能亢进与重症肌无力

甲状腺功能亢进又称 Graves 病，是一种特殊的Ⅱ型超敏反应，即抗体刺激型超敏反应。该病患者体内可产生针对甲状腺刺激素（thyroid stimulating hormone，TSH）受体的自身抗体。该种抗体与甲状腺细胞表面 TSH 受体结合，可刺激甲状腺细胞合成分泌甲状腺素，引起甲状腺功能亢进，而不是使甲状腺细胞破坏。因此将此类超敏反应归属为特殊的Ⅱ型超敏反应。而重症肌无力则是由抗自身受体的抗体介导的功能抑制性疾病。该病患者体内生成了针对神经肌肉接头处乙酰胆碱受体的自身抗体，此种抗体能与乙酰胆碱受体结合，从而导致乙酰胆碱受体数量减少、功能降低，引起以骨骼肌无力为特征的自身免疫性疾病。

第三节　Ⅲ型超敏反应

Ⅲ型超敏反应又称免疫复合物型超敏反应或血管炎型超敏反应，是由中等大小可溶性免疫复合物在一定条件下沉积于局部或全身毛细血管基底膜后，通过激活补体和血小板，在嗜碱性粒细胞、中性粒细胞等的参与下，引起的以充血和水肿、局部坏死以及中性粒细胞浸润为主要特征的炎症性病理损伤。Ⅲ型超敏反应发生的机制如图 17-9 所示。

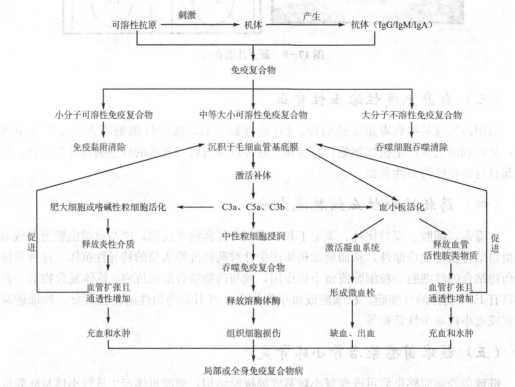

图 17-9　Ⅲ型超敏反应发生的机制

一、发生机制

（一）中等大小可溶性免疫复合物的形成

可溶性抗原与相应 IgG 或 IgM 类抗体结合可形成抗原抗体复合物，即免疫复合物（immune complex，IC）。在正常状态下，IC 的形成有利于机体对抗原性异物的清除。在某些情况下，IC 不能被有效清除，沉积于毛细血管基底膜，引起炎症反应和组织损伤。通常大分子 IC 可被体内单核/巨噬细胞及时吞噬清除，小分子 IC 在循环中难以沉积，易通过肾小球滤过或免疫黏附排除，因此二者均无致病作用。一般而言，只有当中等大小可溶性 IC 形成并长期存在于循环中时，才有可能沉积于毛细血管基底膜，引起 III 型超敏反应。

（二）中等大小可溶性免疫复合物的沉积

1. 血管活性胺类物质的作用

IC 引起血小板聚合导致 5-羟色胺等血管活性胺类物质释放以及血栓形成。激活补体产生的过敏毒素（C3a、C5a）和 C3b，能使肥大细胞和嗜碱性粒细胞释放组胺等炎性介质。高浓度血管活性胺类物质可使血管内皮细胞间隙增大，这不仅可增加血管通透性，而且有助于 IC 对血管内皮细胞间隙的沉积和嵌入。

2. 局部解剖和血流动力学因素的作用

循环 IC 容易沉积于血压较高的毛细血管迂回处。肾小球基底膜和关节滑膜等处的毛细血管迂回曲折，血流缓慢，易产生涡流，同时该处毛细血管内血压较高，约为其他部位毛细血管的 4 倍，因此可促进中等大小可溶性 IC 沉积并嵌入毛细血管内皮细胞间隙之中。

（三）免疫复合物沉积后引起组织损伤的机制

1. 激活补体

IC 可经过经典途径激活补体，产生过敏毒素和具有趋化效应的活性片段，使嗜碱性粒细胞和肥大细胞脱颗粒，释放组胺等炎性介质引起局部水肿；同时吸引中性粒细胞聚集在 IC 沉积的部位，引起组织损伤。膜攻击复合物在局部组织细胞表面形成后，可通过细胞溶解作用使损伤进一步加重。

2. 趋化中性粒细胞

中性粒细胞浸润是 III 型超敏反应病理组织学的主要特征之一。局部聚集的中性粒细胞在吞噬 IC 过程中，可通过释放蛋白水解酶、胶原酶、弹性纤维酶和碱性蛋白等，使血管基底膜和周围组织细胞发生损伤。

3. 活化血小板

IC 和 C3b 可使血小板活化，产生 5-羟色胺等血管活性胺类物质，导致血管扩张，通透性增强，加剧局部充血和水肿；同时可使血小板聚集并通过激活凝血机制形成微血栓，造成局部组织缺血进而出血，从而加重局部组织细胞的损伤。

二、临床常见的Ⅲ型超敏反应性疾病

Ⅲ型超敏反应性疾病又称为免疫复合物病（immune complex disease，ICD），分为局部免疫复合物病和全身免疫复合物病两类。前者发生于抗原进入部位，后者为 IC 随血液循环沉积于全身多个部位所致。

（一）局部免疫复合物病

1. Arthus 反应

Arthus 反应是一种实验性局部Ⅲ型超敏反应。1903 年，Arthus 发现用马血清经皮下反复免疫家兔数周后，当再次注射马血清时，可在局部出现红肿、出血和坏死等剧烈反应，此种现象称为 Arthus 反应（图 17-10）。

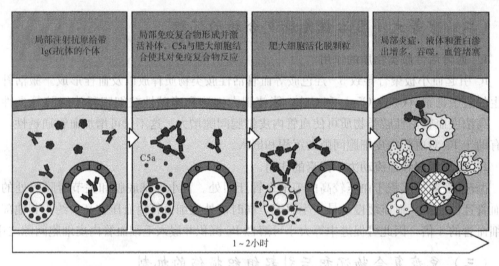

图 17-10　免疫复合物沉积引起的局部炎症反应——Arthus 反应

2. 类 Arthus 反应

类 Arthus 反应可见于胰岛素依赖型糖尿病患者。局部反复注射胰岛素后可刺激机体产生相应 IgG 类抗体，若此时再次注射胰岛素，即可在注射局部出现红肿、出血和坏死等与 Arthus 反应类似的局部炎症反应。

（二）全身免疫复合物病

1. 血清病

治疗破伤风、白喉及蛇毒咬伤等需要一次性注射大量异种抗毒素血清来中和毒素的毒性效应，通常在初次大量注射抗毒素后 1~2 周，出现发热、皮疹、淋巴结肿大、关节肿痛和一过性蛋白尿等症状和体征。该病主要因注射异种动物血清所致，故称为血清病。这是由患者抗毒素抗体已经产生而抗毒素尚未完全排除，二者结合形成中等大小可溶性循环 IC 所致。血清病具有自限性，停止注射抗毒素后症状可自行消退。有时应用大剂量青霉素、磺胺药等也可引起类似血清病样的反应。

2. 链球菌感染后肾小球肾炎

链球菌感染后肾小球肾炎一般发生于 A 族溶血性链球菌感染后 2～3 周。此时体内产生抗链球菌抗体，它们与链球菌可溶性抗原结合形成循环 IC，沉积在肾小球基底膜上，可使肾损伤引起免疫复合物型肾炎。由 IC 引起的肾炎也可在其他病原微生物，如葡萄球菌、肺炎双球菌、乙型肝炎、疟原虫感染后发生。

3. 类风湿性关节炎

类风湿性关节炎病因未明，可能是细菌、病毒、支原体等病原体持续感染或其代谢产物使体内 IgG 分子发生变性，从而刺激机体产生抗变性 IgG 的自身抗体。这种自身抗体以 IgM 为主，也可以是 IgG 或 IgA 类抗体，临床称之为类风湿因子（rheumatoid factor，RF）。当它们与自身变性 IgG 结合形成的 IC 沉积于小关节滑膜时，即可引起炎症损害。

第四节 Ⅳ型超敏反应

Ⅳ型超敏反应是由效应性 T 细胞与相应抗原作用后，引起的以单个核细胞浸润和组织细胞损伤为主要特征的炎症反应。此型超敏反应发生较慢，当机体再次接受相同抗原刺激后，通常需经 24～72 小时方可出现炎症反应，因此又称迟发型超敏反应（delayed type hypersensitivity，DTH）。此型超敏反应发生与抗体和补体无关，而与效应性 T 细胞和吞噬细胞及其产生的细胞因子或细胞毒性介质有关。Ⅳ型超敏反应发生的机制如图 17-11 所示。

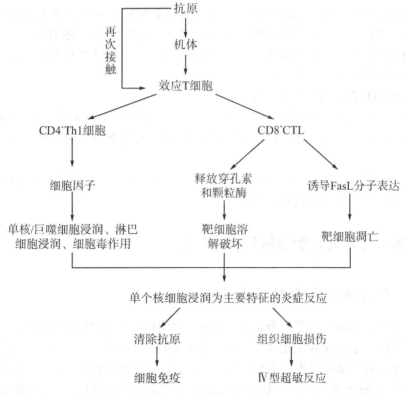

图 17-11 Ⅳ型超敏反应发生的机制

一、发生机制

（一）效应性 T 细胞和记忆性 T 细胞的形成

引起Ⅳ型超敏反应的抗原主要有胞内寄生菌（如结核杆菌、麻风杆菌）、某些病毒、寄生虫和化学物质。这些抗原性物质经抗原提呈细胞加工处理后，能以抗原肽－MHCⅡ/Ⅰ类分子复合物的形式表达于抗原提呈细胞表面，使具有相应抗原受体的 $CD4^+$ Th 细胞和 $CD8^+$ CTL 活化。这些活化 T 细胞在 IL-2 和 IFN-γ 等因子的作用下，有些增殖分化为效应性 T 细胞，即 $CD4^+$ Th1 细胞和 $CD8^+$ CTL，有些成为静止的记忆细胞。

（二）效应性 T 细胞引起的炎症反应和细胞毒作用

当抗原特异性记忆性 T 细胞再次与相应抗原接触时，可迅速增殖、分化为效应性 T 细胞。体内抗原特异性效应性 T 细胞与 APC 或靶细胞表面相应抗原作用后，可引发炎症反应，即迟发型超敏反应。

1. $CD4^+$ Th1 细胞介导的炎症反应和组织损伤

$CD4^+$ Th1 细胞再次与 APC 表面相应抗原作用后，可释放 IFN-γ、TNF-α、IL-2、IL-3 和 GM-CSF 等。其中，趋化因子可招募单核/巨噬细胞聚集在抗原存在部位，在 IFN-γ 的作用下，单核/巨噬细胞活化，通过释放溶酶体酶等炎性介质引起组织损伤。TNF-β 和活化巨噬细胞产生的 TNF-α，可直接对靶细胞及其周围组织细胞产生细胞毒作用，引起组织损伤，同时可使局部血管内皮细胞表面黏附分子表达增加，从而促进血中单核细胞和白细胞进入抗原存在部位，扩大炎症反应。最终产生以单核细胞及淋巴细胞浸润为主的免疫损伤效应（图 17-12）。

2. $CD8^+$ CTL 介导的细胞毒作用

$CD8^+$ CTL 与靶细胞表面相应抗原结合后，通过脱颗粒，释放穿孔素和颗粒酶等介质，可直接导致靶细胞溶解破坏；或通过其表面的 FasL 与靶细胞表面的 Fas 结合，导致靶细胞凋亡。

抗原被清除后，DTH 能自行消退。若抗原持续存在，可致单核/巨噬细胞呈慢性活化状态，局部组织出现纤维化和肉芽肿。

二、临床常见的Ⅳ型超敏反应性疾病

（一）感染性迟发型超敏反应

胞内寄生菌、病毒、某些真菌和寄生虫感染可使机体产生细胞免疫应答，在清除或阻止病原体的同时，也发生Ⅳ型超敏反应而引起组织的炎症损伤。由于该超敏反应是在感染过程中发生的，故称感染性迟发型超敏反应。结核病患者肺空洞形成、干酪样坏死和麻风病患者皮肤肉芽肿形成，以及结核菌素皮试引起的局部组织损伤均与迟发型超敏反应有关。

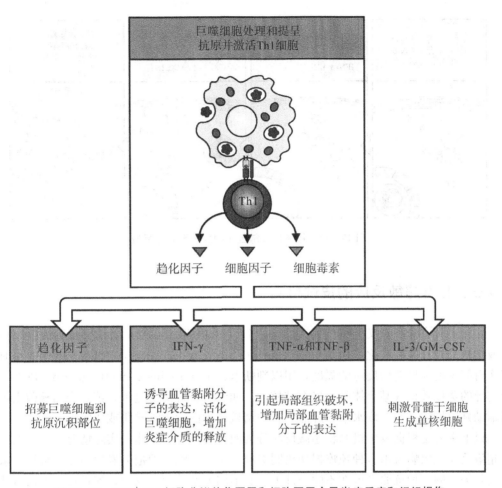

图 17－12　CD4$^+$Th1 细胞分泌趋化因子和细胞因子介导炎症反应和组织损伤

（二）接触性皮炎

接触性皮炎是机体皮肤接受抗原刺激后，当再次接触相同抗原时发生的以皮肤损伤为主要特征的Ⅳ型超敏反应。引起接触性皮炎的抗原有油漆、染料、农药、化妆品，药物如磺胺、青霉素，以及某些化学物质如二硝基氯苯、二硝基氟苯等。这些小分子抗原表位能与表皮细胞内角蛋白结合形成完全抗原，从而刺激机体产生小分子抗原表位特异性的效应性 T 细胞。此时机体再次接触相应抗原即可诱发迟发型超敏反应。患者局部皮肤出现红肿、皮疹、水泡，严重者可出现剥脱性皮炎（图 17－13）。

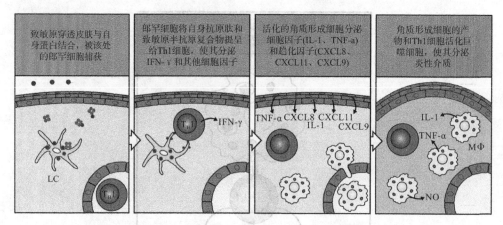

致敏原穿透皮肤与自身蛋白结合，被该处的郎罕细胞捕获

郎罕细胞将自身抗原肽和致敏原半抗原复合物提呈给Th1细胞，使其分泌IFN-γ和其他细胞因子

活化的角质形成细胞分泌细胞因子(IL-1、TNF-α)和趋化因子(CXCL8、CXCL11、CXCL9)

角质形成细胞的产物和Th1细胞活化巨噬细胞，使其分泌炎性介质

图 17-13　接触性致敏因子触发Ⅳ型超敏反应

三、Ⅳ型超敏反应的皮试检测

临床上具有诊断意义的结核菌素试验是 DTH 的原形。在受试者前臂皮内注射结核菌素或结核分枝杆菌的纯化蛋白衍生物（purified protein derivative，PPD），48～72 小时观察注射部位迟发型超敏反应的强度，用以判断卡介苗（bacilus calmette guerin，BCG）接种诱导的免疫效果或某个体是否患有结核病。如受试者曾接种过卡介苗，则结核菌素试验可辅助判定机体细胞免疫水平。肿瘤患者的结核菌素试验常常转阴或弱阳性。

以上主要是根据发生机制将超敏反应分为四种类型，但临床的实际情况是复杂的，有些超敏反应性疾病可由多种免疫损伤机制引起。系统性红斑狼疮的发生与Ⅱ、Ⅲ型超敏反应均相关。同一种抗原也可在不同条件下引起不同类型的超敏反应，如青霉素不仅可诱发Ⅰ型超敏反应，还可通过不同机制诱发Ⅱ、Ⅲ、Ⅳ型超敏反应。

（高燕）

第十八章 自身免疫与自身免疫性疾病

正常情况下，机体的免疫系统具有识别"自己"和"非己"的能力，对非己抗原产生免疫应答，对自身抗原不产生应答或者产生微弱应答，称为免疫耐受。机体免疫系统针对自身抗原发生免疫应答，从而产生一定量的自身反应性 T 细胞（autoreactive T lymphocyte）和自身抗体（autoantibody）的现象，称为自身免疫（autoimmunity）。自身免疫普遍存在于所有的个体，有利于清除体内衰老变性的自身成分，维持免疫系统的自身稳定（immunological homeostasis）。在某些内因和外因（感染、外伤、药物等）的作用下，机体自身耐受遭到破坏，免疫系统对自身抗原发生过强或持续时间过久的免疫应答，造成自身机体组织细胞发生病理性损害或功能障碍，出现相应临床症状，称为自身免疫性疾病（自身免疫病，autoimmune disease，AID）。

正常人尤其是老年人体内存在低效价、低亲和性的多种自身抗体，如抗核抗体（抗 DNA 抗体）、类风湿因子（抗变性 IgG 抗体）、抗线粒体抗体以及致敏淋巴细胞等。这种微弱的免疫应答不足以破坏自身组织成分，却可以协助机体清除衰老变性的自身组织细胞，故又称之为"生理性抗体"。自身免疫可以是一种正常生理现象，只有当自身免疫应答达到一定的强度或持续过长的时间，才引起自身免疫性疾病。

第一节 自身免疫性疾病的基本特征与分类

一、自身免疫性疾病的基本特征

自身免疫性疾病具有如下基本特征：①患者体内可测出高效价的自身抗体和（或）自身反应性 T 淋巴细胞；②自身抗体/自身反应性 T 淋巴细胞作用于靶细胞或靶器官，能造成组织损伤或功能障碍；③多数自身免疫性疾病反复发作和慢性迁延，病情的转归与自身免疫应答强度密切相关，免疫抑制剂治疗有效；④可复制出与自身免疫性疾病相似的动物模型，用患者血清或致敏淋巴细胞可被动转移疾病，某些自身抗体可通过胎盘引起新生儿自身免疫性疾病；⑤女性多见，发病率随年龄增加而增高，但多初发于育龄阶段，有一定的遗传倾向；⑥具有重叠现象，即一个患者可同时患一种以上自身免疫性疾病，如 SLE 患者常伴有类风湿性关节炎、特发性白细胞减少症等。

二、自身免疫性疾病的分类

自身免疫性疾病的临床表现复杂多样，分类方法有多种，可按病程、病因、抗原分布范围等分类。临床上常根据自身抗原分布的范围分类，分为器官特异性自身免疫性疾病和非器官特异性自身免疫性疾病两大类。器官特异性自身免疫性疾病是指自身抗原为某一器官的特定成分，病变仅局限在该器官，例如桥本甲状腺炎（Hashimoto's thyroiditis）、胰岛素依赖型糖尿病（insulin-dependent diabetes mellitus，IDDM）等。非器官特异性自身免疫性疾病是指自身抗原为细胞核成分或线粒体等，病变可累及全身多器官及系统，故这类疾病又称为全身性、系统性自身免疫性疾病，例如系统性红斑狼疮（SLE）和类风湿性关节炎。主要的人类自身免疫性疾病见表 18-1。

表 18-1　人类的自身免疫性疾病（举例）

	自身免疫性疾病	自身抗原	主要症状
器官特异性自身免疫性疾病	桥本甲状腺炎	甲状腺素及细胞	甲状腺功能低下
	风湿热	链球菌胞壁交叉抗原	关节炎、心肌炎
	I 型糖尿病	胰岛 β 细胞	高血糖
	多发性硬化症	神经髓鞘蛋白	神经系统症状
	自身免疫溶血性贫血	红细胞膜表面抗原	贫血
	Goodpasture 综合征	肾和肺基底膜	肾炎、肺出血
	重症肌无力	乙酰胆碱受体	进行性肌无力
	弥漫性甲状腺肿	甲状腺刺激素受体	甲状腺功能亢进
	原发性不孕症	精子	不孕
	强直性脊柱炎	免疫复合物	脊柱骨损伤
	特发性血小板减少性紫癜	血小板	异常出血
	原发性胆汁性肝硬化	肝细胞膜脂蛋白	肝硬化
非器官特异性自身免疫性疾病	类风湿性关节炎	变性 IgG	关节炎症
	系统性红斑狼疮	DNA、核蛋白等	红斑、血管炎等
	皮肌炎	细胞核蛋白	皮炎

第二节　自身免疫性疾病的发病机制

大多数自身免疫性疾病的确切病因和发病机制目前尚未完全明了，通常认为是多因素共同作用，打破机体免疫系统的自身耐受状态，引起正常组织细胞损伤、破坏，其组织损伤通常由 II、III、IV 型超敏反应引起。

一、自身免疫性疾病发病相关因素

（一）抗原方面的因素

1. 隐蔽抗原的释放

免疫豁免部位如脑、眼球、睾丸、子宫等，由于其中的某些自身抗原成分（如神经髓鞘磷脂碱性蛋白、眼晶状体、精子等）与免疫系统相对隔离，因此在免疫系统发育过程中，针对这类隔离的自身抗原的淋巴细胞未被诱导免疫耐受。这类被隔离的自身抗原成分称为隐蔽抗原（secluded antigen），体内免疫细胞从未接触过这些自身抗原。在手术、外伤或者感染等情况下，隔离的自身抗原可"暴露"出来与免疫系统接触，使自身反应性淋巴细胞活化，引起自身抗原的免疫应答，导致自身免疫性疾病。在眼球穿通伤、输精管结扎术后，眼晶状体蛋白、精子有了与免疫细胞接触的机会，从而诱生自身抗体，发生自身免疫性疾病。

2. 自身抗原改变

物理（冷、热、电离辐射）、化学（药物）、生物（微生物感染）等因素均可改变自身组织的免疫原性，如暴露出新的抗原表位、抗原表位（参考抗原部分的描述：表位或抗原决定基）构象改变、抗原的修饰或将抗原降解为具有不同免疫原性的片段等。这导致机体的免疫系统将其视为"非己"物质而发生应答、排斥。例如大面积烧伤或冻伤的患者可产生抗皮肤抗体；长期服用异烟肼的患者可诱发红斑狼疮样综合征；肺炎支原体感染可导致红细胞表面血型抗原免疫原性改变，刺激机体产生抗红细胞抗体，从而引起自身免疫溶血性贫血。

3. 分子模拟

某些微生物与人体细胞或者胞外成分具有相同或类似的抗原表位，在感染人体后激发针对微生物抗原的免疫应答，也能攻击含有相同或类似表位的人体细胞或胞外成分，这种现象被称为分子模拟（molecular mimicry）。如 A 型溶血性链球菌细胞壁 M 蛋白抗原与人肾小球基底膜、心肌间质和心瓣膜有类似表位，该菌感染刺激产生的特异性抗体，可与肾脏和心脏部位的类似表位发生交叉反应，引起急性肾小球肾炎和风湿性心脏病。

4. 表位扩展

一个抗原可能有多种表位，包括优势表位和隐蔽表位。优势表位也称原发表位，是在一个抗原分子的众多表位中首先激发免疫应答的表位。隐蔽表位也称继发表位，是隐蔽于抗原内部或密度较低、后续激发免疫应答的表位。在疾病进程中，自身抗原的隐蔽表位不断暴露，自身反应性淋巴细胞会相继识别不断扩大的自身抗原隐蔽表位，即为表位扩展（epitope spreading）。在淋巴细胞发育过程中，针对自身抗原隐蔽表位的免疫细胞克隆可能未经历骨髓或胸腺中的阴性选择，成为逃逸到外周的自身反应性淋巴细胞。表位扩展可使更多自身组织成分遭受免疫攻击、损伤，导致自身免疫性疾病迁延不愈并不断加重。系统性红斑狼疮、类风湿性关节炎等疾病的发生发展均可能与表位扩展有关。

（二）免疫系统功能异常

1. 自身反应性淋巴细胞逃避"克隆清除"

自身反应性 T 细胞和 B 细胞分别在胸腺和骨髓中经历阴性选择而被"克隆清除"。但由于胸腺或骨髓功能障碍或微环境发生改变，有可能使部分自身反应性淋巴细胞逃避阴性选择而免于"被清除"，这些自身反应性淋巴细胞进入外周器官后将会针对相应自身抗原产生免疫应答，引起自身免疫性疾病。胸腺髓质上皮细胞和髓样树突状细胞表达的自身组织特异性抗原在清除自身反应性 T 细胞的阴性选择中发挥重要作用。由于自身组织特异性抗原的表达受自身免疫调节因子（auto-immune regulator，AIRE）的调控，AIRE 基因突变或缺失，胸腺基质细胞的组织限制性抗原（Tissue restricted antigens，TRAs）表达降低，会导致相应的自身反应性 T 细胞避开阴性选择进入外周，引起自身免疫性多腺体综合征以及甲状腺、胰腺等多处出现自身免疫性疾病理损伤。胸腺基质细胞 AIRE 基因表达缺失导致自身免疫性疾病如图 18-1 所示。

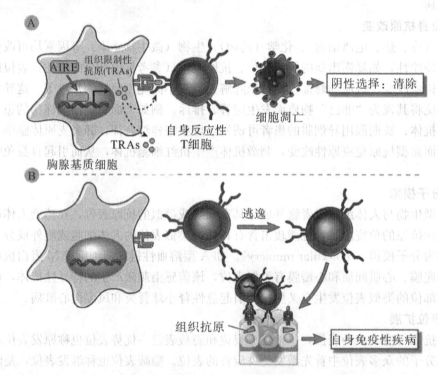

图 18-1 胸腺基质细胞 AIRE 基因表达缺失导致自身免疫性疾病

2. 免疫忽视被打破

免疫忽视（immunological ignorance）指免疫系统对低水平抗原或低亲和力抗原不发生免疫应答的现象。在胚胎发育过程中，由于免疫忽视，针对低水平抗原或低亲和力自身抗原的淋巴细胞克隆没有被清除，而保持着对相应自身抗原的反应性。感染、多克隆刺激剂等因素可打破这些自身反应性淋巴细胞克隆对自身抗原的免疫忽视，引起自身免疫性疾病。

3. 多克隆激活

某些微生物成分或者超抗原可非特异性激活多克隆淋巴细胞，从而产生自身抗体和致敏的自身反应性 T 细胞。如巨细胞病毒、EB 病毒、HIV 等是 B 细胞的多克隆刺激剂。

4. 活化诱导的细胞死亡发生障碍

免疫应答都以大部分效应淋巴细胞的死亡、少数效应淋巴细胞分化为记忆性淋巴细胞为结局。激活的效应淋巴细胞在行使效应功能后死亡的现象称为活化诱导的细胞死亡。当活化诱导的细胞死亡的相关基因缺陷时，细胞凋亡不足，使效应淋巴细胞不能被有效清除而长期存在，易导致自身免疫性疾病。

5. 调节性 T 细胞的功能异常

调节性 T 细胞是具有抑制免疫反应效应的 T 细胞亚群，调节性 T 细胞免疫调节功能的异常可能与某些自身免疫性疾病有关。如调节性 T 细胞功能缺陷的小鼠容易发生自身免疫性疾病（如 1 型糖尿病、甲状腺炎等），将正常小鼠的调节性 T 细胞输给缺陷小鼠，则可以抑制其自身免疫性疾病的发生。

6. MHC 分子的异常表达

正常情况下，MHC Ⅱ类分子仅表达于 APC 和某些激活的免疫细胞表面，感染、局部 IFN-γ 分泌增高等可诱导组织细胞异常表达 MHC Ⅱ类分子，此异常表达的 MHC Ⅱ类分子能将自身抗原提呈给 Th 细胞，激活自身反应性 T、B 淋巴细胞，引起自身免疫性疾病。Graves 病的甲状腺上皮细胞、原发性胆管肝硬化的胆管上皮细胞、1 型糖尿病的胰岛 β 细胞等均被发现有 MHC Ⅱ类分子的异常表达。

（三）遗传因素

系统性红斑狼疮、类风湿性关节炎等许多 AID 有明显的家族倾向，提示遗传因素在自身免疫性疾病的发病机制中起重要作用。对各种 AID 患者进行 HLA 大样本群体分析发现，携带某些 HLA 等位基因或单元型的个体患特定 AID 的频率远高于正常人群，尤其是 HLA Ⅱ类基因与 AID 关联明显。如 1 型糖尿病与 HLA-B8-DR3、DR4 关联，类风湿性关节炎与 HLA-DR4 关联，强直性脊柱炎与 HLA-B27 关联。此外，发现某些免疫相关蛋白基因突变与 AID 易感性相关，如补体 C2、C4 缺陷的个体循环免疫复合物的清除受阻，对 SLE 高度易感。

（四）其他因素

自身免疫性疾病多发于老年人，儿童非常少见，这可能与老年人胸腺功能低下或免疫调节功能紊乱有关。系统性红斑狼疮和 Graves 病的发病女：男分别为 10：1 和 7：1。这提示性激素可能与自身免疫性疾病的发生有关。具体机制有待进一步阐明。自身免疫性疾病的发生还可能与寒冷、潮湿、日晒等环境因素有关。如某些 SLE 患者因皮肤暴露于紫外线中，使其胸腺嘧啶二聚体增加，导致自身 DNA 成为靶抗原，诱发自身免疫应答。

二、自身免疫性疾病的组织损伤机制

（一）自身抗体引起的自身免疫性疾病

1. 细胞膜抗原或膜吸附成分的自身抗体介导的自身免疫性疾病

针对细胞膜抗原或膜吸附成分的自身抗体结合靶细胞表面抗原，通过激活补体、调理促吞噬作用以及 ADCC 等 II 型超敏反应机制，导致细胞的破坏，如自身免疫溶血性贫血、自身免疫性血小板减少性紫癜等。自身免疫溶血性贫血是由于抗红细胞表面抗原的 IgG 或 IgM 自身抗体与红细胞结合引起溶血性贫血，自身免疫性血小板减少性紫癜则是由于自身抗体与血小板表面成分结合而导致血小板减少。

2. 细胞表面受体自身抗体介导的自身免疫性疾病

自身抗体与细胞表面受体结合，模拟配体过度刺激器官功能（如 Graves 病），或阻断受体与配体结合，抑制器官功能（如重症肌无力）。毒性弥漫性甲状腺肿患者的机体免疫系统针对甲状腺细胞产生了抗 TSHR（甲状腺刺激素受体）的自身抗体，与甲状腺细胞表面受体结合，模拟 TSH（甲状腺刺激素）的作用，刺激甲状腺细胞分泌过多的甲状腺素，患者表现为甲状腺功能亢进。重症肌无力患者体内产生了抗乙酰胆碱受体的自身抗体，并与神经肌肉接头处突触后膜的乙酰胆碱受体结合，加速乙酰胆碱受体内化，使乙酰胆碱受体数量减少，导致神经冲动传递低下，出现肌肉收缩无力等症状。重症肌无力的发病机制如图 18-2 所示。

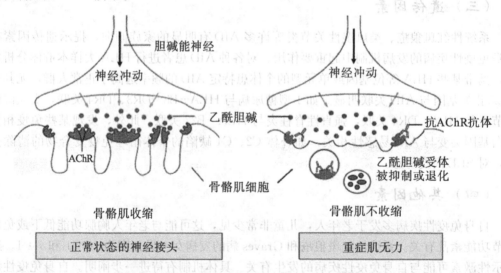

图 18-2　重症肌无力的发病机制

3. 细胞外成分自身抗体引起的自身免疫性疾病

细胞外基质抗原的自身抗体与抗原结合，通过激活补体、趋化中性粒细胞和单核细胞、促进吞噬及局部释放炎性介质等方式，导致组织损伤。如肺出血肾炎综合征是由抗 IV 型胶原的自身抗体引起的疾病，由于 IV 型胶原广泛分布在肾脏、肺组织的基底膜，其抗体可导致肾小球基底膜与肺泡基底膜的广泛损伤而引发肾炎或肺出血。

4. 免疫复合物介导的自身免疫性疾病

某些可溶性自身抗原与相应的自身抗体结合形成中等大小的免疫复合物,沉积在某些组织部位,通过Ⅲ型超敏反应造成组织损伤,系统性红斑狼疮是其典型代表。一般认为SLE的发生与机体免疫耐受终止,产生了大量的自身抗体有关。目前认为机体对自身抗原耐受与否,主要决定于DC以及T、B细胞三者间的相互作用和对不同刺激的反应。SLE患者的体内产生了大量针对自身细胞核抗原(如核体、剪接体、胞质小核糖蛋白复合物等)的抗核抗体,该抗体与相应自身抗原结合形成的循环免疫复合物沉积在血管壁、肾小球基底膜、关节的滑膜等,进而激活补体,吸引以中性粒细胞为主的细胞浸润,导致血管炎、肾小球肾炎、关节炎等。

（二）自身反应性 T 细胞介导的自身免疫性疾病

自身反应性 T 细胞在多种自身免疫性损伤中起重要作用。$CD4^+$ Th1 细胞和$CD8^+$ CTL均可介导自身组织细胞的损伤。自身反应性$CD4^+$ Th1 细胞识别自身抗原后释放多种细胞因子,引起以淋巴细胞和单核/巨噬细胞浸润为主的炎性病变,直接或间接引起组织损伤;自身反应性 $CD8^+$ CTL 能够特异性识别、杀伤和裂解带相应抗原肽−MHCI类分子复合物的靶细胞。目前认为胰岛素依赖型糖尿病是一种以 T 细胞介导的损伤为主的自身免疫性疾病,T 细胞介导的自身免疫应答可破坏胰岛 β 细胞,导致胰岛素分泌不足或缺乏,患者表现出血糖、尿糖增高。导致胰岛 β 细胞破坏的可能机制有:针对胰岛 β 细胞抗原的 $CD4^+$ Th1 细胞介导的DTH,自身反应性 $CD8^+$ CTL 特异性杀伤、溶解胰岛 β 细胞,局部产生的 TNF、IL−1 的作用,针对胰岛细胞、胰岛素产生自身抗体造成的损伤。

常见自身免疫性疾病的组织损伤机制见表 18−2。

表 18−2　自身免疫性疾病组织损伤机制

自身免疫性疾病	自身抗原	免疫应答产物	超敏反应	主要病理损害
自身免疫性溶血性贫血	血型抗原	抗红细胞抗体	Ⅱ	溶血、贫血
自身免疫性血小板减少性紫癜	血小板整合素	抗血小板整合素抗体	Ⅱ	血小板破坏、减少
肺出血−肾炎综合征	肺泡、肾小球基底膜Ⅳ型胶原	抗肺泡、肾小球基底膜Ⅳ型胶原抗体	Ⅱ	肾小球肾炎、肺出血
毒性弥漫性甲状腺肿	甲状腺刺激素(TSH)受体	抗 TSH 受体的抗体	特殊Ⅱ	甲状腺素分泌增加
重症肌无力	乙酰胆碱受体	抗乙酰胆碱受体的抗体、致敏 TC	特殊Ⅱ、Ⅳ	乙酰胆碱受体破坏
类风湿性关节炎	自身变性 IgG、关节滑膜抗原	抗自身变性 IgG 抗体、致敏 TC	Ⅲ、Ⅳ	关节炎症
系统性红斑狼疮	DNA、组蛋白核体、胞膜抗原等	抗 DNA、DNA−核蛋白、RNA、血细胞膜抗体	Ⅱ、Ⅲ	肾小球肾炎、关节炎、红斑
桥本甲状腺炎	甲状腺抗原	致敏 TC	Ⅳ	甲状腺功能低下
Ⅰ型糖尿病	胰腺 β 细胞	CTL、Th1 细胞	Ⅳ	胰腺 β 细胞破坏

第三节　自身免疫性疾病的防治

自身免疫性疾病治疗的最佳方法是恢复对特定自身抗原的特异性免疫耐受。然而在自身免疫应答不断进展的过程中，常常不止一种自身抗原参与，而且很难诱导特异性自身耐受。在自身免疫性疾病治疗方面，除了控制可能的发病诱导因素（感染、精神压力及劳累等）以外，主要采用抗炎、免疫抑制和免疫调节手段，以抑制免疫性病理损伤进程和减缓患者的临床症状。

一、去除引起免疫耐受异常的因素

许多病原体感染均可通过 T 细胞旁路活化诱发自身免疫性疾病，所以采用疫苗和抗生素控制感染可降低自身免疫性疾病的发生率。另外，对能够引发自身免疫性疾病的药物，要谨慎使用。

二、抗炎治疗

采用皮质激素、水杨酸制剂、前列腺素抑制剂及补体拮抗剂等抑制炎症反应，可减轻自身免疫性疾病的症状。如控制肺部炎症，可减少肺出血-肾炎综合征肺出血的发生。淋巴因子和补体的拮抗剂也利于抑制炎症反应。

三、免疫抑制治疗

一些真菌的代谢产物如环孢菌素 A 和 FK506 可抑制 IL-2 基因的转录，从而阻断 IL-2 的合成和分泌，使 T 细胞的扩增和分化受阻，可有效地抑制 T 细胞介导的细胞免疫反应，对多种自身免疫性疾病有明显的治疗效果。其他常用的免疫抑制剂还有环磷酰胺、硫唑嘌呤、氨甲蝶呤等。

四、免疫生物治疗

（一）单克隆抗体治疗

单克隆抗体已经成功应用于多种自身免疫性疾病的治疗。例如，抗 CD4 和抗 CD25 单抗可用于治疗 1 型糖尿病、系统性红斑狼疮等疾病，抗 TCR 单抗或抗 MHC 单抗可用于治疗自身免疫性脑脊髓炎，抗 TNF-α 单抗可用于治疗类风湿性关节炎。

（二）T 细胞疫苗

以自身 T 细胞为疫苗，诱导机体产生针对致病性 T 细胞的特异性免疫应答，以达到抑制致病性 T 细胞活性，从而预防和治疗自身免疫性疾病的目的。

（三）阻断特异性 TCR 的识别

应用抗 MHC-Ⅱ抗原或 CD4 分子的抗体，应用类似于自身抗原的多肽片段，竞争性抑制自身抗原肽与 T 细胞的结合，从而阻断自身免疫应答发生等。

（四）阻断共刺激信号

应用单克隆抗体阻断主要协同刺激分子 CD28 与 B7 分子的结合。

（五）诱导自身耐受

采用口服抗原的方法，通过肠黏膜相关淋巴组织诱导特异性免疫耐受，有可能预防自身免疫性疾病的发生。如口服重组胰岛素预防和治疗糖尿病，口服Ⅱ型胶原预防和治疗类风湿性关节炎的实验研究等。

（六）过继免疫抑制治疗

过继输入免疫抑制细胞或免疫抑制分子，如 Treg（调节性 T 细胞）以及抑制性细胞因子（如 IL-10、TGF-β 等），可抑制自身免疫应答，诱导自身免疫耐受。

（何斯荣）

第十九章 免疫缺陷病

免疫缺陷病（immunodeficiency disease，IDD）是指因免疫系统组成成分缺失，导致免疫功能障碍而出现的一组临床综合征。根据病因，IDD 分为两大类：一类是原发性免疫缺陷病（primary immunodeficiency disease，PIDD），又称先天性免疫缺陷病（congenital immunodeficiency disease，CIDD），是由先天遗传缺陷或发育障碍所引起的；另一类是获得性免疫缺陷病（acquired immunodeficiency disease，AIDD），又称继发性免疫缺陷病（secondary immunodeficiency disease，SIDD），是由后天因素造成的免疫功能障碍所致。

免疫缺陷病的临床表现复杂多样，其共同特征：①易感染。因免疫防御功能受损，机体易发生各种病原微生物感染。体液免疫缺陷者易发生化脓性细菌感染，细胞免疫缺陷者易发生病毒、真菌和其他胞内微生物感染，联合免疫缺陷者则对所有微生物易感。②易患肿瘤。因免疫监视功能障碍，尤其是 T 细胞功能缺陷者，病毒所诱发的肿瘤发病率增加。③原发性免疫缺陷病常伴有自身免疫性疾病。

第一节 原发性免疫缺陷病

原发性免疫缺陷病常见于婴幼儿，种类较多，发病机制复杂。先天固有成分缺失、免疫细胞发育异常、成熟淋巴细胞应答缺陷等皆可导致原发性免疫缺陷。按主要累及的免疫系统成分分为抗体缺陷、重症联合免疫缺陷、补体系统缺陷和吞噬细胞缺陷等。

一、抗体缺陷

抗体缺陷是指因 B 细胞发育或活化缺陷所导致的抗体生成异常。某些抗体缺陷还伴有巨噬细胞和抗原提呈细胞活化障碍。

主要的原发性抗体缺陷病见表 19-1。

表 19-1 主要的原发性抗体缺陷病

病名	遗传方式	发病机制	临床主要表现
X-连锁无丙种球蛋白血症	XL	*BtK* 基因缺陷，B 细胞发育障碍	反复化脓性感染

病名	遗传方式	发病机制	临床主要表现
选择性 IgA 缺乏症	AD 或 AR，部分有家族性	部分 *TACI* 基因突变，IgA 分泌型浆细胞发育受阻	少数反复呼吸道、肠道感染
X-连锁高 IgM 综合征	XL	*CD40L* 基因突变	反复化脓性感染，肺孢子虫易感

注：XL 表示 X 连锁遗传，AD 表示常染色体显性遗传，AR 表示常染色体隐性遗传。

（一）X-连锁无丙种球蛋白血症

X-连锁无丙种球蛋白血症（X-linked agammaglobulinemia，XLA）是典型的 B 细胞发育障碍所致疾病，也是最常见的原发性免疫缺陷病之一。因 OgdenCarrBruton 首先报道该病，故又称 Bruton 病，多见于男性婴幼儿。其发病机制为编码 Bruton 酪氨酸激酶（Brutontyrosinekinase，Btk）的基因发生突变或缺失，导致骨髓中的前 B 细胞不能发育为成熟 B 细胞。Btk 参与前 B 细胞受体（pre-BCR）的信号传递，是前 B 细胞存活和分化所必需的成分。本病特征为血液中缺乏丙种球蛋白，患者血清 Ig 含量极低或检测不到，外周血和淋巴组织 B 细胞数量少或缺失，淋巴结无生发中心，组织中无浆细胞。而 T 细胞的数量和功能通常正常。临床表现为反复、严重的化脓性感染，约 20% 的患者伴有自身免疫紊乱。丙种球蛋白的输注可极大减少患者的并发感染。

（二）选择性免疫球蛋白缺陷病

选择性免疫球蛋白缺陷病（selective immunoglobulin isotype deficiencies）中选择性 IgA 缺陷最常见（也是最常见的原发性免疫缺陷病之一）。通常是零星偶发，但也发现有常染色体显性和隐性遗传的家族案例。其发病机制为 B 细胞分化为分泌 IgA 的浆细胞过程受阻，而重链 α 基因和膜结合型 IgA 表达正常。部分患者发现有 B 细胞增殖和存活细胞因子的受体 *TACI*（transmembrane activator and calcium modulator and cyclophilin ligand interactor）突变。IgA 缺陷患者血清 IgA 小于 $50\mu g/mL$（正常值为 $2\sim4mg/mL$），分泌型 IgA 含量极低，而 IgG 和 IgM 正常或略高，细胞免疫功能正常。多数患者无明显症状，或仅有黏膜系统的反复感染，极少数患者表现为严重的反复感染，肠道和呼吸道永久损伤。患者常伴有自身免疫紊乱。

（三）X-连锁高 IgM 综合征

X-连锁高 IgM 综合征（X-linked hyper-IgM syndrome）是一种罕见的 X 连锁隐性遗传疾病，多见于男性。其发病机制为 *CD40L* 基因突变，致使 T 细胞膜上的 CD40L 不能与 B 细胞 CD40 结合，或者即使结合也无法产生 Ig 类别转换所需信号，造成 IgG 与 IgA 分泌缺乏。患者的临床表现与丙种球蛋白不足血症相似。同时也表现出细胞免疫缺陷，易感染胞内真菌耶氏肺孢子虫。有极少数高 IgM 综合征患者为常染色体隐性遗传。例如，CD40 或激活诱导的脱氨酶（activation-induced deaminase，AID）遗传缺陷，可导致体细胞突变和 Ig 类别转换障碍，造成高 IgM 综合征。另外，尿嘧啶-N-糖基化酶酶（uracil

N-glycosylase，UNG）突变亦可引起高 IgM 综合征。UNG 在体细胞突变和重链类别转换中负责从 *IgG* 基因去除 U 碱基，其缺失导致 Ig 类别转换缺陷。

二、重症联合免疫缺陷

重症联合免疫缺陷（severe combined immunodeficiency disease，SCID）是指体液免疫和细胞免疫两者均缺陷，主要由 T 淋巴细胞发育障碍所致，伴随或不伴随 B 细胞成熟缺陷。T 细胞缺陷直接导致细胞免疫缺陷，也间接影响体液免疫，从而造成联合免疫缺陷。

SCID 包括常染色体隐性和 X 连锁隐性遗传疾病。T 淋巴细胞发育过程复杂，不同环节的缺陷可导致不同形式的 SCID，其中约 50% 为常染色体隐性遗传，其余 50% 为 X 性连锁隐性遗传。

（一）DiGeoge 综合征

DiGeoge 综合征（DiGeoge syndrome）是最常见的儿童胸腺发育障碍。该病是由于胚胎第Ⅲ和第Ⅳ咽囊发育障碍，造成胸腺和甲状旁腺等器官发育不良，T 细胞不能成熟而致细胞免疫缺陷。患儿还表现为低血钙、肌肉颤搐、大血管和面部畸形等。患者外周血 T 细胞缺失或数量不足，T 细胞对多克隆激活剂或混合淋巴细胞反应无应答。抗体浓度通常正常，但在严重感染时其浓度可能减少。患者易感染分枝杆菌、病毒和真菌。胚胎胸腺移植或骨髓移植可以治疗 DiGeoge 综合征。由于 T 细胞可在胸腺外组织中成熟，故随年龄增长病情可自然缓解，5 岁前常可恢复正常水平。

（二）X 连锁 SCID

该病是最常见的 SCID，多发于男性患儿。其致病机制是编码细胞因子 IL-2、IL-4、IL-7、IL-9 和 IL-15 受体的公用γ链基因突变，导致细胞因子信号传递受阻，T 细胞与 NK 细胞发育和成熟障碍。表现为成熟 T 细胞和 NK 细胞数量极大下降，B 细胞数量正常但因缺少 T 细胞辅助而发生缺陷，从而发生 SCID。临床表现为新生患儿发生严重呼吸道感染、慢性腹泻和夭折。

主要的原发性联合免疫缺陷病见表 19-2。

表 19-2 主要的原发性联合免疫缺陷病

病名	遗传方式	发病机制	临床主要表现
DiGeoge 综合征		胸腺发育不全	病毒、真菌、胞内菌易感
X 连锁 SCID	XL	细胞因子受体公用γ链基因突变	严重呼吸道感染、慢性腹泻和夭折
ADA 缺陷 SCID	AR	腺苷脱氨酶缺陷	易感染，伴耳聋、肋软骨异常、肝损伤等
抗原受体基因重组缺陷 SCID	AR	*RAG*、*ARTEMIS* 等基因突变	T、B 细胞缺失，免疫功能严重受损

病名	遗传方式	发病机制	临床主要表现
MHC Ⅱ类分子缺陷病	AR	调节 *MHC* Ⅱ类基因转录的基因发生突变	反复致命的感染
Wiskott-Aldrich 综合征	XL	*WASP* 突变	湿疹、血小板减少和反复细菌感染，随年龄增长而加重
毛细血管扩张性共济失调综合征	AR	*ATM* 基因突变	共济失调、毛细血管扩张、反复感染、肿瘤发病率增高、自身免疫性疾病

注：XL 表示 X 连锁遗传，AD 表示常染色体显性遗传，AR 表示常染色体隐性遗传。

（三）腺苷脱氨酶缺陷和其他核苷代谢缺陷所致的常染色体隐性 SCID

腺苷脱氨酶（adenosine deaminase，ADA）缺陷导致的 SCID 是最常见的常染色体隐性 SCID。ADA 在嘌呤合成的补救途径中催化腺苷和脱氧腺苷转化为次黄嘌呤和脱氧次黄嘌呤。该酶缺陷导致脱氧腺苷和其前体 S—腺苷高半胱氨酸以及脱氧三磷酸腺苷的蓄积，造成 DNA 合成抑制等多种毒性效应。而发育中的淋巴细胞降解脱氧三磷酸腺苷的效率低下，因此对 ADA 缺陷特别敏感。患者 T、B 细胞数量减少；淋巴细胞数目出生时正常，一年内急剧下降。部分患者的 T 细胞数量虽接近正常，但对抗原刺激无反应。ADA 缺陷病还表现为耳聋、肋软骨异常、肝损伤和行为障碍。

嘌呤核苷磷酸化酶（purine nucleoside phosphorylase，PNP）缺陷也可引起 SCID。PNP 催化次黄嘌呤核苷酸转化为次黄嘌呤和鸟嘌呤核苷酸转化为鸟嘌呤。PNP 缺陷导致脱氧鸟嘌呤核苷和三磷酸脱氧鸟嘌呤核苷的蓄积，毒害未成熟的淋巴细胞，主要是 T 细胞。患者表现为反复的病毒、真菌和细菌感染，另外，还可出现自身免疫性溶血性贫血和进行性的神经功能恶化。

腺苷酸激酶 2（adenylate kinase2，AK2）基因突变亦可发生 SCID。AK2 蛋白调节细胞腺苷磷酸化水平，其突变致使淋巴系和髓系前体细胞凋亡增加，造成淋巴系和髓系前体细胞发育缺陷。该病较为罕见，表现为网状组织发育不良，T、B 淋巴细胞和多数髓系细胞（包括粒细胞）缺失。

（四）抗原受体基因 V（D）J 重组缺陷所致的 SCID

本病是一种罕见的常染色体隐性 SCID。*RAG*1 和 *RAG*2 基因编码的蛋白参与了 V（D）J重组，而 *ARTEMIS* 基因则编码重组过程所需的核酸内切酶，它们突变将导致重组失败，TCR 前体和 BCR 前体表达缺陷，T、B 细胞发育停滞。患儿表现为 T、B 淋巴细胞缺失，免疫功能严重受损。参与 DNA 修复和非同源末端连接的蛋白基因突变也会造成 V（D）J 重组失败，导致 SCID。

Omenn's 综合征由 *RAG*、*ARTEMIS* 或 *IL7RA* 突变引起。突变使其蛋白功能部分降低，T、B 细胞产生受限，免疫失调。该病的表征与上述 SCID 明显不同，其表现为免疫缺陷与过度的免疫活化和自身免疫同时存在，可能是调节性 T 细胞相对缺少，或未成熟 B 细胞的 V（D）J 重组下降，受体编辑缺陷所致。

（五）MHC II 类分子缺陷病

MHC II 类分子缺陷病又称裸淋巴细胞综合征，是一组罕见的常染色体隐性 SCID，大多数是因调节 MHC II 类基因转录的基因发生突变所致。如 MHC II 类分子反式激活因子（MHC class II molecule transactivator，C II TA）基因突变，可导致 MHC II 类分子表达下降，APC 不能活化 CD4$^+$ T 细胞。患者的专职 APC 几乎不表达或完全不表达 MHC II 类分子，但其 MHC I 类分子表达基本正常。MHC II 类分子表达缺陷可造成 T 细胞阳性选择缺失，导致成熟 CD4$^+$ T 细胞数量减少或外周活化障碍。患者表现为 DTH 缺陷，TD－Ag 刺激无抗体应答。患儿在出生后一年内发病，如不进行骨髓移植，通常是致命的。

（六）其他 SCID

1. Wiskott-Aldrich 综合征

Wiskott-Aldrich 综合征（Wiskott-Aldrich syndrome，WAS）属 X 连锁隐性遗传，是由 *WASP*（Wiskott-Aldrich Syndrome protein，WASP）基因突变引起的。WASP 仅表达于髓源性细胞的细胞质，通过与抗原受体信号通路的下游蛋白相互作用，调节肌动蛋白的重排。*WASP* 突变导致抗原受体依赖的肌动蛋白重排受阻，致使淋巴细胞的活化和突触形成障碍，白细胞移动性缺陷。该病的临床表现为湿疹、血小板减少和反复的细菌感染，并随年龄增长，患者免疫缺陷表型加重。

2. 毛细血管扩张性共济失调综合征

毛细血管扩张性共济失调综合征（ataxia-telangiectasia syndrome，ATS）是多系统紊乱的免疫缺陷病，属常染色体隐性遗传，由位于第 11 号染色体上的 *ATM*（ataxia-telangiectasia mutated，ATM）基因突变所致。ATM 是一种蛋白激酶，在结构上与磷脂酰肌醇 3－激酶（PI3K）相联系。ATM 在 DNA 双链断裂时可活化细胞周期检查点和细胞凋亡，同时在 V（D）J 重组中也具有稳定双链 DNA 断裂复合体的作用。上述 DNA 修复异常，将导致抗原受体产生障碍。而在抗体类别转换过程中，DNA 的重组和修复也需要 ATM 蛋白、MER11（减数分裂重组蛋白 11）和其他蛋白的参与，这些蛋白的基因突变将导致抗体类别转换障碍，IgA、IgG 和 IgE 水平下降。该病主要表现为共济失调、毛细血管扩张、神经功能缺失、免疫缺陷、肿瘤发病率增高和多种自身免疫现象。

3. T 细胞活化缺陷所致的 SCID

此病较为罕见，是由 T 细胞活化相关的基因突变所致。钙离子释放－激活离子通道（Ca$_2$$^+$-release-activated channel，CRAC）负责胞外钙离子内流，对于 T 细胞活化至关重要。其组成成分 ORAI1 突变将导致通道功能障碍，T 细胞活化受阻。STIM1 是内质网膜上钙离子感受器和 CRAC 通道的激活分子，其突变也同样可导致 T 细胞活化缺陷。携带上述两种突变的患者表现为 T 细胞发育正常，但 T 细胞不能活化，从而发生 SCID。

三、补体系统缺陷

补体系统包括固有成分、调节蛋白和补体受体，均可发生遗传缺陷。补体缺陷的典型

表现为反复的细菌感染，特别是具荚膜的细菌和奈瑟属细菌的感染，同时也表现为易患自身免疫性疾病，如系统性红斑狼疮。人类补体缺陷既有遗传性的，也有自发性的。

（一）补体固有成分缺陷

补体经典途径成分包括 C1q、C1r、C1s、C4、C2、C3、C5、C6、C7、C8、C9。其中 C2 缺陷最常见。

1. C2 和 C4 缺陷

超过 50％ 的 C2 和 C4 缺陷患者发展为系统性红斑狼疮，其确切原因不明，可能与补体活化缺陷，循环免疫复合物和凋亡小体清除失败相关。C2 和 C4 缺陷通常并不伴随感染的增加，这间接说明旁路途径和 Fc 受体介导的效应机制可有效防御微生物的入侵。

2. C3 及其他固有成分缺陷

C3 在调理吞噬和破坏病原微生物中具有重要作用，其缺陷可导致致命的化脓性细菌反复感染。C5、C6、C7、C8 和 C9 缺陷也时有发生，这类患者易发生持续的奈瑟属细菌感染。P 因子和 D 因子缺陷可导致对化脓性细菌易感。*MBL* 基因突变也可导致细菌易感性增加。

（二）补体调节蛋白缺陷

补体调节蛋白缺陷可导致补体活化异常和各种与其相关联的临床病变。

1. C1 抑制因子缺陷病

C1 抑制因子缺陷病（C1INH）属常染色体显性遗传，又称遗传性血管神经性水肿。由于 C1 活化失控，C2 裂解产物 C2a 增加，使血管通透性增高。患者表现为断断续续的急性皮下组织和黏膜水肿、腹痛、呕吐、腹泻，当气管阻塞时可致窒息死亡。C1 抑制因子缺陷还造成缓激肽增多，与 C2a 共同介导水肿形成。

2. 衰变加速因子和 CD59 缺陷

衰变加速因子（DAF）和 CD59 皆属细胞膜蛋白，均借助糖基化的磷脂酰肌醇（GPI）锚定于内皮细胞和红细胞表面，具有抑制补体溶细胞效应的作用。当与蛋白-脂连接相关的 N-乙酰葡糖胺转移酶基因（*PIG－A*）发生突变时，细胞表面不能表达 DAF 和 CD59，致使细胞因缺乏保护而发生补体介导的溶血。该病又称阵发性夜间血红蛋白尿（paroxysmal nocturnal hemoglobinuria，PNH）。反复的血管内溶血会导致慢性溶血性贫血和静脉血栓形成。该病是造血干细胞突变所致，不会遗传。

3. H 因子和 I 因子缺陷

H 因子缺陷的特征为过度的旁路途径活化，C3 耗竭，循环免疫复合物清除障碍所致的肾小球肾炎和补体副产物的肾脏沉积。另外，H 因子缺陷还可引起溶血性尿毒症综合征。特定的 H 因子等位基因突变体还与老年性黄斑变性高度相关。I 因子缺陷可导致患者液相 C3 转化酶形成上调，血浆 C3 被消耗殆尽，易患化脓性细菌感染。

（三）补体受体缺陷

1. CR1 缺陷

CR1 主要表达于红细胞和吞噬细胞，在免疫复合物清除过程中具有重要作用。CR1

缺陷减弱其清除作用，引起免疫复合物型自身免疫性疾病。

2. CR3 和 CR4 缺陷

二者均是整合素 CD18/CD11 家族的 β 链（CD18）基因突变所致。该病又称白细胞黏附缺陷病（见后）。由于感染部位中性粒细胞与血管内皮细胞间的黏附障碍和 iC3b 依赖的细菌吞噬受损，其表现为反复的化脓性感染。

四、吞噬细胞缺陷

吞噬细胞缺陷包括中性粒细胞和单核/巨噬细胞数量减少及功能障碍。吞噬功能涉及细胞黏附、吞噬和细菌杀伤环节，其缺陷将导致患者易患化脓性细菌感染。

（一）慢性肉芽肿

慢性肉芽肿（chronic granulomatous disease，CGD）是由编码吞噬细胞氧化酶复合体的成分突变所致。该病临床罕见，其中约 2/3 患者表现为 X 连锁隐性遗传，其余则为常染色体隐性遗传。

最常见的 X 连锁 CGD 由 phox−91 基因突变引起。phox−91 是分子量为 91KD 的膜蛋白，是细胞色素 b558 的 α 亚基，其突变使活性氧（reactive oxygen species，ROS）分子超氧阴离子生成受阻。其他吞噬细胞氧化酶复合物成分突变，则为常染色体隐性 CGD。这些酶复合物成分的突变，导致 ROS 生成障碍，吞噬细胞对吞噬细菌的杀伤功能受损。

CGD 患者表现为儿童期反复感染产生过氧化氢酶的胞内菌和真菌。其机制：这类病原生物的过氧化氢酶可以破坏宿主细胞从其他活性氧超氧化物生成的过氧化氢，严重抑制吞噬细胞的杀菌作用，使感染无法控制，从而持续性激活 CD4$^+$ T 细胞，导致 T 细胞介导的巨噬细胞活化和浸润，在感染部位形成化脓性肉芽肿。该病即使采用抗生素治疗，通常也是致命的。

IFN−γ 能增强 phox−91 基因的转录和激活其他氧化酶复合体成分，从而可刺激正常中性粒细胞和 CGD 中性粒细胞超氧化物的产生。因此，IFN−γ 广泛用于 X 连锁 CGD 的治疗。

（二）白细胞黏附缺陷

白细胞黏附缺陷（leukocyte adhesion deficincy，LAD）属常染色体隐性遗传，由白细胞与内皮细胞间黏附分子缺陷所致。其表现为白细胞特别是中性粒细胞无法进入感染位点，导致婴幼儿期严重的牙周炎和其他类型的反复感染，且无脓液。不同的基因突变可造成不同类型的黏附缺陷。

1. LAD−1

LAD−1 由 CD18 基因突变致使 β2 整合素表达缺陷，造成白细胞与其他细胞间的相互作用障碍所致。患者绝大多数依赖黏附的白细胞功能异常，包括与内皮组织的附着、中性粒细胞的聚集和趋化、吞噬和细胞毒作用。其主要临床表现为反复的细菌和真菌感染，伤口难以愈合。

2. LAD-2

LAD-2 由白细胞表面缺乏 sialyl-LewisX（SLeX）所致。SLeX 是位于中性粒细胞和其他白细胞表面的四糖配基，负责与活化的内皮组织表面 E-选择素和 P 选择素结合。其发病机制为 GDP-岩藻糖转运蛋白发生突变，岩藻糖不能转运到高尔基复合体，造成 SLeX 合成缺陷，致使白细胞无法与内皮组织附着、滚动，不能进入感染位点，清除病原微生物。由于岩藻糖也是 H-糖脂（ABO 血型系统的核心抗原）的核心组成成分，该突变还可造成无 ABO 血型抗原的孟买血型。其临床表现与 LAD-1 相似。

3. LAD-3

LAD-3 由细胞信号传递障碍，导致整合素不能活化所致。如 *KINGLIN* -3 基因发生突变，不能与整合素的胞浆部分结合，信号无法传递，引起趋化因子诱导的整合素活化障碍，致使白细胞不能与内皮组织牢固结合。*KINGLIN* -3 基因突变还可导致血小板整合素功能障碍，血流加快。

4. Chédiak-Higashi 综合征

Chédiak-Higashi 综合征是一种罕见的常染色体隐性遗传病。其发病机制：溶酶体运输调节蛋白 *LYST* 基因发生突变，导致吞噬细胞的吞噬小体-溶酶体融合缺陷、黑素细胞的黑素小体形成障碍、神经系统细胞和血小板溶酶体异常。一些中性粒细胞前体在成熟前即死亡，可导致中度的白细胞减少症。而成熟的中性粒细胞，其溶酶体酶表达水平降低，杀菌活性减弱。这些细胞的趋化性和吞噬功能亦发生障碍。患者的吞噬细胞和淋巴细胞胞内含有巨大的溶酶体，NK 细胞功能受损，CTL 功能亦有不同程度的缺陷。其临床表现为反复的化脓性细菌感染、眼-皮肤白化病和各器官的非瘤性淋巴细胞浸润。

第二节　继发性免疫缺陷病

继发性免疫缺陷病是指出生后由非遗传因素所引起的免疫功能低下。导致继发性免疫缺陷的因素主要分为两类：一是由其他疾病造成的免疫抑制所引起，包括感染、恶性肿瘤、严重营养不良等；二是由治疗其他疾病所导致的医源性免疫功能缺陷，包括免疫抑制剂使用不当、放射性损伤等。本节重点介绍人类免疫缺陷病毒（human immunodeficiency virus，HIV）感染引起的获得性免疫缺陷综合征（acquired immunodeficiency syndrome，AIDS）。

一、获得性免疫缺陷综合征

AIDS 是由 HIV 感染所引起的严重免疫缺陷病，其临床特征为深度的免疫缺陷伴发机会感染、恶性肿瘤、消瘦和中枢神经系统病变。

自 1981 年美国发现首例 AIDS 病例，HIV 在全球蔓延，累计已造成数千万感染者和超过 3 千万人死亡。2015 年，全球存活的感染者约 3670 万，死亡 110 万，新增病例 210 万。我国 1985 年发现第一例 AIDS，截至 2016 年 9 月，已报告存活的感染者达 65.4 万例，累计死亡 20.1 万，新发感染不断增加，疫情呈上升趋势。

HIV 主要存在于感染者的血液、精液、阴道分泌物、乳汁中。人群对 HIV 普遍易感，其主要传播途径如下：①性接触，最常见的传播模式，包括异性性接触和男同性性接触；②母婴传播，占儿童感染的大多数，主要发生在孕期和分娩过程中，母乳也可能传播；③血液传播，共用针具静脉吸毒占绝大多数，临床上的介入性医疗操作、输血或血液制品污染造成的感染也占一部分。

目前，全球尚未研制出有效的 HIV 疫苗或治愈方法，但已发展出有效的抗病毒治疗方案。

（一）HIV 的生物学特性

HIV 属动物逆转录病毒，分为 HIV-1 和 HIV-2 两型，其中 HIV-1 是最主要的病原体，约占感染的 95%。目前已知的病毒株均源自喀麦隆的黑猩猩与大猩猩。

HIV 病毒颗粒由核心和外膜组成。外膜是源于宿主细胞膜的磷脂双分子层，上面镶嵌有病毒编码的包膜蛋白 gp120 和 gp41。核心内含两条相同的病毒 RNA 链、逆转录酶、整合酶和病毒蛋白酶，外面包裹着衣壳蛋白 p24 和基质蛋白 p17。HIV 基因组 RNA 全长 9.2kb，除编码病毒自身组成、复制和感染所需成分外，还编码逃逸宿主免疫攻击的蛋白产物。HIV 的基本结构如图 19-1 所示。

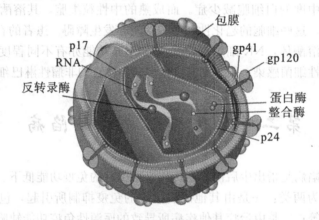

图 19-1　HIV 的基本结构

HIV 可感染多种免疫细胞，包括 CD4$^+$ T 细胞、巨噬细胞和树突状细胞，并能长期潜伏于胞内，产生短期的细胞病理效应，引起慢性进行性的致命疾病。

（二）HIV 的致病机制

1. HIV 感染免疫细胞的机制

HIV 主要感染宿主 CD4$^+$ T 细胞及表达 CD4 分子的巨噬细胞和树突状细胞。病毒的包膜蛋白 gp120 和 gp41 构成复合体，介导病毒颗粒与宿主细胞的融合。首先，病毒通过外膜上的 gp120 与宿主细胞表面的 CD4 分子结合，然后其构象改变，与趋化因子受体 CXCR4 或 CCR5 结合，接着 gp41 构象改变而活化，暴露其 N 末端的融合肽，融合肽直接嵌入宿主细胞膜，使病毒包膜与宿主细胞膜融合，病毒核心进入胞内，宿主细胞被感染。表达于感染细胞表面的 gp120 和 gp41 蛋白还可介导与表达 CD4 分子和趋化因子受体的未感染细胞融合，导致 HIV 基因组在细胞间直接扩散（图19-2）。

病毒颗粒一旦进入细胞，病毒即被激活，开始复制增殖过程。细胞因子和 T 细胞与巨噬细胞的激活物均可增强病毒基因的转录。

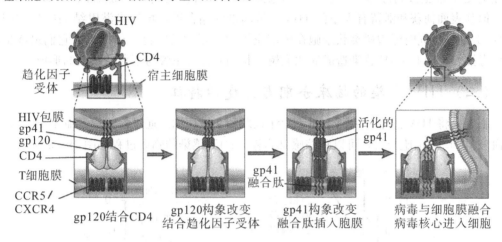

图19-2　HIV 侵入细胞

2. HIV 导致免疫缺陷的机制

HIV 感染最终将损害机体的适应性免疫系统和固有免疫系统，造成免疫缺陷。其中最主要的是细胞免疫缺陷。

（1）HIV 感染造成患者 $CD4^+T$ 细胞丢失。HIV 大量增殖是导致受感染的 $CD4^+T$ 细胞死亡的主要原因，尤其是在感染的早期阶段。HIV 对 $CD4^+T$ 细胞的毒性效应表现为：①在病毒颗粒的组装和释放过程中，细胞膜被损害，其流动性增加，致死剂量的钙离子内流，导致细胞被渗透裂解或细胞凋亡；②病毒颗粒的产生干扰细胞蛋白合成，导致细胞死亡；③感染细胞和未感染细胞可通过 gp120-CD4 相互作用融合为多核巨细胞，该过程对二者都是致死性的。其他导致 $CD4^+T$ 细胞丢失和功能丧失的机制包括：活化诱导的淋巴细胞凋亡，未感染的 $CD4^+T$ 细胞因 HIV 感染导致的持续活化而发生细胞凋亡；HIV 特异性的 CTL 杀伤感染细胞，造成 $CD4^+T$ 细胞数量减少；HIV 特异性抗体也可通过ADCC，杀伤感染的 $CD4^+T$ 细胞。

（2）HIV 损害 $CD4^+T$ 细胞功能。HIV 感染导致 $CD4^+T$ 细胞免疫功能障碍，包括对抗原刺激的细胞免疫应答下降，体液免疫应答微弱。其原因一方面可能是 HIV 感染直接损害 $CD4^+T$ 细胞功能。如可溶性的 gp120 与 CD4 分子结合，使后者不能与 APC 表面的MHCⅡ类分子相互作用，致使 T 细胞对抗原的应答受阻。另一方面，gp120 与 CD4 分子结合可传递信号，下调 $CD4^+T$ 细胞功能。HIV 感染的 T 细胞与 APC 不能形成稳定的突触，其活化受阻。另外，HIV 编码的 Tat 蛋白可与各种调节蛋白结合，干扰正常 T 细胞的功能，参与 HIV 引起的免疫缺陷病理过程。

（3）HIV 损害巨噬细胞、树突状细胞和滤泡树突状细胞功能。巨噬细胞表达低水平的 CD4 和趋化因子受体 CCR5，也是 HIV 感染对象。另外，巨噬细胞还可通过吞噬感染细胞和 HIV 颗粒而感染。但巨噬细胞对 HIV 的细胞病理效应抵抗力较强，它们一般不会被病毒杀死，而是成为病毒储存库。在 AIDS 患者的大多数组织中，巨噬细胞中的病毒数量超过 T 细胞中的病毒数量。HIV 感染的巨噬细胞，其抗原提呈和细胞因子分泌功能受损。树突状细胞也是 HIV 的感染对象，同样 HIV 也不直接损伤树突状细胞，但其通过抗原提呈使 T 细胞被病毒感染，造成 T 细胞损伤。滤泡树突状细胞一般难以被 HIV 有效感染，但其表面捕获和滞留有大量的 HIV，是病毒的储存库，可感染淋巴结的巨噬细胞和 CD4$^+$T 细胞，同时滤泡树突状细胞在免疫应答中的正常功能也受到损害，它们最终也可被病毒摧毁。因此 HIV 感染造成的滤泡树突状细胞异常也参与了免疫缺陷的形成。

（三）HIV 感染的临床分期与免疫学特征

临床上将 HIV 感染分为急性期、无症状期和艾滋病期。通过检测患者血浆 HIV 数量和血液 CD4$^+$T 细胞数目，可以跟踪感染病程。HIV 感染的临床过程如图 19-3 所示。

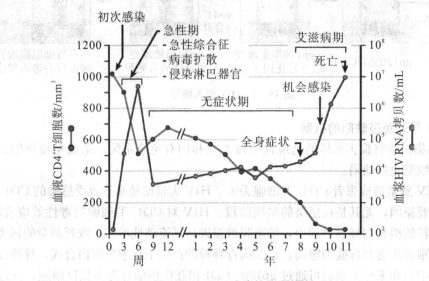

图 19-3 HIV 感染的临床过程

1. 急性期

急性期通常发生在初次感染 HIV 后 2~4 周，多数患者无明显症状或仅表现为流感样症状。但此时病毒已开始大量复制并释放，出现病毒血症，具有传染性。免疫学特征为 CD4$^+$T 细胞一过性中度减少，但血液中的 CD4$^+$T 细胞数目通常会回复正常水平。而适应性免疫应答也被激活，后期血中可检测到 HIV 抗体。

2. 无症状期

无症状期一般持续 6~8 年。在此期间，病毒在淋巴结和脾持续复制，被病毒破坏的 CD4$^+$T 细胞由新生成的 T 细胞加以补充。由于机体免疫系统对 HIV 复制和感染的抑制作用，患者无症状或有轻微的感染。随着病毒不断感染和 T 细胞死亡，最终使得淋巴组织和循环中 CD4$^+$T 细胞数目逐渐下降。

3. 艾滋病期

艾滋病期是 HIV 感染的终末阶段。患者血液中的 CD4$^+$T 细胞数目减少到 $2×10^5$/mL 以下，免疫功能严重缺陷，血浆中病毒滴度急剧攀升，患者濒临死亡。该期患者的主要临床表现为机会感染、肿瘤、恶液质、肾衰竭和中枢神经系统病变。

绝大多数 HIV 感染最终都会发展为 AIDS，但存在约 1% 的感染者，其 CD8[+] T 细胞和 CD4[+] T 细胞数量较多，无需临床治疗，虽有持续的病毒血症，但至少 10～15 年不会发病。遗传分析表明，*MHC* 基因可能在保护个体和阻止病情进展上具有重要作用。

（四）机体抗 HIV 免疫应答

HIV 感染机体后，适应性免疫应答被激活，产生特异性的效应性 T 细胞和抗体，血液和循环 T 细胞中的绝大多数病毒被免疫系统所清除。但免疫应答只起到有限的保护作用，不能根除所有 HIV。机体抗 HIV 免疫应答如图 19-4 所示。

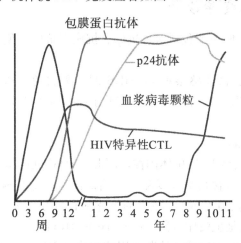

图 19-4 机体抗 HIV 免疫应答

1. 细胞免疫应答

HIV 特异性 CD8[+] T 细胞的扩增是早期适应性免疫应答的特征。CTL 应答在控制 HIV 感染中具有重要作用。在感染早期，循环中的 CD8[+] T 细胞约有 10% 是 HIV 特异性的。它们是急性期控制病毒感染的主力，但最终因 HIV 突变而失去作用。CD4[+] T 细胞在控制感染方面也具有一定作用。CD4[+] T 效应细胞可帮助 HIV 特异性的 CD8[+] T 细胞活化，形成记忆细胞。CD4[+] T 细胞还可介导感染细胞裂解，抑制病毒产生。

2. 体液免疫应答

HIV 特异性的抗体在感染 6～9 周后即可检出。gp120 和 gp41 是免疫原性最强的 HIV 抗原。绝大多数 HIV 患者体内有高滴度的抗 gp120 和 gp41 的抗体。在患者血清中还常发现有抗 P24、逆转录酶、*gag* 和 *pol* 基因产物的抗体。这些抗体在 HIV 感染的病理过程中的作用目前尚不确定。早期产生的抗体并不具有保护作用，对病毒感染及其细胞病理效应的抑制作用也很微弱。抗 gp120 的中和性抗体在感染 2～3 个月后产生，具有一定的保护作用，但是病毒会迅速改变其优势表位，逃避抗体的打击。

在 HIV 感染过程中，固有免疫应答也被激活，但其在防御 HIV 感染中的确切作用目前尚未阐明。

（五）HIV 的免疫逃逸机制

首先，HIV 直接摧毁在免疫应答中起核心作用的 CD4[+] T 细胞，逃避宿主的免疫攻击。

其次，HIV 的突变率极高。HIV 的逆转录错配率高，导致 HIV 极易突变，主要表现为病毒表面抗原 gp120 的变异，致使先前产生的抗体和 T 细胞无法识别，从而使病毒得以逃逸机体的免疫攻击。

再次，HIV 感染细胞可通过下调 MHC I 类分子表达以逃避 CTL 的杀伤。HIV 的 Nef 蛋白可抑制宿主细胞 MHC I 类分子的表达。另外，HIV 还可通过抑制 Th1 细胞因子、激活调节性 T 细胞和抑制树突状细胞功能等方式，削弱机体的免疫防御作用。

（六）HIV 的免疫学诊断

HIV 感染的免疫学诊断主要包括病毒抗原、抗病毒抗体、免疫细胞数目和功能检测。

1. HIV 抗原的检测

核心抗原 p24 出现于急性感染期和 AIDS 期。酶联免疫吸附试验（enzyme linked immunosorbent assay，ELISA）检测 p24，有助于缩短抗体"窗口期"和帮助早期诊断新生儿 HIV 感染。

2. 抗 HIV 抗体的检测

诊断 HIV/AIDS 必须是 HIV 抗体阳性，因此，HIV 抗体检测是 HIV 感染诊断的金标准。检测包括筛查试验（含初筛和复测）和确认试验。筛查检测方法包括 ELISA、快速检测和颗粒凝集等。其中 ELISA 是主要的抗体筛查方法。筛查试验呈阳性反应者，再进行确认试验，常用方法是免疫印迹法（western blotting）。

小于 18 个月龄婴儿的 HIV 感染诊断采用核酸检测方法，以两次核酸检测阳性结果作为诊断的参考依据，18 月龄以后再经抗体检测确认。

3. CD4$^+$T 细胞计数

HIV 感染的主要表现为 CD4$^+$T 细胞数量减少和 CD4$^+$/CD8$^+$T 细胞比例失调。因此，CD4$^+$T 细胞计数可作为 HIV 感染临床分期和预后判断的依据。例如，CD4$^+$T 淋巴细胞数小于 2×10^5/mL 即可和 HIV 抗体阳性一起，作为 AIDS 的诊断依据。

（七）HIV 感染的治疗与预防

临床使用的抗 HIV 药物主要包括四类，一般组合使用。一是抑制逆转录酶活性的核苷类似物，干扰 HIV 的 DNA 合成，单独有效，但病毒易产生抗药性。二是非核苷的逆转录酶抑制剂，它们直接与酶结合，抑制 HIV 的 DNA 合成。三是病毒蛋白酶抑制剂，其可阻止病毒蛋白前体的加工而影响病毒成熟与组装，单独使用也会很快出现抗性病毒株。四是融合抑制剂，它们通过阻断 HIV 与靶细胞膜的融合从而抑制病毒进入靶细胞，在感染的初始环节切断 HIV-1 的传播。目前核心的抗 HIV 疗法是高效联合抗逆转录病毒治疗（highly active antiretroviral therapy，HAART），即选择一种蛋白酶抑制剂和两种不同逆转录酶抑制剂联合使用。临床证明 HAART 有确切疗效。

对 AIDS 患者则采用适当的预防、抗生素和支持性措施。对免疫缺陷严重者，多采用更为激进的抗生素治疗。

HIV 感染的预防极为重要，可有效控制 HIV 的流行。如定期检查血液制品，防止血源性感染。采取各种公共卫生措施提高安全套的使用，减少吸毒者共用污染的注射器也有好的效果。而当前最为有效的预防措施是采取各种方法增强公众的 HIV 意识。

HIV 疫苗的研制是全球关注的热点。由于病毒高度变异，其抗原性不断改变，致使疫苗研发困难重重。目前，能诱导产生保护性抗体的 HIV 疫苗仍在研制之中。

二、其他继发性免疫缺陷病

除 HIV 感染外，后天的其他因素亦可造成免疫功能障碍，引发继发性免疫缺陷。

（一）营养不良、肿瘤和感染造成的免疫缺陷

蛋白质－能量营养不良会导致细胞免疫和体液免疫应答受损，免疫功能低下，患者易因感染而致病和死亡。免疫系统恶性肿瘤和癌症晚期患者也可造成免疫功能受损，易感染病原体。

某些病毒、细菌和寄生虫感染亦可导致免疫抑制。除 HIV 外，人 T 细胞嗜淋巴病毒（humanT cell lymphotropicvirus1，HTLV－1）和麻疹病毒皆可感染淋巴细胞，损害免疫应答。结核分枝杆菌和真菌的慢性感染也往往导致机体免疫系统对多种抗原的无应答。慢性疟原虫感染亦可引起免疫抑制。

（二）药物治疗导致的医源性免疫缺陷

临床治疗药物，如治疗炎性疾病和防治移植排斥的药物，可抑制机体免疫功能。肿瘤患者服用的各种放化疗制剂通常都具有细胞毒性，伤害淋巴细胞、粒细胞和单核细胞的发育与成熟。

脾的外科手术切除或镰状细胞疾病所致脾梗阻，亦可造成获得性免疫缺陷。

第三节 免疫缺陷病的治疗原则

免疫缺陷病的治疗有两个目标：一是减少和控制感染；二是通过过继性输注或移植以替代缺陷或缺失的免疫成分，重建机体免疫功能。其具体治疗可分为如下四类：

一、抗感染

免疫缺陷病的突出表现就是由于免疫系统成分缺陷或缺失，免疫防御功能低下，患者易患各种感染性疾病。因此，对免疫缺陷患者应加强抗感染处理。

另外，细胞免疫缺陷者不能接种减毒活疫苗。具有抗体合成能力者，可接种死疫苗和组分疫苗。

二、干细胞移植

干细胞移植的目的是重建免疫系统以产生正常的免疫细胞，修复患者的免疫功能。其

中造血干细胞移植常用于许多免疫缺陷病的治疗，并已在 ADA 缺陷导致的 SCID、Wiskott-Aldrich 综合征、裸淋巴细胞综合征和白细胞黏附缺陷病的治疗上取得成功。

三、基因治疗

基因治疗是以正常基因替代患者体内的缺陷基因，达到治疗原发性免疫缺陷病的目的。当前基因替代方法治疗免疫缺陷病离理想的目标仍有相当距离。其主要障碍是难以纯化具自我更新能力的干细胞，以引入正常基因。基因治疗在临床试验中还存在其他问题，如基因插入可能导致癌基因的激活。因此，其前景仍然难以确定。

四、免疫制剂的应用

针对具体免疫成分的缺陷，可采取补充原则予以治疗。如丙种球蛋白缺乏患者补充丙种球蛋白效果良好，可拯救许多 X-连锁无丙种球蛋白血症患者的生命。而针对酶缺陷患者，则可输入相应的酶制剂给予治疗。采用输入正常红细胞作为酶的来源，临床观察到常染色体型 SCID 患者的病情暂时改善。注射聚乙二醇化的牛 ADA 也具有一定的短期改善效果。

（陈玮）

第二十章　移植免疫

移植（transplantation）指用异体或自体正常细胞、组织、器官置换病变或功能缺损的细胞、组织、器官以维持和重建机体生理功能的一种治疗方法。近年来，随着移植排斥反应机制的深入研究和阐明，组织分型、器官保存和外科手术方法的不断改进，以及新型有效免疫抑制剂的问世和临床应用，器官移植已成为治疗多种终末期疾病的有效手段。

植入的健康器官、组织或细胞称为移植物（graft），提供移植物的个体称为供者（donor），而接受移植物的个体称为受者（recipient）或宿主（host）。若供者与受者之间的遗传背景相同，植入的移植物将被接受，执行相应生理功能，否则将发生炎症、坏死，称为移植排斥反应（transplant rejection reaction）。

根据移植物来源及其遗传背景可将移植分为四个基本类型（图 20-1）。①自体移植（autograft）：指移植物取自受者并用于受者自身，不会引发排斥反应的移植，如烧伤患者自身健康皮肤在烧伤创面的移植。②同种同基因移植（isograft）：也称同系移植（syngeneic transplantation），指遗传背景完全相同的单卵双生子或遗传背景几乎完全相同的同系动物间的移植，一般不会发生排斥反应。③同种异型移植（allograft）：也称为同种异基因移植，指同一种属内遗传背景不同个体间的移植，一般都会发生不同程度的移植排斥反应。④异种移植（xenograft）：是指不同种属个体间的移植，易产生强烈移植排斥反应。目前临床常见的是同种异型移植。本章将主要介绍其识别机制、排斥反应的类型和防治手段。

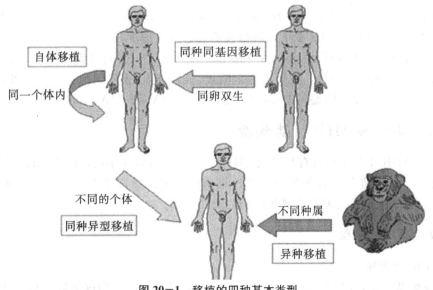

图 20-1　移植的四种基本类型

第一节　同种异型排斥反应发生的机制

移植排斥反应实质上是受者免疫系统对植入器官的特异性免疫应答。同种异型抗原是激发受者产生排斥反应的主要因素，T 细胞是识别同种异型抗原后介导移植排斥反应的关键细胞。

一、同种异型移植排斥反应的靶抗原

引起移植排斥反应的抗原称为移植抗原或者组织相容性抗原。同种异型移植发生排斥反应，本质是因为供、受体之间组织表面的抗原不同而引发的异常适应性免疫应答。

（一）主要组织相容性抗原

能引起强排斥反应的组织相容性抗原称为主要组织相容性抗原（major histocompatibility antigens，MHA）。人类的 MHC 抗原是 HLA 抗原，由于供、受者间 HLA 型别差异导致其成为非己成分（同种异基因抗原或异种抗原），可激发受体免疫系统，使之排斥带有这些非己成分的移植物。MHA 是决定移植排斥的关键分子，因为：①MHC 的高度多态性使得在除同卵双生外的两个个体间 MHC 基因全部相同的机会几乎为零；②MHC Ⅰ 类抗原分子表达于所有有核细胞表面，MHC Ⅱ 类抗原分子表达于 APC 和活化的 T 细胞，使得 MHC 几乎无处不显示其功能和特异性；③MHC 分子通过提呈抗原肽，在数量极大的 T 细胞库中选择并激活特异性 T 细胞，启动高效的适应性免疫应答，导致高度特异性的移植物排斥反应。

（二）次要组织相容性抗原

虽然次要组织相容性抗原（minor histocompatibility antigens，mHA）免疫原性较弱，但 MHA 完全相同的供、受者间进行移植也会发生速度较慢、程度较轻的排斥反应，该排斥反应主要由 mHA 所致。mHA 主要包括以下两类：①与性别相关的 mHA，即雄性动物 Y 染色体编码的产物，主要表达于精子、脑细胞、表皮细胞表面，如雄性小鼠的 H-Y 抗原；②由常染色体编码的 mHA，如人类的 HA-1～HA-5 等。

（三）非经典 MHC Ⅰ 类抗原

非经典 MHC Ⅰ 类抗原具有与经典 MHC Ⅰ 类抗原相似的作用，作为 NK 细胞抑制性受体的配体，通过结合 KIR 发挥抑制 NK 细胞的作用。当其表达缺失或低下时，NK 细胞被活化，发挥对同种异基因或异种细胞的杀伤作用。

（四）其他抗原

1. ABO 血型抗原

ABO 血型抗原表达于红细胞，肝、肾细胞等，特别是血管内皮细胞表面的 ABO 血型抗原在诱导排斥反应中起重要作用。供、受者间 ABO 血型不合可引起移植排斥反应，特别是受者血清中血型抗体可与供者移植物血管内皮细胞表面 ABO 抗原结合，通过激活补体而引起血管内皮细胞损伤和血管内凝血，导致超急性排斥反应的发生。

2. 组织特异性抗原

组织特异性抗原指特异性表达于某一器官、组织或细胞表面的不同于 HLA 抗原和 ABO 血型抗原的一类抗原系统。同种个体间移植不同组织器官发生排斥反应的强度各异，其机制之一可能是不同组织特异性抗原的免疫原性不同。

3. 甘露糖抗原

甘露糖抗原可通过甘露糖结合凝集素途径活化补体，杀伤靶细胞，引发移植排斥反应。

4. 脂质抗原

脂质抗原不能被经典和非经典的 MHC 分子提呈给 T 细胞产生免疫应答，但与 CD1 分子结合后能以 "CD1＋脂质抗原" 复合物形式被一类特殊的 T 细胞所识别，这类细胞被称为 CD1 限制性 T 细胞，如 NK1.1$^+$ T 细胞。

二、同种异型移植排斥反应的细胞学基础

T 细胞是介导同种异型移植排斥反应的关键细胞（图 20－2）。例如裸鼠由于胸腺发育不全而缺乏功能性 T 细胞，不会出现同种异型移植排斥反应，甚至可以接受异种移植物；新生期切除胸腺的正常大鼠或小鼠也是如此。同样，成年大鼠或小鼠经胸腺切除术后通过照射清除 T 细胞，再进行骨髓移植，受者因无 T 细胞而不排斥移植物。然而，对上述任何一种实验动物注射同系正常动物的 T 细胞，均能重新建立排斥移植物的能力。

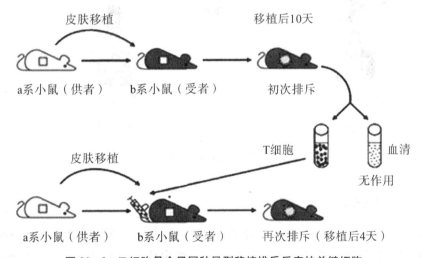

图 20－2　T 细胞是介导同种异型移植排斥反应的关键细胞

由于 T 细胞的活化依赖于抗原提呈细胞对同种异型抗原的提呈，因此除了 T 细胞外，参与同种异型移植物排斥反应的免疫细胞还包括供体、受体双方的抗原提呈细胞。移植物与受体血管接通后，供者组织或血管内的白细胞（过客白细胞，passenger leukocyte），

尤其是树突状细胞对移植物的排斥起着重要作用。这些表达供者 MHC 分子和协同激信号的 APC 将随血流移行到受者局部淋巴结，在那里被受者 T 细胞所识别（直接识别），激活同种异型反应性 T 细胞。另外，受者 APC 和 T 淋巴细胞也可进入移植物中，或捕获从移植物脱落的同种异型抗原，激活同种异型反应性 T 细胞（间接识别）。经过这两种途径激活的同种异型反应性 T 细胞可进入移植物从而引起排斥反应。

因此，T 细胞和 APC 是移植排斥所必需的，但并不是说其他细胞不参与该过程。实际上，抗体、补体可造成移植物破坏，巨噬细胞也可能参与移植组织的炎症反应。

三、同种异型抗原的识别机制

同种异型移植中的识别是指受者 T 细胞对同一种属不同个体间多态性抗原的识别。T 细胞在针对普通非己抗原产生免疫应答时，其 TCR 必须进行双识别，即同时识别抗原肽和自身 MHC 分子才能获得第一活化信号。然而受者 T 细胞是如何跨越 MHC 限制性而识别移植抗原这一难题长期困扰着研究者。近年的研究结果认为，受者 T 细胞的 TCR 可以通过直接和间接两条途径识别移植物上的同种异型 MHC 分子。直接识别和间接识别如图 20-3 所示。

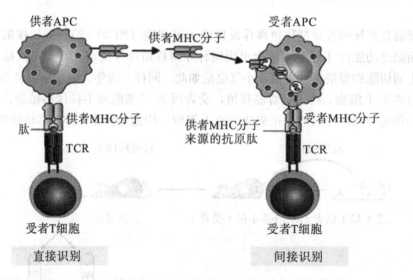

图 20-3　直接识别和间接识别

（一）直接识别

直接识别（direct recognition）指供者 APC 将其表面的 MHC 分子或抗原肽－MHC 分子复合物直接提呈给受者 T 细胞，供其识别并产生特异性免疫应答引发早期急性排斥反应的一种识别方式。直接识别模式与经典 MHC 限制性，即 T 细胞只能识别与其 MHC 型别相同的 APC 提呈的抗原肽理论相悖。近期研究提出的交叉识别方式对直接识别机制作了较好的解释，即体内每个 T 细胞克隆均可通过交叉识别方式扩大移植排斥反应的规模和强度。它们不仅能够识别自身 APC 提呈的相应抗原肽－MHC 分子复合物，还可识别在空间构象上与上述抗原肽－MHC 分子复合物相似的由非己 APC 提呈的抗原肽－MHC 分子复合物。因此，直接识别实际上就是识别抗原肽－自身 MHC 分子复合物的正常 TCR 对抗原肽－同种异型 MHC 复合物的交叉识别。

（二）间接识别

间接识别（indirect recognition）指移植物表面的分子或脱落细胞被受者 APC 摄取、加工和处理，以抗原肽－受者 MHCⅡ类分子复合物的形式提呈给受者 CD4$^+$ T 细胞，使之活化，引起排斥反应。间接识别与 T 细胞识别任何外源性抗原相同。移植物细胞的 MHC 分子是异源蛋白的主要来源，因此，供者与受者的 MHC 分子差异越大，将移植物识别为异物的 T 细胞也越多，由此导致的排斥反应也更强烈。间接识别在急性排斥反应的中、晚期和慢性排斥反应中起着重要作用。直接识别和间接识别的区别见表 20－1。

表 20－1　直接识别和间接识别比较

	直接识别	间接识别
概要	对移植组织的非常规识别	抗原处理和提呈的常规途径
抗原提呈细胞的来源	供者	受者
被识别的抗原	供者 MHC 或供者 MHC＋抗原肽	受者 MHC＋供者抗原肽
活化 T 细胞频率	1/100～1/10	1/100000～1/10000
活化 T 细胞亚群	CD8$^+$ CTL 为主	CD4$^+$ Th 细胞为主
活化 T 细胞功能		
Th 细胞	产生细胞因子，不与同源 B 细胞发生相互作用	产生细胞因子，辅助同源 B 细胞活化和产生抗体
CTL	因能识别供者 MHC＋抗原肽，能杀死移植物中的细胞	因不能识别供者细胞上表达的抗原，不能杀死移植物中的细胞
刺激的持续时间	较短	较长
强烈程度	非常强烈	较弱或未知
作用时期	急性排斥反应早期	急性排斥反应中、晚期 慢性排斥反应
对环孢素 A 的敏感性	敏感	不敏感

第二节　同种异型移植排斥的类型及效应机制

同种异型排斥反应分为宿主抗移植物反应（host versus graft reaction，HVGR）和移植物抗宿主反应（graft versus host reaction，GVHR）。前者发生于实质性器官移植中，而后者主要见于骨髓、造血干细胞或其他免疫细胞移植中。

一、宿主抗移植物反应

宿主抗移植物反应是指在实质性器官移植中，受者体内致敏的免疫效应细胞和抗体对移植物进行攻击，所导致的移植排斥反应。根据排斥反应发生的时间、强度、病理学改变特点及其机制，可将 HVGR 分为超急性排斥反应、急性排斥反应和慢性排斥反应。三种排斥反应的比较见表 20-2。

表 20-2　移植排斥反应类型比较

比较项目	超急性排斥反应	急性排斥反应	慢性排斥反应
发生时间	术后数分钟至 24 小时	数天到数周	数月至数年
发生机制	受者体内预先存在抗供者同种异型抗原的抗体，移植术后，抗体与移植物表面抗原结合，激活补体	受者 T 细胞直接识别血管内皮细胞和实质细胞表面的同种异型抗原，导致 $CD4^+$ T 细胞和 $CD8^+$ T 细胞的活化	不清楚，包括免疫学因素如 T 细胞与巨噬细胞介导的迟发型超敏反应、抗体、细胞因子等和非免疫学因素
临床症状	恢复血供后移植物颜色由正常变为暗红、青紫，质地变软，体积增大，功能渐失，术后 48 小时内功能减退，出现高热、寒战，移植物剧烈疼痛，功能迅速丧失	移植后几天至数月，不明原因发热，移植物压痛、肿大	移植后 6~12 个月，进程缓慢，移植物功能逐渐减退
病理变化	出血、水肿和血管内血栓形成，移植物急性坏死	急性间质炎和急性血管炎症	增生为主，实质萎缩、纤维化，间质水肿，淋巴细胞浸润，小动脉内膜增生
发生部位	血管	血管和实质	血管和实质
干预措施	一旦启动，难以控制，预防为主	加强免疫抑制剂，调整用药方案	尚无有效措施

（一）超急性排斥反应

超急性排斥反应（hyperacute rejection）指移植物在血液循环恢复后数分钟至 24 小时内发生的，主要由体液免疫介导的排斥反应。其发生主要是因为受者体内预先存在抗供者同种异型抗原（如 HLA 抗原、ABO 血型抗原、血小板抗原等）的抗体。移植术后，一旦移植物恢复血供，受者体内预存的抗体将随血流迅速进入移植物与其细胞表面，尤其是与血管内皮细胞表面相应抗原结合，进而激活补体，导致血管通透性增强，中性粒细胞和血小板聚集，纤维蛋白沉积，血管内凝血和血栓形成。其组织病理学特点是早期引起毛细血管内大量中性粒细胞聚集，小动脉血栓形成，继之出现缺血、变性、坏死等。

超急排斥反应常见于移植术前反复多次输血、多次妊娠、长期血液透析或再次移植的个体，也可由移植抗原与病原微生物具有共同抗原所致。另外，由于人的血清中存在抗猪血管内皮细胞 α-1,3-半乳糖苷（Gala-1, 3 Gal）抗原的天然抗体，故猪-人异种移植后将发生超急性排斥反应。超急性排斥反应一旦启动便难以控制，最好的办法是预防其发生。

（二）急性排斥反应

急性排斥反应（acute rejection）是同种异型移植后最常见的排斥反应，多发生在移植后数天至数周。当移植物血管与受者血流接通后，移植物内的过客白细胞，尤其是 DC 将携带同种异型抗原迁移至受者外周淋巴组织，此处的初始 CD4⁺T 细胞将以直接或间接的方式识别同种异型抗原而被激活。活化的 CD4⁺T 细胞进一步分化为 Th1 细胞，辅助 CD8⁺CTL 前体细胞活化，增殖成为效应 CD8⁺CTL。另外，CD8⁺CTL 前体也可以直接识别同种异型 MHC I 类分子而被激活，无需 CD4⁺T 细胞的辅助。活化的 Th1 细胞和 CTL 在趋化因子的作用下，迁移至移植物发挥相应的免疫效应作用。CTL 可直接识别和杀伤表达同种异型 MHC I 类分子的移植物细胞。Th1 细胞则产生 IL－2、IFN－γ 和 TNF－α 等细胞因子，通过活化炎性细胞而介导迟发型超敏反应样炎症，造成移植物局部血管扩张、白细胞黏附作用增强、血管通透性增加和炎性细胞浸润。浸润的炎性细胞进一步消化细胞外基质，破坏正常组织结构，炎性细胞还释放各种细胞因子，损害实质细胞的功能，还可上调 MHC 抗原的表达，促进和扩大排斥反应。此外，激活的的巨噬细胞和 NK 细胞也参与急性排斥反应导致的组织损伤。

急性排斥反应以细胞免疫为主，但并非完全不涉及体液免疫。实际上抗体也参与急性排斥反应过程。在急性排斥反应的后期，机体产生的抗同种异型抗原的抗体和抗内皮细胞表面分子的抗体，与相应抗原形成抗原抗体复合物，通过激活补体系统而损害移植物血管。其组织学改变是血管壁的透壁性坏死并伴随炎症，这与超急性排斥反应时只有单纯的血栓栓塞而无血管壁坏死是不同的。这些抗体还可通过 ADCC 介导巨噬细胞、NK 细胞等对移植物细胞的杀伤作用。

（三）慢性排斥反应

慢性排斥反应（chronic rejection）多发生于移植术后数周、数月甚至数年，病程较缓慢。由于环孢素 A（cyclosporin A，CsA）等免疫抑制剂的应用使急性排斥反应得到有效控制，慢性排斥反应成为影响移植器官长期存活的主要障碍。其病变特点是组织结构损伤、纤维化和血管平滑肌增生，导致器官结构丧失，功能降低。

慢性排斥反应的机制尚不十分清楚，目前认为涉及免疫学和非免疫学两方面。

1. 免疫学机制

慢性排斥反应往往是急性排斥反应反复发作的结果，细胞免疫应答和体液免疫应答均通过不同机制参与慢性排斥反应。免疫学机制主要包括 T 细胞和巨噬细胞介导迟发型超敏反应；B 细胞产生抗体，通过激活补体及 ADCC 破坏血管内皮细胞；炎性细胞、组织细胞及血管内皮细胞产生的细胞生长因子导致血管平滑肌增生、动脉硬化、血管壁炎性细胞浸润等。

2. 非免疫学机制

非免疫学机制包括局部缺血－再灌注损伤、移植器官的去神经和血管损伤、免疫抑制剂的毒副作用以及受者并发的巨细胞病毒感染、高血压、糖尿病等。

二、移植物抗宿主反应

移植物抗宿主反应（GVHR）是由移植物中的免疫活性细胞识别受者组织抗原引起免疫应答，导致受者组织器官损伤的一种排斥反应。最常发生于富含淋巴细胞的骨髓、胸腺、小肠、肝、脾等器官移植或新生儿接受大量输血后，一般需具备三个条件：①移植物必须含有足量免疫活性细胞；②供、受者间组织相容性不合；③受者免疫功能极度低下，无法清除移植物中的免疫细胞。

GVHR 最常发生于同种骨髓移植（bone marrow transplantation，BMT）后，是影响BMT 成功的首要因素。GVHR 可造成对受者组织和器官的损伤，导致移植物抗宿主病（graft versus host disease，GVHD）。急性 GVHD 主要引起皮肤、肝脏和肠道等多器官上皮细胞坏死。其主要临床表现是炎症性疾病，患者可出现皮疹、黄疸和腹泻等，重者皮肤和肠道黏膜剥落，导致死亡。慢性 GVHD 可引起一个或多个器官纤维化和萎缩，导致器官功能的进行性丧失。

GVHD 发生的主要机制是骨髓移植物中成熟 T 细胞识别受者的同种异型组织相容性抗原，进而增殖、分化为效应细胞，随血流循环到全身，对受者全身的组织器官进行免疫攻击。除移植物中的成熟 T 细胞外，近年的研究结果发现，细胞因子网络失衡可能也是造成 GVHR 的重要原因。

另外，骨髓移植物中供者来源的免疫细胞（主要是 T 细胞）对受者体内残存的白血病细胞也可发起攻击，此为移植物抗白血病反应（graft versus leukemia reaction，GVLR），对防止骨髓移植后白血病的复发具有重要意义。理论上骨髓移植后可同时导致宿主抗移植物反应和移植物抗宿主反应的发生。但由于 BMT 患者多伴严重免疫缺陷，实际上很少发生 HVGR，而主要表现为 GVHR，进而导致 GVHD。GVHD 一旦发生，一般难以逆转，不仅导致移植失败，还可威胁受者生命。

第三节 同种异型移植排斥反应的防治原则

移植排斥反应是受者对移植物的异常免疫应答，因此对其防治主要从免疫应答的三个阶段去考虑。同种异基因移植排斥防治的基本原则：①供者与受者间 HLA 尽可能相符，以降低移植物组织抗原的免疫原性；②非特异性抑制受者的免疫应答；③诱导受者对移植物的特异性免疫耐受。

一、选择组织型别相配的供者

预先存在的针对供者的抗体（ABO 血型抗体和抗 HLA 抗体），可诱导超急性排斥反应而导致器官移植的迅速失败，因此必须经 ABO 配型及抗 HLA 交叉配型的方法来避免。具体方法是选择与受者 ABO 血型抗原一致的供者，术前分离受者血清和供者淋巴细胞做交叉细胞毒实验以检测受者体内是否存在针对供者红细胞及淋巴细胞的抗体。

HLA 抗原是诱发同种异型排斥反应的主要抗原，因此应尽可能选择与受者 HLA 型别相配的供者，以避免和减轻排斥反应。由于 HLA 系统的高度多态性，以及拥有罕见 HLA 抗原的患者等待时间太长等因素，正在尝试向不能接受最佳配型的患者提供"允许范围内的不匹配"供者器官。

由于 HLA 配型不能检测出某些同种抗原的差异，故常需要做术前的交叉配型，在骨髓移植时尤为重要。交叉配型就是指将供者和受者的淋巴细胞互为反应细胞，分别与经照射的受者和供者的淋巴细胞做单向混合淋巴细胞培养，任何一组反应过强，均提示供者选择不当。

二、移植物与受者的预处理

实质器官移植时，移植物中的 APC 直接提呈抗原是激发排斥反应的重要因素。术前尽可能清除移植物中的过客白细胞有助于减轻宿主抗移植物反应的发生。在某些情况下，为逾越 ABO 屏障而进行实质器官移植，需要对受者进行预处理：①术前给受者输入特异性血小板；②运用血浆置换术去除受者体内天然抗 A 或抗 B 凝集素；③受者进行脾切除或免疫抑制治疗。在 HLA 不完全相配的骨髓移植中，可预先清除供体骨髓中成熟的 T 细胞，以预防或减轻 GVHD。

三、免疫抑制药物的应用

应用免疫抑制剂预防和治疗移植排斥反应是临床常规使用的方法，主要制剂包括化学类免疫抑制药、生物制剂和中草药类免疫抑制剂。长期使用免疫抑制剂可使患者抗感染免疫能力下降，肿瘤发生率升高，因此应高度重视临床合理用药和对患者免疫功能的及时监测。

（一）化学类免疫抑制药

化学类免疫抑制药包括糖皮质激素、大环内酯类药物（如 CsA、FK506、雷帕霉素）、硫唑嘌呤、环磷酰胺、FTY-720 等。糖皮质激素可降低炎症反应，减轻组织损伤，但具有较大的副作用。硫唑嘌呤和环磷酰胺为细胞毒性药物，可抑制淋巴细胞增殖、分化，快速杀伤活化 T 细胞，同时大量杀伤骨髓造血干细胞。目前应用较多的是大环内酯类免疫抑制剂如 CsA、FK506 和雷帕霉素等，其中 CsA 是应用最广、最为有效的抗排斥反应类药物。CsA 可通过阻断 T 细胞活化过程中 IL-2 基因的转录，抑制 T 细胞的增殖、分化，而对骨髓造血干细胞没有抑制作用，因此在临床得到广泛应用。

（二）生物制剂

临床常用的生物制剂主要是抗免疫细胞膜抗原的抗体，如抗 CD3、CD4、CD8、CD25 单克隆抗体，抗淋巴细胞球蛋白（ALG）、抗胸腺细胞球蛋白（ATG）等。这些抗体可通过与免疫细胞上相应膜分子结合，阻断其功能，或通过补体依赖的细胞毒作用清除相应的细胞，从而达到免疫抑制的作用。

（三）中草药类免疫抑制剂

某些中草药（如雷公藤、冬虫夏草等）具有明显的免疫调节或免疫抑制作用，已试用于临床器官移植排斥反应的防治。

四、免疫监测

对移植术后受者免疫功能状态定期监测有助于及时调整治疗方案和采用相应防治措施，使机体的免疫抑制状态处于适度有效范围之内。临床常用的免疫监测指标包括血清中细胞因子、补体、可溶性 HLA 分子和抗体水平测定，淋巴细胞亚群百分比和功能测定，免疫细胞表面黏附分子和细胞因子受体表达水平测定等。这些检测指标在一定程度上能够反映患者的免疫功能状态，但应与受者体内移植物生理功能变化情况相结合，才能判断移植排斥反应是否发生以及发生的强弱。

五、移植免疫耐受的诱导

诱导受者产生针对供者移植物的特异性免疫耐受是彻底克服器官移植后排斥反应的理想措施，也是移植免疫学家所面对的最具挑战性的课题之一。诱导受体产生移植免疫耐受的机制十分复杂，相关研究报道很多，现仅简要列举几种研究热点：①建立同种异基因嵌合体或混合嵌合体诱导移植免疫耐受；②胸腺内注射抗原或使用 T 细胞疫苗主动诱导移植免疫耐受；③阻断共刺激信号通路，诱导同种异型反应性 T 细胞克隆无能，从而建立移植免疫耐受；④过继输注"耐受性 DC"或 Treg 诱导移植免疫耐受；⑤通过抑制某些趋化因子及其受体表达来阻断效应细胞向移植物局部浸润；⑥非特异性抑制炎症应答。上述诱导同种异体移植免疫耐受的策略多处于实验研究阶段，距离临床应用还有相当距离。

第四节　移植免疫相关问题

外科技术的进步和免疫抑制剂的应用明显提高了移植器官近期存活率，但远期存活率不理想。探索能阻止移植物失去功能、防止感染和肿瘤新发/复发的新途径已成为目前移植界研究的热点。

一、干细胞移植

干细胞是具有多种分化潜能以及自我更新能力和高度增殖能力的细胞，在适当条件下可被诱导分化为多种细胞。干细胞移植是将正常或经过基因修饰的干细胞输入患者体内，以达到治疗疾病的目的。移植所用的干细胞来自于 HLA 型别相同的供者，可采集骨髓、外周血或脐血，分离 CD34⁺ 干/祖细胞。目前干细胞移植主要用于治疗造血系统肿瘤（白血病、淋巴瘤和骨髓病等）、某些先天性血液病［如镰刀状红细胞贫血、海洋性贫血（地中海贫血）等]、自身免疫性疾病、免疫缺陷病以及某些实体肿瘤等。干细胞移植作为一种新兴的医疗技术，正在展现出其诱人的魅力。

二、异种移植

随着同种异型器官移植的广泛开展，供体器官来源短缺的矛盾日益突出，使人们把目光投向了异种移植。理论上与人亲缘关系最近的狒狒、黑猩猩等灵长类动物是最理想的移植供体。但由于其数目稀少，价格昂贵，饲养与繁殖不易，且器官体积较成人明显偏小，并且存在逆转录病毒感染的危险和伦理学争论等问题。因此，价格便宜，饲养与繁殖容易，且器官大小与成人接近的小型猪是目前比较公认的最有希望成为异种器官供体的动物。但是，人体内天然存在有针对猪血管内皮细胞表面的 $\alpha1,3$ 半乳糖苷的抗体，易引起超急性排斥反应。抑制该超急性排斥反应的可能途径主要有三条：①清除受者血清内的抗半乳糖苷天然抗体；②清除移植物内的半乳糖苷抗原；③抑制受者补体激活途径。目前科学家已成功培育出 $\alpha1,3$ 半乳糖苷转移酶等位基因双敲除猪。随着供体基因改造的成功，研究者更加关注异种移植中细胞排斥机制、凝血功能紊乱机制、保护性基因诱导、天然免疫及诱导耐受等问题。

除了以上免疫学屏障，异种移植还存在非免疫学障碍，如异种器官与受者之间的生理学不相容性、猪内源性逆转录病毒感染等严重问题，因此也有学者质疑其深入研究的必要性。但是，异种移植将为开拓移植器官来源提供一种新的可能性，虽然面临诸多挑战，但仍值得进一步研究。

三、再生医学

再生医学是利用生物学及工程学的理论方法，促进机体自我修复与再生，或构建新的组织与器官，以修复、再生和替代受损的组织和器官的医学技术，为组织与器官损伤提供了全新的治疗方法，具有良好的发展趋势和应用前景，可弥补供体器官严重短缺、抗排斥治疗需伴随终生、异种移植临床还无法开展等诸多问题。目前已有多种人工皮肤产品应用于临床治疗，组织工程骨和软骨在国内已初步应用到临床，人工器官的实验研究已扩展到人工肝、小肠、心脏瓣膜、气管、食管等。

四、抗体人源化和人源化抗体的制备

抗细胞表面分子的单抗已用于移植排斥反应的防治，是器官移植术后诱导移植免疫耐受的重要措施。目前已有多种批准上市的鼠单克隆抗体，例如抗 CD3 的抗体（OKT3）。但是动物来源的抗体用于人时可能会导致人抗鼠抗体反应，影响靶向性和疗效，作为异源蛋白在体内也会被很快清除，极大地限制了单抗的应用。因此研究者利用分子生物学手段和技术对鼠抗体进行人源化，在保留其活性的基础上尽量降低其免疫原性，提升治疗的安全性和有效性。

（一）人－鼠嵌合抗体

在基因水平上将小鼠 Ig 的可变区与人 Ig 的恒定区嵌合在一起所产生的抗体含有 70%～80% 的人 Ig 分子的序列，很大程度上减少了单克隆抗体的免疫原性。但这种抗体尚存 20%～30% 的鼠源成分，在实际应用过程中仍可刺激机体产生较强的抗独特型反应。目前已被美国 FDA 批准的用于临床治疗移植排斥反应的人－鼠嵌合抗体有 Rituxan（抗CD20）、Simulect（抗 CD25）和 Remicade（抗 TNF-α）。

（二）全人源化抗体

针对人－鼠嵌合抗体仍有 20%～30% 的鼠源成分的缺点，人们开始研究完全人源化抗体，主要技术有抗体库技术、转基因技术、人－人杂交瘤技术及 EB 病毒转化技术等。目前一些来源于噬菌体抗体库的人源抗体已进入临床试验。

五、利用母胎耐受机制探索诱导移植耐受

母胎耐受及其机制是长期困扰免疫学家的难题之一。同种异型组织器官移植肯定会发生排斥反应。人是二倍体生物，胎儿携带父本 MHC 单元型，但胎儿作为特殊的同种异型移植物却可以长期存活，直到分娩。多次妊娠的母体内可检测出抗父本异型 HLA 的抗体，表明母体内的确产生了针对父本 HLA 抗原的免疫应答。那么母胎耐受是如何产生的呢？目前逐渐被接受的母胎耐受观点有：①非经典 MHC Ⅰ类分子表达于人滋养层细胞，它是 NK 细胞抑制性受体的配体，可抑制 NK 细胞对胎儿组织的细胞毒作用。②母－胎界面 Th2 型免疫偏离可诱导和维持母胎耐受，除 Th1 细胞与 Th2 细胞的平衡作用外，母－胎界面所有功能细胞（如蜕膜 NK 细胞、γδT 细胞、蜕膜基质细胞及滋养细胞等）共同完成。如果母－胎界面发生 Th1 型免疫偏离将导致妊娠失败。③母－胎界面表达吲哚胺2,3 双加氧酶（indoleamine 2, 3-dioxygenase，IDO），可以抑制母－胎界面 NK 细胞和巨噬细胞的活化，促进调节性 T 细胞分化，有利于下调母体免疫杀伤效应。④调节性 T 细胞介导母－胎耐受，妊娠期母体外周、蜕膜及胎儿脐带血调节性 T 细胞都有扩增，且它在正常妊娠的数量显著高于自然流产模型。

探讨母胎耐受的形成机制，有助于探索诱导移植耐受的新策略。

（李成文）

第二十一章　肿瘤免疫

肿瘤是严重危害人类健康的重大疾病。肿瘤免疫学（tumor immunology）是研究肿瘤抗原、机体的免疫系统与肿瘤发生发展的相互作用以及肿瘤的免疫诊断和免疫防治的一门学科。

肿瘤免疫学的研究历史可以追溯到 20 世纪初科学家对肿瘤抗原的寻找和鉴定。但是直到 20 世纪 50 年代，随着近交系小鼠的培育成功，研究工作才取得明显进展。科学家在化学致癌剂甲基胆蒽（methylcholanthrene，MCA）诱发的小鼠肉瘤上发现了肿瘤特异性抗原。随后在其他致癌因素诱发的肿瘤中也证实了肿瘤抗原的存在，并证明所诱导的免疫应答具有特异性的抗肿瘤效应。

20 世纪 60 年代后，大量的体外实验证明，肿瘤患者的淋巴细胞、巨噬细胞和抗体等均具有抗肿瘤效应。Burnet 因此提出了免疫监视学说，为肿瘤免疫理论体系的建立打下了基础。

20 世纪 70 年代，单克隆抗体技术问世，肿瘤的免疫诊断和免疫治疗迅速发展。20 世纪 80 年代，随着分子生物学和分子免疫学的迅速发展和交叉渗透，大量生物学新技术的不断应用，人们对免疫系统与肿瘤细胞相互作用的研究进入到了分子水平，更加深入地揭示了机体抗肿瘤的效应机制；同时也创立了一些新的肿瘤诊断和治疗方法，大力推进了临床肿瘤诊断和治疗的发展。

第一节　肿瘤抗原

肿瘤抗原作为一类抗原物质，具有抗原的共同特性，即免疫原性和反应原性。

一、肿瘤抗原的概念

肿瘤抗原（tumor antigen）是指细胞癌变过程中出现的新抗原（neoantigen）及过度表达的抗原物质的总称。肿瘤抗原能诱导机体产生抗肿瘤特异性免疫应答，是肿瘤免疫诊断和防治的分子基础。

肿瘤抗原有些是正常细胞所没有的，如化学致癌剂和病毒诱发的肿瘤特异性移植抗原（tumor specific transplantation antigen，TSTA）；有些抗原是正常细胞基因组中某些基因点突变的产物，与正常基因产物可能只有一个或几个氨基酸的差异，如突变的 ras 基因表达产物 P21；有些抗原是正常细胞不表达的沉默基因的产物；有些抗原在正常细胞上仅微量表达，而在肿瘤细胞上过量表达。

二、肿瘤抗原的分类

目前已在自发性和实验性动物和人类肿瘤表面发现了多种肿瘤抗原。对肿瘤抗原有多种分类方法。

（一）根据肿瘤抗原的特异性分类

1. 肿瘤特异性抗原

肿瘤特异性抗原（tumorspecific antigen，TSA）是指仅在肿瘤细胞上表达，正常细胞上不表达的新抗原。肿瘤特异性抗原最早是通过近交系小鼠间肿瘤排斥实验所证实，实验过程如图 21-1 所示。用 MCA 诱发小鼠皮肤发生肉瘤，当肉瘤生长到一定大小时手术切除，将此肿瘤切除物移植给正常同系小鼠后诱发长出肿瘤。但是，将此肿瘤切除物移植回原来经手术切除肿瘤后的小鼠，或者移植给预先用放射性灭活的此肿瘤免疫过的同系小鼠，则不发生肿瘤。这表明该肿瘤具有特异性抗原，可诱导机体产生免疫排斥反应。鉴于此类抗原是通过动物肿瘤移植排斥实验所证实，因此又称为肿瘤特异性移植抗原（tumor specific transplantation antigen，TSTA）或肿瘤排斥抗原（tumor rejection antigen，TRA）。

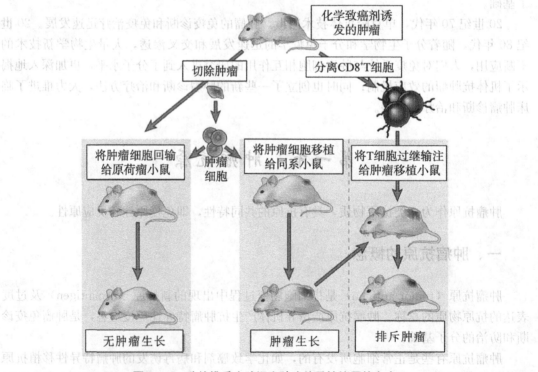

图 21-1 移植排斥实验证实肿瘤特异性抗原的存在

移植排斥实验的敏感性较低，只能检出免疫原性较强的肿瘤抗原，无法发现某些能诱导特异性肿瘤免疫应答但不能诱导肿瘤排斥的免疫原性较弱的肿瘤抗原。因此，通过移植排斥实验发现的仅仅是肿瘤表面存在的部分肿瘤抗原。

2. 肿瘤相关抗原

肿瘤相关抗原（tumorassociated antigen，TAA）是指肿瘤细胞与正常细胞均可表达的抗原，只是其含量在细胞癌变时明显增高。此类抗原只表现出量的变化而无严格的肿瘤特异性。胚胎抗原（fetal antigen）是其中的典型代表。

（二）根据肿瘤诱发和发生情况分类

1. 理化因素诱生的肿瘤特异性抗原

在化学致癌剂（氨基偶氮染料、二乙基硝酸、甲基胆蒽等）或物理致癌因素（紫外线、X射线、放射性粉尘等）诱发的动物肿瘤中均检出肿瘤特异性抗原。这些抗原的特点是特异性较高，常表现出明显的个体差异，即同一种化学致癌剂或同一种物理致癌因素在不同的个体甚至同一个体的不同部位所诱导出的肿瘤具有不同的抗原特异性，因此每个肿瘤的抗原间很少出现交叉反应。但人类很少暴露于这种强烈的理化诱变环境中，因此，大多数人类肿瘤抗原不属于此类。

2. 病毒诱发的肿瘤抗原

某些肿瘤的发生与病毒感染有关，如EB病毒（EBV）与B细胞淋巴瘤和鼻咽癌相关，人乳头状瘤病毒（HPV）与人宫颈癌相关，乙肝病毒（HBV）与肝癌相关。某些DNA病毒，其双链DNA直接与宿主细胞的DNA整合，使宿主细胞转化，诱发肿瘤；而某些RNA病毒通过逆转录酶将病毒RNA逆转录成DNA，然后与宿主细胞DNA整合，转化宿主细胞。与理化因素诱发的肿瘤抗原不同，病毒诱生的肿瘤特异性抗原一般位于肿瘤细胞的表面，同一种病毒诱发的肿瘤，均表达相同的肿瘤特异性抗原，且免疫原性较强，无种属和个体的差异。由于此类抗原是由病毒基因编码，又不同于病毒本身的抗原，因此称为病毒肿瘤相关抗原。通过动物实验已发现了几种病毒基因编码的抗原，如SV40病毒转化细胞表达的T抗原和人腺病毒诱发肿瘤表达的E1A抗原。病毒诱发的肿瘤偶尔也可表达由宿主基因编码的癌胚抗原。

3. 自发性肿瘤抗原

自发性肿瘤抗原是指一些无明显诱发因素的肿瘤，大多数人类肿瘤属于这一类。自发性肿瘤可表达肿瘤特异性抗原，其特点与理化因素诱生的肿瘤抗原相似，各自具有独特的免疫原性，很少发生交叉反应。但有一些则与病毒诱生的肿瘤抗原相似，具有共同的免疫原性。

4. 胚胎抗原

胚胎抗原是在胚胎发育阶段由胚胎组织产生的正常成分，出生后逐渐消失或仅存极微量，当细胞癌变时，此类抗原重新大量合成表达。由于此类抗原是在某些细胞的特定分化阶段表达，正常细胞不表达，一旦细胞恶性转化并发展为肿瘤细胞后可高表达，故又称为分化抗原（differentiation antigen）。胚胎抗原可表达于细胞质、细胞膜或分泌至体液。目前已发现多种人类肿瘤相关的胚胎抗原，如前列腺癌的前列腺特异性抗原（prostate-specific antigen，PSA）、黑色素瘤的gp100、乳腺癌的HER-2/neu等。其中研究得比较深入，并且在临床诊断上应用较多的是甲胎蛋白（alpha-fetoprotein，AFP）和癌胚抗原（carcinoembryonic antigen，CEA）。

（1）甲胎蛋白：一种 α 球蛋白，在胚胎期由肝细胞和卵黄囊细胞合成。胎儿出生后，血清中的甲胎蛋白几乎消失，正常人血清中甲胎蛋白只有极微量存在（<20 ng/mL），常规免疫学方法无法检出。当肝细胞恶变时，编码甲胎蛋白的基因被激活，导致甲胎蛋白异常表达，含量升高，在患者的肿瘤组织提取液、血清及腹膜腔积液（腹水）中，均可检测到甲胎蛋白，因此其可作为肿瘤标志物，用于辅助诊断肝癌。睾丸或卵巢畸胎瘤、部分胃癌、肝硬化等疾病患者的血清中甲胎蛋白含量也明显升高。孕妇及急性病毒性肝炎患者的血清中也可检测出甲胎蛋白，但含量低，且分娩后和肝病好转后即恢复正常。

（2）癌胚抗原：最初分离于人结肠癌和直肠癌组织，有复杂的抗原决定基和多种异构型。癌胚抗原也存在于来自内胚层的其他恶性肿瘤，如食管癌、胃癌、肝癌、胰腺癌中。在 2~6 个月的胎儿肠、肝脏、胰腺等组织中也存在癌胚抗原。正常情况下，癌胚抗原水平极低（<10 ng/mL），而细胞癌变时含量升高，因此血清癌胚抗原可作为成人结肠癌辅助诊断的重要指标。

第二节 抗肿瘤免疫机制

肿瘤免疫应答是一个极其复杂的过程，机体的免疫功能与肿瘤的发生发展有密切的关系。宿主的免疫功能下降，肿瘤的发病率增加，而肿瘤的生长反过来可以抑制机体的免疫功能。两者互为因果，双方各因素的消长对于肿瘤的发生发展与预后具有重要的影响。

机体抗肿瘤免疫包括固有免疫和适应性免疫两个方面。对于免疫原性弱的肿瘤细胞，固有免疫起主要作用；对于免疫原性强的肿瘤细胞，适应性免疫则更具作用。适应性免疫又包括细胞免疫和体液免疫，其中细胞免疫在抗肿瘤免疫中起主导作用，体液免疫起协同作用，二者相辅相成，共同杀伤肿瘤细胞（图 21-2）。

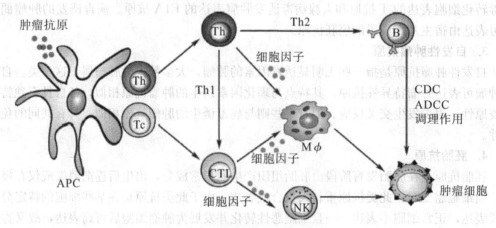

图 21-2 机体的抗肿瘤免疫

一、固有免疫

固有免疫在肿瘤免疫中发挥重要作用，主要参与细胞除了 NK 细胞、γδT 细胞和巨噬细胞外，还包括其他多种固有免疫细胞，例如中性粒细胞和嗜酸性粒细胞等。主要参与分子除了补体，也包括细胞因子等免疫分子。

（一）NK 细胞

NK 细胞是一类广谱的杀伤细胞，能选择性杀伤 MHC I 类分子表达低下或缺失的肿瘤细胞。NK 细胞杀伤肿瘤细胞无需抗原刺激，不依赖补体或抗体的存在，不需预先活化，不受 MHC 分子限制，可直接杀伤或通过分泌细胞毒性分子杀伤肿瘤细胞，其杀伤作用先于肿瘤抗原特异性 CTL，是一类在早期抗肿瘤免疫中起重要作用的效应细胞，处于机体抗肿瘤的第一道防线。NK 细胞还可借助其表面的 FcR，通过抗体的 ADCC 杀伤肿瘤细胞。

自然细胞毒细胞（natural cytotoxic cell，NC）是一类在功能、表面标志和杀瘤细胞谱方面与 NK 细胞有所不同的细胞毒性免疫细胞，在体内抗肿瘤免疫中也有一定作用。

（二）γδT 细胞

γδT 细胞对肿瘤细胞具有细胞毒作用，能杀伤对 NK 细胞不敏感的肿瘤细胞。γδT 细胞可直接杀伤肿瘤细胞，杀伤机制类似 CTL 和 NK 细胞，但不受 MHC 分子限制，还能产生多种细胞因子（如 IL-2、IL-4、GM-CSF、TNF-α 等），发挥抗肿瘤效应。与 NK 细胞一起被认为是机体抗肿瘤的第一道防线。

（三）NKT 细胞

NKT 细胞是一种特殊类型的 T 细胞，除表达 TCR 和 CD3 等 T 细胞特有标志分子外，也表达 NK 细胞系常有的 NK1.1 和 CD56 等分子。NKT 细胞在肿瘤免疫中发挥重要作用，活化后对多种肿瘤细胞系和肿瘤组织具有明显的细胞毒性，可通过细胞直接接触的方式直接杀伤肿瘤细胞，也可通过分泌细胞因子间接杀伤肿瘤细胞。

（四）巨噬细胞

巨噬细胞在抗肿瘤免疫中具有重要作用，不仅作为肿瘤抗原的提呈细胞，而且是抗肿瘤的效应细胞。巨噬细胞可通过多种机制发挥抗肿瘤效应：①巨噬细胞作为抗原提呈细胞，提呈肿瘤抗原，分泌 IL-1、IL-12 等细胞因子激活 T 细胞，诱导特异性 T 细胞抗肿瘤应答，并增强 NK 细胞活性；②活化后的巨噬细胞具有直接杀伤肿瘤细胞的作用，能吞噬肿瘤细胞，使胞内产生氧自由基和释放溶酶体酶等，溶解肿瘤细胞；③活化后的巨噬细胞分泌 TNF、一氧化氮（NO）等细胞毒性分子间接杀伤肿瘤细胞；④巨噬细胞表面表达 FcR，通过 ADCC 杀伤肿瘤细胞。

综上，巨噬细胞在诱导机体适应性免疫应答和发挥抗肿瘤效应中起着重要作用。但应注意的是，巨噬细胞是一群异质性很强的细胞，静息的巨噬细胞对肿瘤无杀伤活性。在某些情况下，浸润到肿瘤局部的一类巨噬细胞，非但不能杀伤肿瘤细胞，反而通过产生表皮生长因子（EGF）、转化生长因子 β（TGF-β）等细胞因子和酶类，促进肿瘤的生长和转移。因此，巨噬细胞在抗肿瘤免疫应答中具有双重性。

（五）中性粒细胞

中性粒细胞的效应机制与单核/巨噬细胞相似，对肿瘤细胞可发挥非特异性的杀伤作用。可通过释放活性氧以及细胞因子（如 TNF-α）等分子发挥抑瘤和抗瘤作用。但在某些情况下，中性粒细胞参与慢性炎症，分泌促进肿瘤生长和转移的细胞因子。因此，中性粒细胞在抗肿瘤免疫应答中也具有双重性。

（六）补体

肿瘤细胞能通过分泌多种炎性介质激活补体 MBL 途径，形成攻膜复合体 MAC 而溶解肿瘤细胞。特异性抗体产生后，可与肿瘤细胞表面抗原结合，通过经典途径激活补体而溶解肿瘤细胞。

二、适应性免疫

（一）细胞免疫机制

肿瘤抗原在体内主要诱发两类 T 细胞亚群发生应答：一是 MHC Ⅱ 类分子限制的 CD4$^+$T 细胞，二是 MHC Ⅰ 类分子限制的 CD8$^+$T 细胞，后者在抗肿瘤中发挥主要效应。

1. CD4$^+$T 细胞

肿瘤抗原从肿瘤细胞上脱落下来，经外源性抗原的提呈途径，由 APC 摄取，加工处理为多肽片段，与 MHC Ⅱ 类分子结合成复合物，提呈给 CD4$^+$T 细胞。活化后的 CD4$^+$T 细胞可分化成 Th1 细胞。Th1 细胞一方面可以通过分泌各种细胞因子直接作用于肿瘤细胞，另一方面还可以辅助增强其他效应细胞（如 CTL、B 细胞、NK 细胞和巨噬细胞等）的抗肿瘤效应，并诱导炎症反应，引起单个核细胞在肿瘤部位的浸润。

2. CD8$^+$T 细胞

肿瘤细胞或肿瘤抗原一方面可以直接被 APC 摄取后通过交叉提呈途径，分别以肿瘤抗原肽-MHC Ⅰ 类分子复合物形式和肿瘤抗原肽-MHC Ⅱ 类分子复合物形式表达在 APC 表面，提呈给 CD8$^+$T 细胞和 Th 细胞，使 CD8$^+$T 细胞在 Th 细胞的辅助下活化分化成 CTL。CTL 的活化和抗肿瘤效应如图 21-3 所示。另一方面，肿瘤抗原也能由肿瘤细胞直接提呈给 CD8$^+$T 细胞，并在 Th 细胞的辅助下活化分化为 CTL（参见第十章）。

CTL 能特异性杀伤带有相应肿瘤抗原的肿瘤细胞，是抗肿瘤免疫的主要效应细胞，并受 MHC Ⅰ 类分子限制。CTL 可直接或间接杀伤肿瘤细胞。①直接杀伤：通过 TCR 识别、结合肿瘤细胞上的肿瘤抗原，释放穿孔素和颗粒酶，或通过 FasL 与肿瘤细胞上的 Fas 分子结合，杀伤肿瘤细胞；②间接杀伤：通过分泌多种细胞因子（如 IFN-γ、TNF-α、淋巴毒素等）杀伤肿瘤细胞。

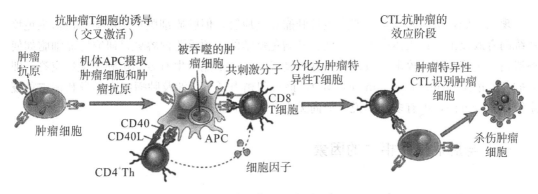

图 21-3　CTL 的活化和抗肿瘤效应

（二）体液免疫机制

机体可产生肿瘤抗原特异性抗体，通过以下几种方式发挥抗肿瘤效应。但与细胞免疫在抗肿瘤中的作用相比，体液免疫的作用相对较弱，并且抗体在肿瘤免疫中具有双重作用，既可以发挥抗肿瘤效应，在某些情况下又具有促进肿瘤生长的作用。

1. ADCC

抗体结合相应肿瘤细胞后，其 Fc 段与表达 FcR 的具有细胞毒效应的细胞结合，如 NK 细胞、巨噬细胞和中性粒细胞等，促进这些细胞的细胞毒作用，从而杀伤肿瘤细胞。

2. 补体依赖的细胞毒作用

补体依赖的细胞毒作用（complementdependent cytotoxicity，CDC）指抗体与相应肿瘤细胞结合后激活补体，在补体参与下溶解肿瘤细胞。

3. 调理作用

抗体 IgG 与肿瘤细胞结合后，通过 Fc 段与具有 FcR 的吞噬细胞结合，促进吞噬细胞对肿瘤细胞的吞噬杀伤作用。

4. 抗体封闭肿瘤细胞上的某些受体

某些肿瘤细胞的恶变、增殖与某些蛋白质密切相关。抗体可以封闭肿瘤细胞上的某些蛋白质受体，如转铁蛋白受体，抑制其对肿瘤生长的促进作用，从而抑制肿瘤细胞的生长。

5. 抗体使肿瘤细胞的黏附性改变或丧失

抗体与肿瘤细胞膜抗原结合后，可改变肿瘤细胞表面的结构，使肿瘤细胞黏附性改变甚至丧失，从而抑制肿瘤细胞的生长和转移。

第三节　肿瘤的免疫逃逸机制

正常机体每天都有细胞可能发生突变，但并不发生肿瘤。对此，Burnet 于 1967 年提出了免疫监视学说，认为机体免疫系统通过细胞免疫机制能识别并特异性杀伤突变细胞，使其在未形成肿瘤前即被清除。当机体免疫监视功能不能清除突变细胞或突变细胞的生长超越了免疫监视功能的限度时，机体会患肿瘤。免疫监视学说有一定的局限性，它只强调了特异性细胞免疫的作用，而忽视了其他免疫因素和影响免疫的因素。

现已明确，机体免疫系统能产生抗肿瘤免疫应答，但肿瘤细胞仍然可能逃避宿主免疫系统的有效攻击，在机体内发生发展。肿瘤免疫学的一项重要内容就是研究肿瘤细胞如何逃避宿主免疫系统的攻击，或通过何种机制影响机体不能产生有效的抗肿瘤免疫应答，即肿瘤免疫逃逸（tumor immune escape）。该机制相当复杂，涉及肿瘤细胞本身和宿主免疫系统的多个方面，虽有多种学说，但尚无完全令人满意的解释。

一、与肿瘤细胞相关的因素

（一）缺乏激发机体免疫应答必需的成分

1. 肿瘤细胞抗原缺失和抗原调变

肿瘤细胞不表达与正常抗原有质或量差别的抗原，或肿瘤细胞的肿瘤抗原脱落（shedding of tumor antigen），导致肿瘤抗原缺失，因此无法诱发机体的抗肿瘤应答。肿瘤抗原调变（tumor antigenic modulation）是指肿瘤细胞在受到宿主免疫系统攻击时，细胞表面抗原表位减少或丢失，从而避免被宿主免疫系统杀伤。

另外，肿瘤细胞表面抗原或抗原表位也可被覆盖或封闭，从而逃逸。"抗原覆盖"指肿瘤细胞表面抗原被某些非特异性物质覆盖的现象。由于肿瘤细胞表面可表达高水平的包括唾液酸在内的黏多糖，这些成分可干扰免疫效应细胞对肿瘤细胞的识别和攻击。例如许多上皮性肿瘤（如乳腺癌、膀胱癌等）细胞表面可表达黏蛋白分子（如 MCU-1），覆盖于肿瘤细胞表面，从而干扰宿主淋巴细胞识别和杀伤肿瘤细胞。

"封闭"指封闭因子（blocking factor）封闭抗原表位或效应细胞表面抗原识别受体，使癌细胞逃脱免疫细胞的识别和攻击。封闭因子主要包括封闭抗体（blocking antibody）、可溶性抗原或抗原-抗体复合物。例如，血清中的可溶性肿瘤抗原可封闭效应细胞表面抗原识别受体，使癌细胞逃逸。在某些情况下，肿瘤特异性抗体也可作为封闭抗体，封闭肿瘤细胞表面抗原表位，使癌细胞逃逸。这种具有促进肿瘤生长的抗体也称为增强抗体（enhancing antibodies）。

2. 肿瘤细胞的 MHC I 类分子表达低下或缺失

肿瘤细胞内抗原需经胞内加工处理并与 MHC I 类分子结合后，才能被提呈至表面被 CD8⁺T 细胞识别。通常情况下，肿瘤细胞的 MHC I 类分子表达低下或缺失，致使肿瘤抗原无法有效被提呈，从而不能获得抗原特异性的 CTL。另外，某些肿瘤可表达非经典 MHC I 类分子，其与 NK 细胞表面抑制性受体结合可产生抑制性信号，抑制 NK 细胞的杀伤活性。

3. 肿瘤抗原加工、处理和提呈障碍

某些肿瘤细胞不能将抗原肽-MHC I 类分子复合物转运至细胞膜表面，某些肿瘤细胞内抗原加工提呈相关分子（如 LMP-1、LMP-2、TAP-1、TAP-2 等）表达降低或缺失，导致抗原提呈障碍，使肿瘤逃避免疫攻击。

4. 肿瘤细胞缺乏共刺激分子

尽管肿瘤细胞可表达肿瘤抗原，具有免疫原性，能为 T 细胞提供活化的第一信号，但肿瘤细胞很少表达 B7 等共刺激分子，不能为 T 细胞提供活化必需的第二信号，也就不能有效诱导抗肿瘤免疫应答。

（二）肿瘤细胞"漏逸"

"漏逸"（sneaking through）是指肿瘤细胞生长迅速，超越了机体抗肿瘤免疫应答效应的限度，致使宿主的免疫系统不能有效清除大量生长的肿瘤细胞。

（三）肿瘤细胞导致免疫抑制

某些肿瘤细胞可以分泌 TGF-β、IL-10 等抑制性细胞因子或其他免疫抑制物，抑制 APC、T 细胞和固有免疫细胞的功能，导致机体处于免疫功能低下或免疫抑制状态，从而在免疫应答诱导和效应的多个环节上抑制机体抗肿瘤免疫效应。

（四）肿瘤细胞自身的抗杀伤作用

一方面，肿瘤细胞可通过下调 Fas 而逃避 CTL/NK 细胞所致的凋亡；另一方面，肿瘤细胞也可高表达 FasL，通过与肿瘤特异性 CTL 表达的 Fas 结合，介导 CTL 凋亡。另外，肿瘤细胞可高表达多种抗凋亡基因产物（如 Bcl-2），从而抵抗 CTL 介导的肿瘤细胞凋亡。肿瘤细胞的抗凋亡和诱导 CTL 凋亡如图 21-4 所示。

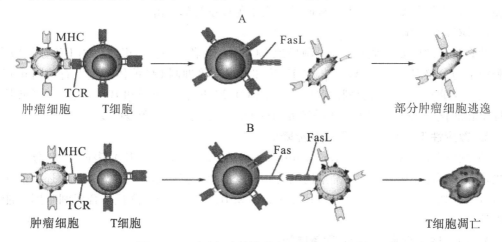

图 21-4 肿瘤细胞的抗凋亡和诱导 CTL 凋亡

注：A 表示肿瘤细胞不表达 Fas 分子；B 表示肿瘤细胞表达 FasL，诱导表达 Fas 分子的 T 细胞凋亡。

（五）肿瘤干细胞与肿瘤免疫逃逸

鉴于恶变的肿瘤细胞在增殖、分化等方面与干细胞极为相似，因此提出了肿瘤干细胞（tumor stem cell）的概念。肿瘤干细胞是指肿瘤组织中极少部分具有无限增殖潜能、可自我更新的肿瘤细胞。其主要特征：具有极强的分化潜能、无限的自我更新能力、强的致瘤能力和耐药性。肿瘤干细胞在肿瘤形成、生长、侵袭和转移中起决定作用。研究结果表明，普通的肿瘤细胞没有致瘤性，只有肿瘤干细胞才是肿瘤生长的始动细胞。肿瘤侵袭、转移实质上是肿瘤干细胞选择适宜组织器官"定居"的过程。

二、与宿主免疫系统相关的因素

（一）免疫耐受

未成熟或幼稚淋巴细胞与肿瘤细胞表面抗原接触，可诱导机体对该抗原产生免疫耐受。对于成熟淋巴细胞而言，在肿瘤发生初期，少量增殖的肿瘤细胞所表达的小剂量抗原长期、反复刺激免疫系统，也可诱导免疫耐受。肿瘤细胞持续生长也构成了维持免疫耐受的条件，导致机体免疫系统对肿瘤抗原无应答，使肿瘤细胞逃逸机体的免疫应答。

（二）机体免疫功能异常

先天性免疫缺陷、后天获得性免疫功能低下（如 HIV 感染或长期使用免疫抑制剂）的个体，肿瘤发病率较高。

（三）肿瘤直接或间接抑制机体免疫功能

恶性肿瘤可直接侵犯免疫器官，或通过激活抑制性免疫细胞或抑制效应性免疫细胞的功能，导致机体免疫功能低下，从而逃避宿主免疫系统的攻击。

1. DC 功能缺陷

肿瘤及其微环境可通过多种机制导致 DC 功能缺陷：①肿瘤患者体内 DC 数量减少；②肿瘤细胞分泌 IL-10、TGF-β、VEGF 和 PGE2 等抑制 DC 前体细胞发育，阻止其分化成熟；③抑制 DC（尤其是肿瘤灶浸润的 DC）MHC Ⅱ 类分子和 B7 的表达，降低其抗原提呈和活化 T 细胞的能力；④诱导抑制性 DC 的分化，诱导免疫耐受。

2. 效应性 T 细胞活化受阻或功能降低

部分肿瘤浸润淋巴细胞（tumor-infiltrating lymphocytes，TIL）表面 CD3 分子 ζ 链缺失，导致不能活化，这与肿瘤淋巴结转移和浸润程度密切相关。此外，TIL 还可能伴有信号分子（如 Src、Syk 家族的 PTK）、IL-2 和 IL-2R 等表达降低，合成细胞因子能力下降等。

3. 调节性 T 细胞（Treg）数量增加

Treg 可通过直接接触或释放抑制性细胞因子（IL-10、TGF-β）而抑制 T 细胞的活化、增殖和效应，抑制 NK 细胞细胞因子的分泌和细胞毒效应，并对单核/巨噬细胞、DC、B 细胞具有抑制或杀伤作用，从而促进肿瘤逃逸。

4. 肿瘤微环境诱生髓样来源的抑制细胞

肿瘤微环境诱生髓样来源的抑制细胞（myeloid-derived suppressor cell，MD-SC）参与肿瘤逃逸的机制主要有：①产生一氧化氮合成酶（iNOS），导致 NO、ROS 产生增加，杀伤 T 细胞；②产生精氨酸酶（ARG1），通过消耗精氨酸而抑制 CD3 合成，使 T 细胞信号转导受阻；③促进 Treg 分化；④促进 M1 细胞向 M2 细胞转化，促进肿瘤生长；⑤抑制 NK 细胞的细胞毒活性和分泌 IFN-γ。

第四节 肿瘤的免疫诊断及防治

一、肿瘤的免疫诊断

检测肿瘤抗原、抗肿瘤抗体或其他肿瘤标记物，有助于肿瘤患者的诊断及其免疫功能的评估。多种免疫学和生化技术可用于肿瘤免疫诊断：ELISA 常用于监测血清及其他体液中的肿瘤标志物；免疫组化或流式细胞仪分析可用于监测肿瘤细胞表面标志；原位杂交、PCR 等技术可用于监测癌基因、抑癌基因、端粒酶及细胞因子基因；抗肿瘤单克隆抗体与同位素结合物的体内示踪技术，有助于肿瘤的早期诊断和定位。

（一）检测肿瘤抗原

检测肿瘤抗原是最常用的肿瘤免疫诊断方法，如 AFP 的检测对于原发性肝细胞性肝癌有诊断价值，CEA 的检测有助于诊断结肠癌、胰腺癌，AFP 结合人绒毛膜促性腺激素（HCG）测定可判断睾丸癌或绒毛膜癌的治疗疗效等。除了血清或其他体液中的肿瘤标志物外，对于细胞表面肿瘤标志物的检测也越来越受到重视。肿瘤标志物的检测具有重要的临床意义：①早期诊断和发现肿瘤；②提示肿瘤发生部位和组织来源；③鉴别肿瘤恶性程度；④监测临床治疗效果；⑤监测肿瘤复发。

（二）检测抗肿瘤抗体

黑色素瘤患者血清中可查到抗自身黑色素瘤抗体，鼻咽癌和 Burkitt 淋巴癌患者的血清中能检测出抗 EB 病毒抗体，且抗体的变化水平与病情的发展和恢复相关。

（三）肿瘤的放射免疫显像诊断

将放射性核素（如 ^{131}I）与特异性抗肿瘤单抗结合后，从静脉或腔内注入体内可将放射性核素导向肿瘤的所在部位，用 γ 照相机能清晰地显示肿瘤影像。此技术已用于临床检测，是一种有良好应用前景的新技术。目前已应用抗黑色素瘤、乳腺癌、卵巢癌、淋巴癌、胃癌、肝癌以及其他肿瘤标志物的单抗对人体内肿瘤进行放射免疫诊断。

二、肿瘤的免疫防治

目前已证实多种高发的肿瘤与病原体感染有关，如 HBV 或 HCV 感染与原发性肝癌、HPV 感染与宫颈癌、EBV 感染与鼻咽癌、HTLV-1 感染与成人 T 细胞白血病等。因此预防感染是肿瘤免疫预防的主要内容。制备相关的病原体疫苗或探索新的干预方式将可能预防这些肿瘤的发生。

肿瘤免疫治疗是指应用免疫学原理和方法，调动宿主免疫系统的抗肿瘤免疫应答能力，从而清除肿瘤细胞或抑制肿瘤的进一步发展。肿瘤免疫治疗是肿瘤生物治疗的重要内容，对于少量的、散播的肿瘤细胞有较好的清除效果，因此常作为一种辅助疗法与手术、化疗、放疗等常规疗法联合应用，以巩固和提高疗效，减少肿瘤的复发。

肿瘤免疫治疗主要分为主动免疫治疗（active immunotherapy）和被动免疫治疗（passive immunotherapy）两大类。需注意的是，有些治疗方法既可以激发宿主的抗肿瘤应答，又可作为外源性的免疫效应物质直接作用于肿瘤细胞，因此不能简单将其归类。此外，肿瘤免疫治疗还可以广义地分为非特异性治疗和肿瘤抗原特异性治疗两大类。非特异性治疗包括免疫检查点阻断和非特异地激活免疫细胞，肿瘤抗原特异性治疗主要是各种肿瘤疫苗和过继免疫细胞疗法。

虽然目前已建立了多种免疫治疗方法，并在动物实验中取得了良好疗效，但临床应用时由于受多种因素影响，疗效尚需进一步提高。

（一）非特异性免疫治疗

非特异性免疫治疗是指通过应用某些免疫调节剂非特异性地增强机体的免疫功能，从而激活机体的抗肿瘤免疫应答，以达到治疗肿瘤的目的。常用的非特异免疫调节剂包括以下类型。

1. 卡介苗

卡介苗（bacillus calmette guerin，BCG）是预防人类结核病的疫苗。BCG 的抗肿瘤作用主要是通过细胞免疫，促进单核/巨噬细胞增生，增强 T 细胞、NK 细胞的免疫活性和多种细胞因子的释放。临床上经常用于膀胱癌患者的膀胱灌注。

2. 左旋咪唑

左旋咪唑（levamisole，LMS）是一种低毒性的广谱抗蠕虫药，能提高吞噬细胞的吞噬功能，是临床常用的简便免疫口服剂，有助于防止手术后早期肿瘤转移复发。

3. 免疫组织和免疫细胞制剂

免疫组织和免疫细胞制剂主要包括胸腺素（thymosins）、转移因子（transfer factor，TF）和免疫核糖核酸（immune ribonucleic acid，IRNA）。这些制剂主要来源于免疫组织，例如胸腺、脾和淋巴结，能够促进 T 细胞分化成熟和增强 T 细胞对抗原的应答水平，增强 CTL 和 NK 细胞的活性，对 T 细胞免疫功能低下的患者的免疫功能的恢复，以及协助抗病毒感染和抗肿瘤都有积极的作用。临床最常用的是胸腺素。

4. 多糖类

香菇多糖（lentinan）、云芝多糖（krestin）、多抗甲素（α-polyresistin）这些制剂都属于非特异性免疫刺激剂，能刺激单核/巨噬细胞的增殖，增强 T 细胞和 NK 细胞的活性，从而非特异性地增强机体免疫应答的强度。临床上主要用于消化道肿瘤的辅助治疗。

5. 免疫检查点阻断剂

免疫检查点（immune checkpoint）是一类免疫抑制分子，例如 CTLA-4、程序性死亡蛋白-1（programmed death protein-1，PD-1）和 B/T 淋巴细胞衰减因子（B and T lymphocyte attenuator，BTLA）等。这些分子的生理功能是负向调节免疫应答的强度，从而避免正常组织的损伤和破坏。肿瘤细胞往往利用免疫检查点的特性来逃避免疫细胞的攻击。因此，可以采用免疫检查点阻断剂，阻断免疫检查点的功能，从而促进免疫细胞活化，增强抗肿瘤应答。例如，通过抑制 CTLA-4 或 PD-1 及其配体 PDL-1 的功能，以增强机体抗肿瘤应答。

（二）肿瘤的主动免疫治疗

肿瘤的主动免疫治疗是利用肿瘤抗原的免疫原性，采用各种有效的免疫手段使宿主免疫系统产生针对肿瘤抗原的抗肿瘤应答。例如给宿主输入具有免疫原性的各种瘤苗。与传统疫苗不同，肿瘤疫苗主要不是用于肿瘤的预防，而是用于肿瘤的治疗。在肿瘤的主动免疫治疗中，可使用的瘤苗包括以下几类：

（1）活瘤苗：由自体或同种异体活瘤苗不经灭活制成，有一定的危险性，应慎用。

（2）减毒或灭活的瘤苗：自体或同种异体肿瘤细胞经放射性照射、化疗药物、高温、低温等处理，抑制其生长能力，保留其免疫原性。

（3）异构的瘤苗：自体或同种异体肿瘤细胞经过碘乙酸盐、神经氨酸酶等修饰或病毒感染等处理，以增强其免疫原性。

（4）基因修饰的瘤苗：将某些细胞因子基因、共刺激分子基因、MHC I 类分子基因等转入肿瘤细胞后，可降低其致瘤性，增强其免疫原性、抗原提呈和激活 T 细胞的能力。

（5）抗独特型抗体瘤苗：是抗原内影像，可模拟肿瘤抗原成为瘤苗。

（6）分子瘤苗：采用化学合成或基因重组的方法，生产出抗原多肽、T 细胞表位多肽及肿瘤抗原，将其与佐剂混合应用，已取得一定疗效。其中，利用转基因的方式，将编码抗原的基因构建于载体后直接注入体内，又称为核酸疫苗或 DNA 疫苗，已尝试性地用于肿瘤治疗。例如，将编码肿瘤抗原的重组痘苗病毒或腺病毒直接注射到体内，以持续分泌的肿瘤特异性抗原或肿瘤相关抗原作为免疫原，病毒本身作为佐剂，可有效启动肿瘤特异性主动免疫治疗。

（7）以抗原提呈细胞为基础的瘤苗：抗原提呈细胞在免疫应答的诱导中具有非常重要的作用。其中 DC 能直接活化初始 T 细胞，是最重要的专职 APC。由于肿瘤细胞免疫原性较弱，难以激活机体免疫系统发挥抗瘤效应，因此，将肿瘤抗原、肿瘤多肽抗原或肿瘤提取物荷载于 APC 后免疫肿瘤患者，可有效激活患者的抗肿瘤免疫应答，从而达到治疗肿瘤的目的。荷载肿瘤抗原的 APC 有效活化 CTL 如图 21-5 所示。

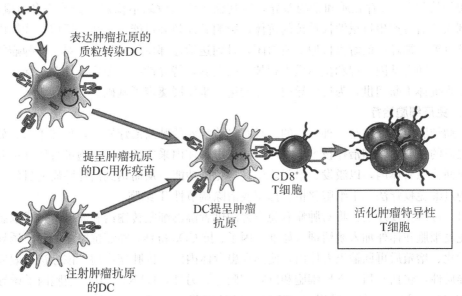

图 21-5 荷载肿瘤抗原的 APC 有效活化 CTL

（三）肿瘤的被动免疫治疗

肿瘤的被动免疫治疗是给机体输注外源性的免疫效应物质，如抗体、细胞因子、肿瘤浸润淋巴细胞（TIL）、淋巴因子活化的杀伤细胞（lymphokine-activated killer cells，LAK）和干细胞等，由这些外源性的免疫效应细胞或分子在宿主体内发挥抗肿瘤作用。该疗法不依赖宿主本身的免疫功能状态，即使宿主免疫功能低下，仍能快速发挥治疗作用。

根据用于肿瘤被动免疫治疗的物质，可以分为以下几类。

1. 单克隆抗体导向治疗

化疗药物、毒素、放射性核素等细胞毒性物质对肿瘤细胞具有很强的杀伤作用，但缺乏特异性，易损伤正常细胞，导致严重的毒副作用。利用高度特异性的抗体作为载体，将细胞毒性物质导向性地携带至病灶部位，可特异性地杀伤肿瘤，即肿瘤的导向治疗。根据抗体所导向的细胞毒性物质，将导向疗法分为三类。

（1）放射免疫治疗（radioimmunotherapy）：将高能放射性核素与单抗联接，可将放射性核素带至病灶，杀死肿瘤细胞。

（2）抗体导向化学疗法（antibody-mediated chemotherapy）：抗肿瘤药物与单抗通过化学交联组成的免疫偶联物，可将药物导向肿瘤部位，杀伤肿瘤细胞。常用药物有甲氨蝶呤（methotrexate，MTX）、阿霉素等。

（3）免疫毒素疗法（immunotoxin therapy）：毒素与单抗联接制备的免疫毒素对肿瘤细胞有较强的杀伤活性。常用毒素有两类：①植物毒素，包括蓖麻毒素（ricin）、相思子毒素（abrin）、苦瓜毒素（bitter melon toxin）等；②细菌毒素，包括白喉类毒素（diphtheria toxoid，DT）和铜绿色假单胞菌外毒素（pseudomonas exotoxin，PE）等。

单抗导向疗法在临床应用中取得了一定的治疗效果，但也存在限制其临床应用和疗效提高的诸多问题。①单抗多针对肿瘤相关抗原（TAA），而不同个体甚至同一个体不同组织来源的某些 TAA 存在质和量的差异，使其临床应用效果不稳定；②单抗多为鼠源性，应用到人体后可产生抗鼠源性单抗的抗体，影响其疗效并可能发生超敏反应；③体内注射的单抗可被血循环中的游离抗原等所封闭，且到达治疗部位的量较少，对实体肿瘤的穿透力较差等。随着基因工程和蛋白质工程技术的发展，特异性高、免疫原性弱、穿透力强的基因工程抗体不断问世，为抗体导向治疗的进一步发展奠定了基础。

2. 免疫细胞治疗

肿瘤细胞免疫疗法是一种新兴的、具有显著疗效的肿瘤治疗模式，是继手术、放疗和化疗之后的第四大肿瘤治疗技术。原理是把从患者体内采集的免疫细胞进行体外培养和扩增后再回输患者体内，以激发、增强机体自身免疫功能，从而达到治疗肿瘤的目的。其主要分为过继免疫疗法、干细胞移植、抑制或清除调节性 T 细胞。

（1）过继免疫疗法：将对肿瘤有免疫力的供者淋巴细胞转输给肿瘤患者，或取患者自身的免疫细胞在体外加入激活剂（如细胞因子、抗 CD3 抗体、肿瘤抗原多肽等）诱导效应细胞活化、增殖后再回输患者体内，使其在患者体内发挥抗肿瘤作用。该疗法的效应细胞具有异质性，包括 CTL、NK 细胞和巨噬细胞等。另外，LAK、TIL、细胞因子诱导的杀伤细胞（（cytokine-induced killer，CIK）和 DC 疫苗（dendritic cell vaccines）等均属过继免疫疗法，其中应用较为广泛的是 CIK 和 DC 疫苗或二者联合应用。近年出现了一种把靶标治疗融入过继免疫细胞疗法的改进方法——嵌合抗原受体 T 细胞（chimeric antigen receptor T cells，CAR—T），为免疫细胞过继疗法带来新的曙光。

免疫细胞过继疗法如图 21—6 所示。

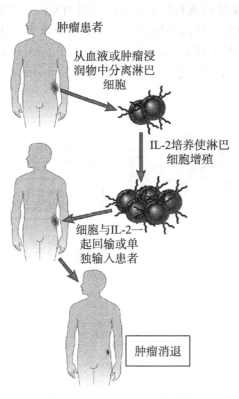

肿瘤患者

从血液或肿瘤浸润物中分离淋巴细胞

IL-2培养使淋巴细胞增殖

细胞与IL-2一起回输或单独输入患者

肿瘤消退

图 21—6 免疫细胞过继疗法

（2）干细胞移植：取患者自身或健康供者的骨髓输注给患者，使骨髓中的造血干细胞进入患者体内定居、分化、增殖，帮助患者恢复造血功能和产生免疫力。此法用于治疗血液系统的恶性肿瘤。常用的干细胞移植主要有三类。①自体干细胞移植：白血病患者大剂量照射或化疗后输入自体的骨髓细胞，其中的造血干细胞可以迅速增殖分化为各系血细胞，重建机体的造血系统和免疫系统；②异体干细胞移植：必须供者与受者主要组织相容性抗原（HLA）配型成功才能进行，否则会导致移植排斥反应，严重的甚至导致移植物抗宿主反应（GVHR），可能危及生命；③脐带血干细胞移植：脐带血干细胞免疫原性较弱，来源方便，因此可部分代替同种异体骨髓干细胞移植。

（3）抑制或清除调节性 T 细胞：Treg 主要对免疫功能发挥负调作用，因此清除体内过量的 Treg，或减弱其对免疫功能的抑制作用，已成为肿瘤免疫治疗的重要策略。

3. 细胞因子治疗

该疗法应用细胞因子直接杀伤肿瘤细胞或通过免疫调节间接发挥抗瘤效应。①直接给患者注射细胞因子；②将抗肿瘤药物、放射性核素或生物毒素与细胞因子偶联，细胞因子作为导向分子，将效应分子引导至表达相应细胞因子受体的肿瘤局部；③细胞因子基因疗法：将细胞因子或其受体基因直接导入 APC 或肿瘤细胞，使其在体内持续表达并发挥抗瘤效应。常用的细胞因子有 IL-2、IFN-α、TNF-α、GM-CSF 等。

4. 基因治疗

该方法通过克隆某些可用于肿瘤治疗的目的基因，将其在体外转染受体细胞（肿瘤细胞或效应细胞），然后回输体内或直接给患者注射目的基因，使其在体内有效表达，从而增强机体抗肿瘤效应或改善肿瘤微环境以增强抗肿瘤免疫力（图 21-7）。常用的抗肿瘤目的基因包括肿瘤抗原（MAGE、CEA 等）、细胞因子、MHC、共刺激分子以及肿瘤自杀基因和抑癌基因（如 RB、p53 等）。

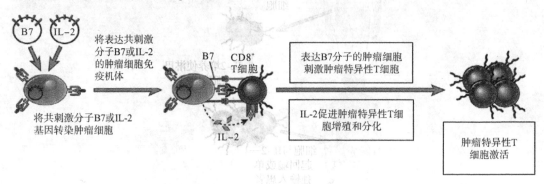

图 21-7　肿瘤的基因治疗

（胡丽娟）

第二十二章　免疫学检测技术

免疫学检测技术是利用抗原与抗体能发生高度特异性结合的原理，对样本中的抗原或抗体进行定性或定量检测，来监测机体免疫功能、诊断某些疾病及判断预后等的体外检测方法。从 19 世纪 90 年代比利时血清学家 J. Bordet 发现补体、波兰细菌学家 R. Pfeiffer 等发现溶血素起，免疫学检测技术经历了从定性到定量，从常量分析到微量、超微量分析，从手工到全自动化，从单个样本到高通量检测等一系列长足的进步。

近年来，随着高端仪器设备和新技术的应用，免疫学检测技术得到了非常迅速的发展，不断涌现出新技术和新方法，广泛应用于免疫学研究领域以及临床疾病的诊断、治疗和预防，极大地促进了免疫学的整体发展，推动了免疫学理论的发展和突破。

第一节　抗原或抗体的检测

一、抗原抗体反应

抗原抗体反应（antigen-antibody reaction）是指抗原与相应抗体相遇时发生特异性结合反应。体内发生的抗原抗体反应称为体液免疫效应，表现为促进吞噬、杀菌、溶菌、中和毒素等作用，自身抗体则可引起自身组织病理性损伤；体外发生的抗原抗体反应可呈现某种反应现象，如凝集、沉淀、溶血等。因此可用已知抗原（或抗体）检测未知抗体（或抗原），由于试验采用的抗体常存在于血清中，因此又称之为血清学反应（serological reaction）。抗原或抗体的体外检测既可用于传染病的病原学诊断及某些疾病的诊断和预后判断，也可用于微生物及其成分的检测、鉴定和分型等。

（一）抗原抗体反应的特点

抗原抗体反应具有四个特点：特异性、可逆性、比例性和阶段性。

1. 特异性

抗原与抗体反应的特异性，实质上是指抗原表位与抗体超变区的抗原结合位点之间的特异性结合。两者在化学结构和空间构型上高度互补，具有专一性。

天然抗原表面常含有多种不同的抗原表位，每种表位都可以刺激机体产生一种特异性抗体。若两种不同的抗原分子具有一个或多个相同的抗原表位，则针对一种抗原的抗血清可以与另一种具有相同表位的抗原发生交叉反应。多克隆抗体容易发生交叉反应，干扰免疫学诊断，因此常使用单克隆抗体。当单克隆抗体不易获得时，可先用共同抗原（即交叉抗原）与某一多克隆抗血清反应，除去形成的抗原抗体复合物，即可制备成单特异性抗血清。

抗原抗体结合力的大小常用亲和力（affinity）或亲合力（avidity）表示。亲和力指一个免疫球蛋白分子单体的一条重链与一条轻链所构成的抗原结合部位与抗原决定簇之间的结合力，以抗原抗体反应的平衡常数表示。空间构型互补程度越高，则抗原和抗体分子之间结合力越强，亲和力越强。亲合力指一个抗体分子与整个抗原之间的结合强度，与抗原表位的数目有关。高亲合力的抗体与抗原的结合力强，即使抗原浓度很低时也有较多的抗体与抗原结合形成免疫复合物。

2. 可逆性

抗原与抗体的结合类似于酶与底物、激素与其受体的结合，不是化学反应，而是非共价键的可逆结合，是一个动态平衡的过程，在一定条件下，抗原抗体复合物可发生解离，恢复成游离状态的抗原和抗体，仍保持各自原有的性质。抗原抗体复合物解离度在很大程度上取决于特异性抗体超变区与相应抗原决定簇三维空间构型的互补程度，互补程度越高，分子间距越小，作用力越大，结合越牢固，不易解离；反之，则容易发生解离。此外，环境因素对复合物的解离也有影响。pH 值过高或过低、离子强度的增加均可破坏分子间的静电引力，降低抗原抗体的结合力，促其解离。免疫技术中的亲和层析法就是通过改变溶液 pH 值和离子强度来纯化抗原或抗体。

3. 比例性

抗原与抗体发生可见反应需遵循一定的量比关系，即比例性。以沉淀反应为例，在一组试管中加入一定量的抗体，再依次加入浓度递增的相应可溶性抗原，根据沉淀物形成量与抗原抗体比例关系绘制反应曲线（图 22-1）。由图 22-1 可见，曲线的高峰部分为抗原抗体比例合适的范围，形成沉淀物快而多，称为抗原抗体反应的等价带（equivalence zone）。其中形成沉淀物最多的一管，上清液中几乎没有游离的抗原或抗体，此时的抗原和抗体浓度比例是最合适的。等价带前后分别为抗体过剩和抗原过剩，上清液中可分别检测到游离抗体或抗原，其中抗体过剩称为前带（prezone），抗原过剩称为后带（postzone）。

以上现象可以用 Marrack 提出的网格学说（lattice theory）很好地解释：天然抗原为多价抗原，表面常含有多种不同的抗原表位，而每种表位又可有多个，可供多个抗体分子结合。单体抗体为二价抗体，仅有两个 Fab，只能与两个相同的抗原表位结合。当抗原和抗体浓度比例最适时（等价带），抗体的两个 Fab 分别与两个抗原表位结合，相互交叉连接形成具有立体结构的网格状复合体，出现肉眼可见的沉淀物。当抗原或抗体过剩时，过量的结合价不能饱和，只能形成小网格复合物，体积小，不易出现肉眼可见的沉淀物。

因此在抗原抗体检测中，为能得到肉眼可见的反应，避免假阴性结果，常在了解抗原的物理性状之后，适当稀释抗原或抗体，确保二者处于最适比例。

4. 阶段性

抗原抗体反应可分为两个阶段。①抗原与抗体特异性结合阶段：反应快，仅需数秒至数分钟，不出现可见反应；②可见反应阶段：反应慢，往往需要数分钟至数小时，此阶段

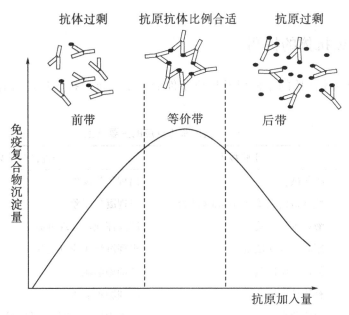

图 22-1 抗原抗体反应曲线

抗原与抗体特异性结合后，其亲水性减弱，分子表面所带的电荷易受环境因素（如电解质、pH 值、温度等）的影响而失去，复合物间排斥力下降，导致第一阶段已形成的可溶性复合物进一步交联和聚集，出现凝集、沉淀、细胞溶解等肉眼可见的反应。但实际上这两个阶段难以严格区分，所需时间亦受多种因素和反应条件的影响，如反应开始时抗原抗体浓度较高，且两者比例恰当，则很快就能形成可见反应。

（二）影响抗原抗体反应的主要因素

影响抗原抗体反应的因素很多，包括抗原和抗体自身因素和环境因素。

1. 抗原和抗体自身因素

抗原和抗体的特性、浓度和比例对抗原抗体反应影响最大，是决定性因素。不同性状的抗原与相应抗体反应后可出现不同的结果，如颗粒性抗原出现凝集现象，可溶性抗原出现沉淀现象，单价抗原不可见。

2. 环境因素

环境因素包括电解质、pH 值和温度等。适当的电解质和温度可增加抗原与抗体分子碰撞的机会，加速结合物体积的增大。试验中常用 0.85% 的氯化钠溶液作为稀释液提供电解质。反应温度以室温或 37℃ 居多，一般而言，温度越高，形成可见反应的速度越快，但过高会使抗原或抗体变性失活，影响试验结果；也有抗原抗体在 4℃ 反应较好。抗原抗体反应一般在 pH 值 6~9 进行，pH 值过高或过低都将直接影响抗原或抗体的理化性质。如 pH 值在 3.0 左右时，因接近细菌抗原的等电点，将导致细菌表面蛋白或其他基团所带电荷消失，相互间的排斥力消失，从而引起抗原的非特异性凝集（自凝），出现假阳性结果，影响试验的可靠性。

二、抗原或抗体的检测

根据抗原和抗体性质的不同以及反应条件的差别，抗原抗体反应可有多种类型（见表 22-1）。

表 22-1　抗原抗体反应的主要类型

反应类型	实验技术	阳性试验结果
凝集反应	凝集试验	出现凝集现象
	抗球蛋白试验（Coombs 试验）	出现凝集现象
沉淀反应	液相沉淀试验	溶液浑浊，出现沉淀
	凝胶内沉淀试验	出现沉淀线或沉淀环
补体参与的反应	补体溶血试验	红细胞溶血
	补体结合试验	红细胞不溶血
标记免疫反应	免疫荧光技术	荧光阳性，强度与含量相关
	酶免疫技术	酶底物作用后显色，颜色深浅与含量相关
	放射免疫技术	射线检测阳性，强度与含量相关
	化学发光免疫分析	发光检测阳性，强度与含量相关
	免疫标记电镜技术	金颗粒沉淀，密度增强或显色阳性
其他	免疫共沉淀、免疫 PCR、皮肤试验、生物传感器检测技术等	

（一）凝集反应

颗粒性抗原（细菌、细胞等）或吸附于与免疫无关载体的可溶性抗原（免疫微球）与相应抗体，在有适量电解质存在下，形成肉眼可见的凝集物，这类反应称为凝集反应（agglutination reaction）。

凝集反应分为直接凝集反应、间接凝集反应和 Coombs 试验。凝集反应如图 22-2 所示。

1.　直接凝集反应

直接凝集反应是颗粒性抗原与相应抗体直接结合所呈现的凝集现象。其包括玻片和试管凝集试验。前者可用于标本中菌种的诊断和分型、人 ABO 血型鉴定等；后者可用于病原微生物的免疫学诊断，如肥达试验、外斐试验等。

2.　间接凝集反应

间接凝集反应是将可溶性抗原（或抗体）吸附于与免疫无关的微球载体上，形成致敏载体，与相应抗体（或抗原）在电解质存在的条件下进行反应，出现凝集现象。根据实验设计的差异，分为正向间接凝集试验、反向间接凝集试验、间接凝集抑制试验、协同凝集试验等。

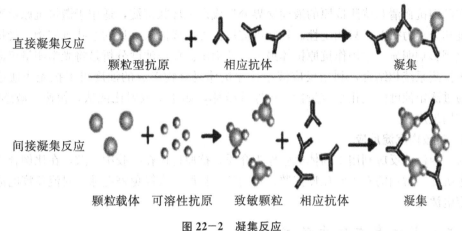

直接凝集反应　　颗粒型抗原　　相应抗体　　凝集

间接凝集反应　　颗粒载体　可溶性抗原　致敏颗粒　相应抗体　　凝集

图 22-2　凝集反应

3. Coombs 试验

Coombs 试验是指抗球蛋白参与的间接血凝试验，用于检测抗红细胞不完全抗体，因由 Coombs 建立而得名。抗红细胞不完全抗体能与红细胞上相应抗原结合，但因分子质量小、体积小，在一般条件下不出现可见反应。Coombs 利用抗球蛋白抗体作为桥联抗体，连接与红细胞表面抗原结合的抗红细胞不完全抗体，使红细胞凝集。常用试验包括直接 Coombs 试验和间接 Coombs 试验（图 22-3）。

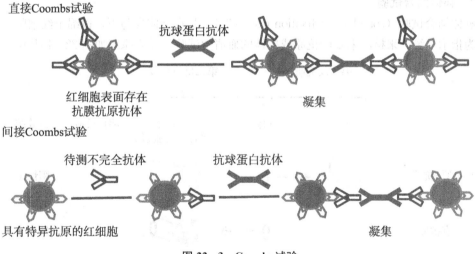

直接Coombs试验　　　　　抗球蛋白抗体

红细胞表面存在
抗膜抗原抗体　　　　　　　凝集

间接Coombs试验

待测不完全抗体　　　　抗球蛋白抗体

具有特异抗原的红细胞　　　　　　　凝集

图 22-3　Coombs 试验

（二）沉淀反应

可溶性抗原（细菌培养滤液、细胞或组织的浸出液、血清蛋白等）与相应抗体在有适量电解质存在下，出现肉眼可见的沉淀现象，称为沉淀反应（precipitation reaction）。根据反应介质和检测方法，可分为液相内沉淀反应和凝胶内沉淀反应。

1. 液相内沉淀反应

经典液相内沉淀反应包括环状沉淀反应、絮状沉淀反应和免疫浊度分析。环状沉淀反应是在已知抗血清和待测抗原的液面交界处形成白色环状沉淀，适用于微量抗原检测，但敏感度和分辨力很差，只能定性。絮状沉淀反应可形成肉眼可见的絮状沉淀物，受抗原抗体的比例影响明显，常用作抗原抗体最适比的确定。免疫浊度分析是将光学测量仪器与自动分析检测系统相结合，利用反应液中抗原抗体复合物形成的浊度可干扰光线通过的特点，通过测定浊度的变化来定量检测抗原或抗体，如速率散射比浊法，快速、敏感度高，目前应用最广泛。

2. 凝胶内沉淀反应

凝胶内沉淀反应利用半固体琼脂作为介质，抗原抗体在凝胶中扩散，在比例合适处形成白色沉淀。常用的有单向免疫扩散、双向免疫扩散、火箭免疫电泳、对流免疫电泳、免疫固定电泳等。

（三）补体参与反应的试验

此类试验是在抗原抗体反应体系中加入补体，利用补体参与溶细胞的生物学活性，进行抗原或抗体的检测。补体参与反应的试验主要包括补体溶血试验和补体结合试验。

1. 补体溶血试验

免疫血清与其相应的抗原细胞（如红细胞、细菌或组织细胞）相遇，在补体参与下可出现溶细胞反应。如抗原为红细胞、抗体为溶血素时，出现溶血反应；抗原为细菌（如霍乱弧菌）则出现溶菌反应。

2. 补体结合试验

补体结合试验（complement fixation test，CFT）是在补体参与下，以绵羊红细胞和溶血素作为指示系统，来检测未知的抗原或抗体的血清学试验，反应原理如图22-4所示。

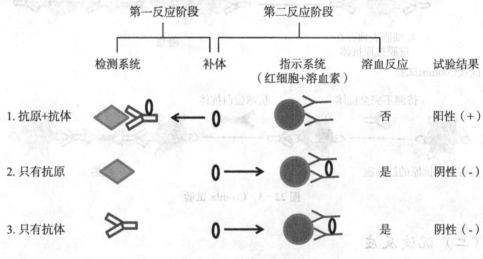

图22-4　补体结合试验

（四）利用示踪物的免疫标记技术

为提高抗原和抗体检测的敏感性，用示踪物质标记已知抗体或抗原，通过检测标记物来间接测定微量抗原或抗体，称为免疫标记技术（immunolabelling technique）。常用标记物有荧光素、酶、放射性同位素、胶体金及电子致密物质等，检测方法包括免疫荧光技术、酶免疫技术、放射免疫技术、金免疫技术和发光免疫技术等。其中，用于组织切片或其他标本中抗原的定性或定位分析的技术又称为免疫组织化学技术（immunohistochemical technique，IHCT）。

1. 免疫荧光技术

免疫荧光技术（immunofluorescence assay，IFA）是以荧光素标记抗体或抗原，借助仪器（荧光显微镜、共聚焦显微镜、流式细胞仪等）来检测标本中的待测抗原或抗体的方法。其中，用荧光素标记抗体，与细胞表面标志抗原反应，用流式细胞仪进行检测，从而对细胞进行分群或计数的方法称为流式细胞术（flow cytometry，FCM）。

常用的荧光素有异硫氰酸荧光素（fluorescence isothiocyanate，FITC）（黄绿色荧光）、四乙基罗丹明（tetraethyl rhodamine，RB200）（红色荧光）、藻红蛋白（phycoerythrin，PE）（红色荧光）等。

根据荧光染色方法，可将免疫荧光技术分为直接法和间接法。各型免疫荧光法原理如图 22-5 所示。

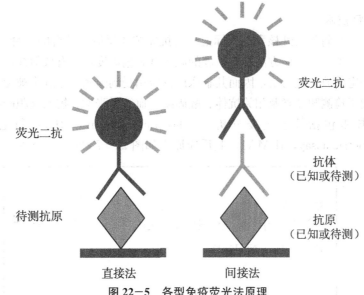

图 22-5　各型免疫荧光法原理

2. 酶免疫检测技术

酶免疫检测技术是将酶能高效催化其底物反应显色的特性与抗原抗体特异性反应相结合的一种免疫检测技术。应用最广泛的是酶联免疫吸附试验（enzyme-linked immunosorbent assay，ELISA），根据实验方案设计，又分为竞争法、双抗体夹心法、抑制性测定法以及间接法等。其中间接法最常用，只需用一种酶标记抗人球蛋白，即可检测多种抗原（如传染病病原、寄生虫病）。间接 ELISA 如图 22-6 所示。将抗原或抗体物理性地吸附于固相载体表面（常用 96 孔酶标板），加入酶标记的抗体或抗原，经洗涤去除游离抗体或抗原后，加入酶作用底物，根据颜色反应来判定是否有免疫反应发生，颜色的深浅与标本中相应抗原或抗体的量成比例，用酶标仪测定，借助标准品即可定量检测相应抗原或抗体。目前，经不断改良，又应运而生众多新的、更敏感的方法，如生物素－亲和素免疫检测技术、双表位 ELISA（two-site ELISA）、免疫印迹法（Western Blot）等。

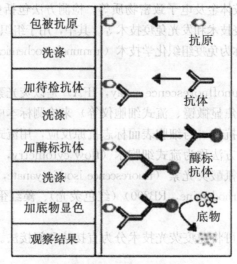

图 22-6　间接 ELISA

3. 放射免疫技术

放射免疫技术是将放射性核素作为标记物与抗原抗体反应相结合的一种免疫标记技术，是三大经典标记技术之一。该方法具有高度的敏感度和精确度，但有放射线危害，对人和环境均可能造成一定的放射性污染，因而其临床广泛应用受到限制，正逐步被无危害方法所替代。目前主要用于检测胰岛素及相关抗体、醛固酮、血管紧张素、抗乙酰胆碱抗体等。

放射免疫技术包括放射免疫分析（radio immunoassay，RIA）和免疫放射分析（immunoradiometric assay，IRMA），其反应原理如图 22-7 和图 22-8 所示。

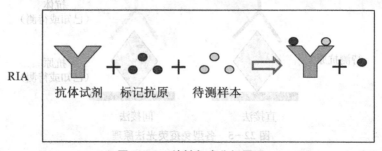

图 22-7　放射免疫分析原理

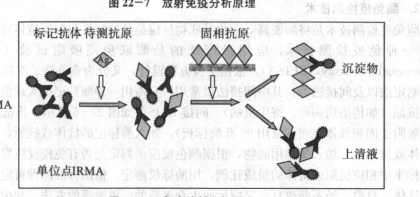

图 22-8　免疫放射分析原理

4. 化学发光免疫分析

化学发光免疫分析（chemiluminescence immunoassay，CLIA）是将具有高灵敏度的化学发光测定技术与高特异性的免疫反应相结合，用于各种抗原、半抗原、抗体、激素、酶、脂肪酸、维生素和药物等的检测分析技术。

根据标记方法，化学发光免疫分析主要分为以下三种。化学发光免疫分析原理如图22-9所示。

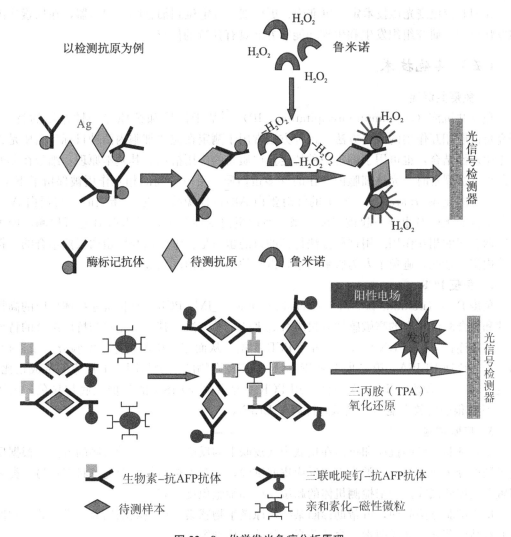

图 22-9　化学发光免疫分析原理

（1）直接法：采用发光剂直接标记抗体或抗原，结合磁性微粒子分离技术，用化学发光免疫分析仪进行检测。常用发光剂为吖啶酯。

（2）酶联发光法：用参与某一化学发光或荧光反应的酶来标记抗体或抗原，在抗原抗体反应后，加入底物（发光剂），由酶催化和分解底物发光，根据光信号的强弱来定量检测抗原或抗体。常使用的酶包括辣根过氧化酶和碱性磷酸酶。

（3）电化学发光法：是一种在电极表面由电化学引发的特异性化学发光反应，包括电化学和化学发光两个过程。检测方法有夹心法、竞争法等。

5. 免疫标记电镜技术

免疫标记电镜技术（immmunoelectronmicroscope technique，IEMT）是用高电子密度的颗粒性标记物（如胶体金、胶体铁等）或者用经反应能产生高电子密度产物的酶（如辣根过氧化物酶）标记抗体，与相应抗原反应后，在电子显微镜下观察高电子密度产物，从而对待测抗原进行定性和定位分析。

IEMT 较免疫光镜技术定位更准确、更精细，可定位到细胞膜、细胞器，在探索病因和发病机制、研究组织发生和生理功能等方面具有独特的优点。

（五）其他技术

1. 免疫共沉淀

免疫共沉淀（co-immunoprecipitation，IP）是基于抗体和抗原专一性作用的特点，研究蛋白质相互作用的经典方法。这种方法常用于测定在完整细胞内两种目标蛋白质是否发生生理性结合，也可用于确定一种特定蛋白质新的作用搭档。其基本原理：细胞在非变性条件下被裂解时，完整细胞内存在的许多蛋白质－蛋白质间的相互作用被保留了下来。当用预先固化在 argarose beads 上的针对蛋白 A 的抗体免疫沉淀 A 蛋白时，与蛋白 A 在体内结合的蛋白 B 也能一起被沉淀下来。通过蛋白变性分离，对蛋白 B 进行检测，即可证明两者间的相互作用。用这种方法得到的目的蛋白是在细胞内与靶蛋白天然结合的，符合体内实际情况，避免了人为影响因素，得到的结果可信度高。

2. 免疫 PCR

免疫 PCR（immuno polymerase chain reaction，IM-PCR）是把抗原抗体反应的高特异性和聚合酶链反应的高敏感性有机结合起来的一种方法，其本质是将与抗原结合的特异抗体通过连接分子与 DNA 结合，再经 PCR 扩增，从而定量检测抗原。实验分两步进行：第一步为普通 ELISA，第二步为 PCR 检测，PCR 产物的多少与固相上抗原的量成正比。免疫 PCR 是一种改良 ELISA 方法，用 PCR 扩增代替 ELISA 的酶催化底物显色，由于PCR 具有很强的放大能力，其敏感性高于 ELISA。

3. 皮肤试验

皮肤试验是借助抗原和抗体在皮肤内或皮肤上的反应进行免疫学检测的方法。根据反应机制可分为两大类：一类为中和反应皮肤试验，可观察机体的体液免疫状态；另一类为超敏反应皮肤试验，用来检测机体的超敏反应和细胞免疫状态。

皮肤试验方法简便，可帮助诊断某些病原微生物感染、免疫缺陷病等。常用的生物性抗原有结核菌素、麻风菌素、念珠菌素、腮腺炎病毒等。

4. 生物传感器检测技术

随着光学生物传感器的发展，用生物传感器检测抗原与抗体、配体和受体、细胞间膜的反应已经成为可能。以抗原抗体检测为例，其基本原理：将抗体固定在感应面，当待测抗原溶液流经此表面时，一束楔形的偏振光聚焦在感应面的金箔片上并被反射，在某个角度，反射光的强度减弱产生阴影。光强度的减弱由表面的等离子共振引起，表面等离子共振产生的角度取决于金箔表面液层的折射率，并受抗原与固体抗体结合或解离的影响。因此，测定光强度衰减时的角度或波长可以分析结合在金箔表面的抗原量。

第二节 免疫细胞的测定

临床上各种类型的免疫缺陷、自身免疫性疾病以及肿瘤等疾病均可出现淋巴细胞数量和功能的变化。因此，进行免疫细胞检测，对某些疾病的诊断和发病机制研究、免疫治疗或预防接种的效果评估，以及环境因素对机体免疫功能的影响等，具有重要的临床意义。

一、免疫细胞的分离

人外周血是淋巴细胞的重要来源，只有在必要时，才从骨髓或其他免疫器官取材。从外周血中分离免疫细胞的方法很多，主要有以下几种。

（一）密度梯度离心法

从血液中分离外周血单个核细胞（peripheral blood mononuclear cell，PBMC）最常用的方法是采用葡聚糖-泛影葡胺（淋巴细胞分离液）密度梯度离心法。具体步骤：在离心管中加入一定量的淋巴细胞分离液，将肝素抗凝外周血小心叠加于分离液上层，注意保持清晰的分层，高速离心后，血细胞根据密度不同分为多层，中间白色云雾状细胞层即为PBMC。该法分离纯度可达 95%。PBMC 如图 22-10 所示。

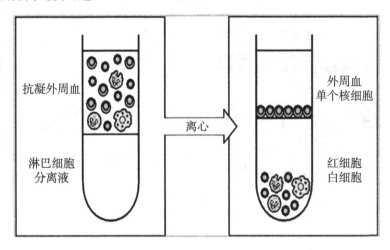

图 22-10 PBMC

（二）尼龙毛分离法

尼龙毛即聚酰胺纤维，能吸附单核细胞和 B 细胞，而不吸附 T 细胞，因此，将PBMC悬液通过尼龙毛柱，单核细胞和 B 细胞被黏附其中，T 细胞则直接通过，可将 T、B 淋巴细胞分离。

（三）免疫磁珠法

免疫磁珠法（immune magnetic bead，MACS）是由 Mihenyi 于 1990 年建立的将免疫磁珠用于细胞分选的方法。基本原理：在磁珠表面包被特异性抗体，利用抗原抗体反应，将表达有相应抗原的细胞吸附到磁珠上。在外加磁场中，结合到磁珠的细胞（阳性细胞）被吸附而滞留在磁场中，无该种表面抗原的细胞（阴性细胞）由于没有磁性而离开磁场，被直接分离出来。当去除磁场后，结合磁珠的细胞的磁性也消失而离开磁场，收集此时的细胞即为阳性细胞。由此就可以筛选或去除所标记的细胞，从而达到分离细胞的目的（图22—11）。

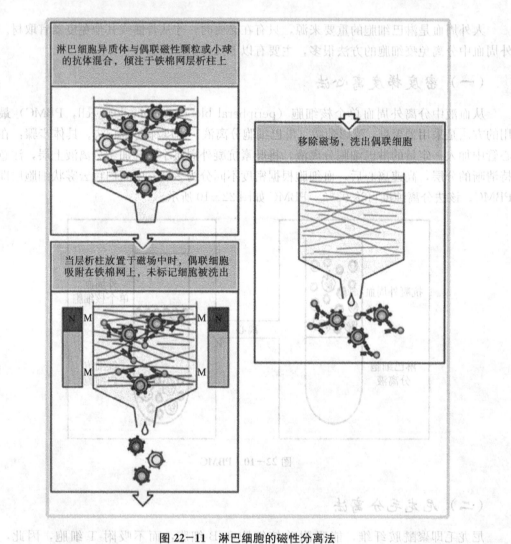

图 22—11 淋巴细胞的磁性分离法

（四）淘选分离法

淘选分离法是利用固相载体进行细胞分离的方法。将针对细胞表面标记的特异性抗体包被在培养板上，加入淋巴细胞悬液，其中表达了相应表面标记的细胞即可与抗体结合而贴附于培养板上，从而与悬液中的其他细胞分开。

（五）流式细胞仪法

样品经多种荧光素标记的抗体染色，因荧光素发射光谱的波长不同，不同信号被同时接收后，可分析出细胞表面多个分子的表达及表达程度。借助光电效应，微滴通过电场时出现不同偏向，因此可分类收集所需的细胞。该技术能以每秒5000个细胞的速度无菌收集细胞，分选纯度95％以上，而且保持细胞活性，可供进一步研究使用。

二、免疫细胞的鉴定

淋巴细胞为一群不均质的细胞群体，根据其特有的表面标志及功能差异可设计不同的实验方法进行鉴定。

（一）E花环试验

人成熟T淋巴细胞表面表达绵羊红细胞（SRBC）受体（即E受体/CD2），当T细胞与SRBC混合后，能与SRBC结合形成花环（即E花环），根据花环形成的多少，可检测T细胞的数目，该方法称为E花环试验。

E花环试验中，凡能结合3个SRBC者为阳性细胞，计数200个淋巴细胞，即可算出T淋巴细胞百分率。

（二）免疫荧光法

免疫荧光法鉴定细胞是利用荧光素示踪，用荧光显微镜观察，用直接法或间接法检测淋巴细胞表面的CD抗原，可计算出某种细胞亚群的百分率或绝对数。

（三）流式细胞术

流式细胞术是借助流式细胞仪对免疫细胞及其他细胞进行快速准确鉴定和分类的方法。应用多种荧光素标记的抗体染色，通过分析细胞表面多个分子的表达及表达程度，从而对细胞进行分群和计数。

FACS分析淋巴细胞如图22-12所示。

（四）抗原-MHC分子四聚体技术

抗原-MHC分子四聚体（tetramer）技术是利用一个亲合素可结合四个生物素分子的特性，与特异性抗原抗体反应结合起来，用于细胞分类和计数。基本原理：用生物素化的抗原-MHC复合物与荧光标记的亲合素结合，形成四个抗原-MHC复合物的复合体，即抗原特异性四聚体（图22-13）。它能与样品中特异性T细胞的TCR结合，再用流式细胞术，即可确定待检标本中表达特异性TCR的T细胞的百分率或绝对计数。由于四聚体能同时结合一个T细胞表面的四个TCR，大大提高了可溶性MHC分子与TCR的亲合力，减慢其解离速度，因此该技术已成为研究T细胞免疫应答的重要技术之一，广泛用于临床检测、疾病诊断及相关科学研究。

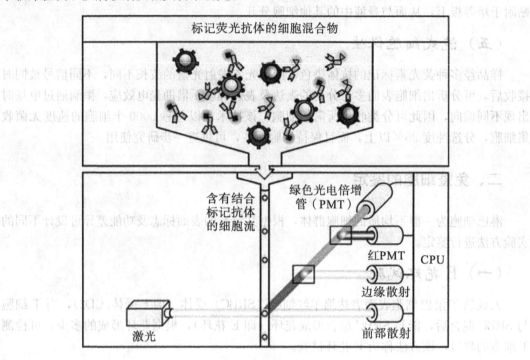

图 22-12　FACS 分析淋巴细胞

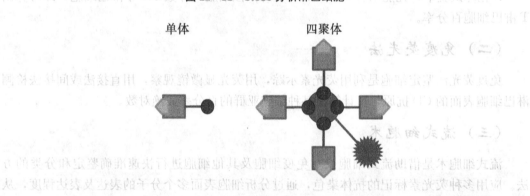

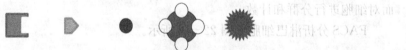

图 22-13　抗原-MHC 分子四聚体结构

三、免疫细胞功能测定

免疫细胞具有多种生物学功能，如吞噬抗原性异物、杀伤靶细胞、产生抗体、对特异性抗原和促有丝分裂原发生应答反应、产生细胞因子等，人们据此建立了一系列方法检测免疫细胞功能。下面介绍几种重要的检测方法。

（一）T淋巴细胞功能测定

1. T细胞增殖试验

T细胞增殖试验又称T细胞转化试验（lymphoblast transformation test），是指T细胞在体外培养时，在PHA、ConA等丝裂原或特异性抗原（如抗CD3单克隆抗体）等刺激下可转化为淋巴母细胞，产生一系列形态变化，包括细胞变大、细胞浆增多、出现空泡、核仁明显、核染色质疏松等，最终细胞分裂。据此可判断出淋巴细胞对有关刺激的反应性与功能状态。

淋巴细胞增殖试验可采用形态学方法、放射性核素掺入法（^{3}H-TdR掺入法）和MTT比色法等。

（1）形态学方法：根据细胞大小、核浆比例、胞浆的染色性、核结构以及有无核仁等特征，分别计数淋巴细胞、过渡型母细胞、核有丝分裂相细胞以及成熟的小淋巴细胞。前三者为转化细胞，每份标本计数200个细胞，按公式计算转化率：转化率＝转化淋巴细胞数/（转化淋巴细胞数＋未转化淋巴细胞数）×100%。正常情况下，健康人外周血经PHA刺激的淋巴细胞转化率为60%～80%，小于50%可视为降低。形态学方法简便易行，但影响因素多，重复性和可靠性较差。

（2）^{3}H-TdR掺入法：绝大多数外周血T细胞处于G_0期，受抗原激活后，进入G_1期，合成蛋白质、RNA和DNA前体物质等，为DNA复制准备物质基础。此时细胞合成DNA量倍增，若在培养液中加^{3}H标记的DNA前体物质胸腺嘧啶苷（^{3}H-TdR），后者即可掺入新合成的DNA中，掺入量的多少与细胞增殖程度成正比。通常以刺激指数（SI）表示细胞增殖能力（SI＝PHA刺激管cpm均值/对照管cpm均值）。该法敏感度高，但有放射性污染的风险。

（3）MTT比色法：噻唑蓝［3-（4，5）-dimethylthiahiazo（-z-yl）-3，5-diphenytetrazo-liumromide，MTT］是一种黄色染料，在活细胞线粒体中琥珀酸脱氢酶及细胞色素C的作用下能被还原生成蓝色（或蓝紫色）不溶于水的甲臜（Formazan），甲臜被溶解后可在570nm处测定。通常情况下，甲臜生成量与活细胞数成正比，因此光密度OD值可间接反映活细胞的数目。该法灵敏度高、经济，已广泛用于一些生物活性因子的活性检测、大规模的抗肿瘤药物筛选、细胞毒性试验以及肿瘤放射敏感性测定等。

2. T细胞介导的细胞毒试验

致敏T细胞再次遇到相应靶细胞抗原时，可表现出对靶细胞的破坏和溶解作用，此即T细胞介导的细胞毒性（lymphocyte mediated cytotoxicity，LMC）。LMC是细胞毒性T细胞（CTL）的特性，是评价机体细胞免疫水平的一个常用指标，特别是肿瘤患者CTL杀伤肿瘤细胞的能力，常作为预后判断和疗效观察的指标之一。

细胞毒试验原则是选用适当的靶细胞（常用可传代的人肿瘤细胞如人肝癌、食管癌、胃癌等细胞株），经培养后制成单个细胞悬液，按一定比例与受检淋巴细胞混合，共温一定时间后，观察肿瘤细胞被杀伤的情况，常用方法如下。

（1）形态学检查法：淋巴细胞与肿瘤细胞混合共育后，以瑞氏染液着色，在显微镜下计数残留的肿瘤细胞数，按公式计算淋巴细胞抑制肿瘤细胞生长的抑制率［抑制率（%）＝（对照组平均残留肿瘤细胞数－实验组平均残留细胞数）/对照组平均残留肿瘤细胞数×100％]。

（2）同位素法：一般采用$^{125}I-UdR$掺入法或^{51}Cr释放法，以细胞毒指数或^{51}Cr释放率表示T细胞的细胞毒活性。

（二）B淋巴细胞功能测定

B细胞受抗原或促有丝分裂原刺激后，可分化成熟为浆细胞，产生抗体，介导体液免疫应答。因此，B细胞功能检测主要包括B细胞增殖能力的检测和抗体生成功能的检测。

1. B细胞增殖试验

B细胞受到丝裂原刺激后，可进行分裂增殖，采用^3H-TdR掺入法和MTT比色法等可测定B细胞的增殖功能（参见T细胞增殖功能测定）。B细胞被激活后细胞表面MHCⅡ类分子的表达增多，可用相应的单克隆抗体，通过荧光免疫或酶免疫染色法进行检测。

2. 溶血空斑试验

溶血空斑试验（hemolytic plaque assay，HPA）是一种定量检测特异性抗体生成细胞（B细胞）的试验。动物实验方法是将绵羊红细胞（SRBC）免疫小鼠，4天后取出脾细胞，加入SRBC及补体，混合在温热的琼脂溶液中，浇在平皿内或玻片上形成一薄层，置37℃孵育。由于脾细胞内的抗体生成细胞可释放抗SRBC抗体，使其周围的SRBC致敏，在补体参与下导致SRBC溶血，形成一个肉眼可见的圆形透明溶血区，即溶血空斑。每一个空斑表示一个抗体形成细胞，空斑大小表示抗体生成细胞产生抗体的多少。溶血空斑试验如图22-14所示。

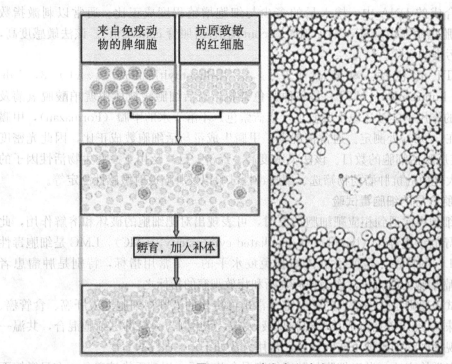

图22-14 溶血空斑试验

3. 抗体生成功能检测

抗体水平的高低能反映B细胞的功能，通常检测的是血清中的抗体水平，常采用荧光免疫、免疫印迹法、ELISA 等方法。

（三）吞噬细胞功能测定

吞噬细胞的吞噬活动大致分为趋化、吞噬和胞内杀灭三阶段，在免疫学实验研究和临床检验中已建立了相应的检测方法。

1. 运动功能的检测

吞噬细胞的运动包括随机运动和定向运动。

（1）随机运动：类似于布朗运动。可将白细胞悬液滴于玻片上，用光学显微镜直接观察其运动；或者用毛细管法，观察装入毛细管一端的细胞移动到管口的数量来判断细胞的移动功能。

（2）定向运动：表现为趋化运动。常用测定方法包括 Boyden 小室法（又称滤膜小室法）、琼脂糖凝胶平板法等。检测原理是分别以微孔滤膜和琼脂糖凝胶作载体，观察并计算吞噬细胞向趋化因子所在处的移动距离。

2. 吞噬和杀菌功能的检测

（1）直接法：将受检细胞悬液与细菌按一定比例混合，温育一定时间后，用美蓝溶液染色（活菌不着色），取样涂片镜检。如胞内菌呈蓝色，表示该菌已被杀死，共计 100～200 个细胞，分别求其吞噬率和杀菌率。

（2）硝基四氮唑蓝（NBT）还原试验：主要测定中性粒细胞的吞噬力，因中性粒细胞在杀菌过程中能量消耗剧增，耗氧量亦随之相应增加，磷酸己糖旁路代谢活力增强，葡萄糖 6-磷酸氧化脱氢，此时加入 NBT 可接受所脱的氢，使原先呈淡黄色的 NBT 还原成点状或块状甲䐶颗粒并沉积在胞浆内。计算 NBT 阳性细胞数，可反映中性粒细胞的杀伤能力。

（3）化学发光法：这是近年发展的新方法。检测原理：中性粒细胞在吞噬调理细菌过程中伴有化学发光的产生，其杀菌能力与发光强度正相关，因此可用化学发光仪检测细胞杀菌功能。

（四）细胞免疫功能体内测定

细胞免疫功能体内测定常采用的是皮肤试验（参见本章第一节）。细胞免疫功能正常者出现阳性反应，低下者则呈阴性反应。

（五）细胞因子检测

常用检测方法有生物活性检测法、免疫学检测法和分子生物学检测方法等，主要从基因组 DNA、mRNA 和蛋白三个不同的水平进行检测。三种方法各有其优缺点，可根据实验目的和要求进行选择。

生物活性检测法是根据细胞因子不同的生物学活性来设计的，如细胞病变抑制法（检测干扰素抑制病毒损伤细胞的活性）、细胞因子诱导产物分析法（如 IL-2 诱导骨髓细胞合成胺、IL-6 诱导肝细胞合成 a1 抗糜蛋白酶等）、靶细胞杀伤法（如 TNF 杀瘤活性）、细胞增殖法（如 IL-2 促 T 细胞增殖）等。

免疫学检测法是根据细胞因子均为蛋白或多肽，具有较强抗原性的特点，利用抗原抗体反应，用抗细胞因子单克隆抗体进行检测。常用方法有 ELISA、RIA、荧光法和免疫印迹法等。

分子生物学检测方法是利用细胞因子的基因探针，检测特定细胞因子基因的表达。如用细胞因子的 cDNA 探针或人工合成寡聚核苷酸探针，采用斑点杂交、逆转录 PCR、Northern blot 或原位杂交技术等，检测相应的细胞因子。

（彭晓东）

第二十三章 免疫防治

机体受到病原体感染后，能产生以保护性抗体和效应性 T 细胞为主的记忆性保护免疫反应，来抵抗和清除病原体，维持机体健康。根据这一基本原理，可采用人工方法使机体获得特异性免疫力，预防和治疗某些疾病。

免疫防治即指应用各类生物或非生物制剂来建立、增强或抑制机体的免疫应答，调节机体免疫功能，最终达到预防或治疗某些疾病的目的。

第一节 免疫预防

免疫预防（immunological defence）是指机体通过自然或人工的方式获得对某些疾病的抵抗力，从而预防疾病的发生。在人类传染病传播的发展史上，免疫预防有着不可磨灭的贡献，最好的例证就是，通过接种牛痘苗，于 1979 年在全世界范围内成功地消灭了天花。此后，随着卫生状况的改善和计划免疫的实施，多种重要传染病如脊髓灰质炎、麻疹、白喉、百日咳等的发病率也得到了控制。目前，免疫预防已扩大到传染病以外的其他领域，未来疫苗的内涵及应用将进一步拓展。

机体获得特异性免疫预防功能的方式包括自然免疫和人工免疫。

一、自然免疫

自然免疫（natural immunity）是指机体感染病原体后自然形成的特异性免疫，又分为主动自然免疫和被动自然免疫。主动自然免疫是指机体在患传染病、隐性感染时主动发挥的各种形式的免疫功能；被动自然免疫是指胎儿或新生儿经胎盘或乳汁从母体获得抗体。自然免疫是机体的第一道防线，优点是应答迅速广泛，缺点是特异性和效率有限。

二、人工免疫

人工免疫（artificial immunity）是指用人为方式使机体获得特异性免疫，也就是我们通常所说的免疫预防（immunoprophylaxis），即采用人工方法将抗原或抗体制成各种制剂，接种于人体，使其获得特异性免疫能力，预防某些疾病的发生。人工免疫是免疫预防的重要手段，包括人工主动免疫和人工被动免疫两种方式。

（一）人工主动免疫

人工主动免疫（artificial active immunity）是指用抗原物质（如疫苗、类毒素或菌苗等）接种机体，使之产生特异性免疫，从而预防感染。这种免疫力出现较慢，一般接种2~4周后才产生，可维持半年到数年。

疫苗（vaccine）是最常使用的人工主动免疫制剂。它是将病原微生物或其代谢产物经人工减毒、灭活或转基因等方法使之失去毒性但保留抗原性所制备的生物制品。通过计划免疫，接种合适的疫苗能有效预防疾病的发生，控制传染病的流行。常使用的疫苗如下：

1. 死疫苗（灭活疫苗）

死疫苗（dead vaccine）是用物理或化学方法将病原微生物杀死而制成的制剂，又称灭活疫苗（inactivated vaccine）。死疫苗多选用免疫性强的病原微生物来诱导特异抗体的产生。由于死疫苗在机体内不能生长繁殖，不能通过内源性抗原提呈途径诱导CTL的产生，因此对人体的免疫作用有限。为了获得强而持久的免疫力，常需要多次（2或3次）注射，且用量较大，有时会导致接种局部或全身的反应较重。死疫苗具有稳定、易保存、有效期长、无毒力回复突变危险等优点，在临床上被广泛应用。常用死疫苗有百日咳疫苗、伤寒疫苗、流脑疫苗、霍乱疫苗等。

2. 活疫苗（减毒活疫苗）

活疫苗（live vaccine）又称减毒活疫苗（attenuated vaccine），是采用人工变异方法降低病原微生物毒力，或直接从自然界筛选出毒力高度减弱或基本无毒的活病原微生物，制备所得的疫苗。活疫苗的免疫反应强于死疫苗，在机体内可生长繁殖，故只需接种一次，且用量较小，接种后不良反应亦小，仅类似于隐性感染或轻型感染。

多数活疫苗的免疫效果良好、持久，主要通过诱导机体的体液免疫和细胞免疫来达到保护机体的目的，甚至诱导机体产生SIgA发挥黏膜免疫保护作用，免疫效果显著优于死疫苗。但不足之处是活疫苗稳定性较差、不易保存、在体内存在毒力回复突变的危险，尤其是活疫苗在易感者之间水平传播时会增加减毒株恢复毒性的可能性，故必须严格制备和鉴定。对于有可能产生水平传播的活疫苗，必须实施严格的监测，免疫缺陷者和孕妇一般不宜接种活疫苗。目前常用活疫苗有卡介苗、脊髓灰质炎疫苗、麻疹疫苗、鼠疫菌苗等。

3. 类毒素

将细菌的外毒素用0.3%~0.4%的甲醛处理，使其失去毒性，保留抗原性，即为类毒素（toxoid）。若在类毒素中加入适量氢氧化铝或明矾等吸附剂，则制成精制吸附类毒素。类毒素接种后可使机体产生抗毒素，中和相应细菌产生的外毒素，从而预防细菌感染。常用类毒素有白喉类毒素、破伤风类毒素等。类毒素常与死疫苗混合使用。

4. 亚单位疫苗

去除病原体中与激发保护性免疫无关甚至是有害的成分，提取有效抗原组分制成的制剂，即为亚单位疫苗（subunit vaccine）。亚单位疫苗可减少无效抗原组分所致的不良反应，毒性显著低于全菌疫苗，且因不含核酸，排除了病毒核酸致癌的可能性。亚单位疫苗免疫效果好、不良反应小，但制备麻烦。常用的有百日咳杆菌的丝状血凝素制成的无细胞百日咳疫苗，细菌多糖成分制成的脑膜炎球菌、肺炎链球菌、b型流感杆菌的多糖疫苗等。

5. 合成疫苗

合成疫苗（synthetic vaccine）是将具有免疫保护作用的人工合成抗原肽结合到载体上，再加入佐剂所制成的制剂。研制合成疫苗，首先需要获得病原生物中具有免疫保护作用的有效组分的氨基酸序列，然后以此序列人工合成多肽组分，如乙型肝炎病毒多肽疫苗。

6. 基因工程疫苗

基因工程疫苗又称重组疫苗（recombinant vaccine），是利用DNA重组技术制备成的只含有保护性抗原成分的纯化疫苗。基因工程疫苗的制备，首先是选定编码病原生物有效抗原组分的DNA片段（目的基因），将其插入载体形成重组DNA，再导入宿主细胞（如酵母、细菌或动物细胞）内，通过大量繁殖这些细菌或细胞，使目的基因表达生成大量有效抗原组分，然后从细菌或细胞培养物中收集、提取和纯化所需的抗原。重组疫苗不含活的病原体和病毒核酸，安全有效。世界上第一种重组疫苗是乙肝疫苗。

7. 转基因植物口服疫苗

将编码病原生物有效抗原的基因与高表达力质粒一同植入植物（如番茄、黄瓜、马铃薯、烟草、香蕉等）的基因组中，由此产生一种经过基因改造的转基因植物。该植物根、茎、叶和果实出现大量特异性免疫原，经食用即完成一次预防接种。这种供人食用的转基因植物，称为转基因植物口服疫苗（oral vaccine in transgenic plants）。由于转基因植物能保留天然免疫原形式，模拟自然感染方式接种，故能有效激发机体的体液免疫和黏膜免疫应答。

转基因植物替代昂贵的重组细胞培养，避开了复杂的纯化蛋白抗原过程，降低了生产成本，同时该疫苗接种方便，对幼儿和需多次接种者有独特的优势。

8. 核酸疫苗

核酸疫苗（nucleic acid vaccine）又称DNA疫苗（DNA vaccine），是将编码病原生物有效抗原成分的基因插入质粒DNA中构建基因重组质粒，导入机体宿主细胞，使其表达保护性抗原，从而诱导机体产生特异性免疫的疫苗。

核酸疫苗的问世被誉为疫苗学中的一次革命。目前，对核酸疫苗的确切作用机制，以及接种人体后的安全性等问题正在继续深入研究。

（二）人工被动免疫

人工被动免疫（artificial passive immunity）是指当机体感染后，给机体注射含特异性抗体的免疫血清或细胞因子等制剂，使机体立即获得特异性免疫，以紧急预防或治疗感染。人工被动免疫产生作用快，但由于这些免疫物质并非由被接种者自己产生，缺乏主动补充的来源，且易被清除，故维持时间短暂（2～3周），因此常用于紧急预防和治疗。常用的人工被动免疫生物制剂如下：

1. 免疫血清

免疫血清（immune serum）又称抗血清（antiserum），是抗菌、抗毒素和抗病毒血清的总称。制备时，常用细菌外毒素、类毒素或其他毒物（如蛇毒等）免疫健康动物（如马、牛等），采集动物血清，经浓缩提纯制成含相应抗体的免疫血清。

用免疫血清进行人工被动免疫时，进入体内的大量抗体可中和体内相应毒素，及时产生保护作用，起到紧急防治的作用。其中以抗毒素（antitoxin）的效果最为显著，如破伤风抗毒素、白喉抗毒素等，在发病初期症状尚不明显前使用，疗效十分显著。但由于免疫血清为动物血清，含有大量具有抗原性的异种蛋白，能刺激人体产生超敏反应，使用前必须做过敏试验，阴性者方可应用。

2. 人丙种球蛋白

人丙种球蛋白制剂（immunoglobulin，Ig）是从人血浆中分离制成的免疫球蛋白浓缩剂，包括正常人丙种球蛋白、胎盘丙种球蛋白以及人特异性免疫球蛋白（恢复期患者及含高效价特异性抗体供血者血浆）。

由于多数成人已隐性或显性感染过麻疹、脊髓灰质炎、甲型肝炎、丙型肝炎等传染病，血清中含有相应抗体，因此正常人丙种球蛋白可用于上述疾病潜伏期的治疗或紧急预防，以达到防止发病、减轻症状或缩短病程的目的。需要注意的是，因不同地区和人群的免疫状况有差异，正常人丙种球蛋白制剂所含抗体的种类和效价不尽相同。

与正常人丙种球蛋白相比，人特异性免疫球蛋白含高效价针对某种病原微生物的特异性抗体，可用于特定病原微生物感染的预防，如乙肝免疫球蛋白可预防感染乙肝。人特异性免疫球蛋白在体内保留时间长，超敏反应发生率低，常用于过敏性体质及丙种球蛋白治疗不佳病例。

3. 精制免疫球蛋白

精制免疫球蛋白（prepared immunoglobulin）是指用胃蛋白酶水解免疫血清中的抗体，切除免疫球蛋白（Ig）结构中易使动物发生过敏反应的 Fc 段，保持完整的 $F(ab)_2$ 段，即保留抗体与相应抗原结合的有效部分。

精制免疫球蛋白临床应用效果很好，几乎不发生超敏反应。但由于制备成本较高，尚未能广泛推广。随着科技革新，成本降低，精制 Ig 的生产和应用将具有广阔的前景。

4. 细胞因子制剂

细胞因子制剂是近年来研制的新型免疫治疗剂，是由多种细胞分泌的一大类生物活性物质的统称，绝大多数为低分子量（15～30 KD）的蛋白或糖蛋白，包括白介素（IL）、干扰素（IFN）、胸腺肽、转移因子（TGF）、肿瘤坏死因子（TNF）、集落刺激因子（CSF）等。细胞因子作为免疫细胞间相互作用的活性介质，在免疫应答的发生、调节及效应中发挥重要作用，可望成为肿瘤、艾滋病等的有效预防和治疗手段。

5. 单克隆抗体制剂

用基因工程技术和单克隆抗体技术生产的人源单克隆抗体，为免疫治疗开辟了新的前景，用毒素、放射性核素、抗癌药物等连接单抗的肿瘤靶向治疗已进入临床应用。

第二节　免疫治疗

免疫治疗（immunotherapy）是指利用免疫学原理，针对疾病的发生机制，人为调节机体的免疫功能、治疗疾病所采取的治疗措施。免疫治疗种类很多，目前主要是根据不同的作用机制进行分类，包括以下几种。

（1）根据对机体免疫应答的调节结果，分为免疫增强疗法和免疫抑制疗法。前者通过增强机体免疫功能来达到治疗目的，主要用于治疗感染、肿瘤、免疫缺陷等免疫功能低下性疾病；后者通过抑制机体免疫功能来达到治疗目的，主要用于治疗超敏反应、自身免疫性疾病、移植排斥反应、炎症等免疫功能亢进性疾病。

（2）根据治疗特异性，分为特异性免疫治疗和非特异性免疫治疗。特异性免疫治疗主要有三种方式：接种疫苗、输注特异性免疫应答产物、利用抗体特异性剔除免疫细胞亚群或进行导向治疗；非特异性免疫治疗包括非特异性免疫增强剂和免疫抑制剂的应用。

（3）根据治疗所用制剂的特点，分为主动免疫治疗和被动免疫治疗，典型例子分别为接种疫苗和输注抗体。

（4）根据治疗所用制剂的类型，分为以抗原为基础的免疫治疗、以抗体为基础的免疫治疗、以细胞因子及其拮抗剂为基础的免疫治疗、以细胞为基础的免疫治疗等。

以上各分类之间存在交叉（表23-1），并且随着生物技术的发展，越来越多的细胞因子或免疫细胞用于临床治疗，不断更新着免疫治疗的范畴。本节拟以第四种分类方法加以阐述。

表23-1　免疫治疗的分类

名　称	治疗范围或特点
免疫增强疗法	感染、肿瘤、免疫缺陷病
免疫抑制疗法	移植排斥反应、自身免疫性疾病、超敏反应、炎症
主动免疫治疗	人为提供具免疫原性的制剂，使机体主动产生特异免疫力
被动免疫治疗	人为提供免疫应答的效应物质，直接发挥免疫效应
特异性免疫治疗	调节机体免疫功能，所用制剂的作用具有抗原特异性
非特异性免疫治疗	调节机体免疫功能，所用制剂的作用没有抗原特异性

一、以抗原为基础的免疫治疗

抗原是引起机体免疫应答的始动因素。正常情况下，机体在抗原刺激下可产生保护性免疫应答，清除抗原性异物。但如果机体免疫系统异常，则可能发生针对该抗原的免疫缺陷病、超敏反应以及自身免疫性疾病等病理免疫反应。针对机体异常的免疫状态，人工给予抗原以增强免疫应答或诱导免疫耐受来治疗疾病，称为以抗原为基础的免疫治疗。

目前，用于疾病治疗的治疗性疫苗已有了显著发展，如合成肽疫苗、重组载体疫苗以及 DNA 疫苗等，详见本章第一节免疫预防。

二、以抗体为基础的免疫治疗

机体发挥体液免疫功能的主要效应分子是抗体，抗体具有中和毒素、介导溶解病原微生物和淋巴细胞、中和炎症因子、作为靶向性载体等作用。利用抗体的功能，清除病理性抗原，达到治疗疾病的目的，即为以抗体为基础的免疫治疗。治疗性抗体主要包括免疫血清、单克隆抗体和基因工程抗体等。

（一）免疫血清

免疫血清的主要成分是抗体，主要包括以下几种：

1. 抗毒素

抗毒素可中和体内相应毒素，起到紧急治疗作用，如破伤风抗毒素、白喉抗毒素、蛇毒抗毒素等。

2. 人丙种球蛋白

正常人血浆含有多种抗体，包括针对麻疹、脊髓灰质炎、甲肝、丙肝等传染病的抗体，可用于相应疾病易感人群的免疫治疗。对于一些疾病患者如乙肝患者，可用特异性抗乙肝抗血清进行治疗。

3. 抗菌免疫血清

抗菌免疫血清指用细菌免疫动物所得的免疫血清，用于治疗相应细菌的感染，但因治疗效果不显著，已被抗生素所替代。

4. 抗病毒免疫血清

抗病毒免疫血清指由病毒免疫动物所得的免疫血清，对预防病毒感染有显著作用。但它不能进入感染细胞杀伤病毒，治疗效果有限。成功案例是，在 2003 年 SARS 流行期间，利用 SARS 患者恢复期血清治疗 SARS 患者，取得了一定疗效。

5. 抗 T 淋巴细胞丙种球蛋白

用人 T 细胞免疫动物制备免疫血清，再从免疫血清中分离纯化免疫球蛋白，即为抗 T 淋巴细胞丙种球蛋白。将其注入人体，在补体的参与下可使 T 细胞溶解破坏，从而抑制 T 细胞功能。该制剂主要用于器官移植受者，阻止移植排斥反应的发生，延长移植物的存活时间，也用于治疗某些自身免疫性疾病。

（二）单克隆抗体

1. 抗细胞表面分子的单克隆抗体

该抗体能识别表达特定表面分子的免疫细胞，在补体的参与下使该细胞溶解，从而抑制其功能，如抗 CD19 抗体可抑制 B 细胞功能。

2. 抗细胞因子的单克隆抗体

TNF-α 和 IL-1 是重要的炎性介质，在类风湿性关节炎等疾病的发生和发展中起重要作用。以抗 IL-1 或抗 TNF-α 单抗中和相应细胞因子的活性，可以减轻炎症反应。

3. 抗体靶向治疗

用特异性抗体作为载体，将化疗药物、放射性核素以及毒素等细胞毒性物质靶向性携带至肿瘤病灶局部，可发挥特异性杀伤肿瘤细胞的作用，而对正常细胞的损伤较轻，该载体抗体也称为免疫偶联物，常用的抗体靶向药物如下。

（1）放射性免疫偶联物：将单抗与放射性核素偶联，利用放射性核素（主要是 β 粒子）发射的能量杀死瘤细胞，也称为内照射放疗。此类偶联物是这三种偶联物中最有效的一种。

（2）免疫毒素（immunotoxin）：将单抗与毒素连接的抗体靶向药物。常用毒素有两类：一是植物毒素，包括蓖麻毒素、相思子毒素、苦瓜毒素等；二是细菌毒素，包括白喉毒素（DT）、铜绿色假单胞菌外毒素（PE）等。

（3）化学免疫偶联物：将化疗药物与单抗相结合，靶向作用于病变区域，不仅提高药物的疗效，而且还能降低药物对其他器官组织的细胞毒性。常用的化疗药物有甲氨蝶呤、长春新碱、阿霉素等。

（三）基因工程抗体

基因工程抗体（gene engineering antibody，GeAb）又称重组抗体，是通过 PCR 技术获得抗体基因或基因片段，与适当载体重组后引入不同表达系统所产生的抗体，被广泛应用于疾病的临床诊断、预防、治疗以及基础理论研究等领域。

三、以细胞因子及其拮抗剂为基础的免疫治疗

（一）细胞因子补充疗法

机体由于缺乏某种细胞因子而导致免疫系统功能紊乱的现象，可通过输注外源性细胞因子加以纠正，恢复内环境的平衡，达到治疗疾病的目的，此即细胞因子补充疗法。由于细胞因子在体内的半衰期短，需要反复大剂量注射才能有一定疗效，如此可能导致严重的不良反应，因此需严格控制。目前已有多种细胞因子应用于临床，美国 FDA 已批准生产和临床使用的细胞因子见表 23-2。

表 23-2 美国 **FDA** 已批准生产和临床使用的细胞因子

名称	适应证
IFN-α	白血病、Kaposi 肉瘤、肝炎、癌症、AIDS
IFN-β	多发性硬化症
IFN-γ	慢性肉芽肿、生殖器疣、过敏性皮炎、感染性疾病、类风湿性关节炎
G-CSF	自身骨髓移植、化疗导致的粒细胞减少症、AIDS、白血病、再生障碍性贫血
GM-CSF	自身骨髓移植、化疗导致的血细胞减少症、AIDS、再生障碍性贫血
EPO	慢性肾衰竭导致的贫血、癌症或癌症化疗导致的贫血、失血后贫血
IL-2	癌症、免疫缺陷、疫苗佐剂
IL-11	肿瘤放化疗所致血小板减少症
PDGF	糖尿病所致腿、足溃疡

（二）细胞因子阻断疗法

细胞因子是通过与其受体结合而发挥作用的。细胞因子阻断疗法是通过阻断细胞因子与其受体的结合及信号转导，抑制细胞因子的病理生理作用。其发挥作用的方式有两种：一是用抗细胞因子抗体（拮抗剂），阻碍相应细胞因子与其受体的结合；二是用可溶性细

胞因子受体，竞争性抑制细胞因子与靶细胞膜受体的结合，参与对细胞因子的负向调控。该疗法可用于治疗炎症、自身免疫性疾病、移植排斥反应、休克等。

（三）细胞因子基因疗法

细胞因子基因疗法是指将细胞因子或其受体基因导入机体内，使其在体内持续表达并发挥治疗效应。这种治疗方法克服了直接补充细胞因子半衰期短、可能产生严重不良反应的缺点，在体内免疫网络的调控下能发挥更好的治疗作用。目前该疗法的研究和应用主要集中在肿瘤治疗方面，相信随着科学的发展进步，它的应用会更广泛。

四、以细胞为基础的免疫治疗

细胞作为机体发挥免疫功能的组成成员，参与或影响某些疾病的发生或进展，因此可用于治疗疾病。参与人体免疫反应的细胞很多，如淋巴细胞、单核/巨噬细胞、自然杀伤细胞等，因此有多种不同的免疫活性细胞曾被用于治疗疾病。

（一）造血干细胞

造血干细胞是血液系统中的成体干细胞，主要来源于骨髓、脐带等，具有自我更新能力和分化成各类成熟血细胞的潜能，可根据机体的生理需求适时补充血液系统各个成熟细胞组分。在损伤、炎症等应激状态下，造血干细胞也扮演着调节和维持体内血液系统各个细胞组分生理平衡的角色。

造血干细胞移植是促进机体恢复免疫功能的重要手段，已广泛应用于血液系统疾病以及自身免疫疾病等的治疗。在其他实体瘤如淋巴瘤、生殖细胞瘤、乳腺癌、小细胞肺癌的治疗中，主要应用于常规治疗失败、复发难治以及具有不良预后因素的患者。

（二）免疫效应细胞

将自体或异体免疫效应细胞在体外活化、扩增后，输入患者体内，增强患者免疫应答功能，直接或间接杀伤肿瘤细胞及病毒感染细胞等，这种治疗方法叫过继免疫治疗方法。目前常用的免疫效应细胞如下：

1. 细胞毒性 T 淋巴细胞

细胞毒性 T 淋巴细胞是机体细胞免疫反应的主要效应细胞，具有杀伤肿瘤和感染细胞的作用，其杀伤作用须依赖 MHC I 类分子，因而无法杀伤 MHC I 类分子阴性的肿瘤细胞，适用于表达 MHC I 类分子的肿瘤的治疗。

2. 自然杀伤细胞

自然杀伤细胞是人体先天性免疫的核心组成部分，是人体防御体系的第一道屏障，发挥效应时间早，在抗肿瘤、抗病毒的天然免疫中起重要作用。NK 细胞能渗透到大多数组织中攻击肿瘤细胞和病毒感染细胞，杀伤活性无 MHC 限制性，弥补了 CTL 杀瘤时受MHC I 类分子限制的缺陷，广泛应用于肿瘤的非特异性免疫治疗。

3. 淋巴因子活化的杀伤细胞

淋巴因子活化的杀伤细胞（lymphokine activated killer cells，LAK）是将外周血单个

核细胞在体外经过 IL-2 培养后，诱导产生的一种非特异性杀伤细胞。LAK 细胞杀伤肿瘤细胞不需抗原致敏且无 MHC 限制性，可以杀伤多种对 CTL、NK 细胞不敏感的肿瘤细胞。目前应用 LAK 细胞与直接注射 IL-2 等细胞因子联合治疗某些肿瘤，如转移性肾细胞癌、黑色素瘤、结肠癌和非何杰金氏淋巴瘤等，已获得一定的疗效。但值得注意的是在 IL-2/LAK 疗法中因 IL-2 用量大，可能出现严重不良反应——毛细血管渗漏综合征（主要表现为全身性水肿和多器官功能失调，可引起胸膜腔积液和腹膜腔积液、肺间质水肿和充血性心力衰竭），因而限制了其临床应用的推广。

4. 肿瘤浸润淋巴细胞

肿瘤浸润淋巴细胞（tumor infiltrating lymphocytes，TIL）是从患者实体瘤组织中分离的浸润淋巴细胞，经 IL-2 体外培养后，回输患者体内，发挥杀肿瘤细胞功能。TIL 细胞具有特异性杀伤肿瘤细胞的功能，其生长、扩增以及杀伤活性均强于 LAK 细胞，不良反应明显低于 IL-2/LAK 疗法。在治疗转移性肺癌等晚期肿瘤患者中取得了一定疗效。

5. 细胞因子诱导的杀伤细胞

细胞因子诱导的杀伤细胞（cytokine-induced killer cells，CIK）是将外周血单个核细胞经多种细胞因子（如 IFN-γ、IL-2、CD3 单克隆抗体等）体外刺激、活化、扩增出来的一群异质细胞，兼具有 T 淋巴细胞强大的抗瘤活性和 NK 细胞的非 MHC 限制性杀瘤优点，能像"导弹"样精确地杀伤肿瘤细胞，而不损伤任何正常细胞。其杀伤靶细胞作用较 LAK 细胞强，可有效消除微小残留瘤病变，预防肿瘤复发，延长患者生存期，对多种实体瘤具有较好的疗效。

（三）树突状细胞

树突状细胞是机体免疫应答的"启动者"，能主动识别肿瘤抗原或感染原，并把抗原信息传递给免疫活性细胞（CIK、T 细胞等），促进其激活和大量增殖，提升机体免疫能力，在机体抗肿瘤和感染免疫应答中具有十分重要的作用。

有研究结果发现，在肿瘤患者体内，DC 免疫功能缺陷，不能引发抗肿瘤免疫反应，是肿瘤免疫逃逸的重要原因之一。通过体外诱导功能健全的 DC，制备 DC 疫苗，用于肿瘤免疫治疗，具有很好的临床应用价值。另外，将 DC 和 CIK 联合应用，已成为目前较佳的一种治疗多种肿瘤的免疫治疗手段，展现出很好的临床疗效和应用前景。

（四）肿瘤疫苗

肿瘤疫苗（tumor vaccine）是将具有肿瘤抗原性的疫苗进行免疫接种，激发或增强患者特异性抗瘤免疫应答。肿瘤疫苗包括细胞性疫苗和可溶性抗原/多肽疫苗两大类：

（1）细胞性疫苗：具有制备相对简便、免疫原性强的优点，缺点是必须通过外科或一些特殊途径获得肿瘤细胞。

（2）可溶性抗原/多肽疫苗：获取较容易，但免疫原性较弱，且不能同时附加其他免疫刺激分子。但如果已知某肿瘤的抗原成分，就可以在体外通过基因工程的方法制备出该抗原或抗原多肽，与不同佐剂联合应用达到免疫激发的目的。实现这一技术的前提是必须明确所患肿瘤的抗原成分和结构。然而目前对肿瘤的认识尚不足，以及患者间存在个体差异，要实现如此精准的治疗还有一定难度，不过随着医学研究的发展，相信未来是可能实现的。

五、免疫调节剂

免疫调节剂（immunoregulative preparation）是指能非特异性地增强或抑制机体免疫功能的制剂。根据作用方式分为免疫增强剂和免疫抑制剂。

（一）免疫增强剂

免疫增强剂（Immune potentiator）是一类能增强免疫功能的制剂。根据其作用特点可分为两类：①可非特异性增强机体免疫功能的制剂，如胸腺肽、干扰素、左旋咪唑及真菌多糖等，应用后可立即引起机体发生短暂而广泛的免疫增强作用，主要用于治疗免疫功能低下所致的疾病，如免疫缺陷病、肿瘤、病毒及真菌感染等。②免疫佐剂（简称佐剂）如明矾、脂多糖、卡介苗、弗氏佐剂等，能明显增强抗原性弱的多肽或多糖产生特异性免疫应答，发挥其辅佐作用。在注射疫苗时，添加佐剂可显著提升特异性免疫效果，防治疾病。

随着人们对疾病治疗观念的转变，治疗策略已经由外在直接杀伤病原体转向提升机体自身免疫功能从而杀伤病原体，免疫增强剂因而在医学应用领域引起广泛的关注，相关研究已成为应用医学最活跃的研究领域之一。

（二）免疫抑制剂

免疫抑制剂（immunosuppressive preparation）是一类能抑制机体免疫反应的药物，具有抑制免疫细胞的增殖和功能、降低抗体免疫反应的作用。免疫抑制剂主要用于抑制器官移植排斥反应和治疗多种自身免疫性疾病如类风湿性关节炎、系统性红斑狼疮、炎性肠病等。常用的免疫抑制剂主要有五类。

1. 糖皮质激素类

糖皮质激素类是临床中最常用的免疫抑制剂，如可的松、泼尼松。它可抑制巨噬细胞的吞噬功能，溶解淋巴细胞，减少针对自身抗原的自身抗体的生成，广泛用于严重急性感染、过敏性疾病、组织器官移植的排斥反应及某些自身免疫性疾病的治疗。

2. 微生物代谢产物类

这是一类从微生物代谢产物中提取的免疫抑制药物。

（1）环孢素 A（CsA）：可特异性抑制 T 淋巴细胞尤其是 Th 细胞的反应和增生，抑制 IL-2、IFN 等细胞因子的合成，干扰 T 细胞活化，在抗器官移植排斥反应中取得了很好的疗效，是目前各种临床移植抑制药物的首选用药，同时也用于自身免疫性疾病的治疗。

（2）他克莫司（Tacrolimus，FK506）：作用机制类似于 CsA，但免疫抑制强度高出 10～100 倍，对预防各种器官移植所出现的排斥反应效果更佳，尤适用于肝脏移植。

（3）雷帕霉素（Rapamycin，RPM）：属大环内酯类抗生素，是一种用于实体器官移植排斥反应的免疫抑制剂。对外周血单核细胞的增殖抑制作用比 CsA 强 50～500 倍，肾毒性比 CsA 和 FK506 都低，联合用药有良好的协同作用，是一种疗效好、低毒、无肾毒性的新型免疫抑制剂。

（4）霉酚酸酯（mycophenolatemofetil，MMF）：商品名为骁悉（Cellcept），具有较强的免疫抑制作用，能特异性抑制 T 细胞和 B 细胞的增殖，抑制抗体形成和细胞毒 T 细胞的分化。

3. 抗代谢物类

（1）硫唑嘌呤：主要抑制 DNA、RNA 和蛋白质合成，具有抑制 T、B 淋巴细胞的作用，不抑制巨噬细胞的吞噬功能。它是防止器官移植排斥反应的有效药物，并广泛应用于多种自身免疫性疾病的治疗。

（2）氨甲喋呤：为抗叶酸类抗代谢药物，对细胞免疫及体液免疫均具有抑制作用。

4. 多克隆和单克隆抗淋巴细胞抗体

（1）抗淋巴细胞球蛋白（antilymphocyte globulin，ALG）：可与淋巴细胞结合，在补体的共同作用下，使淋巴细胞裂解，可用于器官移植的排斥反应，多在其他免疫抑制药无效时使用。

（2）抗胸腺细胞球蛋白（antithymocyte immunoglobulin，ATG）：是用人的胸腺细胞免疫马、兔等动物，抽取致敏动物的血液，经分离纯化而得。其作用及不良反应均同 ALG。

（3）单克隆抗体 OKT3：为第一个用于临床的抗 T 细胞单克隆抗体，针对 T 细胞上 CD3 抗原，可逆转同种异体排斥反应，具有中等强度的免疫抑制效应。缺点是如果反复多次应用，可能产生较严重的不良反应如发热、低血压、头痛、肺水肿、高凝血症乃至癫痫发作等，且由于 OKT3 单抗通常为鼠源性，因此在临床应用时可能产生抗异种蛋白的过敏反应。

5. 烷化剂类

常用药物环磷酰胺（cyclophosphamide，CTX）是最早应用于临床的免疫抑制剂。它通过杀伤免疫细胞、影响免疫过程的各阶段抑制机体免疫功能，用于肾病综合征、系统性红斑狼疮、类风湿性关节炎等疾病的治疗。因有较明显的不良反应如食欲减退、恶心、中毒性膀胱炎、肝功能损害等，其应用受到了限制。

（彭晓东）

参考文献

[1] 曹雪涛，何维. 医学免疫学 [M]. 第三版. 北京：人民卫生出版社，2015.

[2] 邬与川，左丽. 医学免疫学 [M]. 第二版. 北京：科学出版社，2015.

[3] Abul K. Abbas, Andrew H Lichtman, Shiv Pillai. Cellular and Molecular Immunology. 8th Ed. Elsevier Inc. 2014.

[4] Kenneth Murphy. Janeway's Immunobiology. 8th Ed. Garland Science, Taylor & Francis Group, LLC, 2011.

[5] 龚非力. 医学免疫学 [M]. 第三版. 北京：科学出版社，2012.

[6] 章崇杰. 医学免疫学 [M]. 成都：四川大学出版社，2007.

[7] 何维. 医学免疫学 [M]. 北京：人民卫生出版社，2005.

附录一　细胞因子

简写	名称	来源	目标	功能
CT1	心肌营养蛋白1	心肌细胞，T细胞，其他	心肌层	细胞生长
CNTF	纤毛神经营养因子	施万细胞，星形胶质细胞	神经元	细胞存活
EGF	上皮细胞生长因子	多种细胞	上皮细胞，成纤维细胞，内皮细胞	生长，增殖
EPO	红细胞生成素	肾脏，肝脏	红系前体细胞	红系分化
FGF	成纤维细胞生长因子	多种细胞	多种细胞	增殖，有利于慢性软组织溃疡的愈合
FLT3L	FMS相关酪氨酸激酶3配体	多种组织	髓系细胞，尤其是DC	增殖，分化
G-CSF	粒细胞集落刺激因子	巨噬细胞，内皮细胞，成纤维细胞，其他	定向组细胞	粒细胞的分化，活化和成熟
GH	生长激素	垂体，胎盘	多种组织	生长，脂肪细胞分化，诱导胰岛素样生长因子
GM-CSF	粒细胞巨噬细胞集落刺激因子	T细胞，巨噬细胞，内皮细胞，成纤维细胞	不成熟的髓单核祖细胞，成熟的巨噬细胞，粒细胞，DC	生长，分化，存活，活化
IFN-α/β	干扰素α/β	巨噬细胞，成纤维细胞，浆细胞样DC，其他	NK细胞，DC，其他	抗病毒，抗恶性增生，增强MHCⅠ类分子的表达
IFN-γ	干扰素γ	Th1细胞，NK细胞	巨噬细胞，内皮细胞，NK细胞	活化，上调MHCⅡ类分子的表达，增强抗原提呈
IL-1	白细胞介素-1	多种细胞，主要是巨噬细胞	中枢神经系统，内皮细胞，肝脏，胸腺细胞，巨噬细胞	发烧，厌食，活化，急性期反应，共刺激，细胞因子分泌
IL-2	白细胞介素-2	T细胞，NK细胞，NKT细胞	T细胞，B细胞，NK细胞，巨噬细胞	增殖，细胞毒活性，IFN-γ分泌，产生抗体

317

简写	名称	来源	目标	功能
IL-3	白细胞介素-3	T 细胞，巨噬细胞，肥大细胞，NKT 细胞，嗜酸性粒细胞	多系的不成熟的造血祖细胞	生长，分化，存活
IL-4	白细胞介素-4	Th2 细胞，肥大细胞，NKT 细胞，γδT 细胞	T 细胞，B 细胞，巨噬细胞	增殖，向 Th2 分化，IgG1 和 IgE 的产生，抑制细胞免疫
IL-5	白细胞介素-5	Th2 细胞，活化的嗜酸性粒细胞，NK 细胞，NKT 细胞	嗜酸性粒细胞，B 细胞，嗜碱性粒细胞，肥大细胞	增殖，活化
IL-6	白细胞介素-6	巨噬细胞，成纤维细胞，内皮细胞，上皮细胞，T 细胞，其他	肝脏，B 细胞，T 细胞，胸腺细胞，髓系细胞，破骨细胞	急性期反应，增殖，分化，协同刺激
IL-7	白细胞介素-7	骨髓，胸腺基质细胞，脾，DC，角质细胞，单核细胞，巨噬细胞	胸腺细胞，T 细胞，B 细胞	生长，分化，存活
IL-9	白细胞介素-9	Th2 细胞，Th9 细胞，肥大细胞，嗜酸性粒细胞	T 细胞，B 细胞，肥大细胞祖细胞	增殖，抑制 Th1 反应
IL-10	白细胞介素-10	Th2 细胞，其他	巨噬细胞	下调 MHC II 类分子的表达，减弱抗原提呈
IL-11	白细胞介素-11	基质细胞，滑膜细胞，成骨细胞	造血干细胞，肝细胞，巨噬细胞，神经元	增殖
IL-12	白细胞介素-12	巨噬细胞，B 细胞，DC	T 细胞，NK 细胞	Th1 方向分化，增殖，细胞毒活性
IL-13	白细胞介素-13	活化 T 细胞，NKT 细胞，肥大细胞，嗜碱性粒细胞	B 细胞，巨噬细胞，肥大细胞，上皮细胞，平滑肌	辅助刺激增殖，IgE 产生，上调 CD23 和 MHC II 类分子的表达，抑制细胞因子分泌和细胞免疫
IL-14	白细胞介素-14	T 细胞	B 细胞	增殖，记忆性 B 细胞产生和维持
IL-15	白细胞介素-15	多种细胞	T 细胞，尤其是记忆细胞，NK 细胞，NKT 细胞	增殖，存活，活化
IL-16	白细胞介素-16	T 细胞，肥大细胞，嗜酸性粒细胞	CD4$^+$ T 细胞，单核细胞，嗜酸性粒细胞	趋化

简写	名称	来源	目标	功能
IL-17A	白细胞介素-17A	Th17 细胞，细胞毒 T 细胞，γδT 细胞	内皮细胞，多种细胞	促进炎症反应
IL-17B/C/D	白细胞介素-17B/C/D	多种细胞	单核细胞，上皮细胞	炎症，软骨形成
IL-17F	白细胞介素-17F	Th17 细胞，CD8T 细胞，γδT 细胞，单核细胞，其他	多种细胞	诱导 TGF-β 表达，抑制血管生成
IL-18	白细胞介素-18	多种细胞，尤其是巨噬细胞，角质细胞，成骨细胞	T 细胞，NK 细胞，巨噬细胞，上皮细胞	促进 IFN-γ 产生，诱导 NK 细胞的细胞毒活性，抑制破骨细胞的形成
IL-19	白细胞介素-19	Th2 细胞，单核细胞，NKT 细胞，黑色素细胞	T 细胞，角质细胞，上皮细胞	产生炎症性细胞因子，促进 Th2 应答，活化上皮细胞
IL-20	白细胞介素-20	Th2 细胞，单核细胞，NKT 细胞	巨噬细胞，T 细胞，角质细胞，上皮细胞	增强多能祖细胞的增殖，促进胶质细胞增殖分化
IL-21	白细胞介素-21	T 细胞，Th17 细胞，Tfh 细胞	T 细胞，B 细胞，NK 细胞，DC，巨噬细胞，角质细胞	抗体类别转换，浆细胞分化，增强 CD8+ T 细胞和 NK 细胞应答，促进 Th17 细胞分化
IL-22	白细胞介素-22	巨噬细胞，B 细胞	T 细胞，NK 细胞	促进 Th1 细胞分化，增殖和细胞毒活性
IL-23	白细胞介素-23	巨噬细胞，DC	T 细胞，巨噬细胞	诱导 IL-17 产生
IL-24	白细胞介素-24	Th2 细胞，NKT 细胞，B 细胞，单核细胞，巨噬细胞	皮肤细胞，肺脏，再生组织	增殖，存活，伤口愈合
IL-25 (IL17E)	白细胞介素-25	肥大细胞，Th2 细胞，多种组织	Th2 细胞，表达 MHCⅡ 的非 T 非 B 细胞	诱导促炎性细胞因子产生
IL-26	白细胞介素-26	Th17 细胞，NK 细胞	上皮细胞	黏膜免疫，皮肤炎症，促进角朊细胞分泌细胞因子
IL-27 (IL-30)	白细胞介素-27	CD4T 细胞，NK 细胞，DC，巨噬细胞，上皮细胞	T 细胞，NK 细胞	抗病毒免疫，促进 Th1 分化，B 细胞类别转换，抑制 Th17 细胞分化
IL-28	白细胞介素-28	DC，T 细胞，肠上皮细胞，病毒感染细胞	细胞毒 T 细胞，NK 细胞，角质细胞，黑色素细胞	抗病毒免疫，增强干扰素分泌

简写	名称	来源	目标	功能
IL-29	白细胞介素-29	DC，T细胞，肠上皮细胞，病毒感染细胞	角质细胞，黑色素细胞	抗病毒免疫
IL-31	白细胞介素-31	Th2细胞，CD8+ T细胞	单核细胞，上皮细胞，角质细胞，嗜酸性粒细胞，嗜碱性粒细胞	诱导促炎性细胞因子，趋化因子，基质金属蛋白酶，招募中性粒细胞
IL-32	白细胞介素-32	活化T细胞，NK细胞	单核细胞，巨噬细胞	刺激TNF产生
IL-33	白细胞介素-33	内皮细胞，平滑肌细胞，心肌细胞，角质细胞	T细胞，肥大细胞	增强Th2应答，黏膜免疫反应，抗寄生虫免疫反应
IL-35	白细胞介素-35	Treg	T细胞	Treg细胞增殖，抑制Th17细胞
LEP	瘦素	脂肪细胞	下丘脑，甲状腺	饱腹感，控制代谢率
LIF	白血病抑制因子	子宫，巨噬细胞，成纤维细胞，内皮细胞，上皮细胞，T细胞	胚胎干细胞，神经元，造血细胞	存活
LTA	淋巴毒素α	活化的T细胞和B细胞	多种细胞	细胞溶解，淋巴结结构，活化
M-CSF	巨噬细胞集落刺激因子	巨噬细胞，内皮细胞，成纤维细胞，其他	粒单核定向祖细胞	分化，增殖，存活
OSM	制瘤素M	巨噬细胞，成纤维细胞，内皮细胞，上皮细胞，T细胞，其他	髓系细胞，肝脏，胚胎干细胞	分化，诱导急性期反应
PRL	泌乳素	垂体，子宫	乳腺上皮细胞	生长，分化
SCF	干细胞因子	骨髓基质细胞	多能干细胞	活化，生长
TPO	促血小板生成素	肝脏，肾脏	定向干细胞，巨核细胞	血小板生成
TNF	肿瘤坏死因子	巨噬细胞，T细胞	中性粒细胞，巨噬细胞，内皮细胞，中枢神经系统，肌肉，脂肪，多种细胞	黏附，活化，细胞因子分泌，凝聚，发烧，恶病质，细胞溶解
TGF-β	转化生长因子β	T细胞，巨噬细胞，其他	T细胞，巨噬细胞，其他	抑制生长和活化

六	名称	来源	目标	功能
VEGF	血管内皮生长因子	肿瘤细胞等多种细胞	血管内皮细胞	促进血管和淋巴管的生成，参与胚胎发育、创伤愈合

趋化因子

系统名	普通名缩写	普通名	受体	靶细胞
CXCL1	GRO-α MGSA	生长相关原癌基因 α 黑色素瘤生长刺激活化因子	CXCR2 Duffy	NK，M，N，Ba Er
CXCL2	GRO-β	生长相关原癌基因 β	CXCR2	NK，M，N，Ba
CXCL3	GRO-γ	生长相关原癌基因 γ	CXCR2	NK，M，N，Ba
CXCL4	PF4	血小板因子 4	CXCR3，整合素	T，NK，En
CXCL5	ENA-78	上皮细胞来源的中性细胞引导分子 78	CXCR1，CXCR2	NK，DC，M，N，Ba，Plt
CXCL6	GCP-2	粒细胞化学诱导蛋白 2	CXCR1，CXCR2	NK，DC，M，N，Ba，Plt
CXCL7	NAP-2	中性粒细胞激活肽	CXCR2 Duffy	N，M，T，NK Er
CXCL8	IL-8	白细胞介素 8	CXCR1，CXCR2 Duffy	NK，DC，M，N，Ba，Plt Er
CXCL9	MIG	γ干扰素诱导的单核因子	CXCR3，CCR3（拮抗剂）	B，T，NK，M，Eo
CXCL10	IP-10	γ干扰素诱导型蛋白 10	CXCR3，CCR3（拮抗剂）	B，T，NK，M，Eo
CXCL11	I-TAC	干扰素诱导型 T 细胞 α 化学诱导剂	CXCR3，CCR3（拮抗剂）	B，T，NK，M，Eo
CXCL12	SDF-1	基质细胞相关因子 1	CXCR4，CCR7	SC，B，P，Thy，T，NK，NKT，DC，M，N，Ba，Eo，Plt
	PBSF	前 B 细胞生长刺激因子	CXCR4，CCR7	SC，B，P，Thy，T，NK，NKT，DC，M，N，Ba，Eo，Plt
CXCL13	BCA-1	B 细胞引导趋化因子 1	CXCR3，CCR5	B，T，NK，M，Eo
CXCL14	BRAK	乳房和肾脏组织分离趋化因子	未知	未知
CXCL16	Secxkine	脾提取的趋化因子	CXCR6	P，T，NKT
CCL1	I-309	可诱导因子 309	CCR8	T，M
CCL2	MCP-1	单核细胞趋化蛋白 1	CCR1，CCR2，D6 Duffy	B，T，NKT，DC，M，N，Ba，Eo，Plt Er

系统名	普通名缩写	普通名	受体	靶细胞
CCL3	MIP−1α	巨噬细胞炎性蛋白1α	CCR1，CCR5	B，P，Thy，T，NK，NKT
	LD78α		CCR1，CCR5	NK，NKT
	MIP−1αS	巨噬细胞炎性蛋白1αS	CCR1，CCR5	DC，M，Ba，Eo
CCL4	MIP−1β	巨噬细胞炎性蛋白1β	CCR5，CCR8，D6	B，P，Thy，T，NKT
	LD78β		CCR1（拮抗剂）	NK，NKT，DC，M，Ba，Eo
CCL5	RANTES	调节正常Tβ细胞活化表达及分泌因子	CCR1，CCR3，CCR5	B，P，Thy，T
			D6	NKT，NK，DC，M，Ba，Eo
			Duffy	Er
CCL7	MCP−3	单核细胞趋化蛋白3	CCR1，CCR2	B，P，Thy，T
			CCR3，D6，CCR5（拮抗剂）	NKT，NK，DC，M，Ba，Eo
CCL8	MCP−2	单核细胞趋化蛋白2	CCR1，CCR2，CCR3，CCR5，D6	B，P，Thy，T，NK，NKT，DC，M，Ba，Eo，
CCL11	Eotaxin−1	嗜酸性粒细胞活化趋化因子1	CCR3，CCR5，D6	B，P，Thy，T
			CCR2（拮抗剂），CCR3（拮抗剂）	NK，NKT，DC，M，N，Ba，Eo，Plt
CCL13	MCP−4	单核细胞趋化蛋白4	CCR1，CCR2	B，P，Thy，T
			CCR3，D6	NKT，DC，M，N
CCL14a	HCC−1	透析过滤CC型趋化因子1	CCR1，CCR5，D6	B，T，NK，NKT，DC，M，N，Ba，Eo，Plt
CCL14b	HCC−3	透析过滤CC型趋化因子3	未知	未知
CCL15	HCC−2	透析过滤CC型趋化因子2	CCR1，CCR3	B，P，Thy，T，NKT，DC，M，N，Ba，Eo，Plt
	LKN−1	白细胞诱素−1	CCR1，CCR3	B，P，Thy，T，NKT，DC，M，N，Ba，Eo，Plt
CCL16	HCC−4	透析过滤CC型趋化因子4	CCR1，CCR2，CCR5，CCR8	B，T，NK，NKT，DC，M
	LEC	肝脏表达的趋化因子	CCR1，CCR2，CCR5，CCR8	N，Ba，Eo，Plt
CCL17	TARC	胸腺及活化调节趋化因子	CCR4，CCR8	Thy，T，NKT，DC，M，Plt
CCL18	DC−CK1	树突状细胞趋化因子	CCR6	B，T，NKT，DC
	PARC	肺及活化调节趋化因子	CCR6	B，T，NKT，DC
CCL19	ELC	EB病毒诱导基因1配体趋化因子	CCR7，CCX−CKR	B，Thy，T，NK，DC，M
	MIP−3β	巨噬细胞炎性蛋白3β	CCR7，CCX−CKR	B，Thy，T，NK，DC，M
CCL20	LARC	肝脏及活化调节趋化因子	CCR6	B，T，NKT，DC
	MIP−3α	巨噬细胞炎性蛋白3α	CCR6	B，T，NKT，DC
CCL21	SLC	次级淋巴组织趋化因子	CXCR3，CCR7，CCX−CKR	B，Thy，T，NK，DC，M，Eo

系统名	普通名缩写	普通名	受体	靶细胞
CCL22	MDC	巨噬细胞相关趋化因子	CCR4	Thy，T，NK，DC，Plt
CCL23	MPIF-1	髓系前体细胞抑制因子1	CCR1	B，T，NKT，DC，M，N，Ba，Eo，Plt
CCL24	Eotaxin-2	嗜酸性粒细胞活化趋化因子2	CCR3	P，Thy，T，Ba，Eo，Plt
CCL25	TECK	胸腺表达的趋化因子	CCR9，CCX-CKR	P，Thy，T，DC
CCL26	Eotaxin-3	嗜酸性粒细胞活化趋化因子3	CCR3	P，Thy，T，Ba，Eo，Plt
CCL27	CTACK	皮肤T细胞诱引趋化因子	CCR10	P，T
CCL28	MEC	乳腺富集趋化因子	CCR3，CCR10	P，Thy，T，Ba，Eo，Plt
CX3CL1	Fractalkine	分形趋化因子	CX3CR1	T，NK，M
XCL1	Lymphotactin-α	淋巴细胞趋化因子α	XCR1	NK
XCL2	Lymphotactin-β	淋巴细胞趋化因子β	XCR1	NK

注：缩写表示如下。B：B细胞；Ba：嗜碱性粒细胞；DC：树突状细胞；En：内皮细胞；Eo：嗜酸性粒细胞；Er：红细胞；M：单核/巨噬细胞；N：中性粒细胞；NK：自然杀伤细胞；NKT：自然杀伤T细胞；P：浆细胞；Plt：血小板；SC：多能干细胞；T：T细胞；Th：辅助T细胞；Thy：胸腺细胞。

附录二 人 CD 分子的主要特征

CD	主要表达细胞	分子量（kDa）/结构	功能
CD1a	Thy, DCsub, LHC, Bsub [T]	gp49（IgSF）	与 β2m 组成 MHC I 类样分子，有抗原提呈功能
CD1b	Thy, DC, LHC, Bsub [T]	gp45（IgSF）	与 β2m 组成 MHC I 类样分子，有抗原提呈作用
CD1c	Thy, DCsub, LHC, Bsub [T]	gp43（IgSF）	与 β2m 组成 MHC I 类样分子，有抗原提呈作用
CD1d	Thy, DC, LHC, Bsub	（IgSF）	与 β2m 组成 MHC I 类样分子，有抗原提呈作用
CD2	T, Thy, Nksub [T]	Gp45-58（IgSF）	与 LFA-3（CD58）和 CD48 结合，参与 T 细胞活化
CD2R	Ta, NK [T]	gp50（IgSF）	参与 T 细胞活化
CD3	T, Thy [T]	$\gamma\delta\varepsilon\zeta\eta$ 分别为 p26，20，19，16，21	TCR/CD3 复合体，T 细胞信号转导
CD4	Tsub, Msub, Thysub [T]	gp55（IgSF）	与 MCH II 类分子结合，信号转导，HIV 受体，结合 IL-16
CD5	T, Thy, Bsub [T]	gp67（Scavenger 受体）	与 CD72 结合，T 细胞信号转导和增殖，CD5$^+$ B 细胞与自身免疫有关
CD6	Tsub, Bsub, Thy [T]	gp100（scavenger 受体）	配体 CD166，T 细胞活化，胸腺细胞与基质细胞相互作用
CD7	T, NK, 不成熟 Mysub [T]	gp40（IgSF）	参与 T、NK 细胞活化
CD8	Tsub（α/β），Thysub, IEL, Nksub（α/α）[T]	gp（36/32），α/α 或 α/β 二聚体（IgSF）	与 MHC I 类分子结合，信号转导
CD9	Pt, Pre-B, M, Eo, Ba, Meg [Pt]	gp24（TM4-SF）	血小板凝集和活化，可能参与前 B 细胞黏附和信号转导
CD10	Pre-B, CALL, G [B]	gp100（II 型膜分子）	中性肽链内切酶，调节 B 细胞发育和 T 细胞活化
CD11a	Leu [AS]	gp180（integrin α）	与 ICAM-1、-2 和 -3 结合，介导细胞黏附

CD	主要表达细胞	分子量（kDa）/结构	功能
CD11b	G，M，NK，Mac［AS］	gp170（integrin α）	iC3b 和 Fg 受体，与 ICAM－1 结合，黏附，调理吞噬
CD11c	M，G，Mac，Tsub［AS］	gp150（integrin α）	iC3b、C3dg、Fg 受体，调理吞噬
CDw12	M，G，Pt［M］	gp90－120	?
CD13	M，G，［M］	gp150－170（Ⅱ型膜分子）	氨肽酶
CD14	M，G，DC，LHC［M］	gp55（GPI 连接）	LPS/LBP 复合物受体
CD15	G，（M），RS［AS］	Lewis^x 3FAL，X－hapten（CHO）	参与中性粒细胞黏附和吞噬，促进 NK 细胞杀伤
D15s	G，M［AS］	Sialyl-Lewis^x（sLe^x）（CHO）	CD62E、CD62L、CD62P 配体，白细胞黏附到 En 和 Pt
CD15u	G，M［CHO］	碳水化合物	
CD16a	NK，G，M，Mac［NK］	gp50－80（穿膜形式）（IgSF）	吞噬，ADCC，NK 活化，信号转导
CD16b	PMN［NK］	48（GPI 连接）	LPS/LBP 复合物受体
CDw17	G，M，Pt［M］	乳糖基酰鞘氨醇（CHO）	可能参与吞噬和信号转导
CD18	Leu［AS］	gp95（integrin β）	ICAM－1、－2 和－3，iC3b 配体，黏附，调理吞噬
CD19	B，Pre－B，FDC［B］	gp90（IgSF）	与 CD21、CD81 组成复合物，调节 B 细胞活化
CD20	B［B］	p33（TM4－SF）	Ca²⁺ 通道，调节 B 细胞活化和增殖
CD21	Pre－B，B，FDC［B］	p145（CCP，RCA）	C3d/EBV 受体，B 细胞活化，结合 sCD23，信号转导
CD22	B［B］	gp130/140（IgSF）	与 CD45RO、CD75 结合，B 细胞黏附到 M，介导 B－B，B－T 细胞相互作用，结合唾液酸化的糖缀合物
CD23	Bm，Ba，Ma，Eos，DC，Pt［B］	gp45	参与 IgE 生成的调节，调节 B 细胞分化，黏附
CD24	B，G［B］	gp35－45（GPI 连接）	B 细胞增殖和分化，结合 CD62P，协同刺激分子
CD25	Pre－T，Ta，Ba，Ma［CR］	gp55（CCP）	组成高亲力 IL－2 受体，T 细胞增殖
CD26	Ta，Ba，Mac［NL］	gp110（Ⅱ型膜分子）	参与 T 细胞活化，腺苷脱氨酶结合蛋白

CD	主要表达细胞	分子量（kDa）/结构	功能
CD27	T，Bsub［T］	p55（TNFR-SF）（同源二聚体）	CD70 的配体，T 细胞活化增殖
CD28	Tsub，Ba，PC［T］	gp44（IgSF）（同源二聚体）	与 CD80、CD86 互为配体，提供 T 细胞协同刺激信号
CD29	广泛分布［AS］	gp130（integrinβ）	与 ECM 黏合，细胞间黏附，结合 VCAM-1
CD30	Ta，Ba，RS［NL］	gp105 - 120（TNFR-SF）	与淋巴细胞活化和增殖有关，转导"死亡"信号
CD31	Pt，En，M，G，BNK，Tsub［AS］	gp140（IgSF）	嗜同性或嗜异性（与 CD38 互为受体）黏附附，炎症，En 功能，结合糖氨聚糖，结合 αVβ3
CD32	Mac，G，M，B，Eo［NL］	gp40（IgSF）	吞噬，ADCC，B 细胞活化负反馈，FcαRⅡB 可存在于胞浆
CD33	My，BM［M］	Gp67（IgSF）	参与造血？
CD34	BM，En，HSC［M］	gp115（与 IgSFC2 组有一定相似性）	调控早期造血，为 CD62L 的配体，外周淋巴结地址素
CD35	G，M，DC，B，Nksub，RBC［M］	p250（CCP）	结合 C3b 和 C4b，调理吞噬，红细胞免疫黏附，调节 B 细胞活化
CD36	Pt，M，Mac，（B）［Pt］	gp88，（TM2）	结合 ECM（CO、TSP），血小板黏附
CD37	B，（T，M，G）［B］	gp40 - 52（TM4-SF）	？
CD38	Ta，Thy，Ba，PC［B］	gp45（Ⅱ型膜分子）	白细胞活化，与 CD31 互为受体，细胞黏附
CD39	Ta，FDC，B，En［B］	gp78（TM3）	可能介导 B 细胞黏附、信号转导
CD40	B，M，FDC，并指状细胞，Ep［B］	gp50（TNFR-SF）	B 细胞增殖、分化和记忆细胞产生，配基为 CD40L，T-B 相互作用
CD41	Pt，Meg［Pt］	gp120/23（integrinα）	血小板凝集和活化，ECM（Fg，vWF）的受体，与 CD61 组成Ⅱb Ⅲa
CD42a	Pt，Meg［Pt］	gp22（LRR）	血小板黏附，结合 vWF、凝血酶
CD42b	Pt，Meg［Pt］	gp135（LRR）	血小板黏附，结合 vWF
CD42c	Pt，Meg［Pt］	gp22（LRR）	血小板黏附
CD42d	Pt，Meg［Pt］	gp85	
CD43	T，G，M［NL］	gp95-135	T 细胞活化、增殖和黏附，与 CD54 结合

CD	主要表达细胞	分子量（kDa）/结构	功能
CD44	Leu，Ep，Fb，RBC［AS］	gp80－95（Link）	黏附 ECM，T 细胞活化，淋巴细胞归位受体，归位到 HEV
CD44R	RBC［AS］	gp130，160，190，CD44 限制性表位	可能参与表皮细胞分化
CD45	Leu［NL］	Gp180－240	PTP 酶，调节信号转导
CD45RA	Tsub，B，G，M［NL］	gp205－220（含 A 外显子编码产物异型）	调节信号转导
CD45RB	Tsub，B，M，Mac，G［NL］	gp205－220（含 B 外显子编码产物异型）	调节信号转导
CD45RC	T，B［NL］	gp200－220（含 C 外显子编码产物异型）	调节信号转导
CD45RO	Thy，Tsub，Bsub（G，M）［NL］	gp180（无 A、B 和 C 外显子编码产物异型	与 CD22 结合，调节信号转导
CD46	广泛，Leu，Pt［NL］	gp56－66（CCP）	调节补体活化，裂解 C3b，C4b 膜辅助因子蛋白
CD47	广泛［AS］	gp47（TM5）	黏附分子相关信号分子
CD47R	广泛，L［NL］		
CD48	Leu［NL］	gp45，（IgSF，GPI 连接）	CD2 的配基（小鼠，大鼠）
CD49a	Ta，Ba，M［AS］	gp210（integrin α）	黏附 CO 和 LN
CD49b	Leu，Pt，Fb，En［AS］	gp160（integrin α）	黏附 CO、LN，人肠道细胞病变孤儿病毒 1（ECHO 病毒 1）受体
CD49c	T，Bsub，M［AS］	gp150（integrin α）	黏附 FN、CO 和 LN
CD49d	M，T，B，Thy，Pt［AS］	gp150（integrin α）与 β7 组成 α4/β7	黏附 FN、结合 VCAM－1，归位受体，T-B 细胞黏附
CD49e	Pt，T，PMN，Bsub M［AS］	gp160［135/25 二硫键链内连接，（integrin α）	黏附 FN
CD49f	Pt，Meg，Tsub［AS］	gp150［120/30 二硫键链内连接，（integrin α）］	黏附 LN
CD50	Leu［AS］	gp120（IgSF）	黏附，CD11a－CD11b/CD18 配体，信号转导和协同刺激

CD	主要表达细胞	分子量（kDa）/结构	功能
CD51	Pt，En，Meg [Pt]	gp150，与 CD61 组成二聚体（integrinα）	黏附 VN，FN 和 vWF
CD52	Leu，Eos [NL]	gp25−29（GPI 连接）	补体介导溶解作用的靶分子
CD53	Leu，BM [NL]	gp32−40（TM4−SF）	B 细胞活化，可能参与膜运转
CD54	广泛 [AS]	gp90−115（IgSF）	与 LFA−1、Mac−1 和 CD43 结合，细胞间黏附，鼻病变受体，En 上 CD54 为恶性疟原虫受体
CD55	广泛 [NL]	gp70（CCP，GPI 连接）	衰变加速因子，调节补体活化，可与 CD97 结合
CD56	NK，Tsub [NK]	gp180（GPI 连接，IgSF，Fn3）	黏附
CD57	Nksub，Tsub [NK]	gp110（CHO）	参与 NK 活化后的杀伤作用，识别 CD62P、CD62L 和 LN
CD58	广泛 [AS]	gp55−70，（IgSF，部分 GPI 连接）	与 CD2 结合，黏附
CD59	广泛 [NL]	gp18−20（GPI 连接）	与 CD2 结合，结合 C8、C9，抑制 MAC
CD60	Tsub，Pt [Pt]	乙酰神经氨酸−半乳糖（CHO）	T 细胞活化
CD60a		碳水化合物	GD3
CD60b		碳水化合物	9−O−acettyl−GD3
CD60c		碳水化合物	7−O−acetyl−GD3
CD61	Pt，Meg [Pt]	gp105（integrin β）	血小板凝集和活化
CD62E	En [AS]	gp110（CL−SF，CCP，EGF）	黏附中性粒细胞通过结合 CD15s 结合到 En，结合 ELS−1
CD62L	T，B，M，NK，PMN，Eos [AS]	gp76（CL−SF，CCP，EGF）	黏附 CD15s、E−selectin，P−selectin? 结合 y−CAM−1、MadCAM−1、CD34 上的 O 连接糖基
CD62P	Pt，Meg，Ena [Pt]	gp140（CL−SF，CCP，EGF）	结合 PMN、M 表面 CD15s、CD15、CD24、CD162（PSGL−1），黏附到 En 和 Pt
CD63	Pt，Meg，Ena [Pt]	gp53（TM4−SF）	血小板活化，中性粒细胞活化，内皮细胞黏附
CD64	M [M]	gp75（IgSF）	吞噬、ADCC，Mac 活化

CD	主要表达细胞	分子量（kDa）/结构	功能
CD65	PMN［M］	岩藻糖基神经节苷脂（CHO）	中性粒细胞活化
CD65s	PMN，M［M］	唾液酸化的糖基（CHO）	？
CD66a	G，En［M］	gp160 — 180（IgSF）	嗜同性结合，也可识别CD62E
CD66b	G［M］	gp95 — 100（IgSF，GPI连接）	CEA家族成员
CD66c	G［M］	gp90（IgSF，GPI连接）	嗜同性结合
CD66d	G［M］	gp30（IgSF）	CEA家族成员
CD66e	G，My，Ep［M］	gp180 — 200（IgSF）	黏附，CEA家族成员
CD66f	G，M，Mac［M］	未鉴定	？
CD67			
CD68	Mac，Pta［M］	gp110	参与细胞摄粒作用和溶酶体运输
CD69	Ta，Ba，Mac，NK，Pt［NK］	34，28（同源二聚体，CL－SF）	参与信号转导，参与γδT细胞的溶细胞功能
CD70	Tsub，Ba，RS［NL］	gp55，75，95，110，170（TNF－SF）	CD27的配基，淋巴细胞活化
CD71	Mac，增殖细胞［NL］	p95（同源二聚体，Ⅱ型膜分子）	细胞增殖；结合HFE（HLA－H）
CD72	B［B］	gp43，39（C型凝集素）	与CD5结合，调节B细胞活化增殖
CD73	Bsub，Tsub，En［B］	p69（GPI连接）	T细胞活化
CD74	B，Msub［B］	gp41/35/33，MHCⅡ类相关恒定链（Ⅱ型膜分子）	与新合成的MHCⅡ类分子结合，防止MHC结合内源肽
CD75		碳水化合物	
CD75s		碳水化合物	
CDw75	B，Tsub［B］	P53，α2.6 sialyltrans－Ferase（CHO）	可能是CD22配基，B细胞相互接触
CDw76	B，Tsub［B］	gp85/67，寡糖（CHO）	？

CD	主要表达细胞	分子量（kDa）/结构	功能
CD77	Bac [B]	Globotriaocyl-ceramide（Gb3）（CHO）	参与凋亡过程中跨膜信号转导
CDw78	B，Macsub [B]	p67?	B 细胞活化的辅助蛋白
CD79a	B [B]	40-45（IgSF）	BCR 复合物组成成分
CD79b	B [B]	37（IgSF）	BCR 复合物组成成分
CD80	Ba，Mac，TStr [B]	gp60（IgSF）	活化 B 细胞抗原，CD28、CTLA-4 配基，提供 T 细胞协同刺激信号
CD81	广泛，B，T，M，[B]	p26（TM4-SF）	与 CD19、CD21 相连，组成 B 细胞复合物，HCV 受体
CD82	Leu [B]	gp50-53（TM4-SF）	淋巴细胞活化，信号传递
CD83	Ba，Ta，DC，LHC [B]	gp43（IgSF）	参与 APC 功能和细胞间相互作用?
CD84	B，M，Mac，Pt [B]	p73	?
CD85	DC	p120，83	ILT/LIR 家族
CD85a	M，Mac，G，Tsub		
CD85b			
CD85c			
CD85d	G，DCsub		
CD85e			
CD85f			
CD85g			
CD85h			
CD85i	NK，DC，M，PC，B		
CD85j	M，G，DC		
CD85k			
CD85l			
CD85m			
CD86	Ba，M [B]	gp80（IgSF）	CD28、CTLA-4 配体，提供 T 细胞协同刺激信号
CD87	My [M]	gp50-65（GPI 连接）	结合尿激活酶血纤维蛋白溶酶原激活因子，参与白细胞外渗
CD88	My [M]	gp40（TM7）	补体 C5a 受体，刺激脱颗粒
CD89	My，Tsub，Bsub [M]	gp55-75（IgSF）	IgAFc 段受体，信号转导

CD	主要表达细胞	分子量 (kDa) /结构	功能
CD90	Thy, Pre－B, 大脑 Pro－Hem [AS]	gp25－35 (IgSF, GPI 连接)	T 细胞活化、识别、黏附
CD91	M, Mac [M]	p600 (EGF, LDLR)	α2－巨球蛋白受体，与 M、Mac 摄粒作用有关
CD92	PMN [M]	p70	?
CD93	PMN, M, En [M]	p120	?
CD94	NK, Tsub [NK]	gp30－43 (异源二聚体, CL－SF)	与 NKG2 家族组成复合体，识别 HLA－E 分子，抑制 NK 杀伤活性
CD95	广泛，包括 Tac [CR]	gp45 (TNFR－SF)	结合 FasL、CD95L 和抗 CD95 mAb，可诱导程序性细胞死亡
CD96	Ta, NKa [NK]	gp160 (IgSF)	T 细胞活化
CD97	La [NL]	gp74, 80, 89 (EGF, TM7)	淋巴细胞活化，可结合 CD55
CD98	广泛, T, Leu [T]	Gp80/45 (Ⅱ 型膜分子)	活化、增殖抗原，调节细胞内 Ca^{2+}
CD99	广泛, T, Ta, NK, M [NL]	gp32	黏附作用，刺激信号
CD99R	T [T]	gp32	?
CD100	广泛, T, Ta, NK M [NL], Hem	gp150 (IgSF)	可能参与 T 细胞信号刺激和增殖
CD101	Ta, G, M, Ma, DC [M]	gp120 (IgSF)	抑制 T 细胞增殖
CD102	T, B, M, L, Pt, En [AS]	Gp60 (IgSF)	配体为 LFA－1、Mac－1，黏附，炎症
CD103	Tsub, IEL [AS]	gp150/25 (integrin α)	αE β7 结合 E－cadherin，T 细胞与上皮细胞黏附
CD104	T, Thy, En, 角脘 [AS]	gp205 (integrinβ)	可能是表皮整联配体蛋白和 LN 配基
CD105	En, Ma [EC]	gp95 (同源二聚体)	结合 TGF－β
CD106	En, M, BM [EC]	gp100－110 (IgSF)	VLA－4 和 α4β7 配体，参与淋巴细胞黏附、活化和协同刺激
CD107a	Pt [Pt]	gp110	溶酶体相关膜蛋白
CD107b	Pt [Pt]	gp110	溶酶体相关膜蛋白，血小板激活
CDw108	Tac, [NC], Lc, Ery	gp80 (GPI 连接)	黏附，细胞活化
CD109	Pt, Tac, En [EC]	gp170/150 (GPI 连接)	细胞活化、增殖和信号传递，血小板活化因子
CD110	Platelets		

CD	主要表达细胞	分子量（kDa）/结构	功能
CD111	My		
CD112	My		
CDw113	胎盘，睾丸	gp83kDa（IgSF）	Ig样黏附分子，与肌动蛋白丝结合蛋白 afzdin 结合，参与上皮细胞间的黏附与结合
CD114	PMN，M［M］	gp130（ IgSF，CKR，Fn3）	G-CSF 受体
CD115	My，M，Mac 定向 BM［M］	gp150（c-fms 原癌基因产物）（IgSF，PTK）	M-CSF 受体，细胞增殖和信号传递
CD116	My，（M，G，Mac）BM［CR］	gp80（与 β 组成高亲和力受体）（CKR，Fn3）	GM-CSF 受体，细胞增殖和分化
CD117	Pro-Hem，Ma［CR］	gp145（ IgSF，PTK）	SCF 受体，肥大细胞增殖，增强其他细胞因子信号传递
CD118	广泛［CR］		IFN-α、IFN-受体 β
CD119	广泛，Mac，M，B，NK［CR］	gp90（Fn3）	IFN-γ 受体，Mac 细胞活化，MHC 抗原表达
CD120a	广泛［CR］	gp55（TNFR-SF）	TNF 受体，参与细胞毒
CD120b	T，B，M［CR］	gp75（TNFR-SF）	TNF 受体，T 细胞活化
CD121a	广泛，T，Thy，En，Eb，［CR］	gp80（IgSF）	IL-1 受体
CD121b	广泛，B，M，Mac［CR］	gp68（IgSF）	IL-1 受体
CD122	T，B，NK，M［CR］	gp75（ CKR，Fin3）	IL-2 受体，激活 T、B 和 M
CDw123	My（M，G），BM，Meg［CR］	gp70（CKR 和 Fn3 家族结构域）	IL-3 受体，祖细胞增殖和分化
CD124	Hem，Fb，Ep，B，T，Pro-Hem，En［CR］	gp140（ CKR，Fn3）	与 γc 组成 IL-4 受体，T 细胞增殖，B 细胞活化，Th2 分化
CDw125	Pre-My，Eos，Baso［CR］	gp60（CKR，Fn3）	IL-2、IL-4、IL-7、IL-9 和 IL-15 受体共有 γ 链，介导信号转导
CD126	T，Bac，PC，Ep［CR］	gp80（ IgSF，CKR，Fn3）	与 gp130 组成高亲和力 IL-6 受体细胞增殖、分化
CD127	Pre-L，My，Pro-B，T，Thy，M［CR］	gp75（CKR，Fn3）	与 γc 组成 IL-7 受体，细胞增殖分化
CDw128	PMN，Eos，B，M，Thy，［CR］	gp58-67，G 蛋白偶联受体，TM7	IL-8 受体，趋化和活化 PMN

CD	主要表达细胞	分子量（kDa）/结构	功能
CD129	T，B，Mac，Meg［CR］	64，（CKR，Fn3）	IL−9 受体，T 细胞增殖
CD130	广泛［CR］	gp130（CKR，IgSF，Fn3）	IL−6、CNTF、CT、IL−11、OSM、LIF 受体信号转导链或配体结合链
CDw131	M，G，Eos［CR］	gp95−120（CKR，Fn3）	IL−3、IL−5、GM−CSF 受体共同 β 链，信号转导
CD132	T，B，Pre−L［CR］	gp64（CKR，Fn3）	IL−2、IL−4、IL−7、IL−9 和 IL−115 受体共有 γ 链，介导信号转导
CD133	干/祖细胞		
CD134	Ta［CR］	gp48−50（TNFR−SF）	OX40L 受体，参与活化 T 细胞增殖以及与血管内皮细胞黏附
CD135	早期和淋巴样定向祖细胞［CR］	gp130−150（IgSF，PTK）	Flt3/Flk2 配体的受体，参与早期造血细胞生长调节
CDw136	Mo，Ma［CR］	gp180（α，β 异型二聚体，含 PTK）	原癌基因 c−ron 表达产物
CD137	T［CR］	gp30（TNFR−SF）	辅助刺激分子，参与 T 细胞活化
CD138	B，PC，Ep，［B］	gp85，92	ECM（CO、FN、FSP）受体，结合 bFGF，介导细胞−基质相互作用
CD139	B，FDC［B］	gp209−228	
CD140a	广泛，En，Meg，Str［EC］	gp180（含 IgSF，PTK）	PDGFA 和 B（?）受体
CD140b	En，Str，Pt，肾小球细胞［EC］	gp180（含 IgSF，PTK）	PDGFB 受体
CD141	En，My，平滑肌细胞［EC］	gp100	下调凝血作用
CD142	En，Ep，M，角腕细胞［EC］	gp45	血液凝固抑制因子，因子 Ⅶ 和 Ⅶa 的受体 aⅦ4 的辅因子
CD143	En，Ep，Mac［EC］	gp170	裂解血浆中血管紧张肽 I 和缓激肽，细胞黏附，调控内皮通透性和生长
CD144	En［EC］	gp135	细胞间黏附，调控内皮通透性和生长
CD145	En，Str［EC］	gp25−90−110	
CD146	En，FDC，Ta［EC］	gp113−118	介导内皮细胞−白细胞相互作用，活化 T 细胞外渗
CD147	En，My，Ep，Ery,，Pt［EC］	gp50−60（IgSF）	参与细胞−细胞或细胞−基质黏附

CD	主要表达细胞	分子量（kDa）/结构	功能
CD148	广泛 [NL]	gp260（Fn3，PTP酶）	蛋白酪氨酸磷酸酶，抑制细胞增殖
CDw149	广泛，L [NL]		
CDw150	B，T，Thy，DC [NL]	gp75-95（IgSF）	辅助刺激受体，参与信号转导
CD151	Pt，En，Ep，G，平滑肌细胞 [Pt]	gp27（TM4-SF）	与 integrin 发生异型黏附作用，信号复合物
CD152	Ta [T]	gp44（IgSF）	与 CD80、CD86 结合，下调 T 细胞活化
CD153	广泛，T [T]	gp40（TNF-SF）	CD30 的配基，协同刺激分子，可介导细胞增殖或凋亡
CD154	Ta（CD4＋），[T]	gp32 — 39（TNF-SF）	CD40 配基，协同刺激分子，调节 B 细胞应答
CD155	M，Mac，Thy，神经元 [M]	gp80-90（IgSF）	脊髓灰质炎病毒受体，可能与 CD44 相互作用
CD156	M，G，Mac [M]	gp60（EGF-SF）	蛇毒蛋白同源物，可能参与白细胞穿出血管
CD156b	Adhesion structures		
CDw156c		84	参与细胞黏附，并具有蛋白酶活性
CD157	BMStr，PMN，M，En，FDC [M]	gp42-44（GPI 连接）	胞外酶，支持 pre-B 增殖
CD158	NK		KIR 家族
CD158a	NK，Tsub，[NK]	gp58/50（IgSF）	识别 HLA－Cw2、Cw4、Cw5、Cw6 靶细胞，NK 活性被抑制或激活
CD158b	NK，Tsub [NK]	gp55-58（IgSF）	识别 HLA－Cw1、Cw3、Cw7、Cw8 靶细胞，NK 活性被抑制或激活
CD158c	[NK]	gp55-58（IgSF）	HLA 特异性尚未鉴定，激活杀伤活性，诱导细胞因子产生
CD158d	[NK]	（IgSF）	
CD158e1	[NK]	（IgSF）	
CD158e2	[NK]		
CD158f	[NK]	（IgSF）	
CD158g	[NK]	（IgSF）	
CD158h	[NK]	gp50（IgSF）	
CD158i	[NK]	gp50（IgSF）	

CD	主要表达细胞	分子量（kDa）/结构	功能
CD158j	［NK］	Gp50（IgSF）	
CD158k	［NK］		
CD158z			
CD159a	NK，Tsub［NK］	Gp43（CL-SF）	抑制NK细胞杀伤功能
CD159c	NK	26kDa	NK细胞活化性受体
CD159Va	NK cells		结合CD94形成NK受体，抑制NK细胞毒作用
CD160	T		
CD161	NK，T［NK］	gp60（CL-SF）	促进NK细胞介导溶细胞活性
CD162	M，G，T，Bsub［AS］	gp110	CD62P配基，白细胞滚动受体
CD162R	NK cells		
CD163	M（胞浆），Mac［M］	gp130（Scavenger受体）	?
CD164	M，G，T，B（弱）［AS］	gp80（粘蛋白样同源二聚体）	造血细胞前体与骨髓基质细胞黏附
CD165	Pt，T，NK，Thy［AS］	gp37	参与胸腺细胞与胸腺上皮细胞黏附
CD166	En，T，M［AS］	gp100（IgSF）	CD6配体，参与T细胞增殖、细胞因子产生和信号转导
CD167a	Ep	63，64，异二聚体（黏附分子）	结合胶原蛋白
CD167b			
CD168	乳癌细胞	58，60，64，70，84，五种异构体（黏附分子）	透明质酸介导的细胞迁移受体
CD169	MacSub	185，黏附分子	结合硅化的碳水化合物，介导Mac与Ly和G结合
CD170	Neutrophils	67，同二聚体，黏附分子	结合Ig样凝集素，胞内末端含ITIM
CD171	Neu，Ly，My，CD4T	200-220，黏附分子	结合CD9，CD24，CD56
CD172a		115-120，黏附分子	酪氨酸激酶活化受体，结合SH2区
CD172b	M［M］	43kDa	SIRPα的活化异型与TY-ROBP/DAP12相互作用，招募酪氨酸激酶SYK
CD172g	T，B	42.5 kDa	与CD47作用，胞浆区不含已知信号转导基序

CD	主要表达细胞	分子量（kDa）/结构	功能
CD173	所有细胞	碳水化合物	血型 H2
CD174	Ep，BM 前体细胞［CHO］		促进 NK 细胞的杀伤
D175	所有细胞	碳水化合物	血型 Tn
CD175s	所有细胞	碳水化合物	血型 Sialy-lTn
CD176	所有细胞	碳水化合物	血型 TF
CD177	My	56-64	Neu 特异抗原，表达于 My 分化早期
CD178	Ta	38-42	FasL 结合 Fas，诱导凋亡
CD179a	Pre-B	16-18	Ig iota 相关链，与 CD179b 结合形成的替代轻链，作为 Pre-B 的受体，在 Pre-B 分化中有重要作用
CD179b	B	22	Igλ 样多肽，与 Cd179a 结合，形成替代轻链，表达于 B 细胞发育早期
CD180	B	95-105	膜蛋白 1 型，与 MD-1 形成细胞表面受体-RP105/MD-1，与 TLR4 协同作用，控制 B 细胞识别和 LPS 信号传递
CD181（CDw128A）		40kDa，G 蛋白偶联受体	IL-8 受体，趋化和活化 PMN
CD182（CDw128B M）		40.8kDa，G 蛋白偶联受体	IL-8 和 CXCL1 受体，趋化中性粒细胞和少突状 DC
CD183	CLLD-B	46-52，CK/chemokin 受体	趋化因子受体，G 蛋白结合受体
CD184	ImHSC（CD34+）	46-52，CK/chemokin 受体	结合 SDF1，是 T 细胞系融合和进入的共同分子，嗜 HIV-1 株
CD185	B，Burkitt 淋巴瘤	42kDa，G 蛋白偶联受体	趋化 B 细胞，决定 B 细胞的归巢
CDw186	Ta，Tmem，NKT	39kDa，G 蛋白偶联受体	与免疫缺陷病毒感染有关，参与 NKT 细胞趋化、归巢
CD191	Ly，M	41kDa（TM7）	招募免疫效应细胞至炎症部位
CD192	Ta，B，M	42kDa	趋化 Mo，参与炎症性疾病和肿瘤炎症反应中 Mo 的渗出，介导钙离子流动，抑制腺嘌呤环化酶
CD193	Eo，Baso，Th2，Ep	41kDa，G 蛋白偶联受体	CCL5、7、11、13 等多种趋化性细胞因子的受体，参与变态反应，HIV-1 协同受体

CD	主要表达细胞	分子量（kDa）/结构	功能
CD195	Pro—My	40，CK/chemokin 受体	CC 型趋化因子受体，结合 MIP1α/β RANTES，控制粒细胞增殖分化，与 CD4 共同作为 HIV 的受体
CD196	DC，记忆 T，B	42.4kDa（TM7）	MIP-3 的受体，参与 B 系成熟和 B 细胞分化，调节 DC 和 T 细胞的移行和招募
CDw197	Ba，Ta	46 — 52，CK/chemokin 受体	趋化因子 MIP-3β 受体，介导 EBV 感染 B 细胞和正常淋巴细胞功能
CD197	B，T，广泛分布于淋巴组织	42.9，G 蛋白偶联受体	配体为 CCL19，介导 EB 病毒作用于 B 细胞，控制 B 细胞向炎症部位的移行，刺激 DC 成熟
CDw198	淋巴样细胞	40.8kDa（TM7）	配体为 I-309，TARC，MIP-1β；调节 Mo 趋化和胸腺细胞凋亡，参与活化 T 细胞在抗原刺激部位及淋巴组织中的准确定位
CDw199	Thy，小肠，结肠处的 T 细胞	40.7kDa（TM7）	配体为 CCL25，参与胃肠道免疫反应，决定其节段特异性
CD200	正常脑，B 细胞系	41，47，非谱系	MRC OX-2 单抗识别的抗原，非普系分子，功能未知
CD201	En	49	En 表面受体，能高亲和结合，并活化 C 蛋白
CD202b	En	140	酪氨酸激酶受体，结合血管生成素 1，在血管形成中有重要作用
CD203c	My（子宫、嗜碱性和肥大细胞）	101（Ⅱ 型跨膜蛋白）	属胞外酶，水解胞外核酸
CD204	My	220	广泛介导带负电荷大分子结合过程，与动脉硬化时胆固醇在血管壁的沉积有关
CD205	DCs	205（Ⅰ 型跨膜蛋白）	淋巴细胞抗原 75，可能时 DC 表面的抗原摄取受体
CD206	DCs，Mac	175-190（C 型凝集素超家族，Ⅰ 型跨膜蛋白）	可结合表面具高甘露糖结构的病毒，细菌和真菌
CD207	Lan	40（C 型凝集素超家族，Ⅱ 型跨膜蛋白，	郎罕细胞特异 C 型凝集素
CD208	IDCs	70-90（MHC 家族）	与 CD68 同源，提呈抗原

CD	主要表达细胞	分子量（kDa）/结构	功能
CD209	DCs	44（C 型凝集素家族，Ⅱ 型跨膜蛋白）	结合 ICAM3 和 HIV-GP120
CDw210	B，Th，M/Mac	90-110（CK 受体家族）	IL-10Rαβ
CD212	NK，CD4Ta，CD8Ta	130（造血 CK 受体家族）	IL-12Rβ 与 IL-12 信号转导有关的 Ⅰ 型跨膜蛋白
CD213a1	B，M，Fb，En	60-70（造血 CK 受体家族）	低亲和结合 L-13，与 IL4Rα 共同形成 IL-13 的功能受体
CD213a2	B，Fb，M，En	（造血 CK 受体家族）	高亲和结合 IL-13
CD215	B，T	Ⅰ 型细胞因子受体	促进细胞增殖以及凋亡抑制物 Bcl2L1，Bcl2-XL 和 Bcl-2 的表达
CDw217	Tma	120（CK/趋化因子受体家族）	IL-17 受体异二聚体
CDw218a	广泛	62kDa	与 IL-8 结合后，活化 NF-κB 途径
CDw218b			
CD220	NL	α：130，β：95（EGFR 家族）	具酪氨酸激酶活性，胰岛素受体
CD221	NL	A：135，β：90（EGFR 家族）	结合胰岛素样生长因子（IGF），具酪氨酸激酶活性
CD222	NL	250（哺乳类凝集素）	广泛表达的多功能 Ⅰ 型跨膜蛋白，与 IGF-Ⅱ 和溶酶体酶内化有关
CD223	Ta，NK	70（IgSF）	涉及 Ly 活化，结合 HLA Ⅱ 类分子，下调特异抗原应答
CD224	NL	62	优势膜结合酶，在谷氨酰循环中起关键作用
CD225	Leu，EN	16-17（IFN 诱导跨膜蛋白）	一种多聚体复合物，控制细胞生长，涉及抗增殖和同型黏附信号转导
CD226	NK，Pt，M，Tsub	65（IgSF）	黏附糖蛋白，介导细胞间的黏附
CD227	Ep（人乳腺癌）	122（非糖基化蛋白，Mucin）	直接或间接与 actin 骨架相互作用
CD228	NL（人黑素瘤）	97（Transferrin 家族）	单抗 133.2 和 96.5 鉴定的肿瘤相关抗原，与细胞铁吸收有关
CD229	Ly	90-120（IgSF）	参与 T 细胞与 APC 的黏附反应

CD	主要表达细胞	分子量（kDa）/结构	功能
CD230	NL（表达于正常或感染细胞）	27－30	功能未知，大量表达于患神经变性病的人和动物脑组织
CD231	NL（TALLA，脑神）	150（TM4SF）	功能未知，是TALLA的特异表面标记（糖蛋白），也见于正常脑神经
CD232	NL	200（Plexin家族）	免疫学活化信号受体（病毒编码信号蛋白受体）
CD233	Ery	93	红细胞膜的主要整合糖蛋白，有两个功能域
CD234	Ery，NEry	35（GPCRSF，CHKRSF）	Fy－糖蛋白，Duffy血型抗原，许多趋化运作的非特异受体人疟原虫受体，与疟原虫感染中的炎症有关
CD235a	Ery	31（GPA家族）	人红细胞膜主要碳水化合物，含血型MN和Ss的抗原决定基
CD235b	Ery	24/32（GYPD＜GYPC，GlycophorinA家族）	是少量表达于人类红细胞表面的唾液酸糖蛋白
CD235ab	RBC［E］		
CD236	Eyr	24（Ⅲ型膜蛋白）	与特异酸糖蛋白在红细胞膜上的表达密切相关
CD236R	Ery	32（Ⅲ型膜蛋白）	与Ge血型缺陷有关，有调节红细胞机戒稳定型的重要作用
CD238	Ery	93（肽酶家族M13，Ⅱ型跨膜糖蛋白）	KELL血型抗原
CD239	Ery	78（IgSF，Ⅰ型糖蛋白A）	表达于正常胚胎和成人组织的表面糖蛋白，在某些恶性肿瘤中表达增加
CD240CE	Ery	45.5（产物为30，Rh家族）	Rh血型抗原，
CD240D	Ery	45.5（Rh家族）	RhD血型抗原
CD240DCE	RBC［E］		
CD241	Ery	50（Rh家族）	与糖蛋白RH50相关的Rh血型抗原在Rh抗原中缺乏，可致慢性溶血性贫血
CD242	Ery	42（IgSF，ICAMs）	ICAM4，血型LW，
CD243	干/祖细胞	170（ABCSF，ATP－结合转运蛋白）	多药耐药（MDR）蛋白，MDR1基因可在多药耐药细胞中扩增

CD	主要表达细胞	分子量（kDa）/结构	功能
CD244	NK	66（IgSF）	与 CD2 相关的表面糖蛋白，可调节 NK 和 T 细胞功能，调节其他受体－配体相互作用增强白细胞活性
CD245	T	220－240	与 CyclinE/Cdk2 相互作用，涉及 S 期
CD246	小肠，睾丸，脑细胞	177/200（胰岛素受体家族）	在脑发育中起重要作用
CD247	T，NK	16（IgSF）	可能与 TCR 装配和表达有关，在识别细胞内信号转导中有重要作用
CD248	肿瘤血管 En	80.9（C 型凝集素样细胞表面受体）	可能参与肿瘤血管形成
CD249	广泛	109	氨肽酶活性，金属肽酶活性，水解酶活性，结合 Zn
CD252	APC，B	34	TNFRSF4/OX4 的配体，参与 T 细胞与 APC 相互作用，介导活化 T 细胞与血管内皮细胞的黏附
CD253	广泛	32.5	与 DR4/CD261，DR5/CD262 结合诱导凋亡，与诱骗受体 DcR1/CD263，DcR2/CD264 结合则阻止其与死亡受体结合
CD254	高表达于外周淋巴细胞	35.5	CD265 的配体，参与破骨细胞的分化和活化，调节 DC 的存活和 T 细胞依赖的免疫应答，调节细胞凋亡
CD255			
CD256	T，DC，M，Mac	27.4（Ⅱ型膜蛋白）	CD267 和 CD269 的配体，体外能刺激肿瘤细胞、B、T 细胞增殖，参与 B 细胞发育，参与调节死亡配体诱导的凋亡
CD257	T，DC，M，Mac［M］	31（Ⅱ型膜结合蛋白）	是 CD267，CD268 和 CD269 的配体，B 细胞活化因子，参与 B 细胞的增殖、分化、抗凋亡，促进体液免疫
CD258	脾细胞，活化的 T，B，G，M，NK，部分不成熟的 DC	29（Ⅱ型跨膜糖蛋白）	TNFRSF14/HVeM 的配体，淋巴细胞活化的协同刺激性因子，调节 T 细胞介导的免疫应答，诱导肿瘤细胞凋亡，抑制 TNFα 介导的肝实质细胞凋亡
CD261	广泛	50	TRAIL/CD253 的受体之一，转导凋亡信号
CD262	广泛	47.8	TRAIL/CD253 的受体之一，转导凋亡信号

CD	主要表达细胞	分子量（kDa）/结构	功能
CD263	广泛	27	TRAIL/CD253的诱骗受体，抑制TRAIL/CD253引起的细胞凋亡
CD264	广泛	41.8	TRAIL/CD253的诱骗受体，抑制TRAIL/CD253引起的细胞凋亡
CD265	Thy	66	CD254的受体，参与调节T细胞与DC的相互作用，参与破骨作用和淋巴结发育
CD266		14	TNFSF12/TWEAK的受体，促进血管形成和内皮细胞增殖，调节细胞与细胞外基质的黏附
CD267	Thy，B，T	31.8	CD256和CD257的受体，激活NF-κB，调节体液免疫，与CAML相互作用
CD268	淋巴结，B，CD4⁺T，Thy	18.8	CD257的受体，参与BAFF介导的成熟B细胞存活，促进体液免疫
CD269	B（成熟）	20	CD256和CD257的受体，激活NF-κB，调节B细胞发育和自身免疫应答
CD270	广泛	（TNFRSF）	参与单纯疱疹病毒进入细胞，配体为LIGHT和BTLA
CD271		45 富含半胱氨酸	NGF受体
CD272	Ta	32.7（IgSF）	与配体B7H4/B7X相互作用，抑制T细胞增殖和IL-2的产生
CD273	M，DC	31（IgSF）	结合受体PD-1（CD279），抑制T细胞增殖和细胞因子产生
CD274	APC，Ta，非淋巴组织和某些肿瘤	33（IgSF）	结合受体PD-1（CD279），抑制T细胞增殖和细胞因子产生
CD275	B、M、DC、活化的Fb	33（IgSF）	受体为ICOS（CD278），调节活化T细胞细胞因子产生，提供再次应答T细胞活化信号，通过调节Th2细胞功能，促进B细胞分化为记忆细胞和抗体产生
CD276	活化M，DC和T	（IgSF）	受体尚未鉴定，促进T细胞增殖和CTL分化
CD277	T，B，NK，Mo，DC	57.6（IgSF）	参与脂类代谢
CD278	活化的T，Thy	55-60（IgSF）	ICOSL（CD275）的受体，调节活化T细胞细胞因子产生，提供再次免疫应答T细胞活化信号，通过调节Th2细胞功能，促进B细胞分化为记忆细胞和抗体产生

CD	主要表达细胞	分子量（kDa）/结构	功能
CD279	Ba，Ta，Ma，Thy	55（IgSF）	配体为 B7H1/PDL1（CD274）和 B7DC/PDL2 抑制活化 T 细胞的增殖和细胞因子的产生，抑制 B 细胞功能，参与免疫耐受
CD280		167	胶原酶 3 的受体，参与造血和组织发育过程中基质胶原的重塑
CD281	广泛	90	参与天然免疫的重要分子，识别 PAMPs（病原相关分子模式），参与炎症反应
CD282	广泛，Leu	90	参与天然免疫的重要分子，识别 PAMPs，参与针对脂蛋白的免疫应答，介导针对革兰阳性菌及酵母菌的应答，与 TLR6 共同识别 MALP－2、STF、PSM 及 OspA－L 等
CD283	胎盘，胰腺	104	参与天然免疫的重要分子，识别 PAMPs，识别与病毒感染相关的 dsDNA，激活 NF－κB，促进 Ⅰ 型干扰素的产生，从而参与机体抗病毒免疫
CD284	广泛，胎盘［M］	97	参与天然免疫的重要分子，识别 PAMPs，参与革兰阴性菌感染中 LPS 引起的信号转导
CD289	富含免疫细胞的组织	116	参与天然免疫的重要分子，识别 PAMPs，介导细胞对细菌 DNA 中非甲基化 CpG 二核苷酸的免疫应答
CD292	骨骼肌	60	BMP－2 和 BMP－4 的受体，有丝/苏氨酸蛋白激酶活性，参与信号转导，参与软骨的骨化和胚胎形成
CDw293		60	BMPS/OP－1 的受体，有丝/苏氨酸蛋白激酶活性，参与信号转导，参与软骨的骨化和胚胎形成
CD294	Th2	43 GPR（TM7）	孤儿受体，参与信号转导
CD295	M	132	Leptin 的受体，通过 JAK2/STAT3 参与信号转导，调节脂肪代谢
CD296		36	参与蛋白质精氨酸残基的 ADP 核糖基化和蛋白质的翻译后修饰
CD297	RBC，脾，T	36	参与精氨酸代谢，Dombrock 血型糖蛋白
CD298		31.5	Na^+/K^+ 转运体，维持胞膜内外 Na^+/K^+ 梯度

CD	主要表达细胞	分子量（kDa）/结构	功能
CD299	肝窦状 En，淋巴结，胎盘 En	45	ICAM3 的受体，能结合 HIV－1gp120，介导病原体内吞
CD300a	M，NK，Mo，DC，Tsub，PMN	33（IgSF）	可能参与 NK 杀伤活性的调节
CD300c	M，NK，Mo，DC，Tsub，PMN	25（IgSF）	
CD300e			
CD301		35（Ⅱ型膜结合蛋白）	参与细胞黏附，胞间信号传递，糖蛋白翻折，在炎证反应和免疫应答中起作用
CD302	DC		
CD303	DC	25	参与细胞黏附，胞间信号传递，糖蛋白翻折，调节 DC 功能
CD304	DC，En	103	VEGF 和信号素家族成员的受体，参与血管形成，轴突导向及细胞存活、移行、入侵等多种功能，参与特定神经回路的形成
CD305	NK，T，Bn，Mac，DC	40（IgSF）	传递抑制信号，调节多种免疫细胞的功能
CD306		16（IgSF）	分泌型蛋白功能不同
CD307	Bsub	105（IgSF，与 FcR 同源）	参与 B 细胞发育
CD307a	B（包括浆细胞）	（IgSF）	B 细胞活化共受体，在 FL、MCL 和 B-CLL 表达增加
CD307b	B（包括浆细胞）	（IgSF）	在 FL、MCL 和 B-CLL 表达增加
CD307c	B（包括浆细胞）	（IgSF）	功能不清，FCRL3 基因变异可能与对 RA 和 GD 的敏感性增加有关
CD307d	B	（IgSF）	可能是 BCR 信号传递的抑制分子
CD307e	Bsub	105 kDa（IgSF，与 FcR 同源）	参与 B 细胞发育
CD309	En	Ⅲ型酪氨酸蛋白激酶受体	VEGF 的受体，参与血管形成和细胞的黏附、移行、具有酪氨酸蛋白激酶活性
CD312	PMN，M，Mac［M］	90（TM7，胞外有 EGF 样结构域）	调节细胞黏附
CD314	NK	25（Ⅱ型膜蛋白）	NK 细胞活化性受体，识别 MICA、MICB 以及 ULBP1、ULBP2、ULBP3、ULBP4，参与杀伤肿瘤细胞

CD	主要表达细胞	分子量（kDa）/结构	功能
CD315		98.5（Ⅰ型膜蛋白，IgSF）	蛋白质合成的负性调节因子，抑制前列腺素 F2-α 与其受体结合
CD316		（IgSF）	能抑制前列腺肿瘤细胞的移行，参与细胞的移动、增殖，参与肌形成、神经形成
CD317		20（Ⅱ型膜蛋白）	参与 B 细胞的生长发育，与风湿性关节炎有关
CD318	CD34⁺ 和 CD133⁺ 细胞，结肠癌及肺癌细胞	38/93（两种异型）	与肿瘤细胞转移有关
CD319	NK，CTL，活化的 B，成熟 DC	37.4（IgSF）	调节 NK 细胞功能，调节淋巴细胞黏附
CD320	FDC	29	介导 FDC 对生发中心 B 细胞生长的刺激作用，结合 VLDL 并介导其内吞
CD321	En，Ep，Pt	32.6（IgSF）	调节上皮、内皮细胞紧密连接的重要分子，呼肠孤病毒的受体，LFA-1 的配体，参与血小板活化
CD322	HVE	45（IgSF）	位于高内皮细胞紧密连接处，保持血管内皮细胞的紧密连接。作为一种黏附配体，参与淋巴细胞向二级淋巴器官的归巢
CD324	非神经系统的上皮组织	97.5（Ⅰ型膜蛋白）	整合素 αE/β7 的配体，介导 Ca²⁺ 依赖的胞间黏附，抑制肿瘤细胞的增殖、浸润和转移，介导细菌及其成分黏附到哺乳动物细胞表面
CD325	En，CD34＋细胞，Str 中枢神经系统	100（Ⅰ型膜蛋白）	介导 Ca2＋依赖的胞间黏附，参与原肠胚形成和左右不对称的建立，参与中枢神经系统突触前、后黏附
CD326	Ep	35（Ⅰ型膜蛋白）	上皮细胞黏附分子，上皮细胞源性肿瘤细胞表达升高
CDw327	B，胎盘	49（IgSF）	介导唾液酸依赖的黏附
CDw328	NK，G，M	67（IgSF）	介导唾液酸依赖的黏附，将信号转导分子去磷酸化，阻断信号转导，抑制 NK 细胞的杀伤作用，与 siglec9 协同抑制 TCR 信号转导，可能参与造血
CDw329	M，PMN	50（IgSF）	介导唾液酸依赖的黏附，抑制性受体，与 siglec7 协同抑制 TCR 信号转导
CD331	Fb，En，Ep	150（IgSF）	aFGF、bFGF 和 FGF4 受体

CD	主要表达细胞	分子量（kDa）/结构	功能
CD332	Ep	135（IgSF）	aFGF、bFGF、FGF4 和 FGF7 受体
CD333	Fb，Ep，En	135（IgSF）	aFGF、bFGF、FGF4 和 FGF9 受体，参与骨的形成和维持
CD334	胚胎干细胞，St	110（IgSF）	aFGF、bFGF 和 FGF6 受体
CD335	NK	46（IgSF）	NK 细胞的活化受体
CD336	活化 NK	44（IgSF）	NK 细胞的活化受体
CD337	NK	30（IgSF）	NK 细胞的活化受体
CDw338	胎盘	72	作为一种异型转运体，参与多种抗药作用
CD339	广泛	134（Ⅰ型膜蛋白）	Notch1 的配体，参与造血和心血管发育，抑制成肌细胞分化，促进成纤维细胞生长，诱导的血管形成
CD351	成熟 B 细胞和记忆性 B 细胞，T，Mo	（IgSF）	IgA 和 IgM 的 Fc 短受体，介导内吞，可能参与由 IgA 和 IgM 介导的抗感染免疫
CD352	B，T，Mo，Pdc，DC，NK	（IgSF）	促进 NK 细胞的杀伤活性
CD353	成熟 B，Mo	（IgSF）	不清
CD354	B，Mo，G，DC，NK	（IgSF）	刺激中性粒细胞和单核细胞介导炎症反应，释放细胞因子和趋化因子，增加细胞活化标志的表达
CD355	B，T，NK	（IgSF）	与 CADM1 结合，促进 NK 细胞杀伤活性和 CD8＋T 细胞 IFN－γ 释放，体内可促进 NK 细胞排斥 CADM3＋肿瘤细胞
CD357	B，T，Mo，G，DC，NK	（TNFRSF）	可能参与活化 T 细胞和内皮细胞相互作用，调节 TCR 介导的细胞死亡，活化 NF－κB
CD358	B，T，Mo	（TNFRSF）	活化 NF－κB 和 MAPK8/JNK，诱导细胞凋亡
CD360	B，T，Mo，G	Ⅰ型细胞因子受体	促进 T、B 细胞的增殖和分化
CD361	广泛	Ⅰ型跨膜分子	不清
CD362	T，B，Mo，G	Ⅰ型跨膜分子	参与细胞增殖和迁移以及细胞与外基质相互作用
CD363	B，T，NK	多次跨膜分子	为 SIP 的受体
CD364	前列腺、睾丸、卵巢、肠	49.5 kDa（CRISP）	丝氨酸蛋白酶抑制剂，调节促炎反应

CD	主要表达细胞	分子量（kDa）/结构	功能
CD365	广泛表达，高度表达在肾脏、睾丸	38.7kDa（IgSF）	传递 T 细胞活化信号，调节自身免疫反应，与 Th 细胞发育相关
CD366	Th1 细胞	33.4kDa（IgSF）	活化巨噬细胞，调节自身免疫反应，促进免疫耐受
CD367	髓细胞，B，DC，HL－60 细胞	27.5kDa（C－type lectinSF）	抗原提呈作用，抑制 TLR 诱导的细胞因子产生，调节免疫反应，调节 DC 分化及成熟
CD368	G，M，DC	24.7kDa（C－type lectinSF）	内吞作用的受体，参与抗细菌免疫，诱导吞噬作用，促进促炎因子释放
CD369	M，MacDC，G，小神经胶质细胞	27.6kDa（C－type lectinSF）	参与抗真菌免疫，促进 DC 成熟和促炎因子生成
CD370	DC，部分 M 和 B	27.3kDa（C－type lectinSF）	内吞作用的受体，识别损伤细胞，促进抗感染适应性免疫应答，调节抗原交叉提呈，诱导炎症因子产生
CD371	BM，G，M，Mac，DC	30.7kDa（C－type lectinSF）	调节级联信号、介导 MAP 激酶酪氨酸磷酸化的细胞表面受体，抑制细胞活化，抑制 NK 细胞的细胞毒作用，调控免疫应答

表内缩写字

ABCG：ATP-binding cassette, sub-family G (WHITE) member

ACE：血管紧张肽转化酶

ADAM：分整合素和金属酶

AIM：活化诱导分子

ALCAM：激活白细胞黏附分子

ALK－1：退行发育淋巴瘤激酶 1

APA：氨肽酶 A

APRIL：增殖诱导配体

ATL：成人 T 细胞白血病

α2M－R：α 巨球蛋白受体

B：B 细胞

Ba：活化 B 细胞

BAFF：B 细胞活化因子

Baso：嗜碱性粒细胞

BCMA：B 细胞成熟抗原

BGP－1：胆汁糖蛋白－1

BL：伯基特淋巴瘤

BLA：伯基特淋巴瘤相关抗原

BL－CAM：B 淋巴细胞黏附分子

Blys：B 淋巴细胞刺激因子

BM：骨髓细胞

Bm：成熟 B 细胞

BMPR：骨成形蛋白受体

BMStr：骨髓基质细胞

BST：骨髓基质细胞抗原

Bsub：B 细胞亚群

BTLA：B、T 细胞衰减分子

CA：胶原蛋白

CALLA：共同型急性淋巴母细胞白血病抗原

CAML：calcium modulator and cyclophilin ligand

CCP：补体调控蛋白

CCL：C－C 基序配体

CEA：癌胚抗原

CGM：CEA 基因成员

CHO：碳水化合物

CK/chemokin：细胞因子/趋化因子

CKR-SF：细胞因子受体超家族

CL-SF：C型凝集素超家族

CLLD-B 来自慢性淋巴细胞增生病的B细胞

CNTF：睫状神经营养因子

CO：胶原

CR：补体受体

CRISP：富含半胱氨酸的分泌蛋白

CTLAa：活化CTL

CTLA-4：细胞毒T细胞相关抗原4

DAF：衰变加速因子

DC：树突状细胞

DDR1：discoidin结构域受体1

Dep：树突状上皮细胞

DNAM-1：DNAX辅助分子1

DPPⅣ：二肽酰酶Ⅳ

EBI1：EB病毒诱导基因1

ECM：细胞外基质

ECMR：细胞外基质受体

ELAM-1：内皮细胞白细胞黏附分子

ELS-1：E-选择素配体

EMR：含黏液素的、EGF样的激素受体

ELAM-1：内皮细胞白细胞黏附分子-1

ELS-1：E-selectin配体

En：内皮细胞

Ena：活化内皮细胞

Ensub：内皮细胞亚群

Eo：嗜酸性粒细胞

Ep：上皮细胞

Epsub：上皮细胞亚群

Ery：红细胞

Fb：成纤维细胞

FDC：滤泡树突状细胞

Fg：血纤维蛋白原

FGFR：纤维原细胞生长因子

FN：纤连蛋白

Fn3：Ⅲ型纤维蛋白

G：粒细胞

γc：共有γ链

GMP-140：颗粒膜蛋白140

gp（GP）：糖蛋白

GPI：糖基磷脂酰肌醇

GPR：G蛋白偶联受体

GSL：鞘糖脂

Hem：造血细胞

HIV：人类免疫缺陷病毒

HVE：高内皮静脉

HVEM：疱疹病毒进入中介体

ICAM：细胞间黏附分子

ICOS（L）：可诱导的协同刺激分子（配体）

IDC：不成熟树突状细胞

IDCs 并指状树突细胞

IEL：上皮内淋巴细胞

IGFIR：胰岛素样生长因子

IgSF：免疫球蛋白超家族

ILR：免疫球蛋白样转录因子

ImHSC 不成熟的造血干细胞

IRTA：Ig超家族受体转位相关体

ITIM：免疫受体酪氨酸抑制基序

JAM：连接黏附分子

KDR：激酶插入结构域受体

KLR：杀伤细胞凝集素样受体亚家族

La：活化淋巴细胞

LAG：淋巴细胞活化基因3

LAIR：白细胞相关Ig样受体

LAM-1：白细胞黏附分子-1

LAMP：溶酶体相关膜蛋白

LBP：LPS结合蛋白

LC：朗格汉斯细胞

LCA：淋巴细胞共同抗原

LDLR：低密度脂蛋白受体

LECAM-1：白细胞内皮细胞黏附分子1

Leu：白细胞

LFA：淋巴细胞功能相关抗原

LHC：表皮郎罕汉氏细胞

LIF：白血病抑制因子

LIFR：白血病抑制因子受体

LIR：白血病免疫球蛋白样受体

LN：层黏连蛋白

LPS：脂多糖

LRP：脂蛋白受体相关蛋白

LRR：富含亮氨酸重复序列

Ly：淋巴细胞

LRP：脂蛋白受体相关蛋白

M：单核细胞

Ma：活化单核细胞

Mac：巨噬细胞

MAC：膜攻击复合物

Maca：活化巨噬细胞

MAG：髓鞘（磷）脂相关蛋白类似物

Mas：肥大细胞

MCP：膜辅因子蛋白

Meg：巨核细胞

MIP：巨噬细胞炎性蛋白3

MPL：髓样增殖性白血病病毒癌基因

MSR：巨噬细胞清除剂受体

Msub：单核细胞亚群

MSP-R：巨噬细胞刺激蛋白受体

MSPR：巨噬细胞刺激蛋白受体

My：髓样细胞

NCA：无交叉反应性抗原

NCAM：神经细胞黏附分子

NCR：自然细胞毒作用触发受体

NFC：神经内分泌细胞

Neur：神经细胞

NGF：神经生长因子

NK：自然杀伤细胞

Nksub：NK亚群

NL：非谱系

OSM：抑瘤素M

P：蛋白

PADGEM：血小板活化依赖性颗粒外膜

PC：浆细胞

PD1：程序性细胞死亡1

PDL2：程序性细胞死亡1配体2

PDGFR：血小板衍生生长因子受体

PDNP3：磷酸二酯酶/核苷酸 磷酸酶胞外酶

PECAM-1：血小板内皮细胞黏附分子-1

PMN：多形核细胞

Pre-B：前B细胞

Pre-Ly：淋巴细胞前体

Pre-My：髓样细胞前体

Pre-T：前T细胞

Pre-Hem：造血祖细胞

Pro-Ly：淋巴祖细胞

PRP：朊病毒

PSG：妊娠特异性抗原

PSGL-1：P-selectin糖蛋白配体-1

Pt：血小板

Pta：活化血小板

PTA1：血小板T细胞活化抗原1

PTK：蛋白酪氨酸激酶

PTPase：蛋白酪氨酸磷酸酯酶

PVR：脊髓灰质炎病毒受体

RBC：红细胞

RCA：补体激活调节剂

RHAMM：透明质酸结合蛋白受体

RS：Read-Stermberg细胞

SIRPa：信号调节蛋白

Siglec：结合唾液酸的Ig样凝集素

SLAM：表面淋巴细胞活化分子

SRCR-SF：清除剂R超家族

St：干细胞

Stem/progenitor：干/祖细胞

Str：基质细胞

T：T细胞

Ta：活化T细胞

TACI：跨膜活化因子和CAML相互作用因子

TEM：肿瘤内皮细胞标志

TF组织因子

TACTILE：T细胞活化晚期表达增加

TALLA1：T细胞急性淋巴母细胞白血病相关抗原1

TAP：T细胞活化蛋白

TAPA-1：增殖抗体的靶抗原-1

TARC：胸腺活化调节细胞因子

T-BAM：T细胞-B细胞激活分子

TDC：胸腺树突状细胞

TEM：肿瘤内皮细胞标志

TF组织因子

Tn：GalNAca-O-

TNF-SF：肿瘤坏死因子超家族

TStr：胸腺基质细胞

TfR：转铁蛋白受体

Thy：胸腺细胞

Thysub：胸腺细胞亚群

TLR：Toll样受体

Tma：活化记忆型T细胞

TM2：二次跨膜

TM3：三次跨膜

TM4-SF：四次跨膜超家族

TM5：五次跨膜

TM7：七次跨膜

TM10：十次跨膜

TM14：十四次跨膜

Tn：GalNAca－O－

Tns：sialosyl－Tn

TNF－SF：肿瘤坏死因子超家族

TNFR－SF：肿瘤坏死因子受体超家族

TRAIL：TNF 相关凋亡诱导配体

TRANCE：TNF 相关活化诱导细胞因子

TRAP－1：TNF 相关激活蛋白 TSP：血小板

反应蛋白

TSP：血小板反应蛋白

TStr：胸腺基质细胞

Tsub：T 细胞亚群

uPAR：尿激酶纤溶酶激活物受体

VCAM：血管细胞黏附分子

VE－cadherin：血管内皮钙黏蛋白

VLA：迟现抗原

vWF：威勒布兰德（von Willbrand）因子

附录三 中英文对照

A

α-polyresistin	多抗甲素
abrin	相思子毒素
accessibility	易接近性
acquired immunodeficiency disease，AIDD	获得性免疫缺陷病
acquired immunodeficiency syndrome，AIDS	获得性免疫缺陷综合征
activated B cell	活化 B 细胞
activation induced cell death，AICD	活化诱导的细胞死亡
activation-induced deaminase，AID	激活诱导的脱氨酶
active immunotherapy	主动免疫治疗
acute phase protein	急性期蛋白
acute rejection	急性排斥反应
adaptive immune response	适应性免疫应答
adenosine deaminase，ADA	腺苷脱氨酶
adenylate kinase 2，AK2	腺苷酸激酶 2
adjuvant	佐剂
affinity	亲和力
agglutination reaction	凝集反应
allele	等位基因
allelic exclusion	等位基因排斥
allergen	变应原
allergin	变应素
allergy	变态反应
allogenic antigen	同种异型抗原
allograft	同种异型移植
allotype	同种异型
alpha-fetoprotein，AFP	甲胎蛋白

alternative pathway	旁路途径
anaphylatoxin	过敏毒素
anaphylaxis	过敏反应
anchor residue	锚定残基
anchor site	锚定位
anergy	失能/无能
antibody，Ab	抗体
antibody dependent cell-mediated cytotoxicity，ADCC	抗体依赖细胞介导的细胞毒作用
antibody-mediated chemotherapy	抗体导向化学疗法
antibody secreting cell	抗体分泌细胞
antigen，Ag	抗原
antigen-antibody reaction	抗原抗体反应
antigen presentation	抗原提呈
antigen presenting cell，APC	抗原提呈细胞
antigen processing	抗原加工/抗原处理
antigen recognition signal	抗原识别信号
antigenic determinant	抗原决定基
antigenic disguise	抗原伪装
antigenic peptide	抗原肽
antigenic valence	抗原结合价
antigenicity	抗原性
anti-idiotype，AId	抗独特型
anti-idiotype antibody，AId	抗独特型抗体
anti-infection immunity	抗感染免疫
antilymphocyte globulin，ALG	抗淋巴细胞球蛋白
antimicrobial peptide	抗菌肽
antiserum	抗血清
apoptosis	细胞凋亡
appendicesvermicular	阑尾
artificial immunity	人工免疫
artificial passive immunity	人工被动免疫
ataxia-telangiectasia syndrome，ATS	毛细血管扩张性共济失调综合征
atopy	特应性素质
attenuated vaccine	减毒活疫苗
autoantibody	自身抗体

autoantigen	自身抗原
autocrine	自分泌
autograft	自体移植
autoimmune disease，AID	自身免疫性疾病
autoimmune regulator，AIRE	自身免疫调节因子
autoimmunity	自身免疫
autoreactive T lymphocyte	自身反应性 T 细胞
avidity	亲合力

B

B and T lymphocyte attenuator，BTLA	B/T 淋巴细胞衰减因子
B-cell area	细胞区
B cell receptor，BCR	B 细胞受体
bacillus calmette guerin，BCG	卡介苗
basophil	嗜碱性粒细胞
binding cleft	抗原肽结合槽
bispecific antibody，BsAb	双特异性抗体
bitter melon toxin	苦瓜毒素
blood-borne antigen	血源抗原
blocking antibody	封闭抗体
blocking factor	封闭因子
bone marrow	骨髓
bone marrow transplantation，BMT	骨髓移植
Bruton tyrosine kinase，Btk	Bruton 酪氨酸激酶

C

C1 inhibitor，C1INH	C1 抑制物
C4 binding protein，C4bp	C4 结合蛋白
C8 binding protein，C8bp	C8 结合蛋白
C-reactive protein，CRP	C-反应蛋白
Ca^{2+} dependent cell adhesion molecule family	Cadherin 家族/钙黏蛋白家族
Ca^{2+}-release-activated channel，CRAC	钙离子释放-激活离子通道
cachectin	恶液质素
calnexin	钙联蛋白
calreliculin	钙网蛋白

carcinoembryonic antigen，CEA	癌胚抗原
carrier	载体
cell-adhesion molecules，CAM	细胞黏附分子
cell surface marker	细胞表面标记
cellular immunity	细胞免疫应答
central immune organ	中枢免疫器官
central tolerance	中枢耐受
centroblast	中心母细胞
centrocyte	中心细胞
chemiluminescence immunoassay，CLIA	化学发光免疫分析
chemokine family	趋化因子家族
chemokine receptor family	趋化因子受体家族
chimeric antibody	嵌合抗体
chimeric antigen receptor T cells，CAR−T	嵌合抗原受体 T 细胞
chimerism	嵌合体
chronic granulomatous disease，CGD	慢性肉芽肿
chronic rejection	慢性排斥反应
class	类
class switch	类别转换
class Ⅱ-associated invariant chain Peptide，CLIP	Ⅱ类相关的恒定链肽段
class Ⅰ cytokine receptor family	Ⅰ型细胞因子受体家族
class Ⅱ cytokine receptor family	Ⅱ型细胞因子受体家族
classical pathway	经典途径
claudins	紧密连接蛋白
clonal anergy	克隆失能/克隆无能
clonal deletion	克隆清除
clonal selection theory	克隆选择学说
cluster of differentiation，CD	分化群
co-immunoprecipitation，Co−IP	免疫共沉淀
common lymphoid progenitor	淋巴样祖细胞
co-receptor	共受体
co-stimulatory molecule，CM	协同刺激分子
co-stimulatory receptor，CMR	协同刺激分子受体
co-stimulatory signal	协同刺激信号
collagen，CA	胶原蛋白

colony stimulating factor，CSF	集落刺激因子
combinatorial diversity	组合造成的多样性
commensa bacteria	共生细菌
common acute lymphoblastic leukaemia antigen，CALLA	共同型急性淋巴母细胞白血病抗原
common epitope	共同抗原表位
common lymphoid progenitor，CLP	共同淋巴细胞前体
common mucosal immune system	共同黏膜免疫系统
complement	补体
complement-dependent cytotoxicity，CDC	补体依赖的细胞毒作用
complement fixation test，CFT	补体结合试验
complement receptor，CR	补体受体
complementarity-determining region，CDR	互补决定区
complete antigen	完全抗原
conformational epitope	构象表位
congenital immunodeficiency disease，CIDD	先天性免疫缺陷病
consensus motif	共同基序
constant region	恒定区
convertase	转化酶
cortex	皮质
cross-presentation	交叉提呈
cross reaction	交叉反应
cyclophosphamide，CTX	环磷酰胺
cutaneous lymphocyte antigen-1，CLA-1	皮肤淋巴细胞抗原-1
cyclosporin A，CsA	环孢素 A
cytokine，CK	细胞因子
cytokine-induced killer，CIK	细胞因子诱导的杀伤细胞
cytokine receptor，CKR	细胞因子受体
cytolysis	细胞裂解
cytolytic type	细胞溶解型
cytosol	胞质溶胶
cytosolic pathway	胞质溶胶途径
cytotoxic T lymphocyte，CTL	细胞毒性 T 细胞
cytotoxic T lymphocyte antigen 4，CTLA-4	细胞毒性 T 细胞抗原4
CTL precursor，CTLp	CTL 前体细胞
cytotoxic type	细胞毒型

D

DNA vaccine	DNA 疫苗
damage associated molecular pattern，DAMP	损伤相关分子模式
dead vaccine	死疫苗
decay-accelerating factor，DAF	衰变加速因子
delayed type hypersensitivity，DTH	迟发型超敏反应
dendritic cell，DC	树突状细胞
dendritic cell vaccines	DC 疫苗
differentiation antigen	分化抗原
DiGeoge syndrome	DiGeoge 综合征
3-（4，5）-dimethylthiahiazo（-z-y1）-3，5-di-phenytetrazoliumromide，MTT	噻唑蓝
diphtheria toxoid，DT	白喉类毒素
direct recognition	直接识别
discontinuous epitope	不连续表位
disseminated intravascular coagulation，DIC	弥漫性血管内凝血
diversity　region	多样性区
domain	结构域/功能区
donor	供者
dot immunofiltration assay，DIFA	斑点免疫渗滤试验
double negative cell，DN	双阴性细胞
double positive cell，DP	双阳性细胞
dual recognition	双识别

E

effector T cell，Te	效应性 T 细胞
endocrine	内分泌
endocytosis	胞（内）吞作用
endocytosed pathway	溶酶体途径
endogenous antigen	内源性抗原
endosome	内体
endothelial cell，EC	内皮细胞
enhancer	增强子
enhancing antibodies	增强抗体
enzyme linked immunoelectrotransfer blot，ELIB	酶联免疫电转移印迹法

enzyme-linked immunosorbent assay，ELISA	酶联免疫吸附试验
enzyme-linked immunospot assay，ELISPOT	酶联免疫斑点试验
eosinophil	嗜酸性粒细胞
eosinophil chemotactic factor of anaphylaxis，ECF－A	嗜酸性粒细胞趋化因子
epidermal growth factor，EGF	表皮生长因子
epithelial cell	上皮细胞
epitope	表位
epitope spreading	表位扩展
equivalence zone	等价带
erythropoictin，Epo	红细胞生成素
exocytosis	胞吐作用
exogenous antigen	外源性抗原
extracellular matrix，ECM	细胞外基质

F

Fas ligand，FasL	Fas 配体
fetal antigen	胚胎抗原
fibrinogen，FB	纤维蛋白原
fibroblast growth factor，FGF	成纤维细胞生长因子
fibronectin，FN	维黏连蛋白
ficolin，FCN	纤维胶原素
fluorescence isothiocyanate，FITC	异硫氰酸荧光素
follicular dendritic cell，FDC	滤泡树突状细胞
follicular helper T cells，Tfh	滤泡辅助性 T 细胞
follicule-associated epithelium，FAE	滤泡相关上皮组织
forbidden clone	禁忌克隆
foreignness	异物性
fragment crystallizable，Fc	可结晶片段
fragment of antigen binding，Fab	抗原结合片段
framework region，FR	骨架区
Freund's complete adjuvant，FCA	弗氏完全佐剂
Freund's incomplete adjuvant，FIA	弗氏不完全佐剂
fully human antibody	全人源抗体

G

| genetic engineering antibody，GeAb | 基因工程抗体 |

germinal center	生发中心
graft	移植物
graft versus host disease，GVHD	移植物抗宿主病
graft versus host reaction，GVHR	移植物抗宿主反应
graft versus leukemia reaction，GVLR	移植物抗白血病反应
granule exocytosis	颗粒胞吐
granzyme	颗粒酶
growth factor，GF	生长因子
gut-associated lymphoid tissue，GALT	胃肠相关淋巴组织

H

hapten	半抗原
Hashimoto's thyroiditis	桥本甲状腺炎
heavy chain，H 链	重链
helper T cell，Th	辅助性 T 细胞
hemopoietic stem cell，HSC	造血干细胞
Hepatitis B Virus，HBV	乙型肝炎病毒
Hepatitis C Virus，HCV	丙型肝炎病毒
heterophilic antigen	异嗜性抗原
high endothelial venule，HEV	高内皮小静脉
high-zone tolerance	高带耐受
highly active antiretroviral therapy，HAART	高效联合抗逆转录病毒治疗
hinge region	铰链区
histamine	组胺
histocompatibility antigen	组织相容性抗原
homing receptor	归巢受体
homologous restriction factor，HRF	同源限制因子
host	宿主
host versus graft reaction，HVGR	宿主抗移植物反应
human leucocyte antigen，HLA	人白细胞抗原
human immunodeficiency virus，HIV	人类免疫缺陷病毒
human T cell lymphotropic virus 1，HTLV－1	人 T 细胞嗜淋巴病毒－1
humoral immunity	体液免疫应答
hyper-acute rejection	超急性排斥反应
hypersensitivity	超敏反应

hypervariable region，HVR 高变区

I

Idiotype，Id 独特型

idiotypic antigen 独特型抗原

idiotypic determinant 独特型决定基

immature B cell 未成熟 B 细胞

immediate hypersensitivity 速发型超敏反应

immediate reaction 速发相反应

immune adherence 免疫黏附

immune checkpoint 免疫检查点

immune complex，IC 免疫复合物

immune complex disease，ICD 免疫复合物病

immune deviation 免疫偏离

immune magnetic bead，MACS 免疫磁珠法

immune polymerase chain reaction，IM－PCR 免疫 PCR

immune organ 免疫器官

immune potentiator 免疫增强剂

immune regulation 免疫调节

immune response 免疫应答

immune ribonucleic acid，IRNA 免疫核糖核酸

immune serum 免疫血清

immune tolerance 免疫耐受

immunodeficiency disease，IDD 免疫缺陷病

immunoelectronmicroscope technique，IEMT 免疫标记电镜技术

immunogen 免疫原

immunogenicity 免疫原性

Immunoglobulin，Ig 免疫球蛋白

immunoglobulin fold 免疫球蛋白折叠

immunoglobulin-like region 免疫球蛋白样区

immunoglobulin superfamily，IgSF 免疫球蛋白超家族

immunological defense 免疫防御

immunological surveillance 免疫监视

immunity 免疫

Ig superfamily receptor，IgSFR 免疫球蛋白超家族受体

immunohistochemical technique，IHCT	免疫组织化学技术
immunolabelling technique	免疫标记技术
immunologic defence	免疫防御
immunological homeostasis	免疫自稳
immunological ignorance	免疫忽视
immunological synapse	免疫突触
immunological tolerance	免疫耐受
immunoprophylaxis	免疫预防
immunoradiometric assay，IRMA	免疫放射分析
immunoreactivity	免疫反应性
immunoreceptor tyrosine-based activation motif，ITAM	免疫受体酪氨酸活化基序
immunoreceptor tyrosine-based inhibition motif，ITIM	免疫受体酪氨酸抑制基序
immunoregulative preparation	免疫调节剂
immunosuppressive preparation	免疫抑制剂
immunotherapy	免疫治疗
immunotoxin	免疫毒素
immunotoxin therapy	免疫毒素疗法
inactivated vaccine	灭活疫苗
incomplete antigen	不完全抗原
indoleamine dioxygenase，IDO	吲哚胺过氧化酶
inducible costimulator，ICOS	可诱导共刺激分子
inducible Treg，iTreg	诱导性调节性 T 细胞
innate immune response	固有免疫应答
innate immunity	固有免疫
innate lymphoid tissue inducer cell，LTi	固有淋巴组织诱导细胞
inositol phospholipids，IP	磷脂酰肌醇
insulin-dependent diabetes mellitus，IDDM	胰岛素依赖型糖尿病
integrin family	整合素家族
intercellular cell adhesion molecule-1，2，3，ICAM-1，2，3	细胞间黏附分子-1，2，3
inter cortex	深皮质
interdigitating cell，IDC	并指状细胞
interferon，IFN	干扰素
interleukin，IL	白细胞间介素
internal image	内影像
interstitial DC	间质树突状细胞

intraepithelial lymphocyte，IEL	上皮内淋巴细胞
invariant chain，Ii/MHCγ	恒定链
invariant Natural Killer T cell，iNKT	恒定自然杀伤 T 细胞
isograft	同种同基因移植
isotype	同种型
isotype exclusion	同种型排斥
isotype switch	类别转换/同种型转换

J

joining chain	J 链
joining region	连接区
junctional diversity	连接的多样性

K

keratinocyte	角质形成细胞
kininogenase	激肽原酶
krestin	云芝多糖
Kupffer cell	库弗细胞

L

lamina propria	固有层
lamina propria lymphocyte，LPL	固有层淋巴细胞
laminin，LM	层粘蛋白
langerhans cell，LC	朗格汉斯细胞
large multifunctional protease，LMP	巨大多功能蛋白酶
late phase reaction	迟发相反应
lattice theory	网格学说
leader sequence，L	先导序列
lentinan	香菇多糖
leukocyte adhesion deficincy，LAD	白细胞黏附缺陷
leukocyte common antigen，LCA	白细胞共同抗原
leukocyte differentiation antigen，LDA	白细胞分化抗原
leukotriene，LT	白三烯
Levamisole，LMS	左旋咪唑
light chain，L chain	轻链

lineage	谱系
linear epitope	线性表位
linkage disequilibrium	连锁不平衡
liver	肝脏
liver parenchymal cell	肝实质细胞
live vaccine	活疫苗
locus	基因座
low molecular weight polypeptide，LMP	低分子量多肽
low-zone tolerance	低带耐受
L－selectin	L－选择素
lymphoblast transformation test	淋巴细胞转化试验
lymphocyte function-associated antigen 1，LFA－1/CD11	淋巴细胞功能相关分子－1
lymphocyte function-associated antigen 2，LFA－2	淋巴细胞功能相关分子－2
lymphocyte homing	淋巴细胞归巢
lymphocyte homing receptor，LHR	淋巴细胞归巢受体
lymphocyte mediated cytotoxicity，LMC	细胞介导的细胞毒性
lymphocyte recirculation	淋巴细胞再循环
lymphoid DC，LD/DC2	淋巴样树突状细胞
lymphoidfollicle	淋巴滤泡
lymphoid progenitor	淋巴样祖细胞
lymphoid tissue	淋巴组织
lymphokine-activated killer cells，LAK	淋巴因子活化的杀伤细胞
lymphotoxin，LT	淋巴毒素

M

macrophage，MΦ	巨噬细胞
macropinocytosis	巨胞饮
major histocompatibility antigens，MHA	主要组织相容性抗原
major histocompatibility complex，MHC	主要组织相容性复合体
marginal zone B cell，MZB	边缘区 B 细胞
medulla	髓质
melanocyte	黑色素细胞
MHC class Ⅱ compartment，MⅡC	MHCⅡ类小室
MHC class Ⅱ molecule transactivator，CⅡTA	MHCⅡ类分子反式激活因子
MHC restriction	MHC 限制性

mannose-binding lectin，MBL | 甘露聚结合凝集素

MBL-associated serine protease，MASP | MBL 相关的丝氨酸蛋白酶

mast cell | 肥大细胞

mature B cell | 成熟 B 细胞

membrane attack complex，MAC | 攻膜复合体

membrane cofactor protein，MCP | 膜辅助蛋白

membrane Ig，mIg | 膜型免疫球蛋白

memory cell | 记忆性细胞

memory T cell，Tm | 记忆性 T 细胞

methotrexate，MTX | 甲氨蝶呤

methylcholanthrene，MCA | 甲基胆蒽

microfolded cell，M cell | 微皱细胞

β2 microglobulin，β2m | β2 微球蛋白

minimal recognition units，MRU | 最小识别单位

minor histocompatibility antigens，mHA | 次要组织相容性抗原

mitogen | 丝裂原

molecular mimicry | 分子模拟

monoclonal antibody，McAb | 单克隆抗体

monocyte，Mo | 单核细胞

mononuclear phagocyte system，MPS | 单核/巨噬细胞系统

mucosa-associated lymphoid tissue，MALT | 黏膜相关淋巴组织

mucosal immune system，MIS | 黏膜免疫系统

mucosal invariant T cell，MAIT | 黏膜恒定 T 细胞

multiple alleles | 复等位基因

multipotent progenitor cell，MPC | 多能前体细胞

Mycophenolatemofetil，MMF | 霉酚酸酯

myeloid DC，MDC/DC1 | 髓样树突状细胞

myeloid-derived suppressor cell，MDSC | 髓源性抑制细胞

myeloid progenitor | 髓样祖细胞

N

naïve T cell | 初始 T 细胞

natural cytotoxic cell，NC | 自然细胞毒细胞

natrual immunity | 自然免疫

natural killer cell，NK | 自然杀伤细胞

natural Treg，nTreg	天然调节性 T 细胞/自然调节性 T 细胞
negative selection	阴性选择
neonatal FcR，FcRn	新生 Fc 受体
nerve growth factor，NGF	神经生长因子
neutrophil	中性粒细胞
non-linear epitope	非线性表位
non-professional APC，NAPC	非专职抗原提呈细胞
non-self	非我
nucleic acid vaccine	核酸疫苗
nurse cell	抚育细胞

O

opsonization	调理作用
oral immune tolerance	口服免疫耐受
oral vaccine in transgenic plants	转基因植物口服疫苗
outer cortex	浅皮质

P

papain	木瓜蛋白酶
paracrine	旁分泌
paracortex	副皮质区
paroxysmal nocturnal hemoglobinuria，PNH	阵发性夜间血红蛋白尿
passive cell death	被动细胞死亡
passive immunotherapy	被动免疫治疗
pathogen	致病原
pathogen associated molecular pattern，PAMP	病原相关分子模式
pattern-recognition receptors，PRR	模式识别受体
pepsin	胃蛋白酶
peptide binding region	抗原肽结合区
perforin	穿孔素
peripheral immune organ	外周免疫器官
peripheral tolerance	外周耐受
Peyer's patch	派氏淋巴结
phagocyte	吞噬细胞
phagocytosis	吞噬作用
phagolysosome	吞噬溶酶体

phenotype	表型
Phycoerythrin，PE	藻红蛋白
plasma cell，PC	浆细胞
plasma cell antigen-1，PC-1	浆细胞抗原-1
plasmacytoid DC，pDC	浆细胞样 DC
platelet activating factor，PAF	血小板活化因子
platelet derived growth factor，PDGF	血小板衍生的生长因子
pocket	结合袋
polyclonal antibody，PcAb	多克隆抗体
polymeric immunoglobulin receptor，pIgR	多聚免疫球蛋白受体
polymorphism	多态性
positive selection	阳性选择
post-capillary venule，PCV	毛细血管后微静脉
postzone	后带
precipitation reaction	沉淀反应
pre-monocyte	骨髓前单核细胞
prepared immunoglobulin	精制免疫球蛋白
prezone	前带
primary follicle	初级滤泡
primary immunodeficiency disease，PIDD	原发性免疫缺陷病
primary lymphoid organ	初级淋巴器官
primary response	初次应答
professional APC，PAPC	专职抗原提呈细胞
programmed death protein-1，PD-1	程序性死亡蛋白-1
promoter	启动子
properdin	血清备解素/P 因子
prostaglandin D2，PGD2	前列腺素 D2
prostaglandin E2，PGE2	前列腺素 E2
prostate-specific antigen，PSA	前列腺特异性抗原
proteasome	蛋白酶体
proteasome subunit beta type，PSMB	β 型蛋白酶体亚单位
pseudomonas exotoxin，PE	绿脓杆菌外毒素
purified protein derivative，PPD	纯化蛋白衍生物
purine nucleoside phosphorylase，PNP	嘌呤核苷磷酸化酶

R

radio immunoassay，RIA	放射免疫分析
radioimmunotherapy	放射免疫治疗
rapamycin，RPM	雷帕霉素
receptor editing	受体编辑
receptor-mediated endocytosis	受体介导的内吞
receptor tyrosine kinase，FLT3	受体酪氨酸激酶 3
recipient	受者
recombinant vaccine	重组疫苗
red pulp	红髓
regulatory B cell，Breg	调节性 B 细胞
regulatory DC，DCreg	调节性树突状细胞
regulatory T cell，Treg/Tr	调节性 T 细胞
relative risk，RR	相对危险性
reshaped antibody	改型抗体
retinoic acid	视黄酸
rheumatoid factor，RF	类风湿因子
ricin	蓖麻毒素

S

secluded antigen	隐蔽抗原
secondary follicle	次级滤泡
secondary immunodeficiency disease，SIDD	继发性免疫缺陷病
secondary response	再次应答
secreted Ig，sIg	分泌型免疫球蛋白
secretory component，SC	分泌成分
secretory piece，SP	分泌片
selective immunoglobulin isotype deficiencies	选择性免疫球蛋白缺陷病
sequential epitope	顺序表位
serological reaction	血清学反应
severe combined immuno-deficiency disease，SCID	重症联合免疫缺陷
shedding of tumor antigen	肿瘤抗原脱落
sheep red blood cells，SRBC	绵羊红细胞
single chain antibody，ScFV	单链抗体
single domain antibody	单域抗体

single positive cell，SP 单阳性细胞

sinusoidal endothelial cell 血窦内皮细胞

skin-associated lymphocyte 皮肤相关淋巴细胞

soluble CKR，sCKR 可溶性细胞因子受体

somatic hypermutation 体细胞高频突变

spleen 脾

splenic cord 脾索

splenic nodule 脾小结

splenic sinus 脾血窦

split tolerance 耐受分离

stellate cell 星形细胞

stem cell factor，SCF 干细胞因子

subclass 亚类

subtype 亚型

subunit vaccine 亚单位疫苗

superantigen，SAg 超抗原

switch recombination 转换重组

syngeneic transplantation 同系移植

synthetic vaccine 合成疫苗

systemic lupus erythematosus，SLE 系统性红斑狼疮

T

T cell area T 细胞区

T cell mediated cellular immune response T 细胞介导的细胞免疫应答

T cell receptor，TCR T 细胞受体

T cell synapse T 细胞突触

Tacrolimus，FK506 他克莫司

tapasin TAP 相关蛋白

terminal deoxynucleotidyl transferase，TdT 末端脱氧核苷酸转移酶

tetraethyl rhodamine，RB200 四乙基罗丹明

tetramer 四聚体

thymic stromal cell，TSC 胸腺基质细胞

thymocyte 胸腺细胞

thymus 胸腺

thymus-dependent area 胸腺依赖区

thymus-independent area	非胸腺依赖区
tissue restricted antigens，TRAs	组织限制性抗原
tolerogen	耐受原
tolerogenic DC	耐受性树突状细胞
Toll like receptor，TLR	Toll 样受体
tonsil	扁桃体
toxoid	类毒素
transfer factor，TF	转移因子
transmembrane activator and calcium modulator and cyclophilin ligand interactor，TACI	跨膜激活与 CAML 作用因子
transplant rejection reaction	移植排斥反应
transplantation	移植
transplantation antigen	移植抗原
transporter associated with antigen processing/transporter of antigenic peptides，TAP	抗原加工相关转运体
thrombopoietin，TPO	血小板生成素
thrombospondin，TSP	血栓海绵蛋白
thymic dendritic cell，TDC	胸腺树突状细胞
thymic stromal lymphopoietin，TSLP	胸腺基质淋巴生成素
thymocyte	胸腺细胞
thymosins	胸腺素
thymus dependent antigen，TD−Ag	胸腺依赖性抗原
thymus-dependent lymphocyte	胸腺依赖淋巴细胞
thymus independent antigen，TI−Ag	胸腺非依赖性抗原
thymus stromal cell，TSC	胸腺基质细胞
thyroid stimulating hormone，TSH	甲状腺刺激素
tolerogen	耐受原
transcytosis	穿胞运输
transforming growth factor β，TGF−β	转化生长因 β
transforming growth factor−β family/TGF−β family	转化生长因子−β 家族
tumor antigen	肿瘤抗原
tumor antigenic modulation	肿瘤抗原调变
tumor associated antigen，TAA	肿瘤相关抗原
tumor immune escape	肿瘤免疫逃逸
tumor immunology	肿瘤免疫学
tumor-infiltrating lymphocytes，TIL	肿瘤浸润淋巴细胞

tumor necrosis factor，TNF	肿瘤坏死因子
tumor necrosis factor receptor family	肿瘤坏死因子受体家族
tumor rejection antigen，TRA	肿瘤排斥抗原
tumor specific antigen，TSA	肿瘤特异性抗原
tumor specific transplantation antigen，TSTA	肿瘤特异性移植抗原
tumor stem cell	肿瘤干细胞
tumor vaccine	肿瘤疫苗
two-site ELISA	双表位酶联免疫吸附试验
type	型

U

ubiquitin	泛素
uracil N-glycosylase，UNG	尿嘧啶－N－糖基化酶酶

V

vaccination	疫苗接种
vaccine	疫苗
variable region/V region	可变区
vascular endothelial cell growth factor，VEGF	血管内皮细胞生长因子
veiled cell	隐蔽细胞
vitronectin，VN	体外黏连蛋白

W

Western Blot	免疫印迹法
white pulp	白髓
Wiskott-Aldrich syndrome，WAS	Wiskott-Aldrich 综合征

X

X-linked agammaglobulinemia，XLA	X－连锁无丙种球蛋白血症
X-linked hyper-IgM syndrome	X－连锁高 IgM 综合征
xenogenic antigen	异种抗原
xenograft	异种移植

Z

zonula occludens	胞质紧密黏连蛋白